MANUAL DE DESTREZAS PARA SALVAR LA VIDA DIRIGIDO A PARTERAS

3era Edición

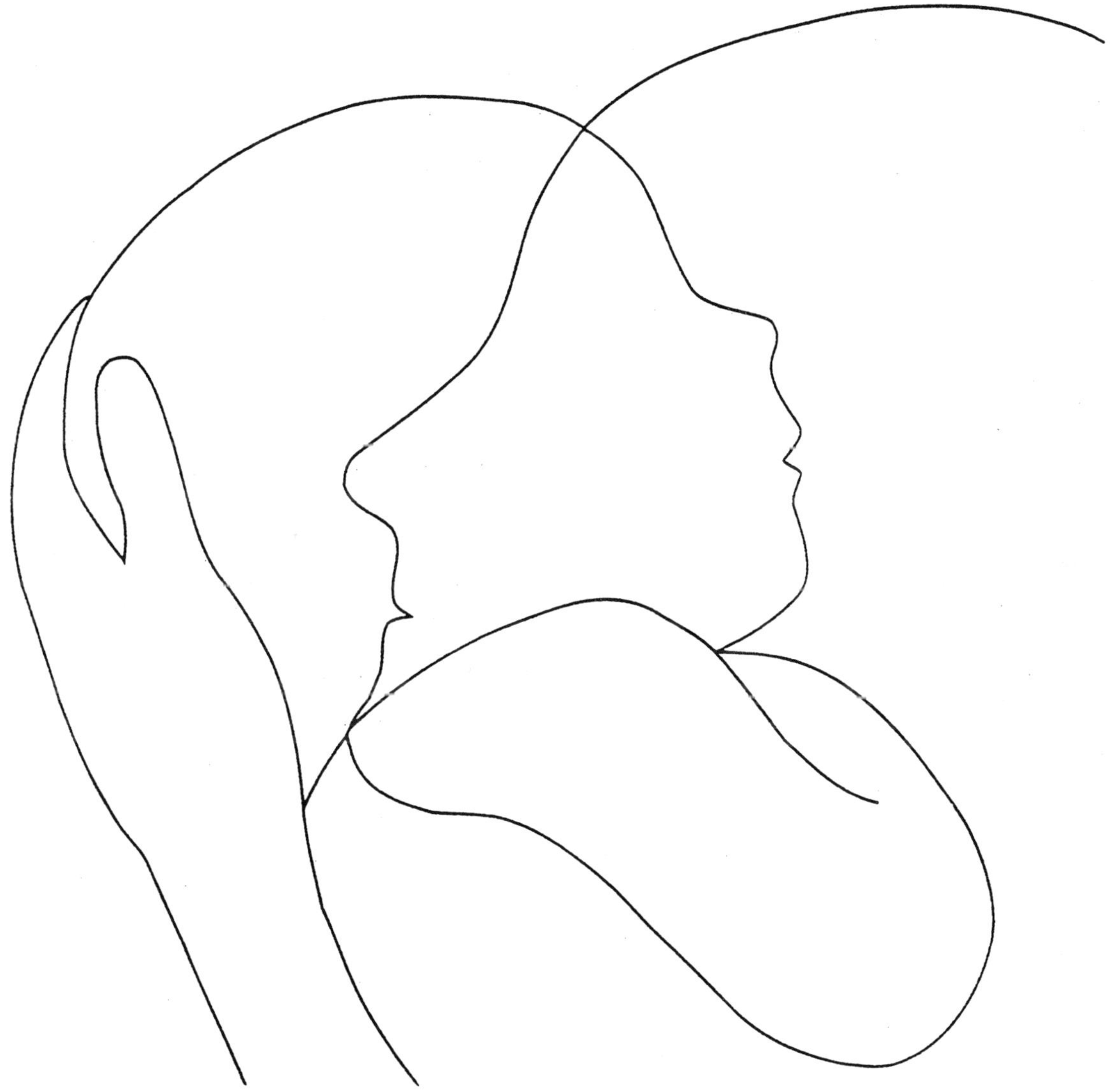

MÓDULO 1

INTRODUCCION

MANUAL DE DESTREZAS PARA SALVAR LA VIDA DIRIGIDO A PARTERAS

Tercera Edición

Módulo 1: INTRODUCCIÓN A LA MORTALIDAD MATERNA

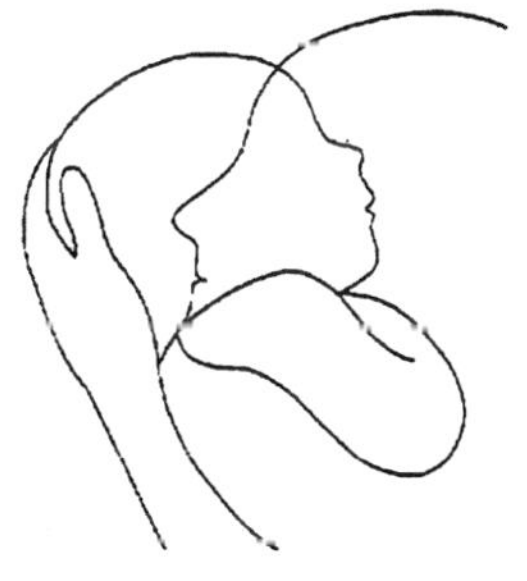

Margaret Ann Marshall, CNM, EdD, MPH
Sandra Tebben Buffington, CNM, PNP, MPH

Angeline Hale, Ilustraciones

MotherCare™ JSI John Snow, Inc. USAID

Manual de Destrezas para Salvar la Vida

TABLA DE CONTENIDOS

Agradecimientos

Una gran cantidad de gente ha colaborado con esta tercera edición del Manual de Destrezas para Salvar la Vida (DSV) dirigido a Parteras. La idea de este Manual surgió de los estudios de mortalidad materna realizados en Ghana, África Occidental, financiados por Carnegie Corporation de Nueva York. Quisiéramos agradecer a Carnegie Corporation de Nueva York por financiar el desarrollo de la herramienta de evaluación de riesgos y las pruebas realizadas en el terreno, así como los cursos de capacitación en las Destrezas para Salvar la Vida que se usaron para probar este Manual y posteriormente perfeccionarlo.

Agradecemos a MotherCare[1], un proyecto financiado a nivel central por la Agencia de los Estados Unidos para el Desarrollo Internacional [2]que se dedica a mejorar la salud de mujeres y recién nacidos en todo el mundo. MotherCare ha propugnado considerablemente el uso de este Manual para la implementación de los cursos de capacitación en las Destrezas para Salvar la Vida en diversos países. Proporcionó los fondos para ayudar a imprimir la primera edición de este Manual y modificar las ediciones posteriores. MotherCare ha financiado proyectos completos de capacitación en las Destrezas para Salvar la Vida en Uganda, Nigeria e Indonesia. También queremos agradecer al Consejo de Población de la Agencia Canadiense para el Desarrollo Internacional y al Banco Mundial por los fondos aportados para los programas de DSV en Vietnam e Indonesia.

Agradecemos al personal del American College of Nurse-Midwives (ACNM – Colegio Estadounidense de Enfermeras Parteras), la Asociación de Parteras Registradas de Ghana y a todos las personas que, tanto a nivel interno como externo, revisaron las ediciones anteriores y aportaron críticas y excelentes sugerencias para mejorarlas. Nuestro agradecimiento para las siguientes personas que revisaron la tercera edición del manual de DSV por su contribución de tiempo, ideas y apoyo.

Adenike Adeyemi
Kate Agyei-Sakyi
Deborah Ambruster
Rogers Beasley
Diana Beck
Cynthia Kaufman
Mary Kroeger
Barbara Kwast
Jimi LaRose
Ann Leonard
Mary Lee Mantz
Jeanne McDermott
Suellen Miller
Patrick Nsiimwe
Pius Okong
Anne Otto
Abimbola Payne
Charlotte Quimby
Hua Thanh Son
Mary Ellen Stanton
H. Suharto
Joseph Taylor
Ann Thompson
Gilberte Vansintjan
Helen Varney
Adjar Wibowo
Judith Winkler
Sunarto Wironagoro

Todas estas sugerencias, en especial los comentarios de los(as) capacitadores(as), basados en la experiencia adquirida en el terreno durante los cursos de capacitación ofrecidos a más de 1.200 Parteras en las Destrezas para Salvar la Vida, han servido para consolidar y mejorar esta edición. Agradecemos de una manera muy especial a los(as) capacitadores(as) que aparecen mencionados en la página siguiente, cuya dedicación a la reducción de la mortalidad y morbilidad materna y neonatal ha colaborado al éxito de los programas desarrollados en cinco países.

Agradecemos especialmente a Angeline Hale por sus maravillosas ilustraciones de todos los módulos que aportan tanta riqueza y comprensión al texto. Kelly Roemer, Karen Berney, Barbara White y Nell McCombs han realizado un meticuloso y ef iciente trabajo de edición, a la vez que hicieron sugerencias constructivas. Nuestro agradecimiento a la publicación Journal of Nurse-Midwifery por su generoso permiso para usar la ilustración de la madre y el niño en la portada del manual.

Este manual fue escrito con un enorme respeto y admiración por las miles de Parteras que, a pesar de las dificultades, prestan una excelente atención en sus comunidades. Se espera que este manual les resulte un libro de referencia útil a aquellas Parteras que trabajan en un relativo aislamiento o en circunstancias difíciles, cuando se encuentren en situaciones desconocidas durante su trabajo diario y, que todas las Parteras lo encuentren útil en la atención que brindan para mejorar la vida de madres y bebés. Se recibirán con mucho gusto sugerencias o ideas. Rogamos enviar todo comentario a:

Life-Saving Skills for Midwives Coordinator
American College of Nurse-Midwives
818 Connecticut Avenue NW, Suite 900
Washington, D.C. 20006, USA

[1] La traduccion en Espanol de este manual fue realizada por medio del apoyo financiero del Centro de Servicios Humanos, Quality Assurance Project, que fue provisto por USAID, bajo contrato number #HRN-C-00-96-90013. Muchas gracias a Alicia Agnese y Asociados, a Gloria Metcafe por esforzarse en hacer la traduccion, y a Sidney Buffington y Kelly Roemer por las edición constructiva.

[2] La presente publicación ha sido posible en parte al apoyo prestado por **JOHN SNOW, INC. / MOTHERCARE PROJECT** y **LA OFICINA DE SALUD Y NUTRICIÓN DE LA OFICINA DE PROGRAMAS MUNDIALES, APOYO E INVESTIGACIONES DE LA AGENCIA DE LOS ESTADOS UNIDOS PARA EL DESARROLLO INTERNACIONAL (USAID)** en virtud de los términos del Contrato N° HRN-C-00-93-00038-00. Las opiniones expresadas en esta publicación son de las autoras y no necesariamente reflejan los puntos de vista de USAID ni de John Snow, Inc.

Capacitadores(as) y Directores(as) de Proyectos de Destrezas para Salvar la Vida

GHANA
Henrietta Owusu,
Directora principal
Florence
Quarcoopome,
Vicedirectora
Comfort Otu,
Coordinadora de
cursos
Koforidua Central
Hospital,
Koforidua
Dr. Joseph Taylor
Kate Agyei-Sakyi
Beatrice Dwaah
Cecilia Asare
Mary Nartey
Vivian Donkor
Effia-Nkwanta
Hospital,
Takoradi-Sekondi
Dr. Percival Kissieh
Susan Arthur
Mary Conduah
Grace Amamoo
Philomena Ghartey

KALIMANTAN
SOUTH,
INDONESIA
Dr. Endang L. Achadi,
Director de programas
Ulin Hospital,
Banjarmasin
Dr. H. Suharto
Asmah Mustafa
Dora Wariansyah
Letty Syamsu
Theresia Arip
Nurcahya Syukri
Banjarbaru Hospital
Dr. Adjar Wibowo
Lisani Ratih
Hayuni P. Suling
Veronica Angeraini
Harmini Firdaus
Susilowati W.
Gunawan

INDONESIA
Dr. Sriati de Costa,
Secretaria
Budi Kemuliaan
Hospital,
Jakarta
Dr. Sunarto
Wironegoro
Uning Mahmudah
Ruslidjah S.
Aryanti
Dewi Hulaena
Djuminahayati
Mustika Sofyan
Oom Surjamah
Yetti Indrayanti
Harapan Anda
Maternity
Hospital, Pontianak
Dr. Suparmanto
Dr. Badarul Muchtar
Irawanis
Tabita
Machrum
Murnihati
Arismawati
Yuniarti
Susilawati
Rosita
St. Josephs Maternity
Hospital, Bandung
Dr. J. Darmawan
Dr. I.S. Sammuel
Suryati
Lusia Ni Wayan
Elly Yuliawati
Mistitiek
Ana Rukmanah
Anna Haifani
Maria S. Pireno
Iyet Ratnasih

NIGERIA
Abimbola Payne,
Coordinador de
proyectos
Bauchi Specialist
Hospital, Bauchi
Dr. Chima
Salome D.Y.Sambo
Hafsa S. Mahmood
Dorcas Ikpe
Emily Medina
Paulina Akanet
Helen Jammal
Adeoyo Maternity
Hospital, Oyo
Dr. Sholo Franklin
Comfort F. Akindele
Ebun Oyediji
Jumoke Adekogba
Matilda Olojede
Clara Sanda
A.O. Ladipo

UGANDA
Dr. Florence A.O.
Ebanyat,
Investigadora principal
Anne M. Otto.
Coordinadora
General Hospital,
Jinja
Dr. Patrick Nsiimwe
Alice Ebitu
Joyce Babyerabira
Elizabeth Baisi
Mary Jesca Nzogi
(fallecida)
Elizabeth Kiyuba
Drucilla Sebugenyi
Naome Milly Oroma
St. Francis Hospital,
Nsambya
Dr. Pius Okong
Dora Namirembe
Scovia Nalulsowa
Justine Mbuliro
Jane R. Tusiime
Ruth Tinka
Pauline Kimbowa
Christine Kiwanuka
Sarah N. Kintu
Gulu and Lacor
Hospitals. Gulu
Dr. Kastor Anywar
Margaret Obol
Florence Lamunu
Christine Ayat-Kidega
Charity A. Adenya
Jane L. Adong
Hermana Dorothy
Anumu

VIETNAM
Dr. Nguyen Ngoc,
Investigador principal
Hanoi Hospital of
Obstetrics
and Gynecology
Dr. Hua Thanh Son
M. Nghia
M. Hien
M. Nga
M. Thuy
Hung Vuong
Maternity
Hospital. Ho Chi
Minh
Dr. Ly Chai Loc
M. Tach
M.L. Hahn
M. Hue
M. En
M.T. Hahn
M.B. Hue
M. Tuyet
M. Xian
M. Mai
M. Tu

Introducción

Las Destrezas para Salvar la Vida (DSV) son aquellas destrezas que permiten a las Parteras reconocer y responder a la emergencia. La meta principal de las DSV es ayudar a las Parteras a prevenir la mortalidad y morbilidad materno-infantil identificando y tomando la acción necesaria cuando se producen problemas durante el embarazo, el trabajo de parto, el parto y el posparto inmediato. Las DSV apuntan a que las mujeres y bebés estén vivos(as) y saludables.

Elaboración del Manual de Destrezas para Salvar la Vida (Manual de DSV)

En 1989, dos estudios de mortalidad materna que se llevaron a cabo en la región del Gran Accra de Ghana proporcionaron información que sirvió para el desarrollo de una herramienta de evaluación destinada a ayudar a las Parteras a manejar dos de las principales causas de muerte entre las mujeres embarazadas: **hipertensión inducida por el embarazo** y, prevención y tratamiento de la **anemia**, con lo que se disminuyó el riesgo de muerte por **hemorragia**. Posteriormente, se elaboró el Manual de DSV para tratar las cinco causas principales de mortalidad materna (hemorragia, infección, aborto en condiciones riesgosas, hipertensión inducida por el embarazo y trabajo de parto obstruido). La primera edición (1990) se probó y revisó en un proyecto piloto de capacitación realizado en Ghana.

La segunda edición (1991) del Manual es usado en muchos países de habla inglesa y se ha traducido a otros idiomas, incluso al vietnamita, francés e indonesio bahasa. La tercera edición (1998) incluye modificaciones y material nuevo solicitado por las Parteras y capacitadores(as) de DSV, así como experiencias que han compartido en su práctica.

El Manual y el curso de capacitación en DSV están basados en años de experiencia de las Parteras que ejercen en zonas rurales y urbanas. Los aspectos más importantes sobre educación y apoyo familiar y comunitario son incorporados a lo largo de todo el Manual. El Manual de DSV promueve una función más amplia de la Partera a fin de mejorar su capacidad de salvar las vidas de mujeres y sus recién nacidos(as). El manejo, los medicamentos, los equipos y procedimientos sugeridos en el Manual asumen que solamente están disponibles las provisiones más básicas. Ninguna parte de este Manual tiene por objeto reemplazar la atención de un buen hospital o un buen médico.

Capacitación en Destrezas para Salvar la Vida (Capacitación en DSV)

La capacitación en DSV pone énfasis en la práctica clínica y proporciona a la Partera toda la experiencia que se requiere para dominar las destrezas. Las clases se realizan en el área de la clínica, o cerca de ella, para que la Partera pueda ir fácilmente a la clínica a observar a los(as) capacitadores(as) cuando demuestran las destrezas o ver a sus compañeros(as) practicar alguna destreza en particular. La meta de la capacitación es desarrollar la confianza y competencia en las Parteras que les permita realizar destrezas avanzados de partería y salvar las vidas de mujeres y bebés. Una P*artera competente* realiza sus destrezas de una manera experta. Una *partera segura* usa sus destrezas y cree que puede hacerlo lo suficientemente bien como para enseñar a otros(as).

La capacitación clínica basada en la competencia utiliza listas de verificación de destrezas. Los(as) capacitadores(as) demuestran y observan las destrezas de las Parteras en los campos clínicos. Se motiva a las Parteras a manejar su propio aprendizaje y a compartir la responsabilidad con los(as) capacitadores(as). Este método se basa en las experiencias que tienen las Parteras que ejercen la profesión, fomenta la resolución activa de problemas y desarrolla confianza.

Manual para Planificadores(as) y Capacitadores(as), un procedimiento para programar la capacitación en Destrezas para Salvar la Vida.

Este Manual sirve de guía para el desarrollo y la administración de un programa de capacitación en DSV. El **procedimiento de diez pasos del programa** incluye ideas provenientes de los programas de DSV de muchos países. La **Sección para capacitadores(as)** provee a las Parteras capacitadas en DSV, oportunidades para desarrollar confianza y competencia en el uso de un método participativo para enseñar la competencia basada en las DSV. Hay ejemplos de **Planes de clases, Instrumentos para programar, Apoyos al aprendizaje** y **Formularios** para usar, adaptar y modificar en función de las necesidades locales.

Respecto al Manual de Destrezas para Salvar la Vida dirigido a Parteras

Este Manual está diseñado y dirigido a Parteras que ejercen la profesión y estén en programas de educación continua. Algunos módulos servirán de repaso. Otras destrezas presentadas en este Manual serán nuevas para algunas Parteras. Las destrezas nuevas deben aprenderse y realizarse en la práctica. Los(as) capacitadores(as) y demás personal pueden querer usar el contenido técnico como recurso o referencia en la capacitación pre- servicio

Cada módulo sigue el diseño del Manual de DSV con el objeto de permitir que el(a) capacitador(a) apoye a la Parte en lograr una alta competencia en la práctica de las Destrezas para Salvar la Vida. El módulo no enseña destrezas sino que estructura discusiones sobre el **conocimiento exacto** necesario para realizar las destrezas con confianza competencia. El(a) capacitador(a) de DSV no se preocupa por la **cantidad** de veces que realiza una determinada destreza, sino por la **calidad** con que la hace. El(a) capacitador(a) demuestra, estimula, guía, brinda apoyo y anali el desempeño junto con la Partera en el proceso de aprender las destrezas para salvar la vida durante la atención prenatal, trabajo de parto, parto, posparto o en otras circunstancias que brindan oportunidades directas de aprendizaje. En cada uno de los módulos, se utiliza el Método de Resolución de Problemas a fin de guiar a la Parte en la identificación de los problemas y tomar las acciones para tratarlos o prevenirlos.

Cada módulo tiene una **tabla de contenidos de todo el Manual** y un **índice de contenidos para el módulo** con números de página para los procedimientos y otros temas, lo que proporciona a la Partera una referencia fácil y rápida. Cada módulo comienza con el enunciado de la **meta** y los **objetivos** y una **introducción** destinada a dar a Partera una idea de lo que trata el módulo. Sigue con una **experiencia de una Partera,** que brinda el relato de una experiencia relacionada con el tema. Se incluyen definiciones de los **términos médicos de uso común**.

Al final del módulo 10 se encuentra un **formulario de medicamentos** para todo el manual. Al final de cada módulo hay un **índice** alfabético de las materias tratadas en todo el Manual. Si no puede encontrar lo que busca, búsquelo con algún otro nombre, o bien busque en el índice de contenidos del módulo. Por ejemplo, si desea encontrar información sobre hemorragia, puede buscar en hemorragia o sangrado. O bien es probable que recuerde que el Módulo 5 trata acerca de hemorragias entonces puede buscar en el índice de contenidos de este módulo.

Las páginas están enumeradas con dos números, el primero es el **número del módulo** y el segundo el **número de la página**. Por ejemplo, si busca el número 5.3, revisará el Módulo 5. Si desea encontrar laceración del cuello de útero, busque en el índice Laceración – cuello de útero y encontrará el número 4. Si busca en el índice de contenid del Módulo 4 verá que laceraciones del cuello de útero. Vaya del Módulo 4 para obtener la información correspondiente.

Cada procedimiento de la destreza contiene una **descripción de la destreza**, **ilustraciones**, **preguntas de repas** **listas de verificación** y uno o más **estudios de casos**. La Partera lee cada sección de un módulo y escribe las respuestas a las preguntas de repaso y de los estudios de casos. Estos estudios de casos sirven para que la Parter practique el Método de Resolución de Problemas. La Partera puede estudiar sola o con otras Parteras.

La **lista de verificación** que se encuentra al final de cada descripción de una destreza desde el Módulo 2 hasta el 10 es una secuencia paso a paso de la ejecución de la destreza y se usa para revisar el procedimiento correspondiente. La capacitación basada en competencia hace constante referencia y uso de las listas de verificaci de destrezas.

Después de realizar el procedimiento de una DSV, la Partera llena la lista de verificación que corresponda. El(a) capacitador(a) puede escribir también en la misma lista. La lista de verificación debe revisarse el mismo día que se aprende la destreza, es decir mientras los detalles están muy frescos y recientes en la mente de todos. Al usar la lis correspondiente, el(a) capacitador(a) y la Partera analizan como piensan que se realizaron los pasos y otra información que no pudo analizarse mientras se brindaba atención a la mujer. La lista de verificación puede usarse también después de la capacitación, para repasar y practicar las destrezas, puede servir como referencia constante Los **Apoyos al Aprendizaje** que se encuentran en cada módulo proporcionan información adicional. Muchos de ell fueron desarrollados a petición de las Parteras capacitadas en DSV.

INTRODUCCIÓN A LA MORTALIDAD MATERNA
MÓDULO 1

Contenidos

ANOTACIONES

INTRODUCIÓN A LA MORTALIDAD MATERNA

DESCRIPCIÓN GENERAL DEL PROBLEMA

El problema mundial de la mortalidad materna puede describirse imaginándose un gran Jumbo con 274 mujeres a bordo que se cae en el mar cada 4 horas, día tras día, los 365 días al año (adaptado de Potts, 1986).

Se entiende por *mortalidad materna* la muerte de una mujer embarazada o en 42 días después de la terminación del embarazo. La muerte materna a menudo ocurre en el hogar y nunca queda registrada en el sistema de atención de salud. La Organización Mundial de la Salud (OMS) que revisa las muertes maternas en todo el mundo estima que 600.000 mujeres mueren todos los años como consecuencia directa del embarazo y la mayoría de estas muertes son prevenibles. (OMS, 1996).

La pérdida de estas mujeres es una gran tragedia. El hecho de que la gran mayoría de las muertes maternas pueden ser evitadas cuando se dispone de poca a una moderada cantidad de tecnología y educación se suma a la tragedia. No obstante, las muertes maternas, aun cuando uno considera toda la pérdida personal que sufre una familia, constituyen una pequeña porción de los problemas que enfrontan las mujeres embarazadas. Un estudio estima que por cada muerte materna, hay dieciséis casos de enfermedad materna (Liskin, 1988). Es muy difícil calcular el impacto de las muertes y enfermedades maternas sobre la productividad económica del país, la salud de la familia y la pérdida de realización personal de la mujer.

La dificultad de medir la mortalidad materna ha sido siempre una barrera que impide avanzar en los intentos de advertir a los planificadores de salud y demás personas acerca de la magnitud y las causas de este problema y, por ende, para el desarrollo de intervenciones eficaces (OMS, 1996). Hay cinco causas principales de mortalidad materna: hemorragia, infección, aborto en condiciones riesgosas, hipertensión inducida por el embarazo y trabajo de parto obstruido.

LAS CINCO PRINCIPALES CAUSAS DE MORTALIDAD MATERNA:

Hemorragia
Infección
Aborto en condiciones riesgosas
Hipertensión inducida por el embarazo
Trabajo de parto obstruido

La mayoría de estas muertes pueden prevenirse con una atención obstétrica de alta calidad, incluyendo un hospital de referencia para antes, durante y después del parto; aceptación de la referencia por parte de la madre y los familiares, bancos de sangre rápidos y seguros; planificación familiar (espaciamiento de los nacimientos); acceso a abortos en condiciones seguras; mejor nutrición; buenos medios de transporte y comunicación; mejor educación de la mujer y mejor condición de la mujer en la cultura.

La experiencia de una Partera...

Una mujer joven de 16 años llegó desde su casa a las 4:45 PM con dolores de trabajo de parto. No se había controlado su embarazo. No tenía marido. Cuando ingresó a la sala de partos, sus signos vitales, hemoglobina y orina eran normales. Mediante la palpación abdominal se observó que el fondo uterino había descendido en 1/5. Tenía 2 contracciones cada 10 minutos y duraban más de 40 segundos. El corazón del feto latía a 130 por minuto. La joven no permitió que le hiciera un examen vaginal.

Le hablé durante un buen rato pero no me dejó hacerle un examen vaginal. Después de unos minutos me dijo que esa mañana había ido a ver a un hombre de la aldea que dice ser médico. Este médico le hizo un examen vaginal. Tuvo miedo y también le dolió. Es por eso que no me permitió que le hiciera un examen vaginal. Me preocupé mucho y le dije a sus parientes que la llevaran al hospital más cercano. La joven se negó a ir y siguió negándose a permitirme realizar un examen vaginal.

Empezó a pujar mucho. Apareció el labio inferior del feto en la vulva. Pude ver que era una presentación de cara. Este procedimiento me resultaba muy difícil. La convencí y le hice una episiotomía. Volvió a pujar y nació una niña muy asfixiada.

Ligué el cordón y lo corté. El corazón no latía y no había respiración. Envolví a la bebé y la puse en la mesa de reanimación. Incliné su cabeza hacia atrás, después limpié las vías respiratorias y le froté la espalda. Practiqué el procedimiento completo de reanimación cardiopulmonar. Pero esta vez no le puse agua fría al bebé. (Aprendí durante las clases de DSV que es peligroso hacerlo). Respondió lentamente a la reanimación. Tenía rasguños en la nariz y en los párpados.

Se reparó la episiotomía con el nuevo método de sutura. Estimo que perdió 600 cc de sangre. Limpié a la madre y la puse con su bebé en una cama cómoda.

Unas horas más tarde la bebé estaba llorando. La examiné y la bañé. La envolví para que estuviera abrigada y calientita. Le puse gotas en los ojos y violeta de genciana en los rasguños. Se la entregué a la madre para que la amamantara.

Partera capacitada en DSV, Ghana.

LA MORTALIDAD MATERNA Y LA PARTERA

Meta

La Partera aprenderá acerca de los problemas de las mujeres que mueren durante el embarazo y el parto y el rol que puede cumplir la Partera para prevenirlo.

Objetivos

La Partera que atiende a la madre y al bebé recién nacido será capaz de:

1. explicar el significado de mortalidad materna (muerte), morbilidad materna (enfermedad) y factores de riesgo.
2. enumerar las principales causas de muerte materna durante el embarazo y el parto tanto en su área de trabajo como en el resto del mundo.
3. describir su rol en la reducción de la mortalidad materna- neonatal tanto en su lugar de trabajo como en la comunidad donde vive.
4. describir como identificará la(s) causa(as) y la(s) razón(es) por las que mujeres y recién nacidos mueren en su comunidad y en su lugar de trabajo, mediante entrevistas y revisión de los registros de las clientas.
5. elaborar un plan para ayudar a la gente de su comunidad a aprender la forma en que pueden prevenir las enfermedades y la muerte materna- neonatal durante el embarazo y el parto.

Términos importantes

Mortalidad materna – la muerte de una mujer durante el embarazo o en cuarenta y dos días de terminado el embarazo, independientemente de la duración y la ubicación del embarazo (uterino o extrauterino), a raíz de cualquier causa relacionada con el embarazo o agravada por éste o su manejo, pero no por causas accidentales o incidentales (definición de la OMS). La mortalidad materna se subdivide en muerte materna directa o indirecta.

Muerte materna directa – muerte como consecuencia de complicaciones obstétricas del embarazo, trabajo de parto y puerperio, y de intervenciones o cualquier efecto posterior de estos eventos. Por ejemplo, la muerte por una hemorragia posparto es una muerte materna directa.

Muerte materna indirecta – muerte como consecuencia del empeoramiento de condiciones existentes debido al embarazo o parto. Por ejemplo, la muerte por malaria, diabetes o anemia de células falciformes durante el embarazo son casos de muerte indirecta.

Tasa de mortalidad materna – es el número de muertes relacionadas con el embarazo por un determinado número de nacidos vivos en una población definida. En muchos países, el número elegido es 1.000 ó 10.000 nacidos vivos. Los informes mundiales sobre mortalidad materna usan 100.000 nacidos vivos como número elegido. Por ejemplo, una maternidad que el año pasado tuvo 100 nacidos vivos y 1 muerte materna, tiene una tasa de mortalidad materna de 1/100 nacidos vivos. Esto es lo mismo que una tasa de 10/1.000 nacidos vivos ó 100/10.000 nacidos vivos ó 1.000/100.000 nacidos vivos. Consulte el Cuadro 1 (pág.1.6) para obtener información sobre las tasas de mortalidad materna estimada por región.

Morbilidad materna – cualquier síntoma o condición consecuente con un embarazo o empeorado por éste. La calidad de la atención determina a veces si las complicaciones son tratadas efectivamente o terminan en una muerte. Las Parteras atienden a menudo a mujeres embarazadas que tienen problemas como malaria, dracunculosis (gusano de Guinea), tuberculosis, anemia, desnutrición, fístulas vesico-vaginales y los efectos dañinos de hemorragias, infecciones y cicatrices ocasionadas por la circuncisión femenina. Es común observar, tanto en **los países desarrollados como en los en desarrollo**, de **12 a 16 complicaciones graves por cada muerte materna.**

Es importante documentar en forma minuciosa y completa todas las complicaciones de la madre. Si se dispone de esta información en las historias clínicas, es posible identificar los problemas más importantes. Se puede usar esta información para planificar la atención y en los programas para reducir o prevenir complicaciones en futuros embarazos.

Riesgo – es el peligro de que *pueda pasar* algo. Un riesgo no implica que algo malo *sucederá*. Significa la *probabilidad* de que algo malo suceda. Las madres en algunos países tienen más riesgos que las madres en otros países. "El mundo en desarrollo representa el 76 por ciento de la población mundial, 86 por ciento de los nacimientos mundiales, 96 por ciento de la mortalidad infantil y 99 por ciento de la mortalidad materna" (Potts, 1986, pág. 29). Una mujer rural de Bangladesh tiene 55 veces más probabilidades de morirse durante el embarazo que una mujer de Portugal y 400 veces más probabilidades que una mujer de Escandinavia <u>cada</u> vez que queda embarazada (Maine, 1986). El riesgo no es igual para todas las madres.

Factores de riesgo – aquellas características de una persona o del medio ambiente que hacen que una persona tenga más probabilidades de desarrollar una determinada afección. Por ejemplo, el trabajo de parto obstruido es una causa importante de morbilidad y mortalidad materna. Cuando la madre es una primípara joven y pequeña, tiene el riesgo de una desproporción cefalopélvica (la pelvis de la madre es demasiado pequeña para que la cabeza del feto pueda pasar). Podemos fijarnos en estos factores (edad, talla, paridad) para ayudar a determinar si una mujer tiene el riesgo de este problema (Liskin, 1988). Los factores de riesgo son la edad, baja estatura, primer embarazo, mala presentación, raquitismo y otros.

La mortalidad materna en el mundo

Hay cinco causas principales de mortalidad materna en el mundo: hemorragia, infección, aborto en condiciones riesgosas, hipertensión inducida por el embarazo y trabajo de parto obstruido. La Figura 1 ilustra la porción de muertes maternas causada por cada una de ellas. Observe que las *causas indirectas*, es decir, otras enfermedades o afecciones que tiene la mujer, son responsables también de muchas muertes maternas.

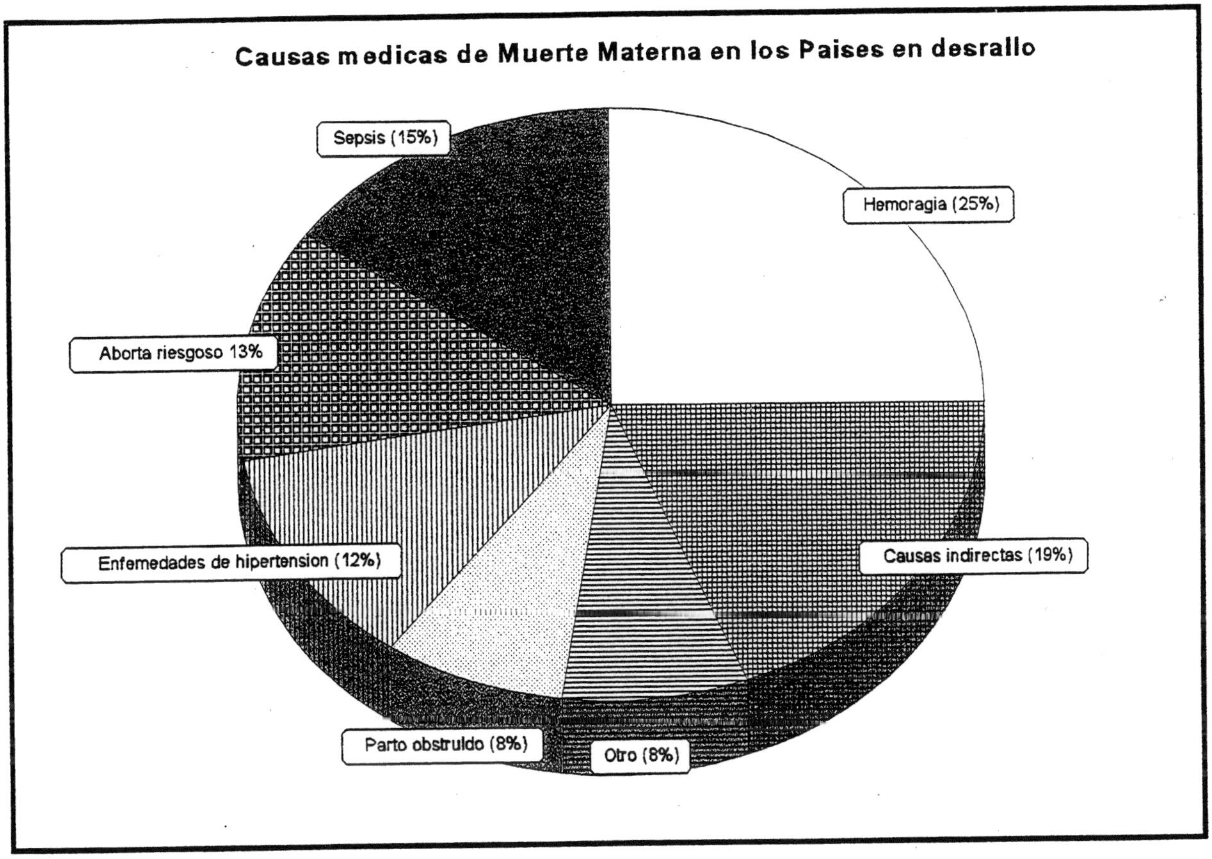

Figura 1. Causas médicas de muertes materna
Fuente: OMS 1992

Para ayudar a prevenir la morbilidad y mortalidad materna, es esencial que la mujer reciba una atención de calidad. **Dado que todas las mujeres tienen algún riesgo de sufrir complicaciones, la identificación precoz de los problemas y factores de riesgo, y la disponibilidad de buenos servicios de referencia, son fundamentales para toda atención materna.** Los riesgos, complicaciones y la mortalidad materna difieren en función del lugar en que viva la mujer en el mundo. Compare las tasas de las distintas zonas que aparecen en el Cuadro 1 a continuación. Las mujeres del Asia y África son las de mayor riesgo.

Cuadro 1. Estimaciones revisadas de mortalidad materna por región de las Naciones Unidas (1990)

	Tasa de mortalidad materna (muerte materna por 100.000 nacidos vivos)	Número de muertes maternas	Riesgo de muerte materna, 1 en:
Total mundial	430	585 000	60
Regiones más desarrolladas [2]	27	4 000	1800
Regiones menos desarrolladas	480	582 000	48
Africa	870	235 000	16
Región Este del Africa	1060	97 000	12
Región Media del Africa	950	31 000	14
Región Norte del Africa	340	16 000	55
Región Sur del Africa	260	3 600	75
Región Occidental del Africa	1020	87 000	12
Asia [3]	390	323 000	65
Región Este del Asia	95	24 000	410
Región Centro Sur del Asia	560	227 000	35
Región Sudeste del Asia	440	56 000	55
Región Occidental del Asia	320	16 000	55
Europa	36	3 200	1400
Región Este de Europa	62	2 500	730
Región Norte de Europa	11	140	4000
Región Sur de Europa	14	220	4000
Región Occidental de Europa	17	350	3200
Latinoamérica y el Caribe	190	23 000	130
Caribe	400	3 200	75
Centroamérica	140	4 700	170
Sudamérica	200	15 000	140
Norteamérica	11	500	3700
Oceanía [2]	680	1 400	26
Australia – Nueva Zelanda	10	40	3600
Melanesia	810	1 400	21

Fuente: OMS, 1996.

[3] Australia, Nueva Zelanda y Japón han sido excluidos de los totales regionales pero están incluidos en el total de los países desarrollados. Es probable que la suma de las cifras no sea igual debido al redondeo de las mismas.

La función de la Partera en la prevención de la mortalidad materna

Las Parteras pueden desempeñar una función muy importante en la reducción de la mortalidad materna en los ámbitos local, nacional y mundial. Las Parteras a menudo viven en las comunidades donde prestan servicios y están familiarizadas con las religiones, creencias, costumbres, tabúes y preferencias de las familias que viven allí. Las Parteras saben por lo general quién toma las decisiones en la familia y en la comunidad. Saben quién come los mejores alimentos y cuánto trabajan las mujeres embarazadas. En la mayoría de las comunidades, las Parteras gozan de mucho respeto. Tanto las mujeres como los hombres las consultan. Se espera que aconsejen respecto al embarazo, planificación familiar, sexualidad humana, atención infantil y muchos otros aspectos. Las Parteras deben tener conocimiento de las necesidades de la mujer. Hágale saber a las mujeres que se preocupa por ellas y escúchelas, trabaje con ellas y comparta sus alegrías y pesares. De alguna manera, las Parteras juegan cada uno de estos roles en el transcurso de su labor cotidiana. Cada rol tiene su importancia en la reducción de la incidencia de muertes y enfermedades en mujeres y sus bebés.

La Partera es **miembro de un equipo** que trabaja en muchos diferentes equipos, como por ejemplo con el personal de un hospital, el personal del lugar de trabajo y los integrantes de la comunidad. En el *hospital*, la Partera refiere y busca consejo de un Médico, de una Partera con más experiencia y demás personal. En su *clínica privada, centro de salud o unidad de hospital*, la Partera capacita, supervisa y trabaja con asistentes, la encargada de limpieza, un chofer quizás y con toda persona dispuesta a ayudarla para brindar la atención a mujeres y bebés. Puede trabajar con los miembros de un equipo para elaborar un plan de emergencia de manera que cada persona sepa exactamente cuál es su función; por ejemplo, en el caso de una mujer con hemorragia, un niño que necesite reanimación o alguien que tenga una convulsión. En la *comunidad,* la Partera trabaja con Parteras tradicionales o empíricas, mujeres y demás miembros de la comunidad que colaboran para que las madres y sus bebés estén sanos.

La Partera es una **maestra** que explica y aconseja. Puede usar sus conocimientos de partería y su conocimiento de la comunidad, así como su posición de respeto para proporcionar información que acreciente la comprensión y el conocimiento de las situaciones. Puede influenciar a la comunidad para que se tomen medidas que mejoren la vida de las mujeres y sus bebés. Puede ayudar a la gente a aprender buenas prácticas de nutrición y formas para promover y mantener una buena salud. Puede ayudar a la comunidad a entender la necesidad de un servicio de transporte rápido con el que pueda contarse en casos de emergencia. Puede instar a la comunidad a mejorar la educación de las mujeres y niñas. Puede promover muchos cambios que mejoren las condiciones de vida de la mujer.

La Partera es una **proveedora de servicios**. Brinda atención de calidad a las mujeres durante sus años reproductivos, incluyendo servicios de planificación familiar, atención de abortos incompletos y atención durante el embarazo (preparto, intraparto y posparto). Cuando determina que una mujer tiene un mayor riesgo o una complicación, la refiere a un establecimiento que esté equipado y en condiciones de responder a sus necesidades especiales.

La Partera es una **profesional**. Participa en su organización profesional y se esfuerza por ejercer influencia sobre las políticas que afectan el ejercicio de su profesión, como por ejemplo códigos o normas de partería que estén obsoletas y que limiten su capacidad de tomar acciones tendientes a salvar la vida en casos de emergencia. Sabe y entiende que al ejercer bien sus funciones de Partera, puede ayudar a acrecentar el respeto y valor de todas las Parteras.

La Partera es una **activa aprendíz**. Reconoce que los conocimientos técnicos cambian constantemente y participa (y quizás hasta organiza) programas de educación continua para mantenerse al día con los cambios en el ejercicio de la profesión de Partera. Además, aprende a mejorar su práctica analizando los datos sobre salud materna y neonatal en su lugar de trabajo, estudiando sus experiencias en el ámbito laboral y observando las conductas y necesidades en su comunidad. Cuando tiene la oportunidad, colabora con sus colegas para reunir datos para investigar problemas o aspectos importantes.

La Partera brinda **aliento y apoyo**, estimulando a los demás para que se formulen preguntas y averiguen por qué las cosas son como son, tomen sus propias decisiones y cambien sus vidas para mejorar. Cuando la gente no cuestiona las costumbres y prácticas que son perjudiciales para ellos, aceptan la infelicidad, costumbres que provocan una mala salud y hasta el abuso. Por ejemplo, si una mujer no sabe que necesita comer una gran cantidad de alimentos de calidad para mantenerse sana durante el embarazo, es probable que no trate de hacer algo al respecto.

La Partera puede ayudar a la gente a reconocer su propio valor.

Si una Partera respeta a la gente y sus ideas,
les ayudará a apreciar su propia inteligencia y
puede aprender de ellos.
Si una Partera respeta los sentimientos de la gente,
les ayudará a aprender que sus sentimientos son importantes.
Si una Partera escucha a la gente,
les ayudará a aprender que tienen el derecho a ser
escuchados.[4]

[4] Paráfrasis de Klein (1995), pág. 13.

Trabajo con la comunidad para la acción

Salvar la vida de madres y recién nacidos es importante para la comunidad. Muchas veces los integrantes de la comunidad no se dan cuenta de lo valioso que es el rol que pueden desempeñar para salvar la vida de mujeres y niños. Los líderes de la comunidad necesitan información que les haga ver la forma en que pueden contribuir. Las Parteras profesionales y las Parteras empíricas (donde existan) pueden colaborar con los líderes de la comunidad a organizar servicios de apoyo a través de mejores medios de comunicación y transporte, suministro de sangre, fondos renovables y de otras maneras.

La Partera puede desempeñar una función vital si se reúne y aprende de las Parteras empíricas o tradicionales, los líderes de las aldeas, poblados o comunidades, los grupos sociales y religiosos de mujeres y hombres, las escuelas y demás asociaciones para analizar las muertes maternas y explicar la forma en que pueden prevenirse la mayoría de estas muertes. Muchas enfermedades y accidentes pueden prevenirse también. Por ejemplo, hay menos probabilidades de que las mujeres sufran los problemas incapacitantes de las fístulas vesico-vaginales e infecciones pélvicas serias si no han tenido trabajos de parto descuidados (o prolongados) o no tienen cicatrices en sus órganos genitales como consecuencia de la circuncisión femenina.

Las Parteras deben ayudar a los miembros de la comunidad a identificar los problemas y encontrar maneras de organizar y poner en funcionamiento sistemas de emergencias. Dado que las Parteras atienden a las mujeres y ven los efectos de la hemorragia, las convulsiones, la infección y el shock, están en una buena posición para hablar acerca de la necesidad de mejorar la situación en su propia y otras comunidades.

Transporte y comunicación

En zonas remotas o en horas de la noche, se mueren muchas mujeres como consecuencia de la falta de transporte y medios de comunicación adecuados. Es responsabilidad de toda la comunidad encargarse de que la gente disponga de servicios de emergencia.

En algunas comunidades, los gremios o sindicatos de transporte han organizado un fondo de emergencia para la comunidad de manera que no haya *demora* en el caso de producirse una emergencia. Si la distancia es corta, se puede transportar a una mujer en una puerta, una hamaca atada a un palo sólido y resistente, en un carro arrastrado por una bicicleta o un caballo, un camión, un autobús, un taxi, un bote o cualquier otro medio. Algunas veces, la comunidad paga al camionero del pueblo u otra persona un monto por adelantado para que lleve a pasajeros de emergencia cuando surje la necesidad. Estas personas pueden también mantener un abastecimiento de combustible para usar solamente en casos de emergencia. Una vez que las comunidades entiendan la necesidad de un sistema de emergencia y comprendan que muchas mujeres sin este plan mueren innecesariamente, elaborarán formas mucho más creativas de solucionar el problema. Cuando se combinan las ideas de muchas personas se pueden encontrar buenas soluciones locales.

Suministro de sangre

En muchos países, la hemorragia constituye la principal causa de mortalidad materna. En *todos* los países, la hemorragia es por lo menos uno de los tres principales *asesinos* de mujeres embarazadas. Por lo tanto, es muy importante asegurar que haya sangre disponible para las emergencias.

Una vez que los miembros de la comunidad entiendan lo habitual y serio que es el problema de la hemorragia en las mujeres durante el parto, podrán movilizarse para crear un sistema de donación de sangre. A menudo, los rumores o las creencias culturales predisponen a las familias y vecinos en contra de la donación de sangre. Es necesario contar con un buen programa de educación comunitaria, más información constante que recuerde la existencia del problema y el valor de la sangre. La gente de la comunidad tiene que saber que la sangre debe someterse a análisis para detectar el VIH y la compatibilidad. Las Parteras pueden desempeñar una función muy valiosa para ayudar a los miembros de la comunidad a cambiar sus actitudes y a trabajar para solucionar el problema del suministro de sangre.

Algunos hospitales de referencia tienen un buen suministro de sangre a mano, listo para emergencias. En muchos lugares, hay forma de almacenar la sangre. En algunas comunidades, todos los adultos tienen registrados sus tipos de sangre, de manera que se los pueda llamar cuando se necesite sangre de algún tipo en particular. En otras situaciones, se espera que los pacientes traigan varios donantes de sangre cuando acuden al hospital. La Partera puede considerar estas distintas opciones con su comunidad. ¿Cuál funcionará mejor en la situación? A lo mejor, los miembros de la comunidad pueden identificar alguna otra solución. De cualquier manera, la información periódica y la promoción de la situación entre los miembros de la comunidad pueden servir para elaborar y mantener un plan que sea clave para disponer de sangre para las mujeres que lo necesiten. Por supuesto que los hombres y niños a veces necesitan transfusiones de sangre también. El plan puede beneficiar directamente a todas las personas de una comunidad.

La comunidad debe comprender que cuando la mujer se embaraza y tiene su parto con buena salud, se necesitarán menos transfusiones de sangre. La comunidad puede contribuir a mejorar la salud de sus niñas y mujeres mediante los siguientes aspectos:

- Fomentar una ingesta adecuada de alimentos,
- Terminar con los tabúes alimenticios que impiden que las mujeres obtengan los alimentos que necesitan,
- Propender a que las niñas sigan en la escuela y aplacen la reproducción,
- Promover la atención prenatal, incluyendo la toma de tabletas de hierro,
- Disminuir la carga laboral para las mujeres embarazadas, y
- Estimular la referencia oportuna a hospitales y otros recursos cuando sea necesario.

La salud materna en la comunidad

Entre todas las personas de una comunidad, las mujeres embarazadas, las madres, los recién nacidos y los niños(as) son los que tienen más riesgo de enfermar y morir. Mientras más experiencia tenga la Partera, más sabrá que hay muchas razones para la mala salud de mujeres y recién nacidos. Para estar en condiciones de ayudar a los miembros de la comunidad, la Partera debe identificar las principales razones de la mala salud materno-infantil en su comunidad.

Las razones comunes son la pobreza, falta de atención médica, falta de educación, falta de transporte, creencias perjudiciales, tardanza en el reconocimiento de los signos de peligro y decisiones tardías de los maridos u otros familiares. La Partera debe aprender lo que más pueda acerca de las creencias y prácticas tradicionales. Tendrá que hablar con las madres y mujeres embarazadas sobre su salud y la salud de sus bebés. Tiene que ayudar a los miembros de la comunidad a entender cuál es la función de la Partera y la función de ellos en la prevención de las enfermedades y la muerte de mujeres embarazadas, madres y recién nacidos.

La experiencia de una partera ...

Se encontró fuera de su casa a una mujer joven con convulsiones. No se había controlado su embarazo. Recién había tenido su primer bebé por vía vaginal.

La familia la llevó a nuestra carpa. Consulté a nuestro Médico y le di sulfato de magnesio por vía intravenosa. Después de seis horas, dejó de tener convulsiones y sus reflejos volvieron a ser normales. Los familiares y yo nos turnamos para cuidarla. Nunca volvió a recobrar el conocimiento. Después de transcurridas quince horas dejó de respirar. Su bebé murió también.

La familia me agradeció y me dijeron que ahora entendían que no se puede saber si un embarazo es normal con tan sólo mirar a la mujer.

Co-autora del Manual de DSV

Esta experiencia nos hizo ver claramente que teníamos que averiguar lo que la comunidad sabía con respecto a la atención prenatal, además de cuáles eran sus creencias y prácticas con respecto al embarazo.

Aprendiendo acerca de creencias y prácticas

Todas las comunidades tienen creencias y prácticas tradicionales sobre el embarazo, parto, atención posparto y planificación familiar. A menos que uno sea de la comunidad y haya vivido allí durante mucho tiempo, será necesario averiguar cuáles son las creencias y prácticas relacionadas con el embarazo y el parto a fin de poder analizar aquellas que puedan ocasionar problemas.

Las preguntas que pueden formularse con respecto a las prácticas y creencias tradicionales incluyen las siguientes:

- ¿Las mujeres participan en prácticas especiales, reciben tratamientos especiales o medicamentos durante el embarazo, el trabajo de parto o después del parto?
- ¿Qué comen las mujeres cuando están embarazadas? ¿Qué no pueden comer? ¿Por qué?
- ¿Dónde o a quién recurren las mujeres embarazadas para recibir consejos o asesoramiento?
- ¿Qué problemas o condiciones peligrosas sufren las mujeres durante el embarazo? ¿Qué se hace por ellas? ¿Quién ayuda normalmente?
- ¿Dónde tienen sus partos las mujeres embarazadas?
- ¿Quién ayuda normalmente durante el parto?
- ¿Cuándo se baña al recién nacido?
- Después del parto, ¿en qué momento empieza la madre a amamantar a su bebé?
- ¿Qué cuidados le brinda al cordón umbilical del bebé?
- ¿Qué cuidados le brinda a la madre que acaba de tener su parto?

Cuando se tiene un buen conocimiento de las creencias y prácticas, se está en condiciones de identificar aquellas que es necesario hablar y analizar con la comunidad. Si puede explicar la forma en que una creencia o práctica ocasiona problemas, podrá ayudar a la gente a entender la necesidad de cambiar aquellas prácticas que sean perjudiciales, como por ejemplo el aborto en condiciones riesgosas, las cosas no limpias que se ponen en la vagina o los materiales sucios que ponen sobre el cordón umbilical.

Explicación sobre factores de riesgo, signos de peligro y problemas:

El embarazo y el parto son situaciones naturales. La mayoría de las mujeres se embarazan y dan a luz sin problemas. Sin embargo, algunas mujeres y bebés tienen problemas durante el embarazo, el trabajo de parto, el parto o después del parto. Es importante que la madre tenga conocimiento de los riesgos que tiene y siga los consejos de la Partera. Si toda la comunidad entiende la importancia de los factores de riesgo y los signos de peligro y sabe cuáles son los importantes, hay más probabilidades de que los miembros de la comunidad entiendan por qué la Partera formula recomendaciones y se aseguren de seguirlas.

Las personas entienden y conocen el *riesgo* por experiencia propia. Saben, por ejemplo, que si caminan por un lugar donde hay víboras, se arriesgan a ser mordidas. Saben que los niños se divierten si nadan en el río cuando está calmado, pero que tienen más riesgo de ahogarse cuando el río está torrentoso. Algunos miembros de la comunidad han sufrido la pérdida de sus esposas, hermanas, madres y amigas con sus bebés recién nacidos. Sabe que el embarazo implica riesgos. Algunos de esos riesgos pueden reducirse si se reconocen los signos de peligro y se toma la acción apropiada. La Partera puede ayudar a la comunidad a aprender cuáles son los signos de peligro que indican riesgos para que les den cuidado y atención especial. La Partera puede ayudar a explicar la preparación para el parto.

Los factores de riesgo y los signos de peligro que toda la comunidad debe conocer incluyen los siguientes:

- Mujer muy joven o mayor. (Las mujeres menores de 16 años y mayores de 35 años pueden ser de riesgo.)
- Muchos embarazos o muy frecuentes. (Las mujeres que han tenido más de 4 embarazos o embarazos seguidos en menos de 2 años pueden ser de riesgo.)
- Problemas en embarazos anteriores o en el actual. (anemia, presión alta, convulsiones, parto prematuro, trabajo de parto prolongado, sangrado importante y bebés que se murieron, bebés muy grandes o muy pequeños son ejemplos de factores de riesgo.)
- Problemas después del parto. (En el caso de la **madre**: fiebre, dolor / enrojecimiento de los pechos, dolor de piernas o abdomen, diarrea, flujo vaginal de mal olor, sangrado importante o con muchos coágulos grandes son algunos ejemplos de factores de riesgo. En el caso del **bebé**: fiebre, diarrea, no succiona, convulsiones son algunos ejemplos de factores de riesgo.)
- Sin preparación para el parto. (Los preparativos constituyen una manera de evitar riesgos. Estos incluyen: elegir y registrarse con un profesional de salud, recibir atención prenatal, disponer de dinero para afrontar los gastos de alguna emergencia, organizar las cosas del bebé, disponer lo necesario para contar con transporte e ir al establecimiento que la Partera recomendó. Si la mujer va a tener su parto en la casa, los preparativos incluyen preparar un lugar limpio y los elementos necesarios para el parto).

Al brindar la atención, la Partera trata de identificar las mujeres embarazadas, las madres y los recién nacidos que pueden estar en riesgo o tener problemas. En el Módulo 2: **Atención prenatal de calidad** se analiza los problemas que surgen durante el embarazo. En el Módulo 3: **Vigilancia del trabajo de parto** se analiza el trabajo de parto y la forma de identificar problemas. En el Módulo 5: **Prevención y tratamiento de hemorragias** se insta a limitar la pérdida de sangre después del parto mediante un manejo activo de la tercera etapa. En el Módulo 7: **Prevención y control de la infección** se trata la prevención de infecciones y el cuidado del cordón umbilical.

Conocer las causas de la morbilidad y mortalidad materna

Es importante observar cuáles son las razones por las que mujeres y recién nacidos mueren en la comunidad, en el hospital o en la maternidad. Debemos tener en cuenta que muchas veces la mujer o su familia no desean ir a atenderse porque piensan que no los tratan muy bien, porque no respetan sus costumbres y creencias culturales, porque no tienen intimidad o privacidad etc. Es difícil conseguir esta información. Sin embargo, es necesario reconocer y analizar estas razones. Las parteras y otros profesionales de salud tienen que preguntarse: (1) ¿Por qué las mujeres no quieren venir? (2) ¿Estamos haciendo algo que las desanime a venir? (3) ¿Hemos preguntado a las mujeres o las familias cómo se sienten? (4) ¿Qué dijeron? y (5) ¿Qué podemos hacer al respecto?

Formar un comité de salud de la mujer y el recién nacido. Es muy útil trabajar con un grupo de profesionales de salud (partera, médico, técnico de laboratorio, administrador, farmacéutico etc.) y miembros de la comunidad (agricultor, maestros, amas de casa, partera privada, dispensario etc.) para analizar cada una de las muertes ocurridas y averiguar qué sucedió. Este comité puede optar por tener una reunión después de cada muerte materna o caso de morbilidad extrema (casi mortal) para estudiar los factores que contribuyeron a la muerte. La función del comité **no** consiste en culpar a alguien, sino en encontrar soluciones creativas a los problemas identificados en cada uno de los casos de muerte materna. Estos problemas se repiten en muchas comunidades y muchos países. Una vez que se conocen las causas, se puede tomar medidas en el establecimiento de salud y la comunidad para mejorar los servicios para las madres y los recién nacidos del futuro.

Proceso de averiguar las razones. Este proceso de averiguación de las razones de muerte le servirá a usted y a la comunidad para elaborar un plan de acción que permita que los partos y embarazos sean menos riesgosos en su entorno. Pida al comité que se reúna lo antes posible después de producirse una muerte, de manera que los detalles de la situación estén todavía frescos en la mente de todos.

Entrevista. Un miembro o varios miembros del comité entrevista a la familia y/o los(as) amigos(as) que cuidaron a la mujer que murió (o la madre de un bebé que murió). Algunos de los puntos que puede indagar son los siguientes:

1. ¿Cómo estaba sintiéndose? ¿Dijo algo la madre acerca de sí sentía que el bebé se movía? ¿Tenía alguna infección? ¿Tenía fiebre? ¿Sangró alguna vez durante el embarazo?

2. ¿Qué hacía la madre cuando estaba enferma? ¿Adónde acudió para obtener ayuda? ¿Consiguió ayuda enseguida para su enfermedad? Si se demoró en procurar atención, ¿cuáles fueron los motivos o problemas? ¿Por qué la madre no quería pedir ayuda?

   Las respuestas pueden incluir que tenía miedo a los hospitales o al personal de los hospitales, que no la habían tratado con respeto la última vez o que no tenía intimidad o privacidad; que no tenía dinero para el transporte o no disponía de un vehículo o de combustible, que no pudo obtener permiso de su esposo o de la familia para viajar; que no sabía adónde ir a pedir ayuda o atención para su caso; que la partera o profesional de salud no estaba en su casa, o bien que no tenía dinero para pagar la atención.

3. ¿Estaba la madre recibiendo atención de alguien o de algún establecimiento durante el embarazo? ¿Fue a un centro de salud, a un médico privado, a una partera privada, a una partera tradicional o empírica, a un familiar, curandero u otro alternativo? ¿ Sabía la familia acerca de algún cuidado especial recomendado? ¿Se le advirtió acerca de algún tipo de riesgo?

Revisión de las historias clínicas. Lea la historia clínica de la mujer. Se puede tratar de información que encuentre en su casa o en aquellos lugares en los que recibió atención. Averigüe todos los lugares donde fue atendida y pida que le permitan leer los antecedentes en cada uno de ellos. Puede haber sido transferida desde un consultorio privado, una clínica de salud o algún otro hospital. Los miembros del comité probablemente querrán saber lo siguiente:

1. Durante el embarazo ...
   - ¿cuántas consultas prenatales tuvo?
   - ¿se identificó algún signo de peligro, como por ejemplo sangrado, edema de cara o manos, dolor de cabeza o visión borrosa, el bebé no se movía tanto como de costumbre?
   - ¿se identificaron algunos factores de riesgo?
   - ¿se tomó la acción apropiada para los signos de peligro o los factores de riesgo identificados?
   - ¿se siguieron las recomendaciones?

2. ¿A qué hora fue atendida por primera vez (hora de ingreso)? ¿Cuánto tiempo tomó llevarla al hospital? ¿Cuánto tiempo transcurrió desde su llegada al hospital hasta que ...
   - se tomó y registró la temperatura?
   - se tomó y registró la presión arterial?
   - se auscultaron y registraron los latidos cardíacos fetales?
   - se realizó y registró un control de anemia (visual o de hemoglobina)?
   - se hizo y registró una historia clínica y un examen físico?
   - se inició un partograma? ¿Se registró?

3. Durante el transcurso del trabajo de parto ...
   - ¿se rompieron prematuramente las membranas?
   - ¿se efectuó y registró un examen vaginal?
   - ¿se usaron hierbas o medicamentos en el hogar?
   - ¿el trabajo de parto o el parto fueron prolongados o difíciles?
   - ¿el cordón umbilical estaba alrededor del cuello?
   - ¿tuvo algún daño el bebé al nacer?

4. ¿Se efectuó un diagnóstico de su caso? (¿Cuál era el problema?)

5. ¿Se tomó la acción apropiada, incluyendo ...
   - solicitud, disponibilidad y administración de medicamentos?
   - llamado al equipo (médico, parteras, anestesista, laboratorio) para ayuda o referencia?
   - se pidieron y efectuaron los exámenes de laboratorio?
   - se brindó atención (tratamientos o destrezas) competente, como por ejemplo,
     - ¿se solicitó, dispuso y administró soluciones intravenosas y otros insumos?
     - ¿se dispuso de un equipo de reanimación en buenas condiciones?
     - ¿se hizo reanimación?
     - ¿se secó y abrigó de inmediato al bebé?
     - ¿recibió la madre atención de shock?
   - ¿se establecieron protocolos para madre o recién nacido en peligro?

Use la entrevista y la información de las historias clínicas para elaborar un PLAN DE ACCIÓN. Una vez recogida la información, el comité puede analizar los resultados o las conclusiones. Si se identifican problemas en relación con la forma en que se atendió o ayudó a la mujer, se puede elaborar un plan de acción para resolver esos problemas o prevenirlos para que no vuelvan a ocurrir en el futuro. La ventaja de la participación de los miembros de la comunidad, los administradores y los clínicos, incluso de las parteras, en este proceso es que aprenden y se motivan para ayudar a solucionar los problemas que ocasiona la mortalidad materna. El plan de acción puede incluir más de una solución. Algunas de las soluciones pueden implementarse de inmediato y otras pueden requerir varios años para implementarse.

A continuación se describen algunas de las medidas que se puede incluir en el plan del comité:

Acción de la comunidad: Los miembros de la comunidad tienen que tomar la iniciativa y hacerse cargo de su plan para aprender a reconocer los signos de peligro del embarazo, la importancia de la atención durante el embarazo y a entender la necesidad de organizar los medios de transporte para los casos de emergencia. Tienen que compartir las responsabilidades, crear un sistema para administrar los gastos, asegurar la disponibilidad de combustible y de vehículos en buen estado de funcionamiento o camillas, etc. Tienen que colaborar con la partera profesional o la partera empírica en la elaboración de un plan de educación para ayudar a la comunidad a apreciar el valor vital que tiene la donación de sangre y eliminar los rumores y los miedos.

Acción de los protocolos: Elaborar protocolos nuevos para el manejo de los problemas identificados, como por ejemplo los procedimientos de ingreso, la frecuencia de la vigilancia, los medicamentos que una partera puede empezar a administrar antes de que llegue el médico, la atención en caso de shock, etc.

Acción de los equipos: Adquirir los equipos necesarios para prestar una mejor atención. Por ejemplo, compra de máscaras de oxígeno, un vacum, instrumentos quirúrgicos, medicamentos esenciales.

Acción del personal: Contratar al personal esencial, como por ejemplo alguien para administrar la anestesia por la noche o un técnico de laboratorio. Organizar cursos de instrucción permanente para el personal a fin de actualizarlos en sus conocimientos y ayudarles a aprender nuevas destrezas en el manejo de emergencias obstétricas. Reorganizar las tareas para que las destrezas esenciales puedan ponerse en práctica con el suficiente personal, de manera que las enfermedades, licencias u otras razones no provoquen una falta de personal adiestrado en casos de emergencia.

Estudio de caso 1 - ¿Por qué se murió esta mujer?

Lea este caso real – Conteste las siguientes preguntas.

Una mujer puérpera de su primer embarazo fue referida al hospital y se murió en la sala de partos a los 20 minutos de haber llegado. Su historia clínica tenía la siguiente información.

La mujer dio a luz sola en su casa. Había recibido atención prenatal en la pequeña unidad de salud de su aldea y se le recomendó que acudiera a un hospital para el parto porque tenía la presión alta.

Después de dar a luz, no salió la placenta. Cuatro horas después del parto, la familia la llevó al centro de salud. El bebé recién nacido murió al llegar al centro. La partera del centro (la misma partera que la atendió durante el embarazo) la refirió de inmediato al hospital sin ningún tratamiento. La familia se demoró otras 4 horas hasta poder encontrar transporte al hospital.

1. **ENTREVISTA.** ¿A quién querrá entrevistar el comité? ¿Qué información necesita Ud.? Es conveniente dejar que la familia narre lo que realmente sucedió. (página 1.14)

2. **REVISE LA HISTORIA CLÍNICA.** ¿Qué se debe revisar? ¿Qué información debe buscar? ¿Qué problemas puede identificarse? (página 1.15)

3. **PLAN DE ACCIÓN.** ¿Qué plan de acción debe elaborar el comité? (página 1.16)

Para trabajar con la comunidad:

Para el centro de salud:

Para el hospital:

RESPUESTAS – Estudio de caso 1

1. **Entrevista**

A. Entreviste a la familia/ amigos/ ayudantes que atendieron a la mujer durante el trabajo de parto:
- ¿Cómo se sentía antes de empezar el trabajo de parto? ¿Tomó algún medicamento o se hizo algún tratamiento?
- ¿Cómo se sintió durante el trabajo de parto? ¿Tomó algún medicamento o se hizo algún tratamiento? ¿Qué tomó?
- ¿Qué se hizo cuando no salió la placenta? ¿Le dieron algún medicamento?
- ¿Cómo estaba el bebé después del parto? ¿Le dieron algún medicamento o tratamiento al bebé?
- ¿Quién tomó la decisión de llevar a la madre al centro de salud? ¿Cuándo? ¿Por qué?

B. Entreviste a la partera en el centro de salud:

C. ¿cuál fue la condición de la madre cuando llegó al centro?

D. ¿Qué problemas observó?

E. ¿Qué le hizo y por qué?

2. **Revisión**

A. Revise los antecedentes de la atención prenatal para la identificación y el tratamiento de los factores de riesgo:
- ¿Se evaluó a la madre para detectar anemia?
- ¿Se evaluó a la madre para detectar hipertensión inducida por el embarazo?
- ¿Se trató en forma correspondiente? ¿De acuerdo con los protocolos?

B. Revise las anotaciones de referencia para ver los antecedentes, presión arterial, pulso y el tratamiento, usando los protocolos.
- ¿Estaba la madre en shock?
- ¿Fue tratada por shock?
- ¿Se disponía de medicamentos?

C. Revise los registros de ingreso al hospital para comprobar la hora de llegada, hora de evaluación del shock y el tratamiento administrado.
- ¿Se siguieron los protocolos?
- ¿Se dispuso de personal? ¿Quién?
- ¿Hubo medicamentos disponibles?
- ¿Se hizo un diagnóstico? ¿Cuál fue el diagnóstico?

3. **Plan de acción**

A. Trabaje con la comunidad:
- Enseñe cuáles son los signos de peligro en el embarazo y trabajo de parto.
- Enseñe cuáles son las razones para referir a la paciente y cuándo hacerlo.
- Si el transporte fue el motivo de la demora, muestre o vuelva a mostrar la necesidad de organizar un sistema de transporte de emergencia para la comunidad.

B. Para el centro de salud:
- Analice o formule protocolos para tratar los casos de shock y placenta retenida.

C. Para el hospital:

Es probable que el personal del hospital haya podido hacer muy poco en esta situación. Sin embargo, revise y formule protocolos para los casos de shock y placenta retenida.

Preguntas de repaso

¿Qué he aprendido? Vea qué es lo que ha aprendido y comprendido de esta sección del módulo respondiendo a las siguientes preguntas. Cuando termine, busque las respuestas en el módulo.

1. Enumere las cinco causas principales de muerte materna durante el embarazo y parto. (página 1.5)

2. ¿Cómo determinará la tasa de mortalidad materna en su lugar de trabajo? (página 1.4)

3. ¿Qué función puede desempeñar usted en la prevención y reducción de la mortalidad materna en su zona? (páginas 1.7 – 1.8)

4. ¿Cómo trabajará con su comunidad para averiguar sobre los problemas que ocasionan la mortalidad y morbilidad materna y para implementar las soluciones? Describa sucintamente las medidas que tomará. (páginas 1. 9 – 1.13)

5. ¿Qué factores de riesgo, signos de peligro y problemas debe saber reconocer toda la comunidad? (página 1.13)

USANDO DEL MÉTODO DE RESOLUCIÓN DE PROBLEMAS DURANTE LA ATENCIÓN MATERNA

Las Destrezas para Salvar la Vida (DSV) son acciones que pueden salvar la vida de mujeres y bebés. Es probable que en un caso de emergencia no haya tiempo para pedir ayuda. A menudo no hay tiempo para fijarse en algún libro de referencia. La partera tiene que actuar de inmediato. Debe usar las destrezas para salvar la vida.

En la actualidad, no todas las parteras tienen destrezas para salvar la vida. Se escribió el Manual de Destrezas para Salvar la Vida para ayudar a las parteras a obtener esas destrezas. El manual y los cursos de capacitación ayudan a las parteras a aprender cada destreza y la forma en que se realizan, paso a paso, de una manera organizada. Los pasos para cada uno de las destrezas se practican varias veces durante la capacitación, hasta que la partera está en condiciones de hacerlos a la perfección. Cuando las parteras capacitadas en DSV vuelven a sus lugares de trabajo, pueden utilizar las destrezas para salvar la vida cada vez que surge alguna emergencia.

Cuando una mujer acude por primera vez a una partera, es probable que todavía no tenga una *emergencia.* Es probable que tenga algún *problema*. El Método de Resolución de Problemas es una forma organizada de brindar atención a las mujeres. Al obtener y organizar minuciosamente la información, la partera puede identificar mejor el problema o los problemas que tenga la mujer, para luego planificar y brindar la atención. La partera puede emplear el Método de Resolución de Problemas para dar atención de una manera organizada.

Meta

La partera aprenderá los pasos específicos que puede tomar para averiguar cuál es el problema que tiene una madre y decidir la mejor forma de atenderla.

Objetivos

La partera que atienda a una mujer será capaz de:

1. describir el Método de Resolución de Problemas y enumerar los cuatro pasos.
2. explicar y demostrar cada paso del Método de Resolución de Problemas.
3. explicar por qué es importante usar el Método de Resolución de Problemas.
4. usar el Método de Resolución de Problemas en su trabajo cotidiano.

Procedimiento

Los cuatro pasos del Método de Resolución de Problemas son:

- **PREGUNTAR Y ESCUCHAR**
- **OBSERVAR Y PALPAR**
- **IDENTIFICAR EL PROBLEMA / LAS NECESIDADES**
- **TOMAR LA ACCIÓN APROPIADA**

PREGUNTAR Y ESCUCHAR

Es el primer paso que debe dar cuando se atienda a una mujer. Hágala sentirse cómoda. Llévela a un lugar privado para poder hablar. Formule preguntes de una manera amable e interesada. Pregúntele acerca de las razones por las que vino a verla. Escuche cuidadosamente todas las respuesta, dado que todas son importantes y le servirán para encontrar los problemas. Ayúdela a sentirse cómoda con lo que diga y haga. Anote los puntos importantes para no olvidarse de sus respuestas. Para obtener información específica al **PREGUNTAR Y ESCUCHAR**, consulte el Módulo 2: **Atención prenatal de calidad**, página 2.13, y el Módulo 3: **Vigilancia del progreso del trabajo de parto**, página 3.3.

OBSERVAR Y PALPAR

Es el segundo paso que debe seguir al atender a una mujer. Examine las partes del cuerpo de la mujer que estén relacionados con la información que obtuvo en el primer paso **PREGUNTAR Y ESCUCHAR.** Por ejemplo, si una mujer se queja de que le duele el maxilar, revise los dientes, los oídos, la garganta y el cuello. Si se queja de tener flujo vaginal, tendrá que efectuar un examen pélvico y con espéculo.

Algunas veces tendrá que realizar un examen general o completo del cuerpo. Por ejemplo, cuando Ud. no puede encontrar la causa del problema con la información que la mujer le ha dado. En el caso de una mujer que se inscriba (anote) para atención prenatal, tendrá que saber cuál es la condición general de todo su cuerpo. Un examen físico general servirá también para detectar problemas que la mujer misma no haya reconocido.

IDENTIFICAR EL PROBLEMA / LAS NECESIDADES

Es el tercer paso del Método de Resolución de Problemas. Con la información obtenida en los dos primeros pasos, la partera debe identificar los problemas. Es importante tratar todos los problemas de la mujer, no solamente el problema que la impulsó a venir a verla.

Es probable que necesite obtener información sobre los métodos de planificación familiar, el tipo de nutrición durante el embarazo, la forma en que alivia el dolor de hemorroides y donde acude para obtener las vacunas para sus niños pequeños, todo en una sola consulta. Quizás vino a verla con una sola queja, problema o pregunta, pero cerciórese de anotar todos los problemas o necesidades que tenga en el formulario para la historia clínica o atención prenatal.

TOMAR LA ACCION APROPIADA

Es el cuarto paso del Método de Resolución de Problemas. Deberá decidir qué debe hacer para solucionar cada problema o responder a cada necesidad que tenga. Deberá tener en cuenta las siguientes acciones para cada problema o necesidad, y deberá decidir qué hacer primero, qué hacer en segundo lugar y después. Algunas veces será necesario recurrir primero a un tratamiento médico. Por ejemplo, cuando una mujer tiene placenta retenida y está sangrando mucho, deberá parar el sangrado mediante la extracción manual de la placenta **antes de** realizar algún examen de laboratorio. Posteriormente podrá darle algún otro tratamiento, instrucción u orientación, o bien enviarla o referirla a otro profesional de salud.

Cuando una mujer que está en su sexto mes de embarazo viene a verla y se siente muy cansada, hágale un examen de hemoglobina **antes de** darle algún tratamiento, instrucción, orientación o referirla.

Tratamiento médico. Atienda el problema con medicamentos o tratamientos, siguiendo las normas y protocolos de la práctica. Recuerde que todos los medicamentos deben usarse con mucha precaución durante el embarazo.

Educación. Ayude a la mujer a aprender los conocimientos necesarios para saber qué hacer para cuidarse bien.

Orientación. Ayude a la mujer a comprender el problema y colabore con ella en la elaboración de la solución de ese problema.

Exámenes de laboratorios / investigaciones. Reúna más información sobre el problema.

Referencia. Use otros recursos de la zona, como por ejemplo médicos, hospitales, programas educativos, grupos de mujeres, grupos de caridad, que le puedan ayudar a resolver los problemas.

Planes de seguimiento. Indique a la mujer que vuelva a verla. Explíquele *por qué* le pide que vuelva. El plazo o la fecha en qué deba volver dependerá de la gravedad del problema y del período que deberá transcurrir para que se mejore. Puede ser que desee volver a verla en 24 horas, 3 días, 2 semanas o después. Si pudiera producirse alguna complicación grave a raíz del problema que tiene, deberá verla frecuentemente hasta que esté fuera de peligro.

Registro. Deberá anotar todos los síntomas en forma completa, clara y minuciosa en su historia clínica, los problemas, las necesidades de orientación y consejos, la información del laboratorio, el examen físico, los tratamientos brindados y la fecha en que deberá volver para ser atendida. Cuando las anotaciones son claras y completas, la atención es normalmente buena y completa.

Repita el proceso las veces que sea necesario

Cuando la mujer regrese a verla, recuerde comprobar si el problema se ha resuelto, está en las mismas condiciones o se ha empeorado. Es probable que tenga que elaborar un plan nuevo para tratarla. Puede darse el caso de tener que repetir la información o los consejos para asegurarse que los entienda. Es posible que necesite otro medicamento o tratamiento o que tenga que referirla a un hospital o médico. Recuerde anotar todas sus acciones. Un informe completo en la historia clínica de la mujer ayuda a los demás a seguir brindando una atención de calidad.

Resumen

¿Quién debe usar el Método de Resolución de Problemas y por qué? Debe ser usado por las parteras y por toda persona que atienda a mujeres. Es una forma paso a paso para detectar y atender los problemas. Le ayuda a trabajar en forma organizada y completa.

Método de Resolución de Problemas

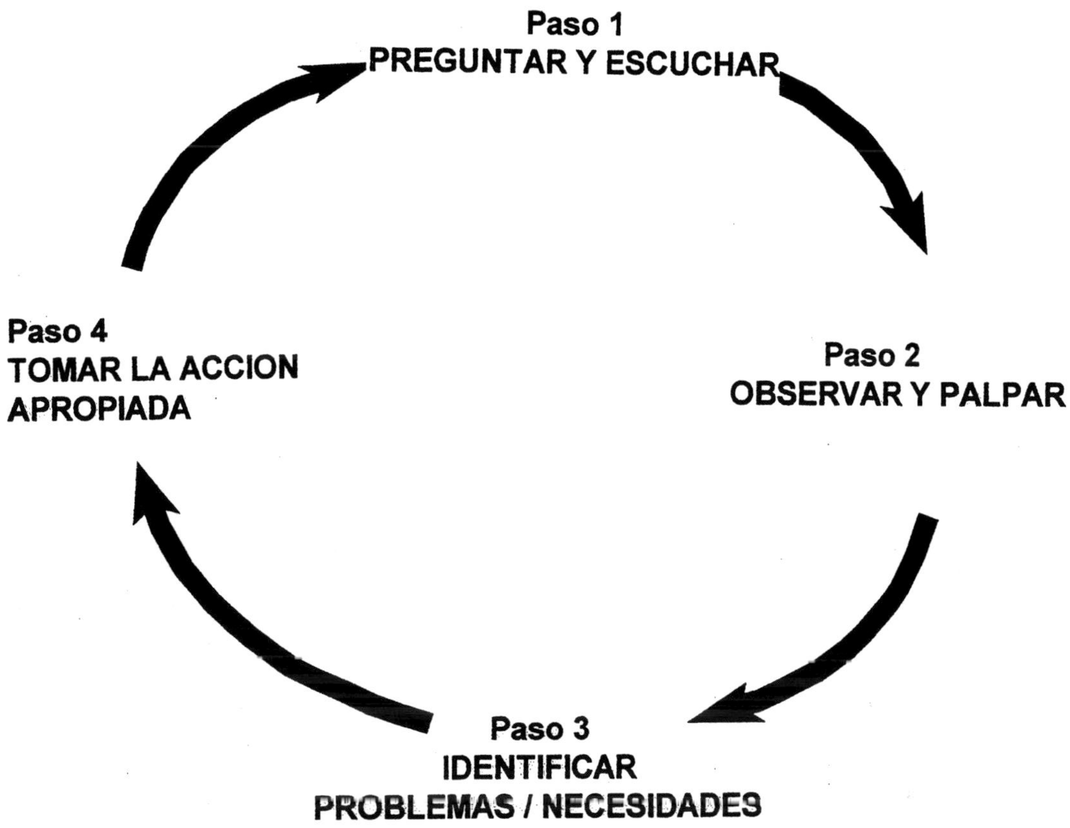

RECUERDE, si no se soluciona el problema, vuelva al Paso 1 para obtener más información.

Estudio de caso 2 – Resolución de problemas

Lea el estudio de caso y conteste a las preguntas. Cuando termine, vea en la página 1.28 algunas sugerencias de respuestas.

Ana es una tímida joven de 18 años que acude a verla a la clínica diciendo que no ha menstruado durante cuatro meses. Trabaja en una fábrica de pinturas y ya lleva 10 meses ahí. Vive en la casa de sus padres, junto con cinco hermanos y hermanas, dos primos y una abuela ya mayor.

Paso 1. **PREGUNTE Y ESCUCHE**

¿Qué hará para que esta tímida joven se sienta cómoda en la clínica?

¿Qué preguntas desea hacerle sobre su situación social, su familia, su trabajo, sus síntomas (quejas y problemas), sus planes para el futuro?

Paso 2. **OBSERVE Y PALPE**

¿Qué partes del cuerpo desea examinar hoy? ¿Qué busca en especial? ¿Necesita algún examen de laboratorio para obtener más información?

Paso 3. **IDENTIFIQUE LOS PROBLEMAS / LAS NECESIDADES**

Piense y anote los problemas o las necesidades que ha observado en los Pasos 1 y 2. Es importante que organice la información de manera que pueda **TOMAR LA ACCION APROPIADA.**

Paso 4. **TOME LA ACCION APROPIADA.**
Fíjese en los problemas / las necesidades que ha anotado. Pregúntese: "¿Cómo puedo atender estos problemas o necesidades?".

Si la información está bien completa y muy organizada, tendrá más probabilidades de brindar buen asesoramiento y tratamiento adecuado, lo que no implica que solucionará todos los problemas de la joven. Quizás tendrá que completar los Pasos 1 al 4 varias veces antes de poder llegar a solucionar algún problema difícil.

RESPUESTAS – Estudio de caso 2

Paso 1 – **PREGUNTAR Y ESCUCHAR** – Sea amable y respetuosa; dé la bienvenida a la joven e indíquele un lugar para sentarse. Bríndele privacidad, escúchela atentamente, conteste a sus preguntas y trátela como a una persona adulta. Si se siente incómoda o es tímida para hablar de su cuerpo o sexualidad, es probable que le resulte difícil contarle lo que usted necesita saber sobre su salud. Hable con ella antes de pedirle que se desvista para el examen (**OBSERVAR Y PALPAR**).

Averigue si ha tenido relaciones sexuales, si normalmente usa algún método de planificación familiar y, de ser así, ¿qué método usa? ¿Es casada o está en una relación que la apoya?

Pregúntele qué razones cree ella que puedan causar la falta de menstruación. Antes de trabajar en la fábrica, ¿menstruaba normalmente? ¿Ha tomado algún medicamento o estado con algún tratamiento? ¿Ha consultado a algún otro profesional de la salud o curandero tradicional? ¿Se ha hecho algún examen para ver si está embarazada? ¿Estará contenta si supiera que está embarazada? ¿Quisiera tener el bebé si estuviera embarazada? ¿Cómo se sentiría el padre del bebé? ¿Cómo se sentiría su familia?

¿Tiene dolor en los pechos, el abdomen hinchado, nauseas o vómitos, cansancio, se le están oscureciendo los pezones o algún otro síntoma? ¿Está comiendo lo suficiente? ¿Tiene buen apetito?

¿Tiene algún familiar (que viva en la misma casa de ella) enfermo, por ejemplo, con tuberculosis o alguna otra enfermedad que ella pudiera contagiarse?

En su trabajo, ¿usar ropa de protección para no tocar productos químicos o inhalar los vapores? ¿Con qué tipo de productos químicos trabaja? ¿Qué efectos negativos conocidos tienen estos productos químicos sobre la gente? ¿Algún compañero de trabajo se ha enfermado (o tiene problemas de salud) a raíz de estos productos químicos?

Paso 2. **OBSERVAR Y PALPAR.** Recuerde que la razón número uno de falta de menstruación en mujeres de 15 a 49 años es un embarazo. Por lo tanto, haga un examen físico y todos los exámenes de laboratorio que haría en una mujer embarazada: examen mamario, abdominal y pélvico, presión arterial, prueba de embarazo si el examen pélvico no es claro, hemoglobina / hematocrito y otros.
Si encuentra otras posibles razones por la cual no está menstruando, haga el seguimiento correspondiente a esas razones. Por ejemplo, ¿le dijo que muchas mujeres que trabajan en la misma fábrica dejan de menstruar después de haber trabajado un tiempo en ese lugar?

Paso 3. **IDENTIFICAR LOS PROBLEMAS / LAS NECESIDADES.** Una vez que ha recopilado toda la información que más pueda a través de las preguntas **(PREGUNTAR Y ESCUCHAR)**, el examen físico **(OBSERVAR Y PALPAR)** y los análisis de laboratorio, tendrá que organizar la información. Las respuestas dependen de lo que la joven haya contestado a las preguntas anteriores y lo que haya encontrado al examinarla.

Paso 4. **TOMAR LA ACCION APROPRIADA**. Sus acciones o el tratamiento a seguir incluyen información general, orientación para problemas específicos, tratamientos y posiblemente la referencia de la paciente a algún otro profesional para recibir más atención. Recuerde que si no se soluciona el problema, tendrá que volver a comenzar a reunir más información que le sirva para atenderla y ayudarla mejor.

Recuerde que al usar el Método de Resolución de Problemas, es factible que tenga que seguir los Pasos 1 al 4 varias veces antes de poder solucionar algún problema. Si la información está completa y muy organizada, tendrá más probabilidades de poder brindar buen asesoramiento y el tratamiento adecuado, lo que no implica que solucionará todos los problemas.

En cada uno de los módulos del **Manual de Destrezas para Salvar la Vida dirigido a Parteras** observará que se usa el Método de Resolución de Problemas. Con la práctica, el método le ayudará a ser más organizada y más minuciosa en la atención que brinde a las mujeres.

MÉTODO DE RESOLUCIÓN DE PROBLEMAS

Paso 1 **PREGUNTE** y **ESCUCHE**
Antecedentes de la cliente

Paso 2 **OBSERVE** y **PALPE**
Examen físico
Exámenes de laboratorio

Paso 3 **IDENTIFIQUE LOS PROBLEMAS/NECESIDADES**
Estudie toda la información
Enumere los problemas/necesidades y haga un plan de atención

Paso 4 **TOME LA ACCION APROPIADA**
Tratamientos
Información general
Consejería para problemas específicos

Exámenes de laboratorio si es necesario
Refiera si es necesario
Anote la información

Indique que vuelva para:
- repetir todo el **Método de Resolución de Problemas**.
- evaluar el progreso o mejoría.
- evaluar el cambio en la situación.
- repetir los exámenes de laboratorio.

Estudio de caso 3 - ¿Cuál es el problema?

Lea el estudio de caso y conteste las preguntas. Cuando termine, vea en la página siguiente algunas sugerencias de respuestas.

Una joven de 14 años es traída hasta su maternidad en muy malas condiciones. Muere a los diez minutos de haber llegado. Ha estado sangrando profusamente por la vagina. Tiene un palo puntiagudo parcialmente metido en la vagina.

¿Cuál es el **PROBLEMA** de la joven?

¿Cuál es el **PROBLEMA** de la familia?

¿Cuál es el **PROBLEMA** de la comunidad / sociedad?

¿Cuáles son las **ACCIONES PREVENTIVAS** que pueden tomarse a nivel de la joven?

¿Cuáles son las **ACCIONES PREVENTIVAS** que pueden tomarse a nivel de la familia?

¿Cuáles son las **ACCIONES PREVENTIVAS** que pueden tomarse a nivel de la comunidad / sociedad?

RESPUESTAS - Estudio de caso 3

¿Cuál es el **PROBLEMA** de la joven?

Aborto auto provocado. Muerte. No realización de sus sueños y anhelos. Coito sin protección. Violación.

¿Cuál es el **PROBLEMA** de la familia?

La pérdida de una hija, hermana querida. Quizás una gran verguenza. La falta de reconocimiento del problema

¿Cuál es el **PROBLEMA** de la comunidad / sociedad?

La pérdida de un miembro potencialmente productivo de la comunidad. La pérdida de lo invertido en su educación.

¿Cuáles son las **ACCIONES PREVENTIVAS** que pueden tomarse a nivel de la joven?

Fomentar el conocimiento de sus cuerpos por parte de las jóvenes, incluyendo su fertilidad. Animar a los y las jóvenes a considerar las opciones que pueden tener en relación con sus vidas. Alentar a las jóvenes a elegir lo que desean hacer y ser. Garantizar el fácil acceso a las opciones de planificación familiar.

¿Cuáles son las **ACCIONES PREVENTIVAS** que pueden tomarse a nivel de la familia?

Ayudar a las familias a aprender como hablar de sexualidad y planificación familiar con los adolescentes. Proporcionar fácil acceso a las opciones seguras de planificación familiar.

¿Cuáles son las **ACCIONES PREVENTIVAS** que pueden tomarse a nivel de la comunidad / sociedad?

Educar a todos los adolescentes en la conciencia de su fertilidad y en las distintas opciones seguras de planificación familiar. Educar a través de las escuelas, las organizaciones religiosas, los grupos de la comunidad y demás.

REFERENCIAS

El presente módulo se basa en la experiencia y en las siguientes referencias.

Antwi, P. and Marshall, M. A. (1989). A retrospective analysis of maternal mortality data from three major maternity hospitals in the Greater Accra Region, Ghana from 1986-1988. Unpublished document. American College of Nurse-Midwives, Washington, D.C.

Beck, D. (1990). Training workshop GRMA/ACNM: Client management process. Unpublished document. American College of Nurse-Midwives, Washington, D.C.

Boerma, J.T. (1987). Levels of maternal mortality in developing countries. Studies in Family Planning. 18, 213 -221.

Fortney, J.A. (1987). The importance of family planning in reducing maternal mortality. Studies in Family Planning. 18, 109 -114.

Klein, S. (1995). A book for midwives: A manual for traditional birth attendants and community midwives. Hesperian Foundation, Palo Alto, 3 -14.

Liskin, L. (1988). Incidence of maternal mortality in developing countries. Johns Hopkins University Population Information Program, unpublished manuscript, 1-27.

Maine, D. (1986). Maternal mortality: Helping women off the road to death. WHO Chronicle. 40, 175 -183.

Marshall, M.A. (1990). An investigation of the cultural and service factors contributing to maternal mortality in the Greater Accra Region Ghana: Implications for education policy. Doctoral Dissertation. George Washington University, Washington, D.C.

Ministry of Health. (1994). Integrated technical manual: Perinatal-maternal audit at district level. Republic of Indonesia, unpublished.

Potts, M. (1986). Can family planning reduce maternal mortality? Journal of Obstetrics and Gynaecology of East Central Africa. 5, 29-35.

Tinker, A. and Koblinsky, M. (1993). Making motherhood safe. World Bank Discussion Paper 202: 3, 65-79.

U. S. Department of Health and Human Services Monthly Vital Statistics Report (1988, September 30). Advance report of final mortality statistics, 1986.

Varney, H. (1997). Varney's midwifery. 3rd edition. Jones and Bartlett Publishers, Boston, 23-39.

World Health Organization. (no date). Maternal mortality rates: A tabulation of available information. 2nd edition. 1-46.

World Health Organization. (1987, August). Women's health and the midwife: A global perspective. 1-29.

World Health Organization. (1991, March). Maternal mortality: A global fact book.

World Health Organization. (1992). The global burden of disease. Contribution to the World Development Report 1993, unpublished. Geneva.

World Health Organization. (1994, November). Mother-baby package: Implementing safe motherhood in countries.

World Health Organization. (1996, April). Revised 1990 estimates of maternal mortality: A new approach by WHO and UNICEF. WHO/FRH/MSM/96.11, UNICEF/PLN/96.1:1-16.

ANOTACIONES

ÍNDICE

Los números listados en este índice indican el número de módulo. Consulte los contenidos del módulo para obtener los números de página.

MANUAL DE DESTREZAS PARA SALVAR LA VIDA DIRIGIDO A PARTERAS

3era Edición

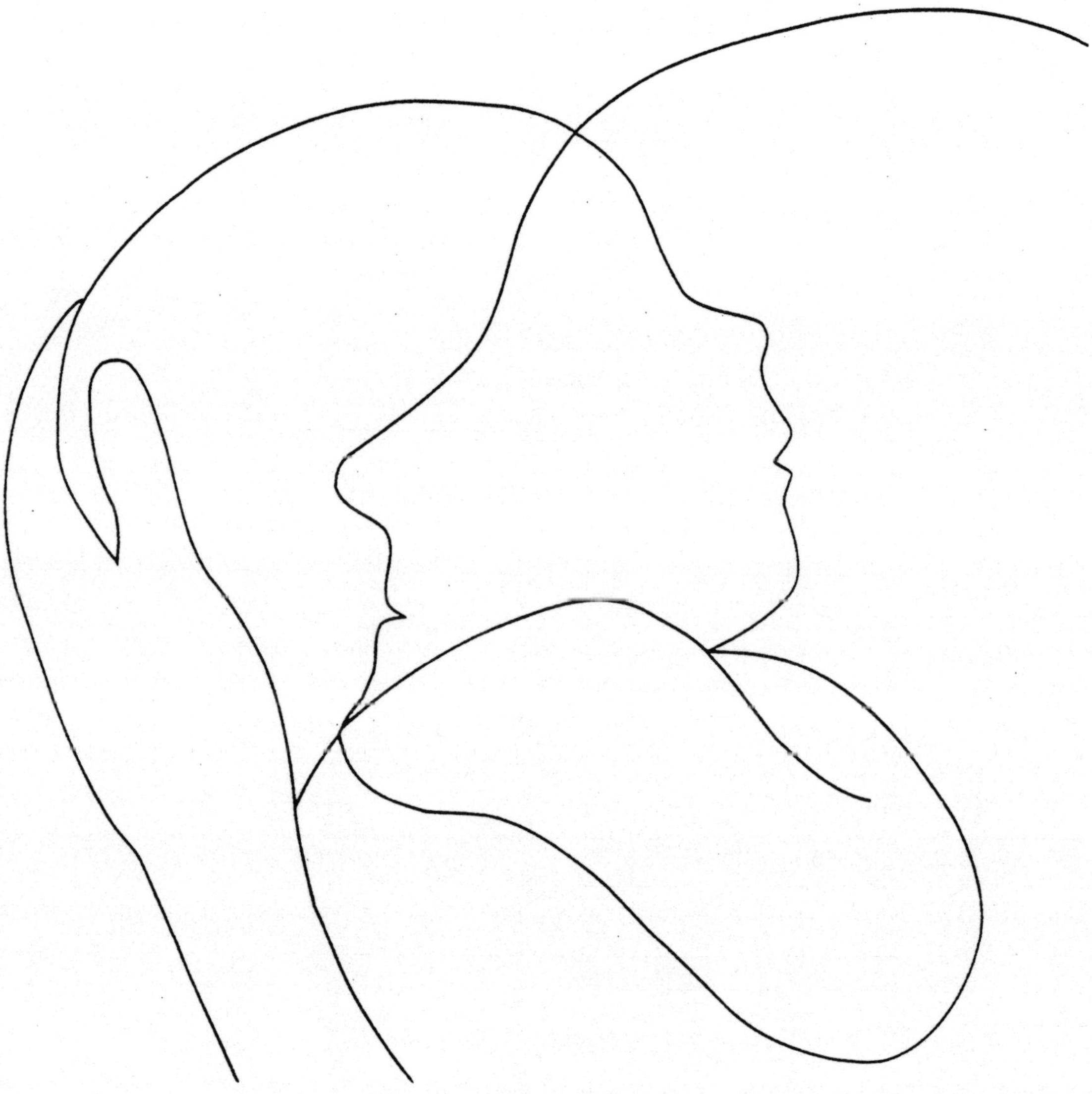

MÓDULO 2

CONTROL PRENATAL

MANUAL DE DESTREZAS PARA SALVAR LA VIDA DIRIGIDO A PARTERAS

Tercera Edición

Módulo 2: ATENCION PRENATAL DE CALIDAD

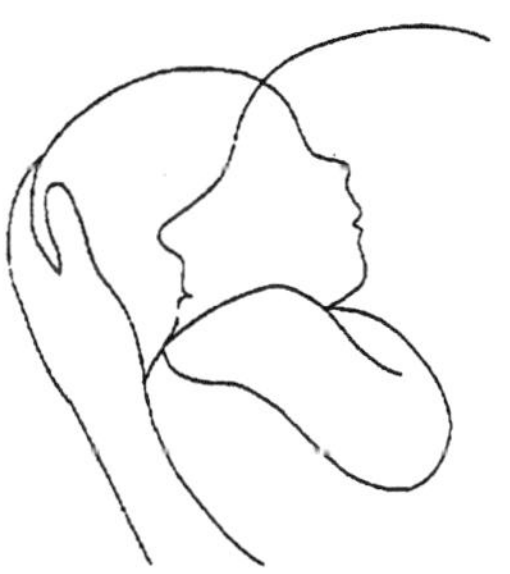

Margaret Ann Marshall, CNM, EdD, MPH
Sandra Tebben Buffington, CNM, PNP, MPH

Angeline Hale, Ilustraciones

MotherCare™ JSI John Snow, Inc. USAID

Manual de Destrezas para Salvar la Vida dirigido a Parteras

TABLA DE CONTENIDOS

ATENCIÓN PRENATAL DE CALIDAD
MÓDULO 2

Contenidos — Página

ANOTACIONES

ATENCIÓN PRENATAL DE CALIDAD

Meta

La partera revisará sus conocimientos y aprenderá otros que le permitan brindar una atención prenatal de calidad a las mujeres embarazadas.

Objetivos

La partera que atienda a una mujer durante el período prenatal será capaz de:

1. analizar los antecedentes médicos de manera que le permitan identificar posibles problemas, especialmente *anemia* e *hipertensión inducida por el embarazo* (Pre-eclampsia). **(PREGUNTAR Y ESCUCHAR)**

2. identificar *anemia, hipertensión inducida por el embarazo* y otros problemas mediante el examen físico, vigilancia del crecimiento de la altura uterina, revisión de los reflejos, vigilancia del aumento de peso y los signos vitales, así como por medio de exámenes de laboratorio y otros procedimientos. **(OBSERVAR y PALPAR)**

3. proporcionar información / consejería de salud apropiados, dar tratamiento(os) y referir a un médico cuando corresponda. **(IDENTIFICAR LOS PROBLEMAS/NECESIDADES Y TOMAR LA ACCION APROPIADA)**

4. registrar en forma completa y precisa sus hallazgos en el Formulario de Evaluación Prenatal.

Introducción

Es muy importante brindar una buena **atención prenatal** para obtener buenos resultados al final del embarazo. Mientras crece el bebé y el cuerpo de la madre cambia, la partera debe vigilar el crecimiento y los cambios, que le permite **IDENTIFICAR LOS PROBLEMAS** en forma oportuna y solucionarlos, así como identificar los factores de riesgo y **TOMAR LA ACCION APROPIADA**. La información de la prenatal le servirá también para asesorar a la madre y a su familia con aspectos importantes como la dieta, los ejercicios, el descanso, los preparativos para el parto y los signos de peligro.

Dos de las principales causas de mortalidad materna que pueden identificarse con una buena atención prenatal son la **hipertensión inducida por el embarazo** (Pre-eclampsia) y la **anemia** que expone a las madres a mayores riesgos a raíz de la **hemorragia.** En este módulo, aprenderá las destrezas para la evaluación prenatal especialmente en la vigilancia del crecimiento fetal y en la identificación de la hipertensión inducida por el embarazo y la anemia. Repasará sus conocimientos de los factores de riesgo. Aprenderá a usar el Formulario de Evaluación Prenatal que sirve para efectuar un seguimiento y control de la mujer durante el embarazo. El formulario le ayuda a identificar problemas, especialmente pre-eclampsia, anemia, hemorragia y crecimiento anormal del feto, basándose en su historia clínica y en los hallazgos del examen físico.

La historia clínica constituye el lugar para anotar toda la información que obtiene de la mujer durante el embarazo, incluyendo los antecedentes y todos los hallazgos del primer examen físico, la atención en sí, el tratamiento y la consejería. Cada vez que la mujer regrese a la clínica, lea su historia para repasar lo observado o encontrado durante las consultas anteriores. En el Apoyo al Aprendizaje 3 se encuentra el **Formulario de Evaluación Prenatal**. El Apoyo al Aprendizaje 1 – Tablas de conversión para el cálculo de hemoglobina le servirá para evaluar la anemia. El Apoyo al Aprendizaje 2 – Prueba de los reflejos le servirá para evaluar los reflejos.

Durante la capacitación a parteras, Ud. aprende a brindar atención y orientación a una mujer embarazada y a su familia de manera que el embarazo sea lo más saludable posible. Antes de estudiar este módulo, cerciórese de conocer: (1) la anatomía normal y fisiología del sistema reproductivo femenino, (2) la forma en que se toma y registra una historia prenatal, (3) la forma como se hace un examen físico prenatal y se anota lo observado y (4) la forma de ofrecer orientación y consejería. Si no está segura de tener toda esta información, o de cómo efectuar estos procedimientos, revíselos y repáselos con el libro de texto para parteras *Healthy Mother and Healthy Newborn Care* (Beck et al.,1996).

La experiencia de una partera...

La mujer tenía 44 años de edad y su décimo primer embarazo. Vino a las 38 semanas de gestación. Estaba en trabajo de parto. La había referido al hospital antes del trabajo de parto pero no fue aceptada a pesar que su presión arterial era 170/100. Ingresó a las 7:30 a.m. con trabajo de parto y presentación cefálica 3/5, dilatación 5 cm, presión arterial 180/100, pulso 90, edema en el tobillo, buenos reflejos (dentro de los límites normales). Se quejaba de dolores de cabeza y palpitaciones severas. Le de un sedante y la transferí al hospital de inmediato. Dio a luz mediante extracción por vacum en la medianoche. El bebé, un varón, estaba en buenas condiciones. La dieron de alta en 4 días. Volvió a la maternidad para la curación del cordón umbilical. Le hice recomendaciones con respecto a planificación familiar y le pedí que regresara en 6 semanas para otra sesión, pero todavía no ha venido. Me sentí muy competente como para hacerme cargo de este caso. Partera capacitada en DSV, Ghana

Términos médicos de uso común

Albuminuria – presencia de albúmina (una proteína) en la orina. Cuando está presente puede indicar pre-eclampsia. Se conoce también con el nombre de *proteinuria*.

Alto riesgo – término usado cuando hay una gran posibilidad de que una persona pueda desarrollar una condición particular o un problema. Por ejemplo, una mujer con una pelvis pequeña es de alto riesgo de tener un parto obstruido.

Anemia por deficiencia de hierro – afección que se produce cuando las reservas de hierro en el organismos están bajas o agotadas. Los glóbulos rojos son pequeños y pálidos; la formación de glóbulos rojos nuevos es muy lenta.

Anexos – adjunto o próximo a; los ovarios y las trompas de Falopio son anexos uterinos.

Deficiencia de ácido fólico – un nivel deficiente del nutriente *ácido fólico* que el cuerpo necesita para generar glóbulos rojos. Esta deficiencia es muy común en las mujeres embarazadas.

Desproporción cefalo-pélvica – la cabeza del bebé no puede pasar por la pelvis de la mujer, lo que produce un parto obstruído.

Eclampsia – en una mujer embarazada con pre-eclampsia, una o más convulsiones que no están causadas por epilepsia o hemorragia cerebral.

Factor de riesgo – algo en una persona o en el medio ambiente que aumenta la probabilidad que tiene alguien de sufrir alguna afección en particular. Por ejemplo, el primer embarazo (primigesta) es un factor de riesgo para la pre-eclampsia.

Hiperreflexia – reacción refleja exagerada o superior a lo normal, una respuesta muy rápida o instantánea del reflejo puede significar que hay edema cerebral en una paciente con pre-eclampsia, o bien que hay alguna enfermedad neurológica.

Hipertensión inducida por el embarazo- se usa el término para incluir todo trastorno hipertensivo del embarazo, incluyendo la pre-eclampsia y eclampsia.

Pre-eclampsia – durante el embarazo, hipertensión con proteinuria y edema. Se trata por lo general de un trastorno común en una primigesta, pero puede ocurrir también en una multigesta. La pre-eclampsia habitualmente ocurre después de las 20 semanas de embarazo pero puede presentarse antes de las 20 semanas en el caso de enfermedad trofoblástica (mola hidatidiforme).

Proteinuria – la presencia de proteína en la orina (también se llama albuminuria).

Riesgo – el daño que *podría* ocasionar algo. Un riesgo no implica que algo malo *va a* suceder. Implica que *hay más probabilidades* de que algo malo suceda.

Síndrome HELLP - una complicación seria que puede producirse entre las mujeres que tienen pre-eclampsia. Por lo general, la mujer presenta **H**emólisis (destrucción de los glóbulos rojos), **E**levada cantidad de enzimas del hígado y **P**oca cantidad de plaquetas. Ocasiona una hipoxia severa (muy poco oxígeno al cerebro) y posiblemente la muerte del feto debido a un vasoespamo (contracción vascular). La madre puede morirse por una hemorragia, convulsiones eclámpticas o rotura del hígado.

Vigilancia del crecimento de la altura uterina – medición de la parte superior del útero (fondo) para ver si el bebé está creciendo según lo esperado.

Equipos para la evaluación prenatal

- Formulario de evaluación prenatal
- Martillo percutor, si hay disponible
- Estetoscopio fetal
- Aparato de presión arterial
- Balanza para adultos
- Equipos para análisis de hemoglobina
- Equipos para analizar albúmina en la orina
- Cinta métrica para medir el útero
- Tallímetro o marca en la pared

Procedimiento: Vigilancia del crecimiento de la altura uterina

Calcule el número de semanas de gestación (semanas según las fechas) en cada visita, registre y compare con las medidas de la altura uterina. Esta información se usa también cuando grafique en el Formulario de Evaluación Prenatal.

PREGUNTE y ESCUCHE

1. Pregunte si el bebé está activo y se mueve a menudo.

OBSERVE y PALPE

2. Palpe el abdomen de la mujer. Mida para calcular la edad gestacional (edad del embarazo) en las mujeres de menos de 20 semanas de gestación. Puede medir con los dedos o con una cinta métrica. Emplee el método que más conozca o que mejor le resulte. También puede efectuar la medición estimando el porcentaje del útero que llega al ombligo. Justo encima del pubis equivale a 12 semanas de embarazo, en la mitad entre el pubis y el ombligo equivale a 16 semanas y a nivel del ombligo es equivalente a 20 ó 22 semanas. (Vea Figura 1.)

3. Mida para comprobar el crecimiento del feto en cada una de las consultas de atención prenatal. Compare lo que observe con el tamaño que debiera tener el bebé a esta altura del embarazo. Entre 20 y 36 semanas de gestación (embarazo), el aumento en la altura uterina de la mujer será de un centímetro (cm) por semana. Se puede medir la altura del útero con una cinta métrica desde el borde superior de la sínfisis pubiana (hueso pubiano) hasta la parte superior del útero.

   Por ejemplo, una mujer que está en su semana 29 de embarazo tiene casi 29 cm desde el borde superior de la sínfisis pubiana a la parte superior del útero. **O BIEN**, si se siente más cómoda usando los dedos para medir, o bien si no cuenta con una cinta métrica para hacerlo, compare la altura uterina al ombligo y el esternón. Cuando la altura uterina se siente en el ombligo, se trata de un embarazo de 20 a 22 semanas; si está en la mitad de la distancia entre el ombligo y el esternón, es un embarazo de 28 a 30 semanas, y si está en el esternón normalmente es una gestación de más de 36 semanas. Cuando el útero tiene más de 29 cm, revise la posición, situación y el nivel de la cabeza.

4. En el caso de mujeres con más de 36 semanas de gestación, el aumento será de alrededor de un centímetro por semana. Sin embargo, si la cabeza ha comenzado a descender a la pelvis de la madre, podría parecerle que no ha aumentado lo suficiente porque no está midiendo todo el bebé. Palpe para comprobar el descenso de la cabeza del feto si le parece que el aumento es demasiado poco.

5. Si la medida del útero tiene una diferencia de dos centímetros con respecto a lo esperado (ya sea más grande o más pequeño), revise si las fechas están erradas, si el bebé presenta alguna anormalidad, si hay demasiado líquido amniótico, si es gemelar o un bebé muy grande, o si la presentación del bebé es anormal (podálica). Si el bebé es muy grande, recuerde efectuar a la madre un examen para investigar si tiene diabetes y referirla por el mayor riesgo de un parto obstruido (desproporción cefalo-pélvica), previendo un parto difícil.

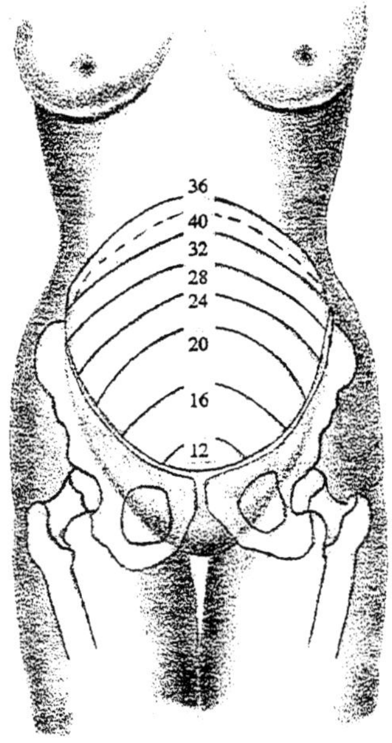

Figura 1. Altura uterina en semanas de gestación

IDENTIFIQUE LOS PROBLEMAS/NECESIDADES y TOME LA ACCION APROPIADA

6. Si la altura uterina es menor o mayor que lo esperado entre una consulta y la siguiente, trate de averiguar la razón:

   - ¿Son correctas las fechas de su última menstruación?
   - ¿Está desnutrida?
   - ¿Podría tener diabetes?
   - ¿Está embarazada de un gemelar o múltiple?
   - ¿Hay presentación podálica?
   - ¿Hay demasiado líquido amniótico (polihidramnios)?
   - ¿Hay un feto deformado?
   - ¿Se mueve el bebé y está activo?

   Si determina la razón porque la altura uterina es demasiado grande o pequeña, refiérala a un médico / hospital con una hoja de referencia explicando el problema.

7. Si no puede encontrar una explicación para sus hallazgos, indique a la mujer que regrese dentro de una semana y vuelva a efectuar la medición. Si todavía tiene una diferencia de dos centímetros con respecto a lo esperado (ya sea más grande o más pequeño), refiérala con una buena hoja de referencia explicando sus hallazgos. Muchas mujeres tienen un acelerado aumento entre las semanas 20 y 24, por lo tanto es posible que observe que la altura uterina es mayor que lo estimado en una visita, y que luego el crecimiento se normaliza.

Procedimiento: Revisión para anemia

PREGUNTE y ESCUCHE

1. En la primera visita de atención prenatal, pregunte a la mujer que come. No asuma que come lo mismo que usted o que come lo mismo que el resto de su familia. Pregúntele si es alérgica a algún alimento. ¿Evita comer algún alimento en particular porque está embarazada (tabúes alimenticios)? ¿Puede comprar comida y comer bien? ¿Qué alimentos no le gustan?

   En la primera consulta de atención prenatal, reúna **antecedentes sobre la dieta**. Analice su dieta cuando tenga alguna dificultad. Por ejemplo, compruebe si es anémica, si tiene náusea y vómitos, estreñimiento o problemas de índole social en su hogar. Para obtener antecedentes más preciso, pregúntele lo que ha estado comiendo hasta ese momento. No la apure para que conteste. La mayoría de la gente tiene que pensar durante unos minutos para recordar algo. Pregunte:

   - ¿Qué comió anoche?
   - ¿Qué comió ayer durante el día? ¿Cuánto?
   - ¿Es eso todo? ¿Comió algo más entre comidas?
   - ¿Qué bebió?

   ¿Comió algo que no fuera en realidad un alimento, como por ejemplo cenizas, almidón, tierra, hielo? Una mujer que tenga antojos o muchas ansias de comer esas cosas por lo general está anémica. Si realmente come este tipo de cosas (que no son alimentos) cerciórese de revisar su hemoglobina.

   Pregunte a la mujer si sufre de fatiga, somnolencia, dificultad para respirar, palpitaciones, dolores de cabeza, dolor de garganta, falta de apetito, náuseas o vómitos. Todos estos síntomas pueden indicar anemia.

2. Averigue si esta mujer tiene mayor riesgo de anemia. Pregunte lo siguiente:

   - ¿Cuándo fue la última vez que estuvo embarazada?
     (**Riesgo**: embarazos muy seguidos – menos de dos años entre uno y otro).
   - ¿Cómo son sus menstruaciones? ¿Cuántos días le duran? ¿Cuántos paños o toallas higiénicas usa por día?
     (**Riesgo:** antecedentes de menstruaciones abundantes o prolongadas.)
   - ¿Alguna vez ha tenido anemia?
     (**Riesgo**: antecedentes de anemia.)
   - Cuando se golpea con algo ¿le aparece un moretón en la piel ?
     (**Riesgo**: hace hematomas con facilidad.)
   - Cuando tuvo sus otros bebés, ¿perdió mucha sangre? ¿Sangró mucho en alguna otra oportunidad?
     (**Riesgo**: antecedentes de hemorragia en otros embarazos o cirugías.)

OBSERVE y PALPE

3. Observe si tiene anemia al hacer el examen físico en cada visita. Observe los párpados de la mujer, las uñas, las encías y las palmas de las manos. Una gran palidez indica normalmente una hemoglobina inferior a los 8 gramos (g) y anemia severa. **Esta mujer es de alto riesgo.**

4. Se debe revisar la hemoglobina de la mujer en el momento de verla por primera vez y luego cada dos meses durante el embarazo. Si la hemoglobina es inferior a los 8 g (55%) en cualquiera de las visitas, revísela en todas las visitas hasta que vuelva a 8 g o más, vea Apoyo al Aprendizaje 1 – Tablas de conversión para el cálculo de la hemoglobina, página 2.31. Si vive en un lugar que está a gran altura, la hemoglobina normal de la mujer puede ser más alta que la de una mujer que vive a nivel del mar. Revise las normas locales si trabaja a una gran altura.

   Si la anemia de células falciformes es un problema en su zona, también tendrá que efectuar un examen para diagnosticar células falciformes durante la primera consulta. Es muy probable que la mujer sepa si tiene este tipo de anemia. Si los exámenes determinan que tiene células falciformes, será necesario referirla a un médico. Estas mujeres pueden desarrollar rápidamente serias complicaciones y morirse.

   Si vive en una zona en la que haya malaria (paludismo), deberá tener además un examen de sangre para malaria. En muchos lugares, tendrá que analizar la materia fecal para comprobar si tiene parásitos, especialmente anquilostoma o uncinaria. En aquellas zonas en que la anquilostomiasis o uncinariasis sea común, analice la orina para comprobar si hay sangre.

IDENTIFIQUE LOS PROBLEMAS/NECESIDADES y TOME LA ACCION APROPIADA

5. *Pregunte a la mujer qué otra persona le da consejos o la asesora*, qué le ha dicho y qué tratamientos o medicamentos está usando en ese momento. Es probable que se trate de varias fuentes -- familiares, amigos, hierbateros, espiritistas, curanderos o médicos tradicionales, u otro proveedor de servicios de salud. Determine si los tratamientos y el asesoramiento que ha recibido son útiles, inofensivos o perjudiciales. Confírmele todo consejo que sea útil, permítale seguir con todo aquello que sea inofensivo y con mucho cuidado prevéngala en contra de lo que sea perjudicial advirtiéndole por qué puede causarle daños a ella o a su bebé.

6. *Aconseje a la mujer* con respecto a alimentos con alto contenido de hierro o ácido fólico según lo que se indica en la página 2.9. Ayudela a superar cualquier tabú que tenga con respecto a aquellos alimentos que limiten su ingesta de hierro o proteínas. Para ahorrar tiempo, puede organizar una charla sobre nutrición para varias mujeres a la vez. Verifique bien si cada mujer que atiende ha comprendido lo que explicó y aconséjelas individualmente acerca de su situación en particular.

7. *De tabletas de hierro y consejeria.* La Organización Mundial de la Salud (OMS) recomienda dar 320 miligramos de sulfato ferroso (60 mg de hierro elemental) dos veces al día a todas las mujeres embarazadas. Si la hemoglobina de una mujer es de 8 g o menos en cualquiera de las visitas, aumente su dosis de hierro a tres veces al día durante el resto del embarazo. Si no consigue sulfato ferroso en su zona, indique una dosis equivalente de hierro elemental en otro tipo de preparación de hierro. Además, repita el examen de materia fecal para comprobar si tiene anquilostoma y otros parásitos.

   Es muy común que la mujer no cumpla con lo recomendado. En cada visita pregúntele si tiene suficientes medicamentos. Compruebe que los esté tomando correcta y periódicamente. Pregúntele si tiene náuseas o estreñimiento y explíquele acerca de la necesidad de beber mucho líquido y comer alimentos con alto contenido de fibra para prevenir el estreñimiento. En muchas zonas las mujeres piensan, erróneamente, que las tabletas de hierro provocan un crecimiento excesivo del bebé. Explíqueles que no es cierto y que en realidad el tomar hierro las hará sentirse mejor.

8. Indique *ácido fólico,* 500 microgramos (mcg) por día, para prevenir la anemia. En muchos países, solamente se consiguen tabletas de 1 ó 5 mg. Está bien usarlas, no hay problema alguno. Algunas veces se consiguen píldoras combinadas de ácido fólico con multivitaminas. Estas píldoras son buenas, pero a menudo son muy costosas.

9. La *Vitamina C* ayuda a que el organismo de la mujer absorba hierro con mayor eficacia. Puede tomar las tabletas de hierro con jugo cítrico (naranja, pomelo o toronja, limón, lima), que es muy rico en Vitamina C, o bien comer tres porciones de frutas cítricas o verduras por día. Debe evitar beber té o café dado que éstos disminuyen la absorción de la Vitamina C. Si no puede ingerir suficiente Vitamina C en su dieta, indique una tableta diaria de 250 mg de Vitamina C.

10. Si el examen para *malaria* (paludismo) no está disponible, *trátela* por *malaria* en la primera visita, de acuerdo con el protocolo correspondiente Las mujeres que vivan en zonas donde hay *malaria* deben recibir *profilaxis todas las semanas.* Consulte al Ministerio de Salud de su zona para obtener las recomendaciones vigentes. Si administra cloroquina en forma profiláctica, cerciórese de estar dando cloroquina base de 300 mg semanalmente.

11. *Trate a la mujer por parásitos* si el examen de materia fecal es positivo. Recuerde que puede desarrollar una anemia severa debido a la pérdida crónica de sangre desde los intestinos en el caso de mujeres que tienen infecciones parasitarias intensas, como anquilostoma o esquistosomiasis.

12. **Si una mujer tiene un embarazo de más de 28 semanas de gestación en la primera consulta y una hemoglobina inferior a 8 g (55%), refiérala a un médico para un completo examen, diagnóstico y tratamiento de la anemia.**

13. *Revise a todas las mujeres y niñas para comprobar si tienen anemia.* Se debe revisar a las mujeres que han dado a luz o a las que todavía no estén embarazadas para comprobar si tienen anemia o no. *Enseñe que cuando alguien tiene anemia, es decir su sangre está menos espesa o pálida – usualmente se debe a que no hay suficiente hierro en la dieta.* Si una mujer está anémica, puede tratarla y aconsejarla para que mejore sus hábitos alimenticios. **Una mujer bien alimentada al embarazarse tiene mucho menos riesgo de morir por hemorragia o infección.** Además, tiene más probabilidades de que su bebé nazca a término y saludable. Es importante que las parteras atiendan a todas las adolescentes y a todas las mujeres y sus preocupaciones. Es importante que tengan en cuenta a toda la comunidad – que se concentren en la comunidad al prestar servicios de atención de la salud.

Puntos importantes para recordar

- **Revise a la mujer para verificar si tiene anemia en la primera visita y cada 2 meses por lo menos durante el embarazo.**

- **Si en alguna de las visitas observa que la hemoglobina está por debajo de 8 g (55%), contrólela en cada consulta posterior hasta que llegue a 8 g o más. Si no mejora a más de 8 g en 2 ó 3 semanas, refiérala al hospital / médico.**

- **Son fuentes ricas en hierro:**

  Yema de huevo, nueces molidas, alubias o judías secas, damascos o duraznos secos pasas, ciruelas pasas, higos, dátiles, pasas de uva y molazas, pescado (seco y fresco), hígado, carne de vaca, ternera, cerdo, pavo, pollo, ostras, pan y cereales, semillas de zapallo, semillas de girasol, nueces betel, saltamontes, termitas, grillos, hojas de amaranto.

- **Son fuentes ricas en ácido fólico:**

  Vegetales con hojas de color verde oscuro (como la espinaca, la acelga, la kontonmira, las hojas de cassava, las hojas de calabaza, la col rizada), hígado, pescado, nueces, levadura, legumbres, huevos, granos enteros o integrales y hongos. El almacenamiento de los alimentos y la sobrecocción destruyen el ácido fólico. Evite cocinar los alimentos durante mucho tiempo.

- **Son fuentes ricas en vitamina C:**

  Frutas cítricas (pomelo o toronja, naranjas, limones, limas), mangos, papaya, guava, lychi, rambután, selak, aguacates o paltas, ananá o piña; además, los tomates, el repollo, el melón, el cantalupo, nanjea, los pimientos chili, las papas blancas y el camote, el brócoli, la baobab, la coliflor y las zanahorias. El almacenamiento y la cocción destruyen la vitamina C. Evite cocinarlo si es posible.

Procedimiento: Revisión para hipertensión inducida por el embarazo

La hipertensión inducida por el embarazo (pre-eclampsia) que avanza hasta convertirse en eclampsia es uno de los factores que más contribuye a la mortalidad materna en todo el mundo. Con una atención prenatal muy cuidadosa, muchas de estas muertes pueden prevenirse.

Las mujeres deben recibir atención prenatal durante todo el embarazo. La presión arterial (PA) tomada antes de las 20 semanas se considera la presión arterial normal o basal de la mujer. Si la presión arterial está por encima de 140/90 al principio del embarazo, es probable que tenga hipertensión crónica. Refiera esta mujer a un médico para evaluación y manejo de este problema crónico. Si no sabe cuál es la presión arterial basal de la mujer, puede usar 140/90 como la medida de lo que es anormal. La detección prematura de los problemas y el tratamiento oportuno con una referencia apropiada salvará vidas.

PREGUNTE y ESCUCHE

1. Obtenga buenos antecedentes sobre los síntomas. **PREGUNTE** a la mujer si ha tenido alguno de estos síntomas: dolor epigástrico (ardor estomacal) que no esté relacionado con malaria (paludismo), dolor de cabeza, mareos, problemas de la vista (ver doble, parcial o nublado, círculos alrededor de las luces), edema o hinchazón de las manos, cara y pies.

OBSERVE y PALPE

2. Tome la presión arterial en la primera visita. Si es elevada, compruebe si la mujer está nerviosa y busque un lugar para que descanse y se tranquilice. Después que haya descansado sobre su lado izquierdo durante veinte minutos, repita la medición de la presión arterial.

3. *Si la presión arterial es elevada, fíjese en los reflejos bicipitales y/o patelares.* Si los reflejos están aumentados (+3 ó +4), refiérala a un hospital/médico. Consulte el Apoyo al Aprendizaje 2 - Revisión de los reflejos, página 2.32 de este módulo.

4. *Si la presión arterial es elevada, fíjese en la proteína de la muestra de orina.* Si tiene +1 o más de proteinuria (albuminuria), refiérala a un hospital/médico.

5. *Si la presión arterial es elevada, presione la tibia por encima del tobillo de la mujer.* **OBSERVE** si permanece una hendidura en el tejido, lo que es un signo de retención de líquido (edema). La hinchazón (edema) de manos y cara representa un signo muy grave. Si observa edema cuando presiona sobre la tibia (edema pretibial) y/o edema de manos y cara, refiérala a un hospital/médico. Recuerde que una mujer con *presión arterial normal* a menudo presenta algún edema pretibial durante el último trimestre del embarazo.

IDENTIFIQUE LOS PROBLEMAS/NECESIDADES y TOME LA ACCIÓN APROPIADA

1. Pre-eclampsia moderada

HALLAZGOS: Presión arterial (PA)140/90 a 160/100, edema pretibial, proteína +1, reflejos normales, sin dolor de cabeza, problemas de vista o ardor estomacal.

ACCIONES: Ayude a la mujer a *recostarse sobre su lado izquierdo y permanezca en cama.* Indíquele que *beba mucho líquido* y que *coma como lo hace habitualmente.* Cada 4 horas, controle su presión arterial, edema, reflejos y orina. Si la mujer está lejos del centro de referencia, sus reflejos son normales y su presión arterial es estable (no sigue subiendo), intente tratarla en su maternidad con reposo absoluto. Si su estado empeora o no mejora en 24 a 48 horas, refiérala para atención médica. Si mejora, controle su presión arterial, edema, reflejos y orina todas las semanas y en sus visitas periódicas de atención prenatal.

Los diuréticos no constituyen un tratamiento eficaz para la hipertensión inducida por el embarazo y no deben usarse nunca en el hogar o en la maternidad. Los diuréticos pueden empeorar la situación.

2. Pre-eclampsia severa

HALLAZGOS: PA 160/100 o mayor, edema (pretibial o generalizado), proteinuria +3 ó +4 hiperreflexia, puede tener dolor de cabeza, problemas visuales y ardor estomacal.

ACCIONES: *Administre un sedante y prevenga convulsiones en la mujer.* Administre sulfato de magnesio de 10 g. (Hay un gramo de sulfato de magnesio por cada 2 ml de una solución de 50 por ciento. Administre 5 g por vía intramuscular (IM) en cada nalga, es decir 10 ml en cada nalga. Antes de hacerlo, explique a la mujer que se trata de una inyección dolorosa). O BIEN, administre Valium 10 a 20 mg IM. Vaya con ella y sus familiares al hospital/médico más cercano. *Mantenga la cara de la mujer alejada de toda luz brillante.* Trate de que *los ruidos y demás estímulos sean mínimos*, para reducir el riesgo de convulsiones. **Esté preparada para una convulsión.**

La mujer embarazada no debe mantenerse con sulfato de magnesio o Valium en el hogar o en la maternidad o el puesto de salud. Pueden producir una respiración muy lenta tanto en la madre como en el feto. Traslade a la mujer rápidamente mientras la calma y tranquiliza, tanto a ella como a su familia.

3. Eclampsia (Convulsiones)

HALLAZGOS:

La mujer no responde cuando se le habla. Mueve los ojos para arriba y puede lagrimear. Sus manos y cara se contraen (se mueven rápidamente). Se pone rígida. Su cuerpo se agita o sacude violentamente. Respira con un sonido fuerte y parecido a un ronquido. Cambia de color. Despide líquido (saliva) o vómito por la boca. Es probable que se muerda la lengua, se orine o defeque. **Las convulsiones son muy peligrosas.** Asustan mucho a toda aquella persona que las presencie. Algunas veces las convulsiones se interpretan como algo malo o endiablado, la posesión por parte de espíritus o muerte.

ACCIONES:

Protéjala para que no se ahogue con la lengua poniéndole una espátula acolchada o un paño o algodón enrollado. No fuerce la boca para que se abra. *Protéjala contra caídas o accidentes* alrededor de muebles u objetos *que puedan provocar lesiones.* Acuéstela de lado. Consulte el Módulo 8: **Hidratación y rehidratación**, el Apoyo al Aprendizaje 4 – Atención de las convulsiones para Salvar la Vida, página 8.21. No administre ningún líquido o medicamento por vía oral hasta que esté totalmente despierta. *Administre un sedante*, sulftato de magnesio o Valium IM (consulte **pre-eclampsia severa** para las acciones y dosis), y trasládela de inmediato al hospital/médico más cercano.

Evite todo estímulo provocado por ruidos, luz o algún movimiento innecesario de la mujer. En algunos lugares, es probable que se acostumbre a usar agua caliente, a quemar o morder para eliminar los malos espíritus, o bien la familia recurra a una paliza para detener las convulsiones. Estos tratamientos solamente empeorarán su estado. Confirme *a la familia* y a los amigos que solamente está tratando de ayudar a la mujer. Explíqueles todo lo que haga. *Vaya con la mujer* y entregue todos los antecedentes de la atención prenatal al médico. Registre y explique la atención que brindó.

Recuerde: ***LOS SIGNOS O SÍNTOMAS DE*** **PRE-ECLAMPSIA (TOXEMIA) SON:**

Aumento de la presión arterial, ***Y:***

Edema pretibial y/o edema de cara/manos, **O BIEN**

Proteína (albúmina) en la orina, ***O BIEN***

Hiperreflexia.

Uso del Formulario de Evaluación Prenatal

Los formularios prenatales pueden ser diferentes de un lugar a otro. Si ya tiene uno de la atención prenatal, debe seguir usándola cuando regrese a su trabajo. De este módulo, use el formulario provisto. Mientras estudia, piense en la información. ¿Le falta alguna parte de toda esta información en el formulario que usa normalmente? ¿Hay algo que normalmente pregunta o hace durante las visitas prenatales que falte en este formulario? Si lo desea puede adoptar este formulario o partes del mismo para complementar la que usa al brindar servicios de atención prenatal. Consulte el Apoyo al Aprendizaje 3 – Formulario de Evaluación Prenatal.

El Formulario de Evaluación Prenatal puede servirle para seguir la mujer durante el embarazo. Es una guía para tener información sobre lo antecedentes **(PREGUNTAR Y ESCUCHAR)** y para realizar el examen físico **(OBSERVAR y PALPAR)** de manera que pueda **IDENTIFICAR LOS PROBLEMAS,** especialmente la *hipertensión inducida por el embarazo* (Pre-eclampsia), *anemia* y *riesgo de hemorragia*. Le servirá para *vigilar el crecimiento del feto*. Cuando pone la información a los gráficos, irá trazando los avances del embarazo de la mujer. Podrá ver con toda facilidad si es normal, o si hay algún problema. Todo esto le ayudará para **TOMAR LA ACCION APROPIADA,** decidir el tratamiento o la referencia.

Antecedentes, talla y peso

Anotar los antecedentes le servirá para conocer a la mujer. La mujer puede empezar a sentirse cómoda con usted. Respete su intimidad, mantenga el carácter confidencial de la información y explíquele que debe hacerle algunas preguntas para conocerla mejor y así poder atenderla a ella y su bebé.

Información social. La primera sección sirve de guía para recabar información social sobre la mujer. (Consulte la Figura 2.) Es importante recordar que no se puede separar a una madre de su situación social. Si su pareja o familia no la apoya, tendrá más probabilidades de tener problemas para conseguir los alimentos adecuados. Entonces, ella estará en mayor riesgo de tener anemia. Es importante saber dónde tiene intenciones de dar a luz. Si opta por tener al bebé con una partera tradicional o empírica o con una partera que esté lejos del hospital, ella debe ser de "bajo riesgo".

Formulario de Evaluación Prenatal	**ANTECEDENTES SOCIALES**		**LADO UNO**
Nombre de Cliente______	Edad______	Gravidez______	Paridad______
Fecha Probable de Parto______	Lugar del Parto______	Fecha de Primera Cita______	
Nivel Educacional______	Apoyo de Pareja______	Apoyo Familiar______	
Grupo Sanguineo______ Rh______	Tipo de Hemoglobina______	Estatura en Centímetros______	

Figura 2. Sección de antecedentes sociales

Riesgos: La información de los antecedentes sociales que indicará que una mujer tiene un alto riesgo es la siguiente:

- edad: menor de dieciséis años o mayor de treinta y cinco
- paridad: primer embarazo o más de cuatro embarazos
- lugar del parto: sin planes ni preparativos
- apoyo familiar: no tiene suficiente comida, descanso, dinero o comparte toda la carga de trabajo.

Antecedentes médicos y quirúrgicos. Cuando atienda por primera vez a una mujer embarazada, es importante que indague completamente sus antecedentes médicos y quirúrgicos. (Vea Figura 3.) ¿Qué problemas de salud tiene la mujer? ¿Qué problemas ha tenido antes? Si tiene antecedentes de anemia de células falciformes, diabetes, enfermedad cardíaca, tuberculosis, VIH/SIDA o epilepsia, necesitará consultar a un médico durante este embarazo. Aquellas mujeres que sufran alguna de estas afecciones o enfermedades pueden tener complicaciones y morirse muy rápidamente. Si trabaja en estrecha colaboración con un médico y los dos están de acuerdo con el plan de tratamiento, puede seguir atendiéndola durante el embarazo. Es importante que usted, el médico y la mujer se pongan de acuerdo con respecto al lugar en el que va a dar a luz.

Si ha tenido alguna operación quirúrgica antes, es importante determinar si la cirugía podría ocasionar alguna complicación durante el embarazo. Las cicatrices que haya en el útero o cirugía en el tracto genital podrían afectar el manejo de este embarazo. Por ejemplo, si la mujer ha tenido una cesárea, es de alto riego y debería dar a luz en un hospital.

ANTECEDENTES MÉDICOS/QUIRÚRGICOS

Anemia ____________ Dieta Típica ____________
Anemia de Céulas Falciformes (dolores en las coyunturas) ____________ Diabetes ____________
Dolores del Pecho (asma, tuberculosis) ____________
Enfermedad Cardíaca ____________ Hipertensión ____________ Convulsiones (epilepsia) ____________
Enfermedades de Transmisión Sexual (VIH/SIDA) ____________ Otros Problemas Medicos (especifique) ____________
Laparatomía (razón específica) ____________ Otras Cirugías (específicio, como circumcisión) ____________
Accidentes Previos ____________ Transfusión de Sangre ____________

Figura 3. Antecedentes médicos y quirúrgicos

Riesgos: La información de los antecedentes médicos y quirúrgicos que le indicarán que una mujer tiene un alto riesgo es la siguiente:

- antecedentes de anemia
- antecedentes de cirugía abdominal
- antecedentes de cirugía del tracto genital, circuncisión
- antecedentes de transfusiones de sangre
- antecedentes de VIH / SIDA
- antecedentes de anemia de células falciformes, enfermedad cardíaca, diabetes, epilepsia, asma, tuberculosis

Embarazos anteriores. En esta sección del formulario de antecedentes se hacen muchas preguntas sobre los embarazos anteriores de la mujer (Vea Figura 4.) Se hacen estas preguntas para averiguar acerca de todo problema que pueda resultar importante para el control del embarazo actual. Si ha tenido muchos embarazos (más de cuatro), embarazos muy seguidos (menos de dos años entre uno y otro) o hemorragias previas, es de alto riesgo de anemia y hemorragia posparto durante este embarazo. Será importante seguirla muy de cerca. Si tiene antecedentes de presión arterial alta, o bien si se trata de su primer embarazo, tiene mayores probabilidades de tener hipertensión inducida por el embarazo. Vigílela más de cerca.

ANTECEDENTES OBSTÉTRICOS

Número de Partos Término ________ Pre-término ________ Número de Hijos Vivos ____________ Edad de Hijo Menor ____________
Número de Abortos: Provocados ________________ Espontáneos ________________ Número Mortinato ________________
Número de Cesáreas __________ Extracción con Vacum __________ Fórceps __________ Trabajo de Parto Largo u Obstruido ______
Historia Presentación Anormal (Transverso, Podálica, Cara) ____
Antecedentes de Hemorragia: Anteparto ____________ Posparto ____________________ Antecedentes de Placenta Retenida ______
Historia Hipertensión/Pre-eclampsia,Eclampsia ____

Figura 4. Antecedentes de embarazos anteriores

Riesgos: La información de sus antecedentes obstétricos que indicará que una mujer es de alto riesgo es la siguiente:

- paridad: más de cuatro embarazos anteriores
- espaciamiento corto entre embarazos:menos de dos años entre uno y otro
- antecedentes de hemorragia
- presión arterial alta
- primer embarazo
- anemia
- antecedentes de partos difíciles: mortinato, cesárea, extracción con vacum, fórceps
- antecedentes de 2 o más abortos

Antecedentes menstruales. En esta sección del formulario de antecedentes se hacen preguntas sobre menstruación y planificación familiar. (Vea Figura 5.) Si la mujer tiene antecedentes de menstruaciones muy abundantes, prolongadas o muy frecuentes, vigile que no tenga anemia. Si sus menstruaciones no son regulares o ha venido usando anticonceptivos por vía oral, será importante tratar de calcular la fecha probable de parto mediante el tamaño del útero en combinación con los antecedentes que pueda obtener.

Determine las semanas de gestación: Se utiliza la fecha de la última menstruación normal para determinar la fecha probable de parto. (Anote en la Figura 2). Use la fecha probable de parto para decidir las semanas de gestación (embarazo). Compare la información de las semanas de gestación con la medida de la altura uterina cuando haga el examen abdominal. Use las semanas de gestación para encontrar el lugar correcto donde anotar la información de los gráficos en el Formulario de Evaluación Prenatal.

ANTECEDENTES MENSTRUACIÓN		
Edad de Menarquia ______	Fecha de Última Menstruación ______	Fecha de Última Menstruación Normal ______
Duración de la Menstruación ______	Cantidad ______	Método de Planiticación Familiar ______

Figura 5. Antecedentes menstruales

Riesgos: La información de los antecedentes de menstruación que le indicará que una mujer está en alto riesgo de anemia es la siguiente:

- antecedentes de menstruaciones prolongadas, abundantes o frecuentes.

Mida la talla de la mujer en la primera visita

En muchas culturas, las mujeres que midan menos de 150 cm de altura son consideradas de alto riesgo. Es importante que sepa cuál es el nivel inferior normal en las mujeres de la zona en que viva y trabaje. Consulte a las autoridades locales, a otros profesionales de salud u otras mujeres. Es necesario medir la talla una sola vez durante todo el embarazo. Puede medir la talla y marcarla en la pared de su maternidad o clínica. (Vea Figura 2 para anotar la talla.)

Riesgos: La información de la medición de la talla que le indicará que una mujer está es alto riesgo es la siguiente:

- talla: menos de 150 cm (o menos de lo normal para su zona)

Pese a la mujer cada vez que la atienda

En la siguiente sección del formulario se anota el peso de la mujer en kilogramos (kg.). (Vea Figura 6.) Las mujeres embarazadas suben de peso lentamente durante el embarazo. La mayor parte del peso aumenta durante la segunda mitad del embarazo. Tenga en cuenta que un edema puede ocasionar un aumento de peso en la mujer. Pese a la madre en cada una de las visitas de atención prenatal y anote su peso de manera que pueda compararlo en la siguiente consulta. Si no tiene una balanza, trate de calcular el peso y observe la apariencia general. El aumento de peso es una de las formas en que las parteras saben si la mujer come lo suficiente como para alimentarse y alimentar a su bebé.

No se sabe cuál es el aumento ideal de peso durante el embarazo para todas las mujeres de todos los países. Una pauta útil: las mujeres que tienen un peso normal al embarazarse deben subir entre 9 y 16 kg. Las mujeres obesas deben aumentar un mínimo de 7 kg. para que sus bebés reciban suficientes nutrientes. Las mujeres con un peso por debajo de lo normal deben tratar de subir entre 12,5 y 18 kg.

Riesgos: Las mujeres que son muy delgadas (**OBSERVE** si no hay alguna enfermedad), que no suben de peso (**PALPE** para comprobar si el bebé está creciendo), o bien que suben de peso repentinamente (**OBSERVE** si tiene gemelos o pre-eclampsia) pueden estar en riesgo.

Anote el peso

Después de pesar a la mujer, anote el peso de la siguiente forma. Mueva el dedo por la línea inferior hasta llegar al número de semanas de gestación. En este ejemplo, la mujer está en su semana 25. A continuación mueva el dedo hacia arriba hasta que cruce la línea que muestra el peso. En este ejemplo la mujer pesa 50 kg. Coloque una X o un punto en el lugar que corresponda al peso que tiene ese día. ¿Le parece que está bien alimentada, demasiado delgada, demasiado gorda? Consulte la sección sobre dieta de este módulo para obtener información sobre cómo aconsejar a una mujer embarazada en todo lo relativo a una buena nutrición. Anote el peso en kg. en el espacio debajo del gráfico.

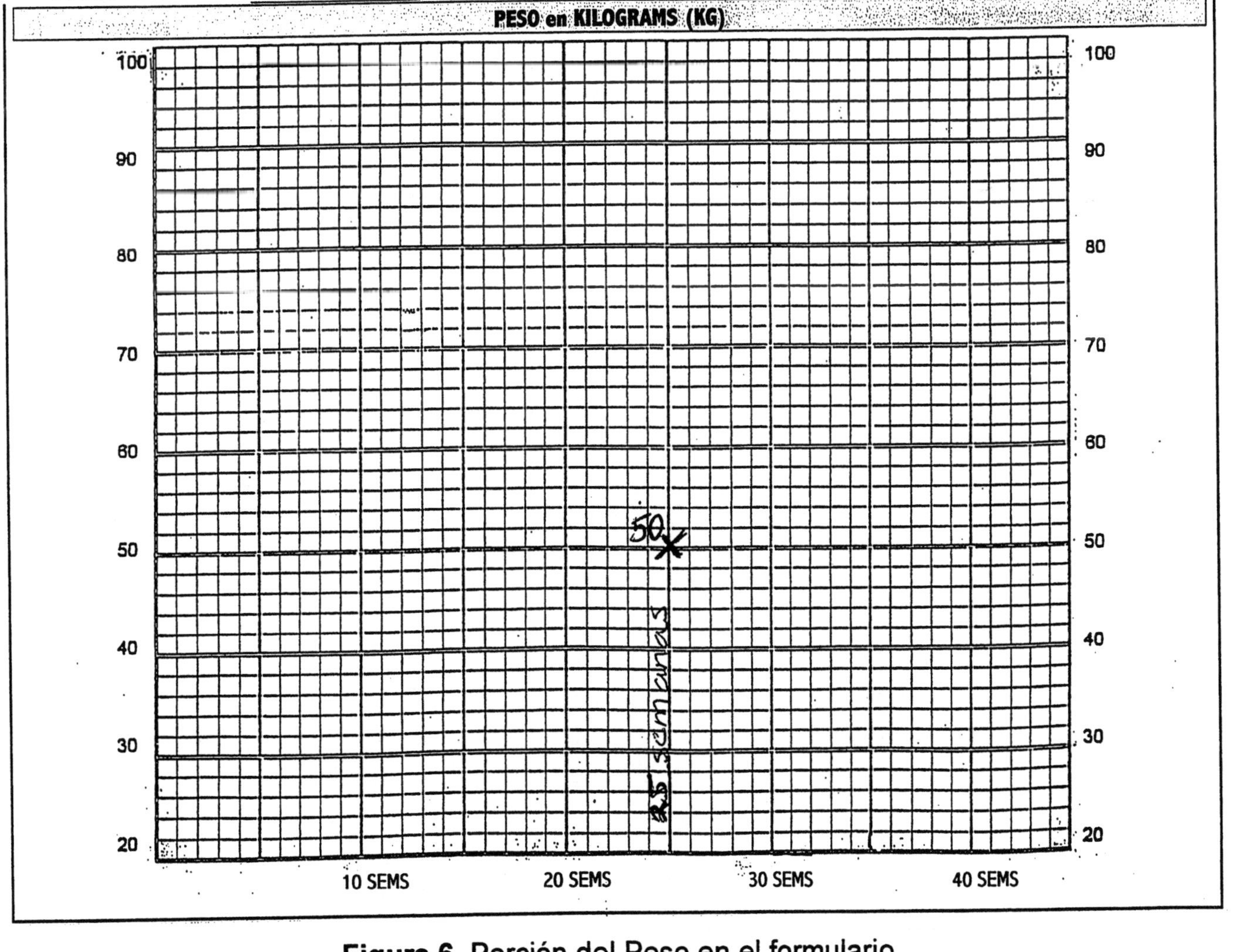

Figura 6. Porción del Peso en el formulario

Hallazgos físicos

Este lado del formulario de evaluación sirve para anotar sus hallazgos físicos durante todo el embarazo. Consulte la figura 7 mientras lee.

Semanas por fechas: En la primera visita, use la fecha probable de parto para decidir las semanas de gestación (semanas por fechas) en la página 2.16. En cada nueva visita, calcule y marque en el formulario las semanas según la fecha usando la información de la visita anterior. Fíjese en la parte del medio del formulario donde se encuentra la sección marcada Semanas por Fechas. La información de esta sección determina la línea vertical (arriba y abajo) que debe usar al marcar todos los hallazgos del examen físico. Nuestra nueva paciente tiene 25 semanas de embarazo ahora. Busque la línea vertical de 25 semanas. En los casilleros de Semanas por Fechas, anote 25 en el casillero anterior a la línea vertical de 25 semanas.

Presión arterial: Fíjese en el gráfico de la presión arterial en la parte superior del formulario. Para anotar la presión arterial, mueva el dedo a lo largo de la línea inferior hasta ver la línea vertical correspondiente a la cantidad de semanas de embarazo. Por ejemplo, tiene 25 semanas de embarazo ahora y su presión arterial es 110/70. Ponga su dedo en 25. A continuación, mueva el dedo hasta cruzar la línea que indica su presión arterial sistólica de 110. Coloque la parte superior de una flecha en ese lugar y luego la parte inferior de la flecha en la línea que indica su presión arterial diastólica de 70. Trace una línea oscura entre los 2 puntos y complete la flecha. ¿Es normal para una mujer con 25 semanas de embarazo? Si su presión arterial está por encima de lo normal, haga como se describe en la sección correspondiente a hipertensión inducida por el embarazo, página 2.10.

Altura uterina: Busque la parte del formulario que corresponda a la altura uterina. La línea oscura que atraviesa el gráfico indica el crecimiento esperado para la mujer en las distintas semanas del embarazo. Ahora el útero de la mujer mide 27 cm. Mueva el dedo por el gráfico hasta cruzar la línea que indica los centímetros de altura tiene el útero ahora. Ponga una X en este punto. Si la altura uterina se encuentra dentro de los 2 cm de la línea (ya sea por encima o por debajo), el aumento es normal para un solo bebé. Si es mayor o menor que lo esperado, compruebe si hay alguna complicación.

Frecuencia cardíaca fetal, Albuminuria: Tome y registre la frecuencia cardíaca del feto. Anote lo que encontró en el examen de orina.

Hemoglobina: El último gráfico del formulario sirve para marcar la hemoglobina de la mujer. Si tiene 25 semanas de embarazo, trace la hemoglobina por encima de la línea correspondiente a la semana 25. Ahora su hemoglobina es 9 g. Haga una marca en el gráfico para indicarlo.

Tratamiento, signos y síntomas: Esta sección del formulario sirve para anotar todo signo, síntoma o tratamiento que le brinde a la mujer. Es importante que **PREGUNTE y ESCUCHE, OBSERVE y PALPE** para obtener la información necesaria para poner en estos espacios. Incluya aquí todos los signos y síntomas de anemia e hipertensión inducida por el embarazo. Si necesita más espacio, escriba en otra hoja de papel y adjúntela al diagrama correspondiente a la mujer.

Siempre **ponga sus iniciales o firma y la fecha en** todas sus anotaciones de cada visita.

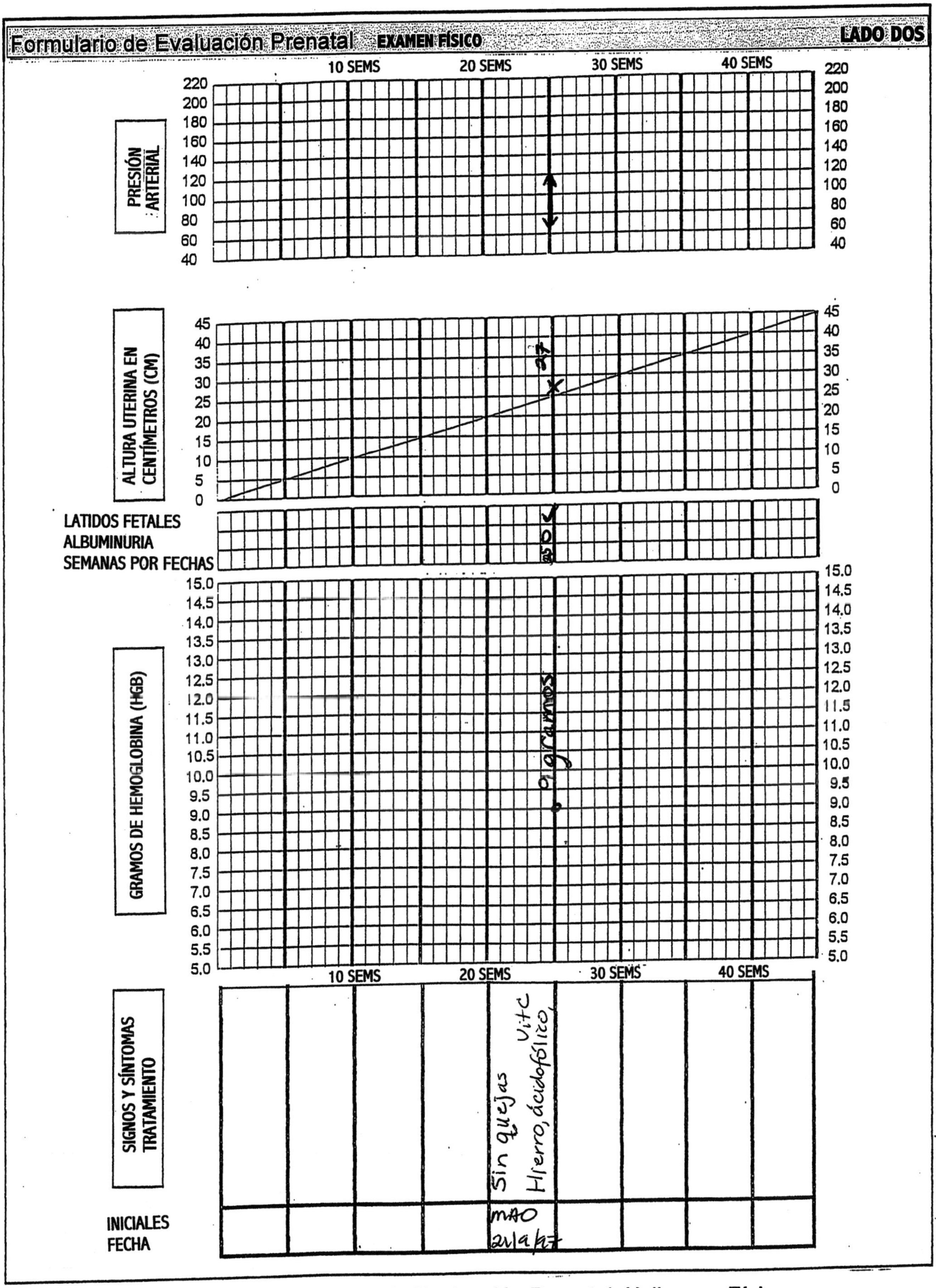

Figura 7. Formulario de Evaluación Prenatal: Hallazgos Físicos

Formulario de Evaluación Prenatal **ANTECEDENTES SOCIALES** **LADO UNO**

Nombre de Cliente______ Edad______ Gravidez______ Paridad______

Fecha Probable de Parto______ Lugar del Parto______ Fecha de Primera Cita______

Nivel Educacional______ Apoyo de Pareja______ Apoyo Familiar______

Grupo Sanguineo______ Rh______ Tipo de Hemoglobina______ Estatura en Centímetros______

ANTECEDENTES MÉDICOS/QUIRÚRGICOS

Anemia______ Dieta Típica______

Anemia de Céulas Falciformes (dolores en las coyunturas)______ Diabetes______

Dolores del Pecho (asma, tuberculosis)______

Enfermedad Cardíaca______ Hipertensión______ Convulsiones (epilepsia)______

Enfermedades de Transmisión Sexual (VIH/SIDA)______ Otros Problemas Medicos (especifique)______

Laparatomía (razón específica)______ Otras Cirugías (específicio, como circumcisión)______

Accidentes Previos______ Transfusión de Sangre______

ANTECEDENTES OBSTÉTRICOS

Número de Partos Término______ Pre-término______ Número de Hijos Vivos______ Edad de Hijo Menor______

Número de Abortos: Provocados______ Espontáneos______ Número Mortinato______

Número de Cesáreas______ Extracción con Vacum______ Fórceps______ Trabajo de Parto Largo u Obstruido______

Historia Presentación Anormal (Transverso, Podálica, Cara)______

Antecedentes de Hemorragia: Anteparto______ Posparto______ Antecedentes de Placenta Retenida______

Historia Hipertensión/Pre-eclampsia,Eclampsia______

ANTECEDENTES MENSTRUACIÓN

Edad de Menarquia______ Fecha de Última Menstruación______ Fecha de Última Menstruación Normal______

Duración de la Menstruación______ Cantidad______ Método de Planiticación Familiar______

PESO en KILOGRAMS (KG)

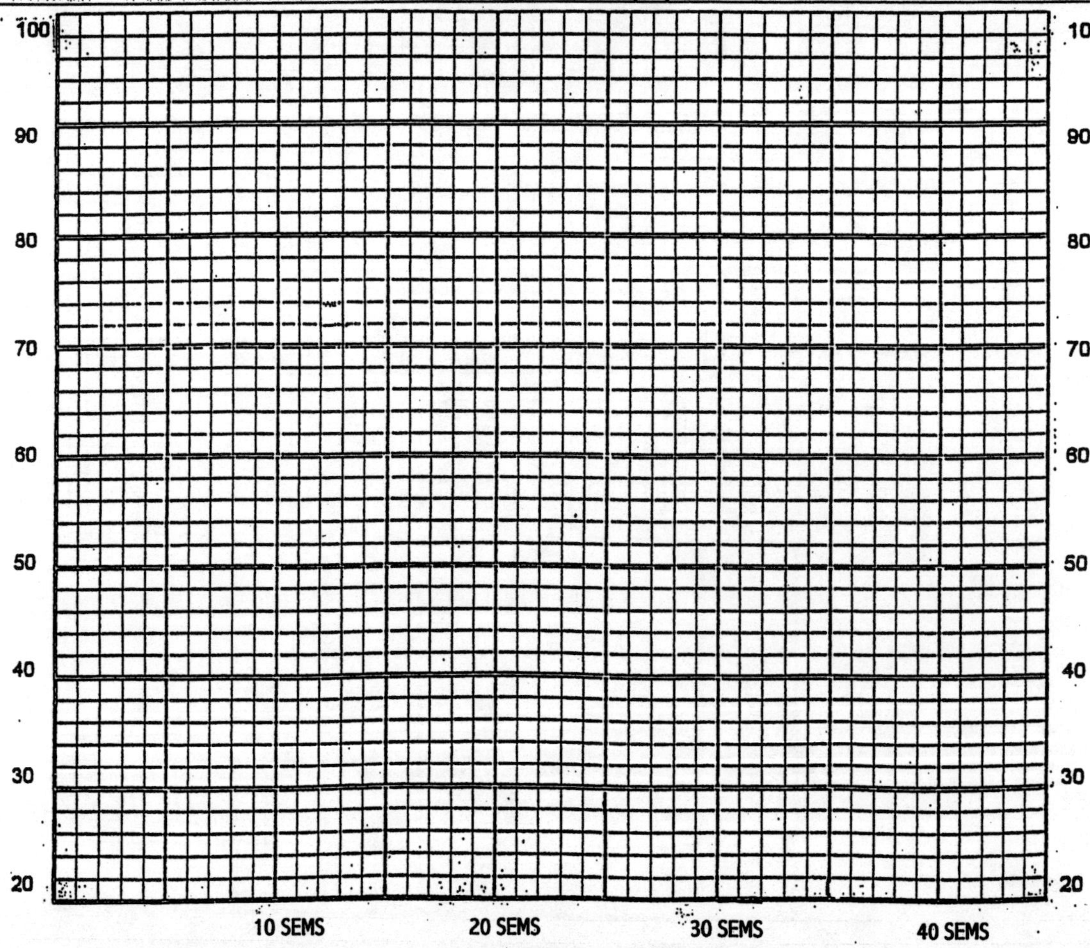

Figura 8. Formulario de Evaluación Prenatal: Antecedentes y Peso

Estudio de caso 1 – Uso del Formulario de Evaluación Prenatal

Para practicar el uso del formulario de evaluación prenatal, registre estos hallazgos en el formulario de evaluación que se encuentra en la próxima página.

La Sra. Pérez tiene 24 años. Es su segundo embarazo. Tiene una linda niña de 3 años de edad. Le comenta que su esposo es chofer y que espera tener otra niña. La Sra. Pérez cursó estudios primarios y secundarios completos y es maestra de primer grado en una escuela primaria. No tiene antecedentes de enfermedades, pero le extrajeron el apéndice cuando tenía 10 años. Su primer embarazo fue de 9 meses y no ha tenido abortos. No tiene antecedentes de sangrado durante el embarazo, ni presión alta, o trabajo de parto prolongado. Su primer bebé nació de un parto normal atendido por una partera. La madre comenzó a menstruar a los 16 años de edad (el día de su cumpleaños). Las menstruaciones son cada 28 a 30 días, le duran 5 días y usa alrededor de 4 toallas higiénicas por día. No ha usado ningún método anticonceptivo. La fecha del primer día de su última menstruación normal (FUM) fue el 12 de mayo de 1996.

Necesita determinar cuántas semanas de embarazo tiene (o debiera tener) antes de empezar a llenar el gráfico. Le indica hierro, ácido fólico y vitamina C en cada visita. Hoy es 1 de febrero de 1997. ¿Cuál es la fecha probable de su parto?_______________

Los hallazgos en la Sra. Pérez son:

Primera visita: 21 de septiembre de 1996
- Talla - 160 cm
- Presión arterial - 100/60
- Peso - 52 kg.
- Hemoglobina 6.2 g
- Semanas de gestación – Calcule usando FUM
- Altura uterina -18 cm
- Signos y síntomas- cansada, párpados muy pálidos

Segunda visita: 2 de noviembre de 1996
- Presión arterial - 110/68
- Peso - 54 kg.
- Hemoglobina - 6.5 g
- Semanas de gestación - Calcule usando el FUM
- Altura uterina - 26 cm
- Signos y síntomas- muy cansada, párpados pálidos

Tercera visita: 28 de diciembre de 1996
- Presión arterial - 120/70
- Peso - 55 kg.
- Hemoglobina - 6.8 g
- Semanas de gestación - Calcule usando el FUM
- Altura uterina - 35 cm
- Signos y síntomas – sigue muy cansada, párpados muy pálidos, no está tomando los medicamentos

Cuarta visita: 1 de febrero de 1997
- Presión arterial - 114/76
- Peso - 57 kg.
- Hemoglobina - 7.0 g
- Semanas de gestación - Calcule usando el FUM
- Altura uterina - 36 cm
- Signos y síntomas – se queja de estreñimiento por las tabletas de hierro, menos cansada, los párpados todavía están pálidos

Formulario de Evaluación Prenatal **ANTECEDENTES SOCIALES** **LADO UNO**

Nombre de Cliente ____ Edad ____ Gravidez ____ Paridad ____
Fecha Probable de Parto ____ Lugar del Parto ____ Fecha de Primera Cita ____
Nivel Educacional ____ Apoyo de Pareja ____ Apoyo Familiar ____
Grupo Sanguineo ____ Rh ____ Tipo de Hemoglobina ____ Estatura en Centímetros ____

ANTECEDENTES MÉDICOS/QUIRÚRGICOS

Anemia ____ Dieta Típica ____
Anemia de Céulas Falciformes (dolores en las coyunturas) ____ Diabetes ____
Dolores del Pecho (asma, tuberculosis) ____
Enfermedad Cardíaca ____ Hipertensión ____ Convulsiones (epilepsia) ____
Enfermedades de Transmisión Sexual (VIH/SIDA) ____ Otros Problemas Medicos (especifique) ____
Laparatomía (razón específica) ____ Otras Cirugías (específicio, como circumcisión) ____
Accidentes Previos ____ Transfusión de Sangre ____

ANTECEDENTES OBSTÉTRICOS

Número de Partos Término ____ Pre-término ____ Número de Hijos Vivos ____ Edad de Hijo Menor ____
Número de Abortos: Provocados ____ Espontáneos ____ Número Mortinato ____
Número de Cesáreas ____ Extracción con Vacum ____ Fórceps ____ Trabajo de Parto Largo u Obstruido ____
Historia Presentación Anormal (Transverso, Podálica, Cara) ____
Antecedentes de Hemorragia: Anteparto ____ Posparto ____ Antecedentes de Placenta Retenida ____
Historia Hipertensión/Pre-eclampsia,Eclampsia ____

ANTECEDENTES MENSTRUACIÓN

Edad de Menarquia ____ Fecha de Última Menstruación ____ Fecha de Última Menstruación Normal ____
Duración de la Menstruación ____ Cantidad ____ Método de Planiticación Familiar ____

PESO en KILOGRAMS (KG)

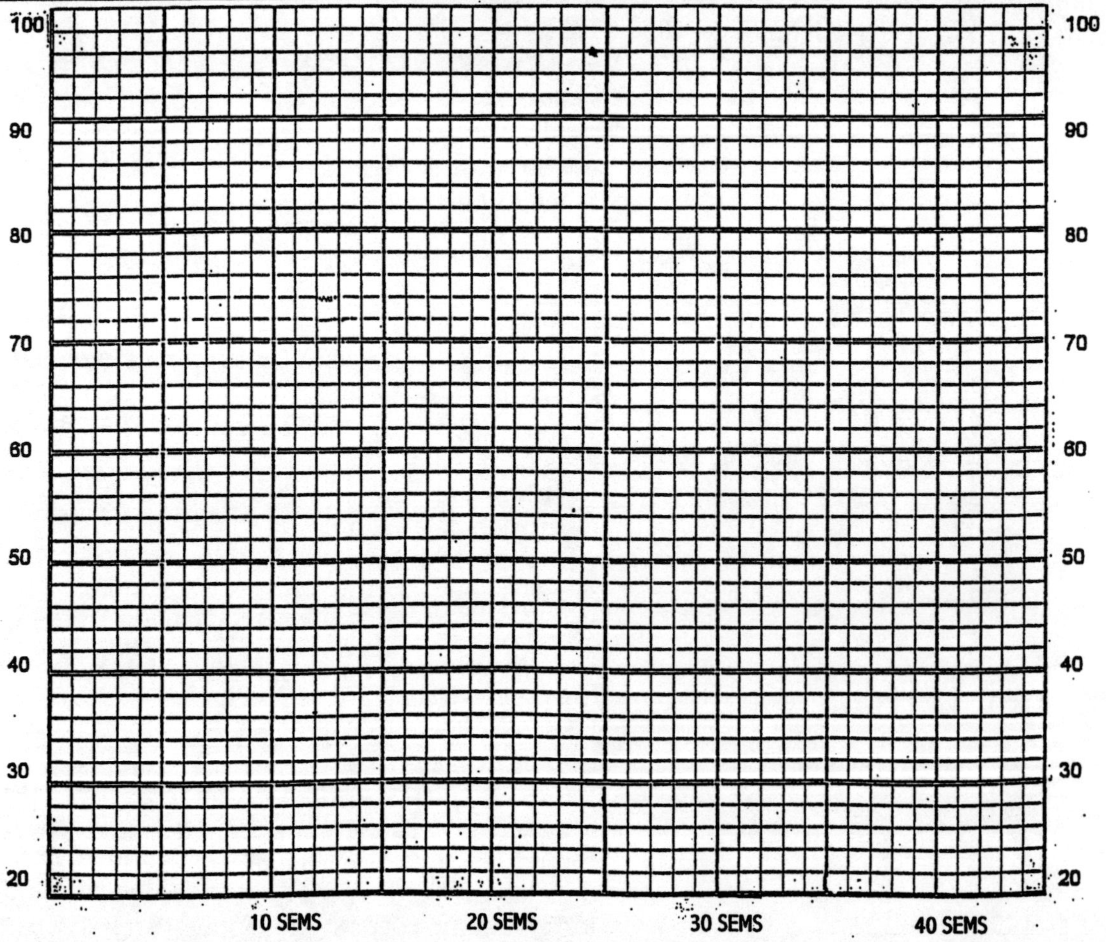

Figura 9. Formulario de Evaluación Prenatal – Lado uno

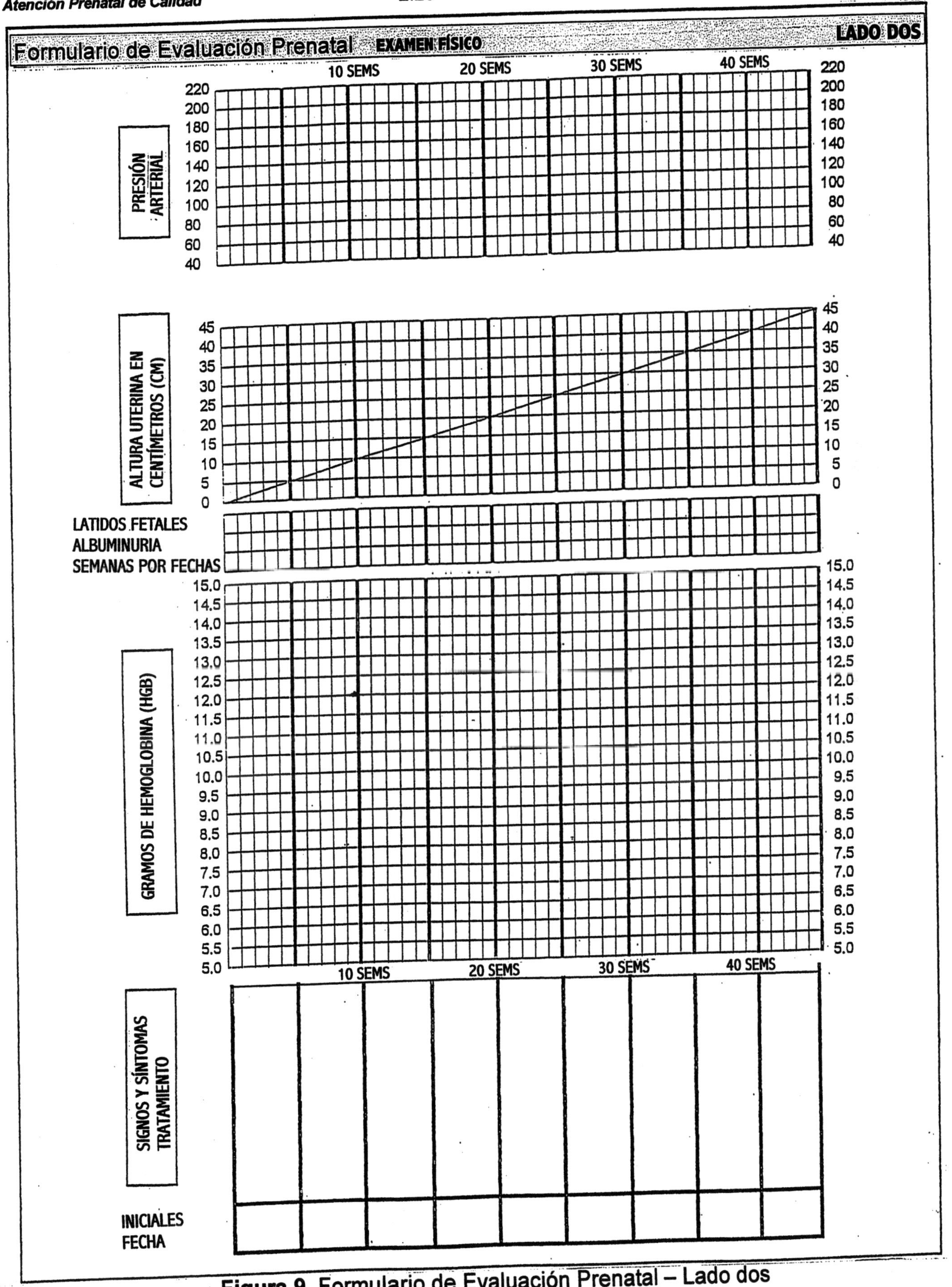

Figura 9. Formulario de Evaluación Prenatal – Lado dos

Preguntas de análisis

Compare los hallazgos en la Sra. Pérez con la información obtenida y anotada y en el formulario de las páginas 2.25 y 2.26. Cuando haya terminado, conteste las preguntas. Luego revise en las páginas marcadas entre paréntesis (), y compare la información con su respuesta.

1. ¿Cuáles son los problemas de la Sra. Pérez? (páginas 2.6 y 2.31)

2. ¿Cómo manejará (tratará) estos problemas durante el período prenatal? (páginas 2.7-2.9)

3. ¿La considera de alto riesgo?

4. Si es así, ¿por qué es de alto riesgo?

5. ¿Atendería el parto de esta mujer en su maternidad? (página 2.9)

RESPUESTAS- Estudio de caso 1

Formulario de Evaluación Prenatal **LADO UNO**

ANTECEDENTES SOCIALES

Nombre de Cliente: Sra. Gep
Edad: 24
Gravidez: 2
Paridad: 1
Fecha Probable de Parto: 17 febrero, 1997
Lugar del Parto: Maternidad
Fecha de Primera Cita: 21 Sept '96
Nivel Educacional: 12 años
Apoyo de Pareja: si
Apoyo Familiar: si
Grupo Sanguineo: desconocido Rh ____
Tipo de Hemoglobina ____
Estatura en Centímetros: 160

ANTECEDENTES MÉDICOS/QUIRÚRGICOS

Anemia: no
Dieta Típica: arroz, frijoles, verduras verdes, frutas
Anemia de Céulas Falciformes (dolores en las coyunturas): no
Diabetes: no
Dolores del Pecho (asma, tuberculosis): no
Enfermedad Cardíaca: no
Hipertensión: no
Convulsiones (epilepsia): no
Enfermedades de Transmisión Sexual (VIH/SIDA): no
Otros Problemas Medicos (especifique): no
Laparatomía (razón específica): no
Otras Cirugías (específicio, como circumcisión): apéndice 1982
Accidentes Previos: no
Transfusión de Sangre: no

ANTECEDENTES OBSTÉTRICOS

Número de Partos Término: 1
Pre-término: 0
Número de Hijos Vivos: 1
Edad de Hijo Menor: 3 años
Número de Abortos: Provocados: 0
Espontáneos: 0
Número Mortinato: 0
Número de Cesáreas: 0
Extracción con Vacum: 0
Fórceps: 0
Trabajo de Parto Largo u Obstruido: 0
Historia Presentación Anormal (Transverso, Podálica, Cara): 0
Antecedentes de Hemorragia: Anteparto: no
Posparto: no
Antecedentes de Placenta Retenida: no
Historia Hipertensión/Pre-eclampsia,Eclampsia: no

ANTECEDENTES MENSTRUACIÓN

Edad de Menarquia: 16
Fecha de Última Menstruación: 12 may
Fecha de Última Menstruación Normal: 12/5/96
Duración de la Menstruación: 5 días
Cantidad: 4 toallas/día
Método de Planiticación Familiar: ninguno

PESO en KILOGRAMS (KG)

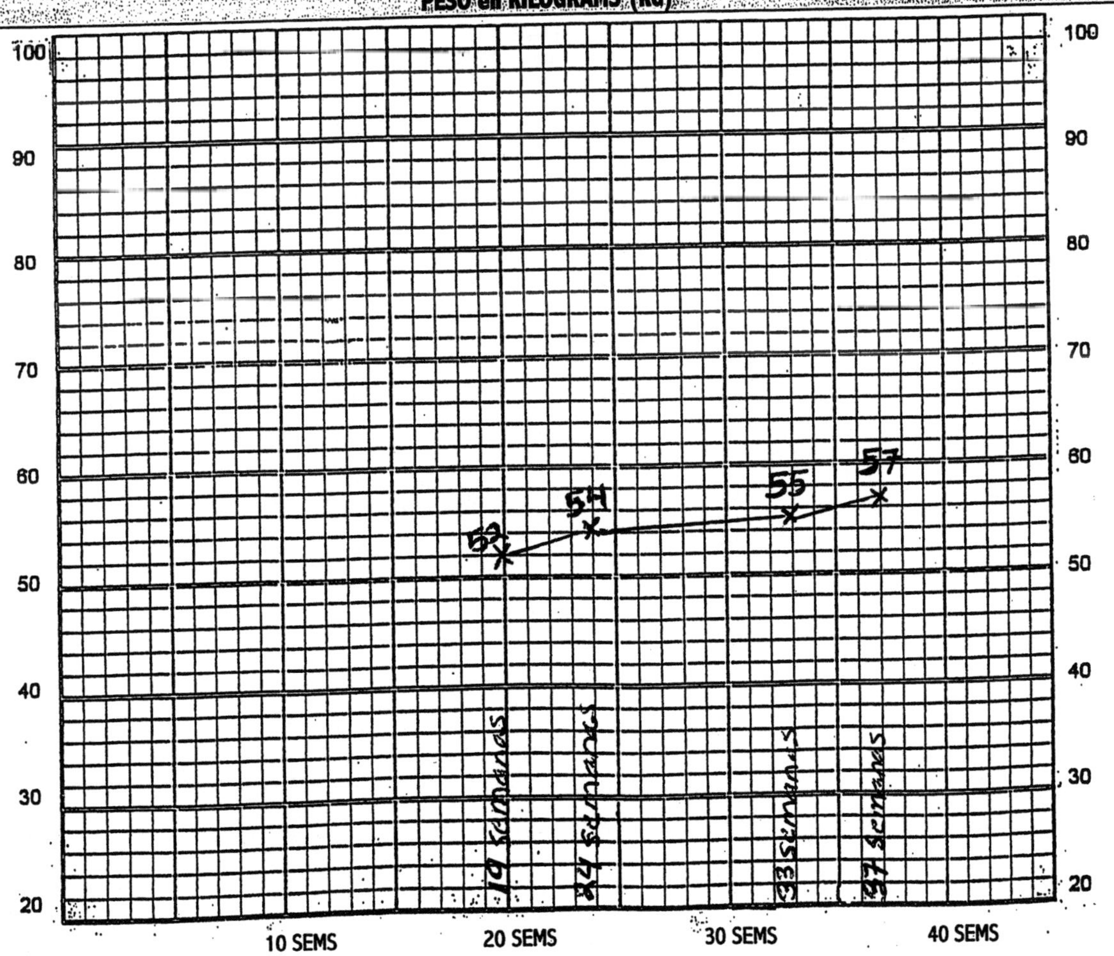

RESPUESTAS- Estudio de caso 1

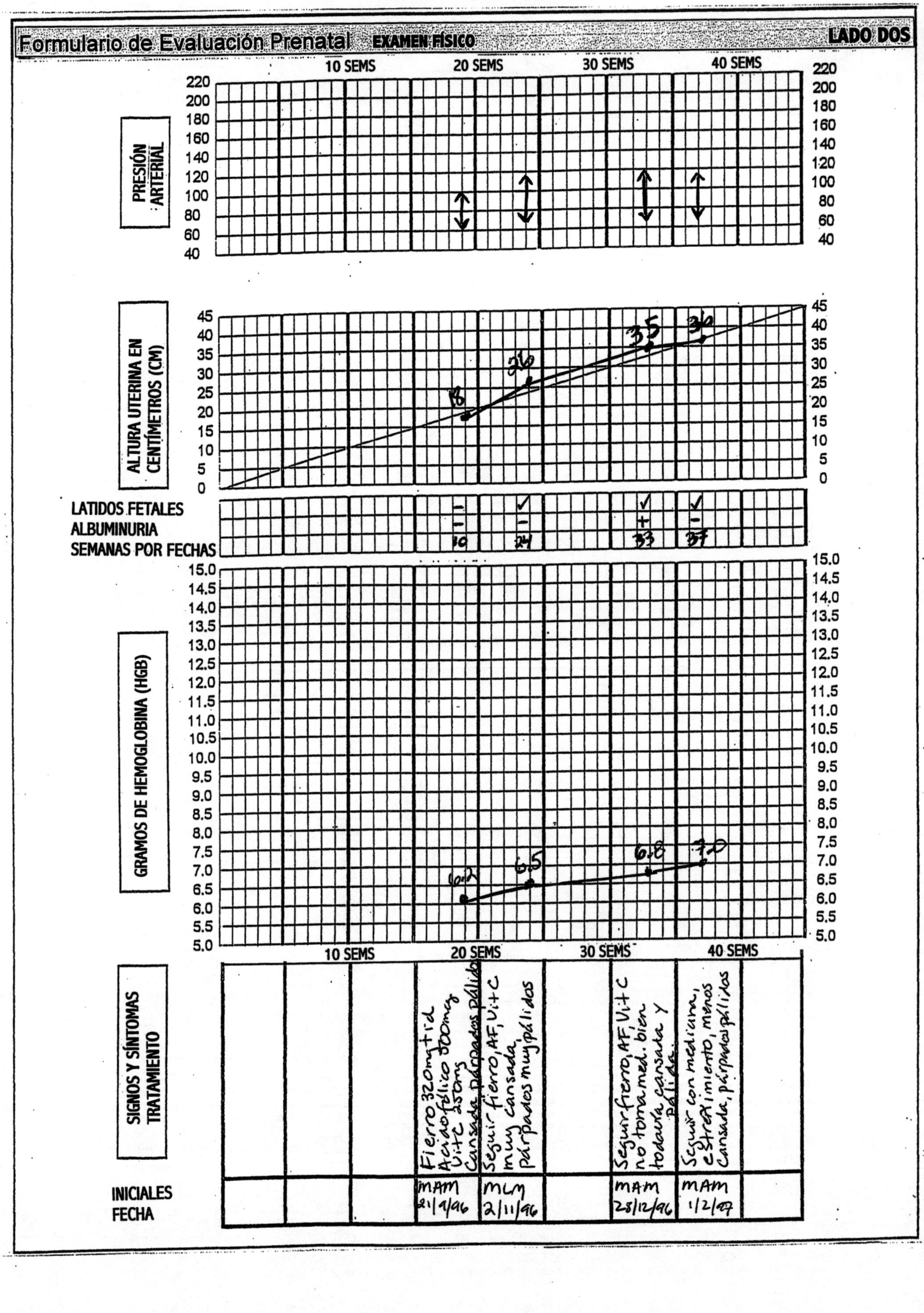

Estudio de caso 2 - ¿Cuál es el problema?

Lea las secciones correspondientes a **PREGUNTAR y ESCUCHAR** y **OBSERVAR y PALPAR** del estudio de caso (a continuación). Posteriormente, decida cuál es el **PROBLEMA** y qué **ACCION** es necesaria tomar para ayudar a la mujer. Recuerde que esta acción puede incluir tratamiento, educación, consejería, más exámenes de laboratorio, referencia y seguimiento.

Es importante pensar también en la prevención, por lo tanto encontrará una pregunta sobre la forma en que podría prevenir este problema. Algunas veces es muy difícil tomar una decisión antes de que ocurra un problema o predecir que está por presentarse. Otras veces, es muy fácil identificar acciones para prevenir un problema. Y otras, el problema no puede ser prevenido.

Cuando termine, fíjese en la próxima página para obtener algunas respuestas que se sugieren.

PREGUNTE y ESCUCHE: Una mujer de 32 años, grávida 7, para 6, acude a verla para una segunda consulta de atención prenatal. Se queja de estar muy cansada.

OBSERVE y PALPE: En esta visita observa que la PA es 112/66, el pulso es de 78 latidos por minuto, el útero corresponde a 36 semanas por fechas y examen (tamaño), la conjuntiva está pálida, las uñas están descoloridas y tiene además un edema de tobillo (moderado) y la hemoglobina es 9 g.

¿Cuál es el **PROBLEMA**?

¿Cuáles son las **ACCIONES**?

RESPUESTAS - Estudio de caso 2

¿Cuál es el **PROBLEMA**? Anemia

¿Cuáles son las **ACCIONES**?

- Averigue por qué está tan anémica – ¿malaria (paludismo), otros parásitos, una dieta deficiente con embarazos muy seguidos, sangrado, enfermedad crónica?
- Trátela de acuerdo a la causa o causas que encuentre.
- Dieta – anote los antecedentes de la ingesta de las últimas 24 horas. Indíquele cuales son los alimentos que tienen un alto contenido de hierro, ácido fólico y vitamina C. Averigue si puede afrontar el gasto de esos alimentos. ¿Está recibiendo una proporción equitativa de los alimentos que tiene la familia? ¿Hay algo que interfiera con su ingesta de alimentos – dolor de muelas, encías, náuseas o algo más?
- Hierro – indique sulfato ferroso 320 mg 2 veces al día, ácido fólico 500 mcg una vez al día y vitamina C 250 mg diarios si no puede obtener vitamina C de su dieta.
- Malaria (paludismo) /otros parásitos – trate la malaria/parásitos e indique profilaxis de la malaria de acuerdo a sus protocolos.
- Embarazos muy seguidos – explique que embarazarse tan pronto después de haber tenido su último hijo ha resentido su organismo; enséñele métodos de planificación familiar que sean adecuados para el período en que esté amamantando y posteriormente.
- Sangrado – fíjese si está sangrando, qué está causando ese sangrado, es decir de dónde proviene y haga tratamiento o refiera.
- Enfermedad crónica – identifique los síntomas de acuerdo con la condición, como por ejemplo VIH, tuberculosis, desnutrición y otros.

Estudio de caso 3 - ¿Cuál es el problema?

Lea las secciones correspondientes a **PREGUNTE y ESCUCHE** y **OBSERVE y PALPE** del estudio de este caso.

La Sra. X es una primigesta de 19 años que se presenta en la casa de maternidad a inscribirse para atención prenatal. Se queja de un severo dolor en la región abdominal superior.

¿Cuáles son los **PROBLEMAS** que necesitará descartar en forma especial durante esta visita rutinaria de inscripción?

Para determinar las **ACCIONES APROPIADAS** debe obtener más información a través de preguntas, un examen físico y exámenes de laboratorio.

PREGUNTE y ESCUCHE: ¿Qué preguntas sobre sus antecedentes le formulará para poder diagnosticar este problema?

OBSERVE y PALPE: ¿Qué partes del examen físico están relacionadas con la queja de la mujer? ¿Qué exámenes de laboratorio solicitará a la Sra. X ?

RESPUESTAS - Estudio de caso 3

¿Cuáles son los **PROBLEMAS** que desea descartar especial mente durante esta visita rutinaria de inscripción?

- Hipertensión inducida por el embarazo (pre-eclampsia), malaria, trastornos gastro-intestinales, traumatismo, inicio de trabajo de parto / aborto, desprendimiento prematuro de placenta.

Para determinar las ACCIONES APROPIADAS debe obtener más información a través de preguntas, un examen físico y exámenes de laboratorio.

PREGUNTE y ESCUCHE: ¿Qué le preguntará sobre sus antecedentes para diagnosticar este problema?

- Trastorno gastrointestinal (GI): ¿Cuándo empezó a sentir dolor? ¿Qué estaba haciendo? ¿Le parece que está relacionado con algo que comió? ¿Qué estaba comiendo antes de empezar a sentir el dolor? (¿Alguna comida muy condimentada? ¿Alimentos grasosos? ¿Alimentos muy pesados?) ¿Ha tenido náuseas? ¿Vómitos? ¿Diarrea?

- ¿Ha hecho algo para aliviar el dolor? ¿Ha tomado antiácidos? ¿Ha bebido leche? ¿Ha tratado de cambiar de posición? ¿Alguna otra cosa?

- Malaria: ¿Ha tenido fiebre, escalofríos o dolores musculares?

- Pre-eclampsia: ¿Ha tenido dolores de cabeza o problemas visuales (ve puntos o manchas, visión borrosa, visión doble, aureolas alrededor de las luces)?

- Traumatismo: ¿Ha tenido algún golpe en el abdomen? ¿Cuándo y cómo le ocurrió? ¿Ha sufrido algún tipo de abuso físico o sexual de parte de su pareja u otras personas?

- Trabajo de parto / aborto: ¿Ha observado que le salía algún líquido de la vagina? Si es así, ¿de qué color? ¿consistencia? ¿cantidad? ¿Ha tenido retortijones / dolores abdominales? ¿Cuándo fue su última menstruación?

OBSERVE y PALPE: ¿Qué partes del examen físico se relacionan con la queja de la mujer?

- Pre-eclampsia: Controle presión arterial, reflejos y edema en tobillos, manos, cara, abdomen.
- Traumatismo, malaria, trastorno gastrointestinal: Palpe el abdomen para ubicar el dolor; revise si hay sensibilidad en la prueba del rebote; observe si hay cicatrices, laceraciones, contusiones.
- Trabajo de parto: Palpe el abdomen para evaluar altura uterina, contracciones, irritabilidad uterina.
- Examen vaginal para descartar traumatismo, trabajo de parto/aborto.

¿Qué exámenes de laboratorio necesitará hacer a la Sra. X?

- Hemoglobina / hematocrito
- Malaria (paludismo) si corresponde
- Examen de orina para revisar la albúmina / proteína
- Referencia a un médico para estudios del hígado si corresponde.

Apoyo al aprendizaje 1 – Tablas de conversión para el cálculo de la hemoglobina

Porcentaje de saturación	Equivalente	Interpretación
100%	14.6 Gramos	SIN ANEMIA
95	14.1	
90	13.3	
85	12.6	
80	11.8	
75	11.1	ANEMIA LEVE
70	10.4	
65	9.6	ANEMIA MODERADA
60	8.9	
55	8.1	
50	7.5	ANEMIA SEVERA
45	6.7	
40	5.9	
35	5.2	
30	4.4	
25	3.7	ANEMIA MUY SEVERA
20	3.0	
15	2.2	
10	1.5	

Apoyo al aprendizaje 2 – Revisión de los reflejos

Revisar los reflejos forma parte de un examen del sistema nervioso. Es muy útil que las parteras sepan cómo revisar algunos reflejos básicos en los adultos. La hiper-reflexia puede indicar muchas enfermedades del sistema nervioso o un edema cerebral en una mujer embarazada. Una mujer que tiene un edema cerebral está en **alto riesgo** de tener una eclampsia (convulsiones).

El uso del martillo de reflejos

Se usa un martillo de reflejos para evaluar los reflejos de los tendones profundos. Una vez que tenga experiencia, podrá usar los dedos, el costado de la mano, los nudillos o la punta del estetoscopio. En el caso de los principiantes o alumnos, es conveniente usar un martillo de reflejos (por percusión).

1. Sostenga suavemente el martillo entre el dedo pulgar y el índice.
2. Lleve el martillo hacia el tendón con un movimiento rápido y suave.
3. Golpee con rapidez y firmeza.
4. Retire el martillo rápidamente.
5. Fíjese en la rapidez de la respuesta del reflejo. Es la **velocidad** de la respuesta, y **no hasta dónde llegue a** moverse la extremidad, lo que indica si los reflejos son normales.

Normalmente se asigna una calificación de 0 a +4 a los reflejos.

La escala de calificaciones es la siguiente:

0 ninguna respuesta.

+1 poca respuesta, pero dentro de lo normal

+2 respuesta promedio o normal.

+3 más rápida que lo normal.

+4 muy rápida, hiperactiva, anormal, puede tener contracciones rítmicas (clonus).

Revisión de los reflejos

Al revisar los reflejos, fíjese siempre en ambos lados (tanto en los brazos como en las piernas). Compruebe que la respuesta sea similar en ambos lados. Son muchos los reflejos que pueden probarse. Los reflejos bicipitales y patelares son los más comunes cuando se trata de determinar si la mujer embarazada tiene pre-eclampsia.

Reflejo bicipital

1. Doble el brazo de la mujer hasta la mitad de su recorrido.

2. Con los dedos, toque o palpe el tendón en la parte interior del codo (fosa antecubital). Si le resulta difícil ubicarlo, mueva el brazo hacia arriba y hacia abajo mientras lo toca. Notará un tendón tipo cordón.

3. Si la mujer está recostada, la cama le servirá de apoyo para el brazo. Si está de pie, tendrá que apoyar su brazo en el suyo. Coloque el dedo pulgar sobre el tendón.

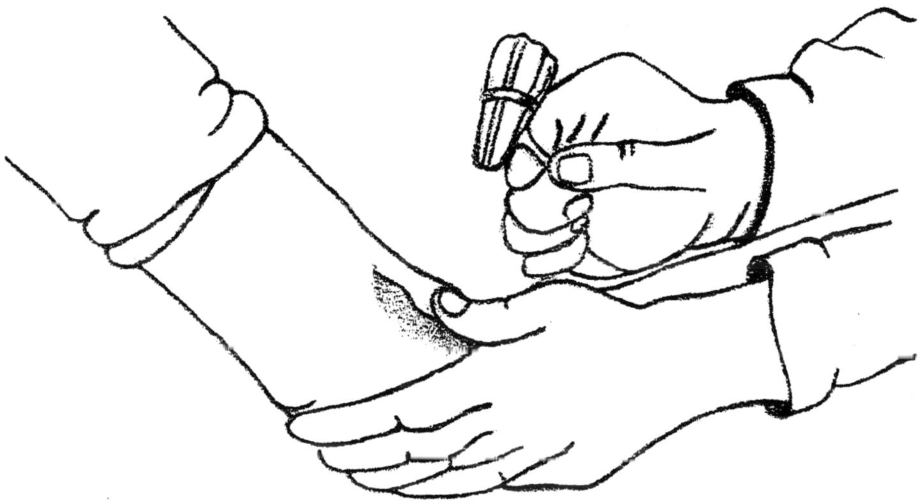

Figura 10. Revisión del reflejo bicipital

4. Golpee sobre la uña del pulgar que está colocado encima del tendón, lo que provocará una contracción del músculo del bíceps. Puede suceder o no, que note una leve contracción del codo de la mujer.

5. Podrá sentir la respuesta del tendón a través del pulgar. Podrá calificar la respuesta en función de **la rapidez** con que pueda sentir la respuesta del reflejo. Necesitará examinar muchos reflejos para poder tener un buen conocimiento de lo que es normal. Pruebe con su familia, amigos y todas sus pacientes para tener más experiencia.

Reflejo patelar

1. Indique a la mujer que se siente en la mesa de examen, camilla o sofá. Debe sentarse con las piernas colgando libremente.

2. Palpe el tendón que está justo debajo de la rótula (patela). Si le resulta difícil ubicarlo, mueva un poco la parte inferior de la pierna a la vez que sigue palpando.

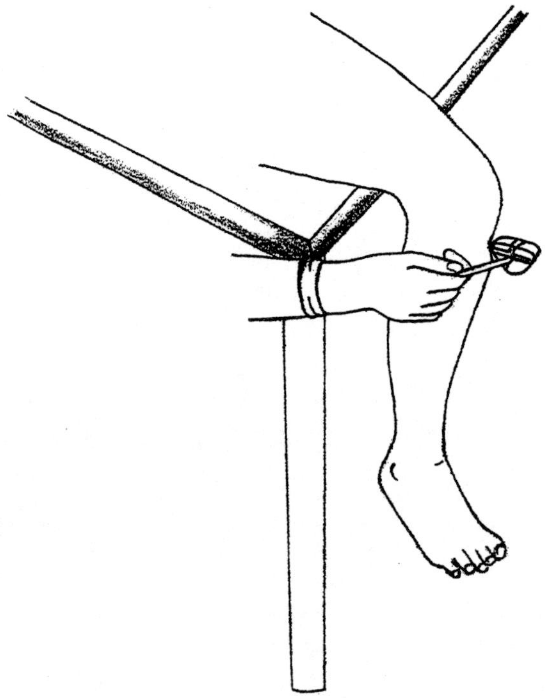

Figura 11. Revisión del reflejo patelar

3. Golpee el tendón con un toque rápido y firme, levante de inmediato. También puede usar el costado de la mano o el nudillo para golpear el tendón.

4. Al dar un golpecito al tendón se contraerá el músculo cuádriceps, con lo cual se moverá la parte inferior de la pierna.

5. También se puede probar el reflejo patelar cuando la mujer está acostada en la cama. Coloque una mano debajo de la pierna, para sostenerla, y dé un golpecito.

6. Si la mujer está tensa y contrae los músculos, no podrá realizar una revisión precisa de los reflejos. Tendrá que hablar con ella y tratar que se distraiga y no se concentre en lo que usted está haciendo.

   Recuerde: Una mujer con pre-eclampsia que tenga hiperreflexia (+3 ó +4) está en muy alto riesgo de tener convulsiones. Se le deberá administrar un sedante y trasladarla hasta un médico/ hospital lo más rápido posible. El control de la pre-eclampsia es un procedimiento para salvar la vida tanto para la madre como para el feto.

Apoyo al Aprendizaje 3 - Formulario de Evaluación Prenatal

Formulario de Evaluación Prenatal ANTECEDENTES SOCIALES LADO UNO

Nombre de Cliente________________ Edad________ Gravidez________ Paridad________
Fecha Probable de Parto________________ Lugar del Parto________ Fecha de Primera Cita________
Nivel Educacional________________ Apoyo de Pareja________ Apoyo Familiar________
Grupo Sanguineo________ Rh________ Tipo de Hemoglobina________ Estatura en Centímetros________

ANTECEDENTES MÉDICOS/QUIRÚRGICOS

Anemia________ Dieta Típica________________
Anemia de Céulas Falciformes(dolores en las coyunturas)________ Diabetes________
Dolores del Pecho(asma, tuberculosis)________________
Enfermedad Cardíaca________ Hipertensión________ Convulsiones(epilepsia)________
Enfermedades de Transmisión Sexual(VIH/SIDA)________ Otros Problemas Medicos(especifique)________
Laparatomía(razón específica)________ Otras Cirugías(específicio, como circumcisión)________
Accidentes Previos________________ Transfusión de Sangre________

ANTECEDENTES OBSTÉTRICOS

Número de Partos Término____ Pre-término____ Número de Hijos Vivos________ Edad de Hijo Menor____
Número de Abortos: Provocados________ Espontáneos________ Numero Mortinato________
Número de Cesáreas____ Extracción con Vacum____ Fórceps____ Trabajo de Parto Largo u Obstruido____
Historia Presentación Anormal(Transverso, Podalica, Cara)________________
Antecedentes de Hemorragia: Anteparto________ Posparto________ Antecedentes de Placenta Retenida____
Historia Hipertensión/Pre-eclampsia, Eclampsia________________

ANTECEDENTES MENSTRUACION

Edad de Menarguia________ Fecha de Última Menstruación________ Fecha de Última Menstruación Normal____
Duración de la Menstruación________ Cantidad________ Método de Planiticación Familiar________

PESO en KILOGRAMS (KG)

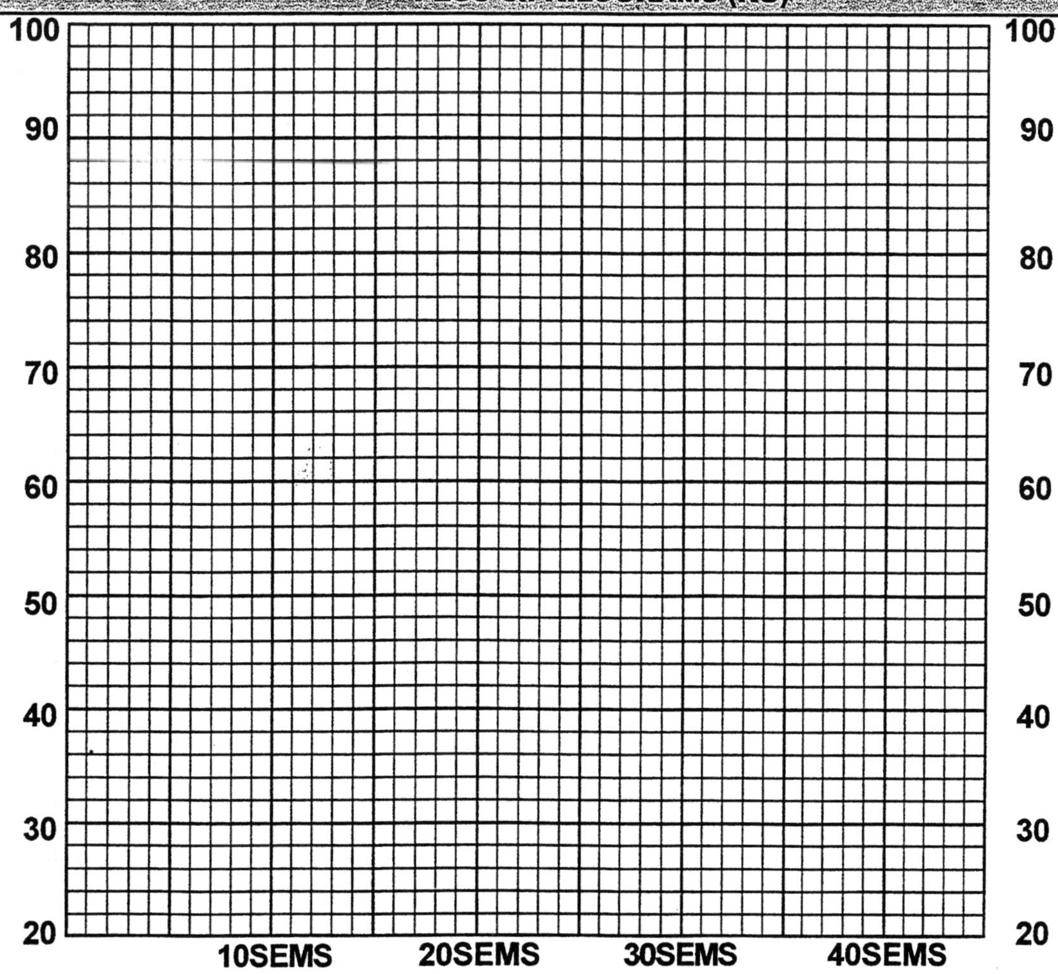

Formulario de Evaluación Prenatal **EXAMEN FÍSICO** **LADO DOS**

10SEMS 20SEMS 30SEMS 40SEMS

PRESIÓN ARTERIAL

220
200
180
160
140
120
100
80
60
40

ALTURA UTERINA EN CENTIMETROS (CM)

45
40
35
30
25
20
15
10
5
0

LATIDOS FETALES
ALBUMINURIA
SEMANAS POR FECHAS

GRAMOS DE HEMOGLOBINA (HGB)

15.0
14.5
14.0
13.5
13.0
12.5
12.0
11.5
11.0
10.5
10.0
9.5
9.0
8.5
8.0
7.5
7.0
6.5
6.0
5.5
5.0

10SEMS 20SEMS 30SEMS 40SEMS

SIGNOS Y SÍNTOMAS TRATAMIENTO

INICIALES
FECHA

Preguntas de repaso

¿Qué aprendí? Responda a las siguientes preguntas para averiguar lo que sabe y comprende de este módulo. Cuando haya terminado, consulte las respuestas del módulo que se encuentran en las páginas indicadas entre paréntesis ().

1. ¿Cuándo debe tomar la presión arterial basal? (página 2.10)

2. ¿Por qué los reflejos rápidos (hiperactivos) son un signo peligroso? (página 2.32)

3. ¿Cuánto debe crecer el útero todas las semanas durante el embarazo? (página 2.4)

4. Si el útero está creciendo demasiado rápido o muy lentamente, ¿qué problema puede haber? (página 2.5)

5. ¿Por qué las mujeres anémicas tienen más complicaciones que las mujeres con una hemoglobina normal? (páginas 2.1 y 2.9)

Lista de verificación de destrezas – Evaluación y tratamiento prenatal

Esta lista de verificación tiene dos objetivos:
1. La partera la usa como guía para comprobar sus propios conocimientos.
2. El supervisor la usa para evaluar el desempeño de la partera.

Después de la observación/desempeño, califique: ✓ = satisfactorio o bien **X** = necesita mejorar.
Agregue cualquier otro comentario en la sección de comentarios más abajo.

	Fecha	Fecha	Fecha	Fecha
A. Vigilancia del crecimiento de la altura uterina				
1. Pregunta si el bebé tiene alguna actividad y se mueve normalmente.				
2. Palpa el abdomen de la mujer y revisa el crecimiento del feto en cada una de las visitas de atención prenatal.				
3. Si la medida del útero tiene una diferencia de dos centímetros con respecto a lo esperado ya sea de más o de menos, busca lo siguiente :				
• Fechas equivocadas.				
• Anormalidades del bebé.				
• Demasiado líquido amniótico				
• Gemelar o múltiple				
• Un bebé muy grande.				
• Presentación anormal del bebé (podálica).				
4. Gestación de menos de 20 semanas: calcula la edad gestacional (edad del embarazo) usando su método habitual.				
5. Gestación de 20 semanas o más: usa su método habitual.				
• Con cinta métrica:				
- cm = semanas de embarazo (edad gestacional).				
- crecimiento esperado de 1 cm por semana.				
- si el crecimiento es de 2 cm menos o más que las semanas de embarazo, trata de averiguar la razón.				
• Compara la altura uterina hasta el ombligo y el esternón:				
- hasta el ombligo = 20 semanas de gestación.				

	Fecha	Fecha	Fecha	Fecha
- en la mitad (4 dedos por encima del ombligo) = 28 semanas.				
- en el esternón = 36 semanas de gestación.				
- si el crecimiento es menor o mayor a lo que corresponda a las semanas de embarazo, trata de averiguar la razón.				
6. Remite la paciente a un médico / hospital si encuentra algún problema:				
• Siente que el bebé no es normal.				
• Demasiado líquido amniótico				
• Gemelar				
• Un bebé muy grande				
• La presentación del bebé no es cefálica.				
• La altura uterina no es igual a la edad gestacional.				
• El bebé no está creciendo.				
• Otros problemas.				
7. Registra toda la información.				
• Si no puede encontrar una explicación para su hallazgo, le pide que vuelva en una semana y mide nuevamente.				

Comentarios:

	Fecha	Fecha	Fecha	Fecha
B. Revisando para anemia				
1. En la primera visita de atención prenatal **PREGUNTA y ESCUCHA** lo que la mujer come.				
• Obtiene una completa historia de su dieta ¿cuánto come al día?				
• **PREGUNTA** si come cosas que no son alimentos (tierra, yeso)?				
• **PREGUNTA** si tiene fatiga, somnolencia, dolor de cabeza, dolor de garganta, falta de apetito, náuseas o vómitos?				
2. Revisa los antecedentes clínicos de la mujer. Averigua si está en alto riesgo de tener anemia.				
• ¿Sus embarazos han sido muy seguidos?				
• ¿Tiene antecedentes de menstruaciones muy abundantes o prolongadas?				
• ¿Tiene antecedentes de anemia?				
• ¿Le salen moretones con facilidad?				
• ¿Ha tenido hemorragia en algún embarazo o cirugía?				
3. En cada visita, **OBSERVA** en la mujer:				
• los párpados				
• las uñas				
• las encías				
• las palmas de las manos				
4. Controla su hemoglobina durante la primera visita. Repite el análisis de hemoglobina en cada visita posterior si es de 8 g o menos. Revisa su hemoglobina cada dos meses si está sobre 8 g.				
5. Si estos problemas son comunes en su zona:				
• Hace un análisis para detectar células falciformes.				
• Examina su sangre para comprobar si tiene malaria.				
• Hace examen de deposición.				
6. Averigua qué tratamientos y medicamentos está tomando. La orienta si alguno de estos tratamientos o medicamentos son perjudiciales.				

	Fecha	Fecha	Fecha	Fecha
7. Da consejería a la mujer con respecto a:				
• Alimentos con alto contenido de hierro.				
• Alimentos ricos en ácido fólico.				
• Alimentos con mucha vitamina C.				
• Buenas fuentes de proteínas.				
8. La da sulfato ferroso 320 mg (60 mg de hierro elemental) dos veces al día. Aumenta la dosis de hierro a tres veces al día cuando la hemoglobina es de 8 gramos o menos.				
• Si su hemoglobina no mejora con el tratamiento, repite el examen de deposición y comprueba si tiene anquilostomas y otros parásitos.				
• En cada una de las visitas, **PREGUNTA** si tiene suficientes medicamentos.				
• **PREGUNTA** cómo los está tomando para cerciorarse que lo hace correcta y periódicamente.				
9. Le indica ácido fólico 500 mcg por día para prevenir la anemia.				
10. Le indica vitamina C 250 mg diarios, o bien le aconseja que tome tres porciones diarias de jugo cítrico o vegetales de hojas verdes.				
11. Le hace profilaxis contra la malaria de acuerdo con la rutina habitual en su zona.				
12. Si el examen de deposición indica que tiene parásitos, trata para el parásito identificado.				
13. Si la mujer tiene más de 28 semanas de gestación al inscribirse y su hemoglobina es inferior a los 8 m (55%):				
• La refiere a un médico para un completo estudio y tratamiento de la anemia.				

	Fecha	Fecha	Fecha	Fecha
14. Da consejería nutricional a niñas y mujeres que no estén embarazadas para que prepararen sus cuerpos a las exigencias de un embarazo.				
15. Registra sus hallazgos y la atención brindada en cada una de las visitas.				

Comentarios:

	Fecha	Fecha	Fecha	Fecha
C. Revisando para hipertensión inducida por el embarazo (Pre-eclampsia)				
1. Obtiene todos los antecedentes sobre los síntomas. **PREGUNTA** si ha tenido:				
• Dolor epigástrico (acidez o ardor estomacal) no relacionado con malaria.				
• Dolores de cabeza.				
• Problemas visuales (visión doble, borrosa, aureolas alrededor de las luces).				
• Edema o hinchazón de las manos, cara y pies.				
2. Toma la presión arterial en cada visita.				
• Si es elevada, vuelve a tomarla en un plazo de 20 minutos.				
3. Si la presión arterial es elevada:				
• Revisa los reflejos bicipitales y patelares.				
• Si los reflejos son rápidos (+ 3 ó + 4), la refiere a un hospital/médico.				
4. Si la presión arterial es elevada:				
• Toma una muestra de orina de segunda micción para ver si hay proteína.				
• Si tiene +1 o más de proteinuria (albuminuria), la refiere a un hospital/médico.				
5. No indica diuréticos.				
6. En el caso de una pre-eclampsia grave: • Da sulfato de magnesio 10 gramos, ó • Da Valium 10 - 20 mg.				
• Va con ella al hospital/médico.				
7. Si la mujer tiene eclampsia (convulsiones):				
• La protege para que no se ahogue con la lengua poniendo una espátula acolchada o un paño enrollado sobre la lengua.				
• No fuerza la boca parar abrirla.				
• Protege contra caídas o accidentes al golpearse contra muebles u objetos cercanos.				

	Fecha	Fecha	Fecha	Fecha
• Le da sulfato de magnesio 10 gm, ó Valium 10 - 20 mg.				
• La refiere de inmediato al hospital/médico más cercano				
• Acompaña a la mujer, evitando todo estímulo que la altere.				
• Anota todas las quejas, hallazgos y atención brindada. Lleva consigo la ficha de atención prenatal.				
• Entrega al personal médico un resumen completo de la atención que le hizo.				
• Entrega la historia clínica de la mujer al personal del hospital.				

Comentarios:

REFERENCIAS

El presente módulo se basa en la experiencia y en las siguientes referencias.

ACOG. (February 1996). Hemoglobinopathies in pregnancy: An Educational Aid to Obstetrician-Gynecologists. Technical Bulletin. 220:1-9.

Anderson, G.D. (March 1987). A systematic approach to eclamptic convulsion. Contemporary OB/GYN. 65-70.

Beck, D., Buffington, S., and McDermott, J. (1996). Healthy mother and healthy newborn care, A guide and a reference for caregivers. American College of Nurse-Midwives, Washington, D.C.

Campbell, W.A., and Vintzileos, A.V. (January 1988). Are beta-blockers safe for hypertension during pregnancy? Contemporary OB/GYN. 178-88.

Carr, M.C. (September 1974). Managing iron deficiency in pregnancy. Contemporary OB/GYN. 15-19.

Charache, S., Scott, J., Niebyl, J. and Bonds, D. (April 1980). Management of sickle cell disease in pregnant patients. Obstetrics and Gynecology. 407-10.

Elegbe, I, Ojofeitimi, E.O., and Elegbe, I.A. (October 1984). Traditional treatment of pregnancy anaemia in Nigeria. Tropical Doctor. 175-7.

Friedman, S.A. (January 1988). Pre-eclampsia: A review of the role of prostaglandins. Obstetrics and Gynecology. 122-37.

Gabbe, S.G., Niebyl, J.R., and Simpson, J.L. (eds.). (1986). Obstetrics: Normal and problem pregnancies. Churchill Livingstone, New York.

Hendrickse, R.G. (1987). Malaria and child health. Annals of Tropical Medicine and Parasitology. 81(5), 499-509.

Hill, M., and Fink, J.W. (February 1983). In hypertensive emergencies, act quickly but also cautiously. Nursing, 83. 34-42.

Jenkinson, D. (1984). Single-dose intramuscular iron dextran in pregnancy for anaemia prevention in urban Zambia. Journal of Tropical Medicine and Hygiene. 71-4.

Leeper, P. (June 1990). Nutrition and weight for healthy mothers and babies. News Report. 9-12.

Lubbe, W.F. (1987). Hypertension in pregnancy: Whom and how to treat. British Journal of Clinical Pharmacology. 24 (15S) 536-8.

Magil, B., and Machol, L. (March 1989). Caring for pregnant patients with sickle cell disease. Contemporary OB/GYN. 214-31.

Mayet, F.G.H. (May 1985). Anaemia of pregnancy. South African Medical Journal. 804-9.

McDermott, J.M. (1988). Efficacy of chemoprophylaxis in preventing Plasmodium falciparum parasitaemia and placental infection in pregnant women in Malawi. Transactions of the Royal Society of Tropical Medicine and Hygiene. 82:520-3.

McGanity, W.J. (June 1987). Protection of maternal iron stores in pregnancy. Journal of Reproductive Medicine. 475-96.

McGregor, I.A. (1984). Epidemiology, malaria, and pregnancy. American Journal of Tropical Medicine and Hygiene. 33(4):517-525.

Milner, P.F., Jones, B.R., and Dobler, J. (October 1980). Outcome of pregnancy in sickle cell anemia and sickle cell-hemoglobin C disease. American Journal of Obstetrics and Gynecology. 239-45.

Morrison, J.C., et al. (September 1980). Prophylactic transfusions in pregnant patients with sickle hemoglobinapathies: Benefit versus risk. Obstetrics and Gynecology. 274-80.

Niebyl, J.R. (1996). Iron therapy in pregnancy. Contemporary OB/GYN. Marzo:146-150.

O'Shaughnessy, R.O., and Zuspan, F.P. (November 1981). Managing acute pregnancy hypertension. Contemporary OB/GYN. 85-98.

Pastored, J.G., and Seiler, B. (February 1985). Maternal death associated with sickle cell trait. American Journal of Obstetrics and Gynecology. 295-7.

Poole, J.H. (November/December 1988). Getting perspective on HELLP syndrome. Maternal and Child Nursing. 432-7.

Shannon, D.M. (November/December 1987). HELLP syndrome: A severe consequence of pregnancy-induced hypertension. Journal of Obstetrical and Gynecological Nursing. 395-402.

Sibai, B.M. (May 1988). Definitive therapy for pregnancy-induced hypertension. Contemporary OB/GYN. 51-66.

Sibai, B.M. (December 1988). Pre-eclampsia-eclampsia: Maternal and perinatal outcomes. Contemporary OB/GYN. 109-118.

Sibai, B.M. (July 1996). Treatment of hypertension in pregnant women. New England Journal of Medicine. 257-265.

Steketee, R.W., et al. (1987). In vivo response of Plasmodium falciparum to chloroquine in pregnant and non-pregnant women in Siaya District, Kenya. Bulletin of the World Health Organization. 885-90.

Steketee, R.W. (June 1989). Recent findings in perinatal malaria. Organización Mundial de la Salud, Ginebra. MAP/SGCM/INF/89.21.

Steketee, R.W., et al. (1996). The problem of malaria and malaria control in pregnancy in sub-Saharan Africa. American Journal of Tropical Medicine and Hygiene. 55(1):2-7.

Steketee, R.W., et al. (1996). Objectives and methodology in a study of malaria treatment and prevention in pregnancy in rural Malawi: The Mangochi Malaria Research Project. American Journal of Tropical Medicine and Hygiene. 55(1):8-16.

Varney, H. (1997). Varney's midwifery. 3era. edición. Jones and Bartlett Publishers, Boston, 227-375.

Villar, J., et al. (September 1987) Calcium supplementation reduces blood pressure during pregnancy: Results of a randomized controlled clinical trial. Obstetrics and Gynecology. 317-22.

Willis, S.E. (May 1982). Hypertension in pregnancy: Pathophysiology. American Journal of Nursing. 792-821.

ANOTACIONES

ANOTACIONES

ÍNDICE

Los números listados en este índice indican el número de módulo. Consulte los contenidos del módulo para obtener los números de página.

MANUAL DE DESTREZAS PARA SALVAR LA VIDA DIRIGIDO A PARTERAS

3era Edición

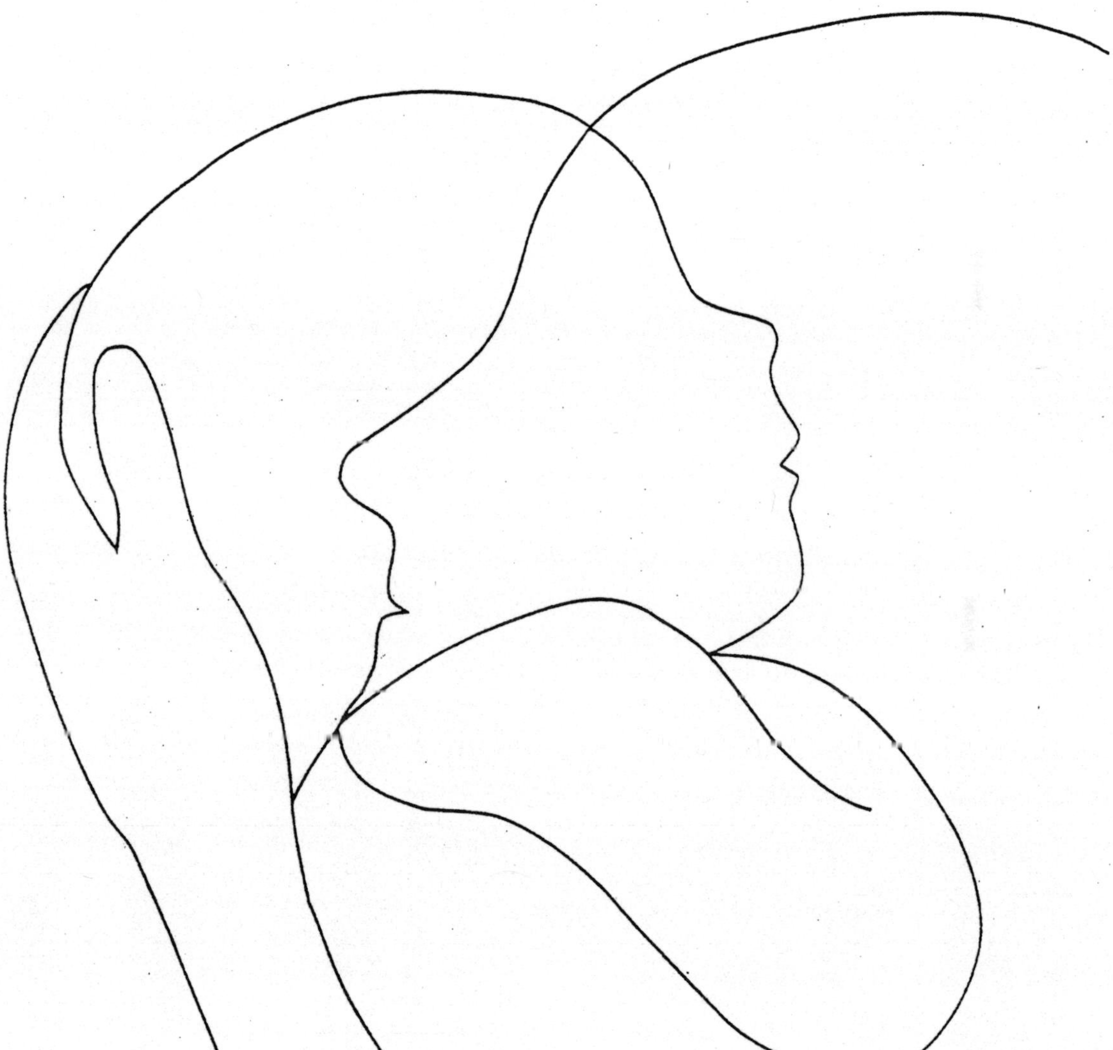

MÓDULO 3

VIGILANCIA DE PARTO

MANUAL DE DESTREZAS PARA SALVAR LA VIDA DIRIGIDO A PARTERAS

Tercera Edición

Módulo 3: VIGILANCIA DEL PROGRESO DEL TRABAJO DE PARTO

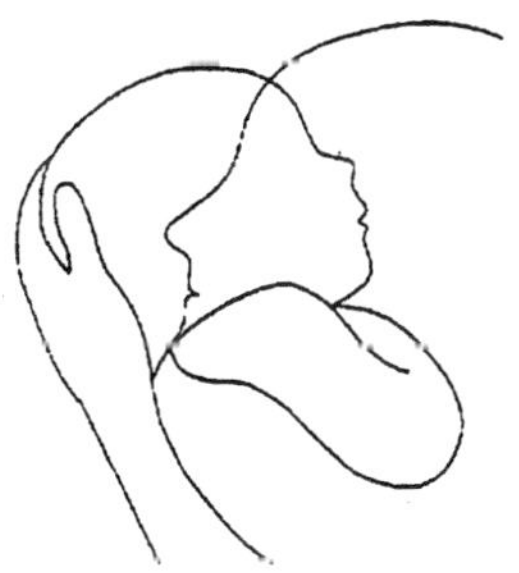

Margaret Ann Marshall, CNM, EdD, MPH
Sandra Tebben Buffington, CNM, PNP, MPH

Angeline Hale, Ilustraciones

MotherCare™ JSI John Snow, Inc. USAID

Manual de Destrezas para Salvar la Vida dirigido a Parteras

TABLA DE CONTENIDOS

VIGILANCIA DEL PROGRESO DEL TRABAJO DE PARTO
MÓDULO 3

Contenidos

ANOTACIONES

VIGILANCIA DEL PROGRESO DEL TRABAJO DE PARTO

Meta

La partera repasará sus conocimientos y aprenderá nuevas destrezas para atender a una mujer durante el trabajo de parto y el parto.

Objetivos

La partera que atienda a una mujer durante el trabajo de parto y el parto deberá ser capaz de:

1. ingresar a una mujer que esté con trabajo de parto; (a) averiguando todos los antecedentes del trabajo de parto (**PREGUNTAR Y ESCUCHAR**); (b) haciendo un examen físico, incluyendo un examen abdominal y uno vaginal (**OBSERVAR Y PALPAR**).
2. registar los hallazgos en el partograma y en la historia clínica del parto.
3. describir las fases latente y activa del trabajo de parto.
4. interpretar un partograma
5. **IDENTIFICAR PROBLEMAS / NECESIDADES** de una mujer y su bebé durante el trabajo de parto y **TOMAR LA ACCION APROPIADA.**
6. manejar la segunda etapa del parto y registrar los hallazgos.
7. anotar el resultado del parto.
8. explicar la importancia de la evolución del trabajo de parto para obtener resultados saludables para la madre y el bebé.

Introducción

Vigilar el progreso del trabajo de parto permite a la partera identificar a las madres que están en riesgo durante esta etapa y proveer una atención para salvar la vida. La vigilancia e interpretación de la evolución del trabajo de parto y la identificación precoz de los problemas ayuda a prevenir muertes o enfermedades graves de la madre en trabajo de parto. Este módulo trata la buena atención que debe recibir una mujer durante el trabajo de parto.

Ud. usará el Método de Resolución de Problemas para identificar los problemas durante el trabajo de parto. Los procedimientos de las destrezas son: (1) ingreso en trabajo de parto, incluyendo la averiguación de los antecedentes preguntando y escuchando, (2) examen físico, (3) identificación de problemas/necesidades y toma de la acción apropiada y (4) vigilancia del trabajo de parto usando el partograma. Las preguntas de repaso y los estudios de casos le ayudarán a aprender y a usar la información. Las listas de verificación de destrezas le servirán de guía mientras está desempeñando las destrezas.

Use los Apoyos al Aprendizaje para efectuar un repaso. Le entregan información adicional, incluyendo medidas para la dilatación cervical, listas de verificación de destrezas para manejar la segunda etapa del parto y la forma como medir la pelvis.

Antes de leer este módulo, repase la anatomía normal y fisiología del sistema reproductivo femenino, los cambios normales en el cuerpo de una mujer durante el embarazo y la evaluación pélvica en su texto para parteras.

La experiencia de una partera...

Me trajeron a una mujer en trabajo de parto. Era una grávida de 2, había asistido a control prenatal y estaba con signos vitales normales. Tenía 3 contracciones cada 10 minutos, cada una de las cuales duraba de 20 a 40 segundos; la cabeza estaba 4/5. El cuello del útero era de 4 cm. En un plazo de 4 horas sus contracciones seguían igual, la cabeza estaba a 3/5 y el cuello con 5 cm. Le expliqué al esposo que el trabajo de parto no estaba evolucionando y que era necesario llevarla al hospital. Se negó. Seguí explicándole y le mostré el partograma. Le dije que dado que el trabajo de parto había cruzado la línea de alerta, por norma tenía que llevar a su esposa al hospital; algo podría andar mal. Finalmente estuvo de acuerdo, pero no tenía dinero para el transporte. Le pagué al chofer de un camión y nos fuimos para el hospital. La mujer tuvo un parto por cesárea y dio a luz una niña con el cordón umbilical alrededor del cuello. El esposo y su familia estaban muy contentos. Me agradecieron mucho. Me sentí muy segura y me resultó muy fácil tomar la decisión de referirla a un hospital gracias al uso del partograma.

Partera capacitada en DSV, Uganda

Términos médicos de uso común

Amoldamiento (cabalgamiento)– es la superposición de los huesos del cráneo del bebé para que la cabeza pueda pasar por la pelvis de la madre. Se aprieta o comprime la cabeza en una forma diferente.

Caput – la cabeza, algunas veces se refiere a una hinchazón en la presentación de la cabeza del bebé (caput succedaneum).

Conjugada diagonal– es una medida interna de la pelvis desde la parte inferior del pubis hasta el promontorio del sacro.

Dilatación –es la abertura del cuello del útero durante el trabajo de parto, en el examen vaginal se mide normalmente en cm; 0 cm equivale a estar cerrado y 10 cm a estar totalmente abierto.

Encajamiento –cuando la parte del feto que se presenta ha pasado el reborde pélvico.

Estrecho inferior de la pelvis – es la abertura inferior de la cavidad pélvica. Tiene forma de rombo y su mayor medida va desde el vértice del arco púbico hasta la punta del cóccix.

Estrecho superior de la pelvis – es la abertura superior de la cavidad pelviana. Es una abertura redondeada donde entra la presentación del bebé en su camino al nacimiento. Al medir la evolución del trabajo de parto y el descenso del bebé, se usa el área del hueso púbico del estrecho superior como punto de referencia.

Fase activa del trabajo de parto – la última parte de la primera etapa del parto; el cuello de útero se dilata desde 3 hasta 10 centímetros (cm) y es muy delgado.

Fase latente del trabajo de parto – es la parte inicial de la primera etapa del parto; el cuello del útero se dilata desde 0 hasta 3 cm y se acorta (borramiento del cuello).

Occipucio – Porción posterior de la cabeza del bebé; es el área encima del hueso occipital.

Partograma – es un gráfico o tarjeta (su característica principal es trazar la dilatación cervical) que se usa para anotar todos los hallazgos en una mujer en trabajo de parto. Algunos de los hallazgos son dilatación del cuello uterino, descenso de la presentación, frecuencia cardíaca del bebé, contracciones, presión arterial y pulso. Estos hallazgos se emplean para vigilar y manejar la evolución del trabajo de parto.

Sincipucio – parte superior y anterior de la cabeza del bebé.

Vértex – vértice de la cabeza, la corona; es la parte de la cabeza que se encuentra entre la fontanela anterior y posterior.

Destreza: Ingreso en trabajo de parto - PREGUNTE Y ESCUCHE

Cuando la mujer llega con trabajo de parto, la partera debe evaluar su estado y el de su bebé. En la primera parte de esta evaluación, debe **PREGUNTAR Y ESCUCHAR** (averiguar los antecedentes del trabajo de parto) para averiguar lo que la mujer ha experimentado desde que inició el trabajo de parto.

Equipo

Formulario del trabajo de parto (partograma)
Lápiz

Procedimiento

Dé la bienvenida a la mujer y sus acompañantes. Indíquele un lugar cómodo para sentarse o acostarse, según su elección. Se puede desvestir antes o después. La rapidez con que pueda averiguar los antecedentes dependerá del estado de la mujer. *Deberá decidir si la mujer está por dar a luz; es posible que ya esté con dilatación completa cuando la vea por primera vez.* Explique a la mujer que tiene que hacerle algunas preguntas sobre su trabajo de parto.

Comience sus anotaciones con el nombre de la mujer y demás información relativa al ingreso. Anote la hora de llegada. Usará toda esta información para seguir el progreso del trabajo de parto. A medida que **ESCUCHE** las respuestas que le dé la mujer, vaya escribiendo en el formulario del trabajo de parto, el que se analizará con más detalle posteriormente en este módulo.

PREGUNTE lo siguiente **ESCUCHE** las respuestas:

1. ¿CUÁNDO COMENZARON SUS DOLORES? ¿CON QUÉ FRECUENCIA?
   Si la escucha con mucha atención tendrá una buena idea de cómo se siente la mujer. Es probable que no sepa exactamente cuándo empezaron los dolores, pero podrá decirle si empezaron durante la noche, la mañana o la tarde.

2. ¿LE HAN HECHO ALGÚN EXAMEN EN UNA CLÍNICA PRENATAL?
   Si la mujer ha estado viniendo a su clínica prenatal, Ud. tiene la historia clínica para revisar o quizás la traiga consigo. Una mujer que ha recibido atención prenatal, probablemente tenga menos problemas sin tratamiento o identificados que una mujer que no lo haya tenido. Observe las condiciones generales de la mujer que no ha recibido atención prenatal. Averigue todos sus antecedentes prenatales. (Consulte el Módulo 2: **Atención prenatal de calidad,** página 2.13, para obtener más información sobre antecedentes prenatales). Pregúntele sobre sus embarazos anteriores. Pregúntele acerca de cualquier problema médico o del embarazo que haya tenido.

3. ¿SE LE ROMPIÓ LA BOLSA DE AGUAS (MEMBRANAS)?
   Pregúntele cuándo se le rompió la bolsa de aguas. Indíquele que la bolsa de aguas rodea al bebé y se rompe durante el trabajo de parto. La salida de agua es una indicación de que ha comenzado el trabajo de parto o que está por comenzar. Es probable que observe líquido que escurre o un torrente de agua.

4. ¿HA PERDIDO ALGÚN TIPO DE SECRECIÓN O MUCOSIDAD CON SANGRE (TAPÓN MUCOSO)?
   Es probable que la mujer observe una mancha o mucosidad con sangre en la ropa. Se puede notar la diferencia entre esta mucosidad sanguinolenta y el sangrado, porque el primero es pegajoso y se extiende. Explíquele a la mujer que esta mancha de sangre con mucosidad proviene de la apertura del útero durante el trabajo de parto inicial. Esta mucosidad sanguinolenta puede consistir en unas pocas manchas de sangre de color café o roja. Es otro signo del comienzo del trabajo de parto.

5. ¿CUÁNDO COMIÓ POR ÚLTIMA VEZ?
   El trabajo de parto puede causar vómitos si la mujer tiene el estómago lleno. Dígale que no debe comer muchos alimentos al mismo tiempo. Explíquele que los alimentos y el agua dan fuerza, que es importante que coma de a poco y que beba agua, especialmente durante el comienzo del trabajo de parto.

6. ¿CUÁNDO HIZO SU ÚLTIMA DEPOSICION?
   Algunas madres tienen una deposición líquida (diarrea) o densa (estreñimiento) antes de entrar en trabajo de parto. Un enema ayuda a evacuar toda la materia fecal del cuerpo, pero no siempre es necesario. La madre puede querer un enema porque la va a ayudar a sentirse más cómoda durante el trabajo de parto, o bien porque es costumbre. (Puede optar por hacerle un enema a aquella mujer que no haya defecado en 12 horas. Si la mujer está en *trabajo de parto activo y la dilatación cervical es más de 5 cm,* ***no haga enema***. Puede tener un parto sin control en la chata o el baño. *No haga enema a la mujer si no lo desea).*

7. ¿HA TOMADO ALGÚN MEDICAMENTO O TRATAMIENTO PARA ACELERAR O DEMORAR EL TRABAJO DE PARTO?
   Es posible que la mujer haya tomado medicamentos para los dolores de parto. Un curandero tradicional, algún familiar o amigo puede haberle dado algún medicamento de uso local. Deberá averiguar qué medicamento o tratamiento recibió la mujer y si sus efectos son útiles, inofensivos o peligrosos.

8. ¿TIENE ALGUNA PARTERA TRADICIONAL? ¿CUÁL ES SU NOMBRE?
   Si la partera tradicional vino con la mujer, asegúrese de conocerla y darle la bienvenida. Es probable que le proporcione información adicional sobre los antecedentes. Tendrá la oportunidad de compartir información con ella, así como de aprender y trabajar con ella durante el trabajo de parto y el parto. Si la partera empírica no viene con la mujer, averigue si es posible ponerse en contacto con ella para invitarla a venir a la maternidad.

9. ¿HA SANGRADO POR LA VAGINA?
   A veces la mujer sangra durante el embarazo, pero se olvida de comentárselo cuando le pregunta acerca de mucosidades con sangre. Ahora en trabajo de parto puede o no estar sangrando. **En cualquier momento del embarazo, el sangrado es un signo de peligro.** Durante el examen físico, decida si el sangrado es un tapón mucoso normal u otro tipo de sangrado más serio. Durante el trabajo de parto, el sangrado es un signo de problemas graves y es necesario referirla.

PUNTOS ADICIONALES PARA RECORDAR: Si una mujer en trabajo de parto no ha tenido atención prenatal, la partera tiene que **PREGUNTAR** lo siguiente:

¿Cuántos años tiene? Las mujeres menores de 16 años a menudo tienen problemas. Las mujeres mayores de 35 y/o embarazadas por primera vez pueden tener trabajos de parto prolongados y partos difíciles.

¿Es su primer embarazo? ¿Cuántas veces ha estado embarazada?

Las mujeres con alguno de los siguientes problemas necesitan tener sus partos en un hospital, si es posible:

- más de 4 embarazos
- mayor de 35 años
- menor de 16 años
- pre-eclampsia o eclampsia
- pelvis o pierna deformada y ningún parto vaginal anterior
- dos o más abortos espontáneos
- mortinato
- cesárea anterior
- talla inferior a lo normal según el grupo étnico
- problemas en el último parto: parto con vacum o con fórceps, retención de placenta, hemorragia severa o trabajo de parto prolongado
- problemas en el embarazo actual: gemelar, posición transversa, hemorragia, pelvis estrecha, anemia severa.

¿Tiene algún otro problema? Una mujer que *tiene alguna de estas enfermedades* debe ser referida a un hospital para el trabajo de parto y parto:

- enfermedad cardíaca
- dificultad para respirar
- enfermedad renal
- diabetes
- tuberculosis
- malaria (paludismo)
- anemia de células falciformes
- anemia
- presión arterial alta
- epilepsia

Es importante leer y hablar acerca de la información que contiene la historia clínica prenatal de una mujer que ha tenido atención prenatal. Es una buena manera de saber más acerca de la mujer y su familia.

PREGUNTAR Y ESCUCHAR ES EL **PRIMER PASO** EN LA ATENCIÓN A UNA MUJER EN TRABAJO DE PARTO. ANOTE EN LA HISTORIA CLÍNICA LA HORA DE LLEGADA Y TODA LA INFORMACIÓN QUE LA MUJER LE PROPORCIONE.

Preguntas de repaso

¿Qué aprendí? Responda las siguientes preguntas para averiguar lo que sabe y comprende de esta sección del módulo. Cuando termine, busque las respuestas en el módulo, en las páginas indicadas entre paréntesis ().

1. ¿Cuáles son las 9 preguntas que le formulará a una mujer que viene a verla en trabajo de parto? (páginas 3.4 - 3.5)

2. ¿Qué otra información le pedirá a la mujer que no ha tenido atención prenatal? (páginas 3.5 – 3.6)

Estudio de caso 1

Lea el siguiente estudio de caso. A continuación, escriba las 9 preguntas de ingreso en trabajo de parto y luego observe en el estudio de caso, las respuestas de esta mujer. Anote las respuestas debajo de las preguntas.

Una mujer de 16 años en su noveno mes de embarazo va a la maternidad porque siente un dolor agudo en el abdomen y ha tenido algo de sangrado vaginal. Dice que es su primer embarazo. Ha tenido dolores en el abdomen durante casi dos horas. Le vienen cada veinte minutos. No ha tenido atención prenatal. No se ha roto la bolsa de aguas. Pareciera que el sangrado vaginal es un poco más grave que mucosidad con sangre. Comió bastante hace alrededor de dos horas y no ha tenido deposición en aproximadamente tres horas. No está tomando ningún medicamento y no tiene una partera tradicional.

Estudio de caso 2

Lea el siguiente estudio de caso. A continuación, escriba las 9 preguntas de ingreso en trabajo de parto y luego observe en el estudio de caso, las respuestas de esta mujer. Anote las respuestas debajo de las preguntas. Cuando termina, compare sus respuestas con las en la página 3.9.

Una mujer va a la maternidad y dice que se le rompió la bolsa de aguas. Ha tenido dolores de trabajo de parto durante casi 4 horas y ahora le vienen cada 10 minutos. Ha tenido atención prenatal y un embarazo sin problemas. Es su tercer hijo.

Comió bastante hace 4 horas, pero no ha defecado durante las últimas 24 horas. No está tomando ningún medicamento. Se le ha informado a su partera tradicional que está en trabajo de parto. Dice que la partera desea estar presente en el parto y que vendrá a la maternidad pronto. La mujer no ha sangrado por la vagina.

RESPUESTAS - Estudio de caso 1

1. ¿Cuándo comenzaron sus dolores? ¿Con qué frecuencia?

   Hace dos horas, cada 20 minutos.

2. ¿La han examinado durante la atención prenatal? No

   Dado que no ha asistido a la clínica prenatal, **PREGUNTE Y ESCUCHE**:

(a) ¿Cuántos años tiene? 16 años

(b) ¿Es su primer embarazo? Sí

(c) ¿Ha tenido algún problema con este embarazo? Ninguna información por ahora

3. ¿Se le ha roto la bolsa de aguas? No
4. ¿Ha perdido mucosidad con sangre? Sí
5. ¿Cuándo comió por última vez? Hace dos horas
6. ¿Cuándo hizo su última deposición? Hace tres horas
7. ¿Ha tomado algún medicamento o tratamiento para acelerar o demorar el trabajo de parto? No
8. ¿Tiene alguna partera tradicional? No
9. ¿Ha sangrado por la vagina? Sí, ha tenido algo de sangrado vaginal

RESPUESTAS - Estudio de caso 2

1. ¿Cuándo comenzaron sus dolores? Hace cuatro horas.

   ¿Con qué frecuencia? Cada 10 minutos.
2. ¿La han examinado durante la atención prenatal ? Sí, es su tercer hijo y no ha tenido problemas durante el embarazo.
3. ¿Se le ha roto la bolsa de aguas? Sí
4. ¿Ha perdido mucosidad con sangre? No
5. ¿Cuándo comió por última vez? Hace cuatro horas
6. ¿Cuándo hizo su última deposición? Hace veinticuatro horas
7. ¿Ha tomado algún medicamento o tratamiento para acelerar o demorar el trabajo de parto? No
8. ¿Tiene alguna partera tradicional? Sí, vendrá pronto a la maternidad para presenciar el parto.
9. ¿Ha sangrado por la vagina? No.

Destreza: Ingreso y vigilancia del trabajo de parto: OBSERVAR Y PALPAR

Cuando atienda a una mujer en trabajo de parto, el segundo paso es hacer un examen físico; **OBSERVE Y PALPE. OBSERVE** si hay algún cambio al inicio y durante el trabajo de parto.

Equipo

Fetoscopio (estetoscopio fetal)	Aparato de presión arterial (PA)
Termómetro	Partograma
Guantes estériles y recipiente	Agua y jabón
Algodón o apósitos	Cronómetro o reloj
Solución antiséptica	

Procedimiento

Examine a la mujer para averiguar:
- Etapa del parto.
- Presentación fetal.
- Cualquier problema que pudiera tener la mujer o su bebé.

Haga un examen físico al ingreso de la mujer en trabajo de parto, incluyendo un examen abdominal y vaginal. También durante el trabajo de parto se hacen exámenes de evaluación los que se registran en el partograma.

Examen físico general

1. La mujer debe estar limpia y cómoda. Si hay tiempo, de unos minutos a la mujer para que se bañe. Explíquele lo que va a hacer. Durante el examen vaya diciéndole qué está haciendo y por qué lo hace.

2. Pida a la mujer que vaya a orinar para que se sienta más cómoda cuando le palpe el abdomen. Ayude a la mujer a recostarse.

3. Tome la presión arterial (normal 90/60 - 140/90), temperatura (normal 37,5° C ó 98,6° F) y pulso (normal 70 - 90). Mídala. ¿Es más baja que la mayoría de la gente de la zona? Consulte el Módulo 2: **Atención prenatal de calidad**, página 2.16 para obtener más información sobre la talla.

4. **OBSERVE** el aspecto general. Advierta si parece enferma, cansada, desnutrida. **OBSERVE** los ojos, los oídos, la nariz, la boca, la garganta y el cuello para comprobar si hay signos de infección o anemia.

5. **OBSERVE y ESCUCHE** el sistema respiratorio. **OBSERVE** la rapidez y profundidad con que respira la mujer entre una contracción y otra (normal 16 a 20) y durante las contracciones (normal 20 a 40). **ESCUCHE** los sonidos respiratorios de los pulmones (¿son normales?). **ESCUCHE** los sonidos cardíacos. CUENTE la frecuencia cardíaca. Entre una contracción y otra, la frecuencia cardíaca debe ser normal (70 a 90). **OBSERVE** si las venas del cuello se han agrandado. La dificultad para respirar o las venas del cuello agrandadas pueden implicar alguna enfermedad grave. Ayude a la mujer a ir al hospital si es posible hacerlo.

6. **OBSERVE Y PALPE** las mamas para detectar cualquier problema que pudiera interferir con la lactancia.

7. **OBSERVE Y PALPE** los brazos y las piernas para comprobar si hay alguna inflamación o venas agrandadas. **OBSERVE** si hay algún tipo de deformidad en las piernas, espalda y pelvis que pudiera dificultar o imposibilitar el parto vaginal. Pruebe los reflejos. Consulte el Módulo 2: **Atención prenatal de calidad**, página 2.10 para obtener información sobre el manejo de la hipertensión inducida por el embarazo (pre-eclampsia).

RECUERDE ANOTAR LA INFORMACIÓN DEL EXAMEN FÍSICO
EN EL FORMULARIO DE TRABAJO DE PARTO
USE ESTA INFORMACIÓN PARA IDENTIFICAR PROBLEMAS /
NECESIDADES DE MANERA QUE PUEDA TOMAR LA ACCION APROPIADA

Examen abdominal

Un examen abdominal le ayudará a conocer en que etapa del parto está, la evolución del trabajo de parto y en qué condiciones se encuentra el bebé. Para realizar un examen abdominal, la mujer debe estar bien preparada. Explíquele lo que va a hacer.

1. Pida a la mujer que orine si no lo ha hecho.

2. Ayude a la mujer a tranquilizarse. Puede ayudarle si le pone una almohada bajo la cabeza y de los hombros. Debe poner sus brazos a los lados del cuerpo o cruzados sobre el pecho y doblar un poco las rodillas. Ayúdela a relajarse haciéndola respirar profundamente.

3. Descubra el abdomen. **OBSERVE** en qué posición se encuentra el bebé. **OBSERVE** si el bebé se mueve. **OBSERVE** si hay contracciones, formas raras o bultos. Un útero normal es más largo que ancho; un movimiento agitado en alguna parte son normalmente los brazos y las piernas del bebé en movimiento.

4. Asegúrese de tener las manos tibias y secas después de lavarlas.

5. **PALPE** si hay contracciones. Es necesario que haya buenas contracciones uterinas para que el trabajo de parto evolucione. Por lo general, las contracciones se tornan más frecuentes y duran más a medida que avanza el trabajo de parto.

6. **PALPE** LAS CONTRACCIONES DURANTE 10 MINUTOS CADA HORA EN LA FASE LATENTE DEL TRABAJO DE PARTO Y CADA 30 MINUTOS EN LA FASE ACTIVA DEL TRABAJO DE PARTO. **PALPE** siempre las contracciones **por lo menos** una vez por hora si no puede **PALPAR** cada 30 minutos.

   Hay tres características de las contracciones que se observan, si bien solamente se registra **la frecuencia y la duración en el partograma.**

   - ¿Cada cuanto rato puede sentirlas (frecuencia)? La frecuencia es el número de contracciones en un período de 10 minutos.
   - ¿Cuánto duran (duración)? La duración es desde cuando se empieza a sentir la contracción con la mano apoyada sobre el abdomen hasta que no la sienta más.
   - ¿Qué fuerza (intensidad) tienen? En una contracción buena y eficaz **no es posible** hundir el útero con el dedo durante el momento de máxima contracción (acmé).
     La partera con experiencia **PALPA** las tres etapas de la contracción: inicio,acmé y disminución. El comienzo de la contracción es la parte más prolongada. El acmé es la más intensa.

   En el trabajo de parto inicial, normalmente las contracciones son alrededor de cada 20 minutos, duran 15 segundos más o menos y se puede hundir el útero con el dedo (levemente). A medida que evoluciona el trabajo de parto, las contracciones se tornan más frecuentes, duran más tiempo y se vuelven más fuertes de manera que para el final del primer período: hay contracciones cada 2 ó 3 minutos, duran más de 40 segundos y no se puede hundir el útero con el dedo.

   Es importante que la partera PALPE la relajación del útero ENTRE una contracción y otra. Esta relajación es MUY IMPORTANTE para el bienestar del bebé, de la madre y del útero.

   La relajación del útero permite al bebé recibir oxígeno a través de la placenta. La relajación del útero brinda un descanso a la madre y previene el agotamiento del útero.

   Cuando las contracciones son más frecuentes que una cada dos minutos y durante más de 90 segundos, el tiempo de relajación es demasiado breve. El bebé no recibe suficiente oxígeno. La madre no tiene tiempo para descansar. El músculo uterino no deja de trabajar, no se relaja y la eficacia de la contracción disminuye. Véase la página 3.26 en este módulo para la acción para contracciones constantes.

7. **PALPE** el bebé. Use la superficie plana de los dedos para palpar. Mantenga los dedos juntos. Presione en forma pareja y firme para sentir la altura uterina y las partes del bebé. Consulte el Módulo 2: **Atención prenatal de calidad**, página 2.4 para obtener información sobre la medición de la altura uterina.

A. **PALPE** el **abdomen**

Paso 1: Primera palpación

COMO: de frente a la cabeza de la mujer. Ponga las manos a ambos lados de la parte superior del útero y coloque los dedos alrededor del mismo. (Vea Figura 1, Paso 1.) Palpe la forma, el tamaño, la firmeza y la forma en que se mueve el bebé. Pregúntese: "¿Qué hay en la parte superior del útero?"

HALLAZGOS: Si la cabeza del feto está en la parte superior del útero, sentirá una parte redonda y dura que se mueve. Si son las nalgas, palpará algo irregular, voluminoso y más blando que la cabeza y la parte superior del útero estará llena y no se moverá con facilidad. Si hay una posición transversa, el fondo se sentirá vacío.

Paso 2: Segunda palpación

COMO: Manténgase de frente a la cabeza de la mujer. Coloque ambas manos más abajo en el abdomen; presione con una mano para empujar el feto al otro lado del abdomen. (Vea Figura 1, Paso 2.) Palpe el feto para poder decir dónde están las distintas partes. Mueva suavemente el bebé de un lado a otro para poder decir con mayor facilidad en qué lado está la espalda y en qué lado están los brazos y las piernas.

HALLAZGOS: Aquella parte que se sienta firme, continua y suave será la espalda del feto. Si palpa partes pequeñas, bultos, partes irregulares que se muevan o golpean su mano, se tratará de partes del feto como los pies o las rodillas. Si no puede palpar la espalda en alguno de los lados, quiere decir que la espalda está hacia la espalda de la madre, en posición posterior. En la posición transversa, se puede palpar el cuerpo del bebé atravesado en el abdomen.

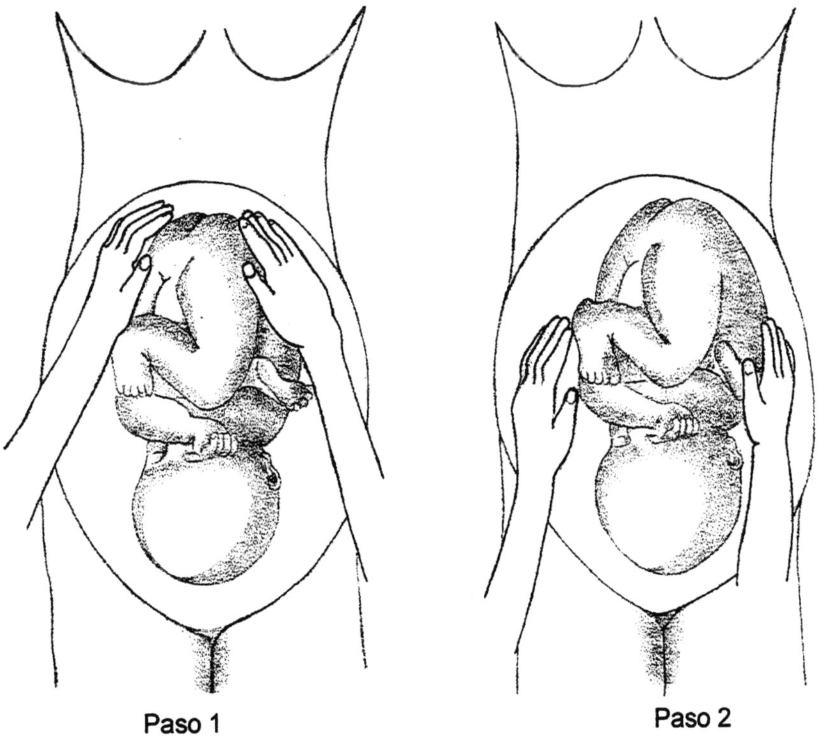

Figura 1. Pasos de la palpación para determinar la posición del bebé

Paso 3: Tercera palpación

COMO: Continúe de frente a la cabeza de la mujer. Indique a la mujer que doble las rodillas. Palpe la parte del bebé que se encuentra en la parte inferior del abdomen. (Vea Figura 2, Paso 3.) Pregúntese lo siguiente: "¿Qué hay en la parte inferior del abdomen?" Compare con lo observado en la primera palpación.

HALLAZGOS: Si la presentación del feto se puede mover hacia arriba quiere decir que no está encajada. Frecuentemente la parte que se presenta es la cabeza. Es una presentación de vértice. Si lo que se presenta es la cabeza trate de movilizarla de un lado a otro. Si no puede moverla quiere decir que está encajada. Si no palpa la cabeza ni las nalgas en el abdomen inferior, el bebé se encuentra acostado en su lado, en una presentación transversa.

Paso 4: Cuarta palpación

COMO: De vuelta y póngase de frente a los pies de la mujer. Cerciórese que las rodillas de la mujer estén dobladas. Coloque ambas manos a los costados del abdomen y presione hacia la pelvis. (Vea Figura 2, Paso 4.)

HALLAZGOS: Compare con lo observado en las otras palpaciones y trate de averiguar cuál es la presentación. Pregúntese lo siguiente "¿ siente a más de un bebé?"

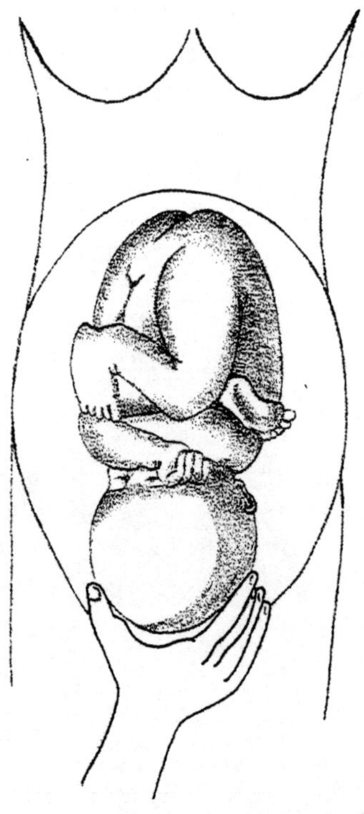

Paso 3

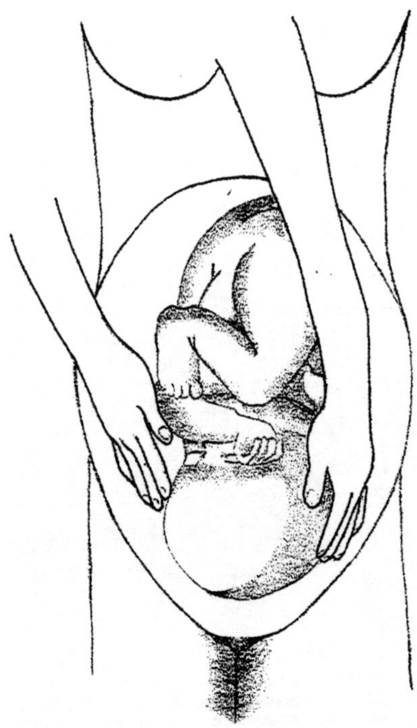

Paso 4

Figura 2. Pasos de la palpación para determinar la posición del bebé

B. **PALPE** el nivel de la **cabeza** (descenso).

PALPE el nivel de la cabeza o de la parte que se presenta. Los puntos de referencia que se usan para medir el descenso son la cabeza fetal y el estrecho superior de la pelvis. (Vea Figura 3.) PALPAR el descenso del feto a través del abdomen es más cómodo para la madre que el examen vaginal.

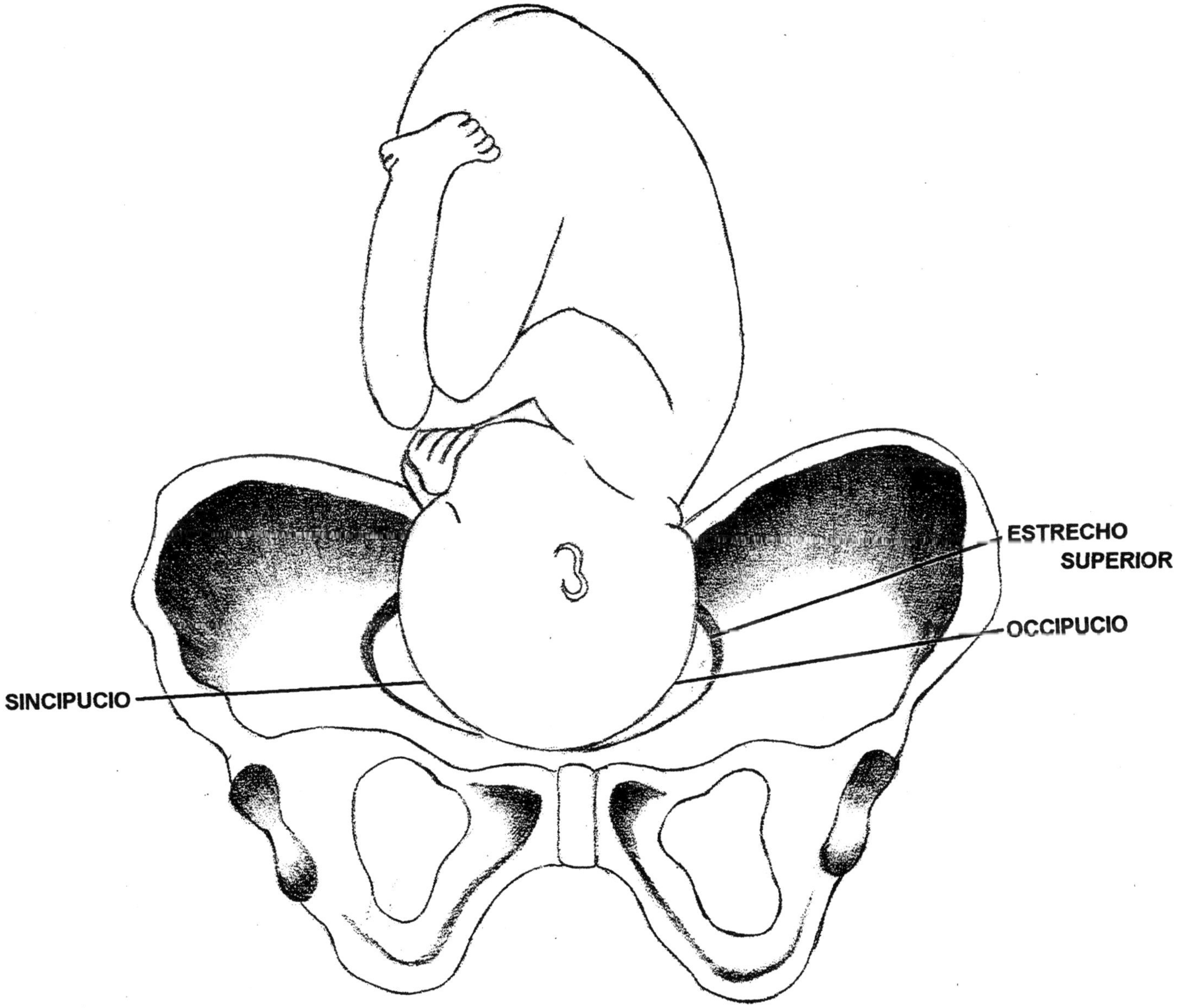

Figura 3. Puntos de referencia para el descenso

Párese al lado de la mujer. Si es diestra párese a la derecha de la mujer. **PALPE** la cabeza con la mano derecha. (Vea Figura 4.) La cabeza puede movilizarse (está flotante). Cuando pueda palpar toda la cabeza, corresponde a una medida de **cinco quintos** por encima del borde superior del pubis (reborde pelviano). Puede cubrir la cabeza con los cinco dedos por encima de este borde.

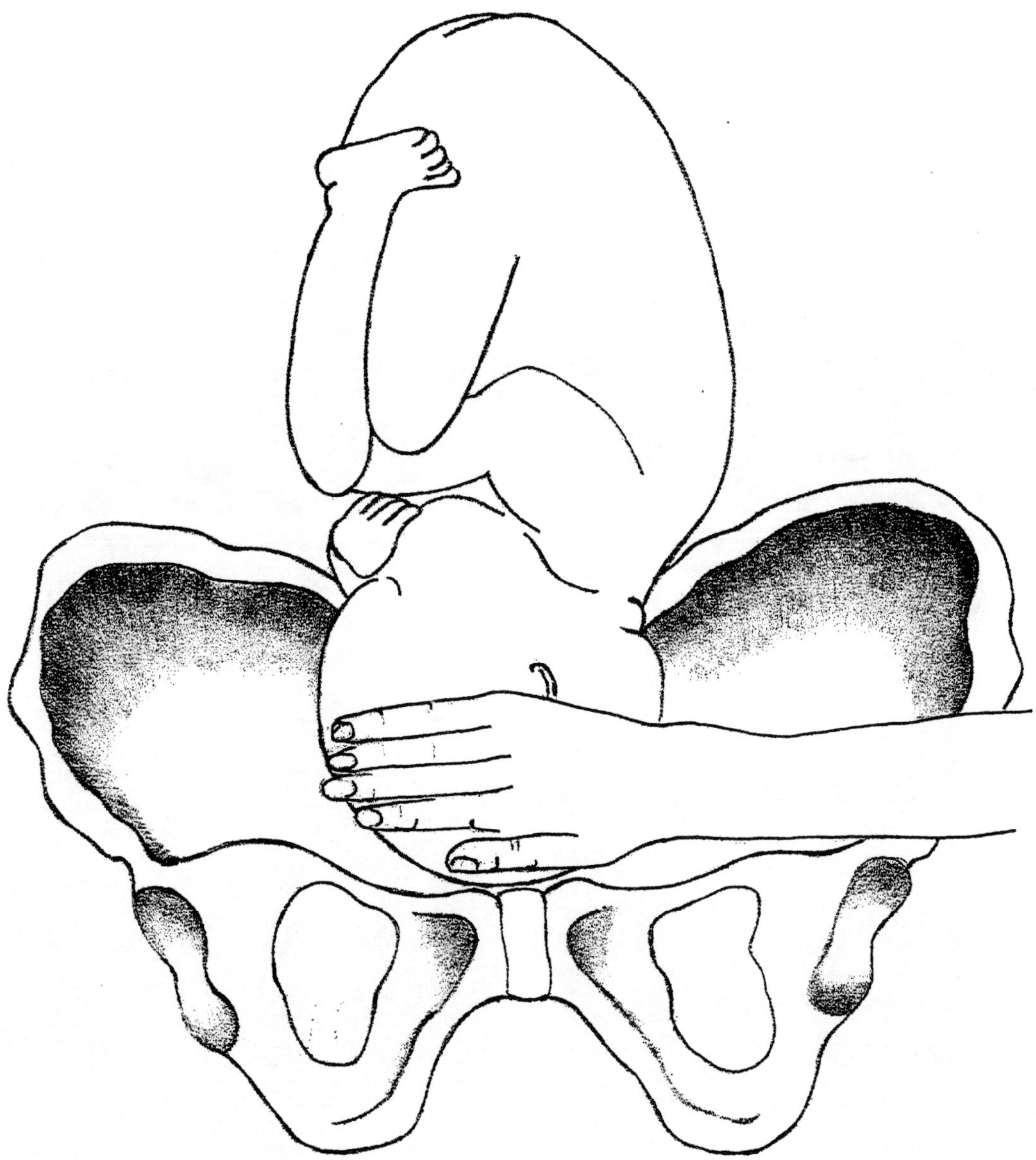

Figura 4. Nivel de la cabeza por encima del reborde pelviano, cinco quintos

Cuando la cabeza del bebé se encuentra a **cuatro quintos** por encima del reborde pelviano, está recién entrando al estrecho superior. Cuando está a **tres quintos** por encima, aún puede parcialmente palpar cabeza con 3 de sus dedos.

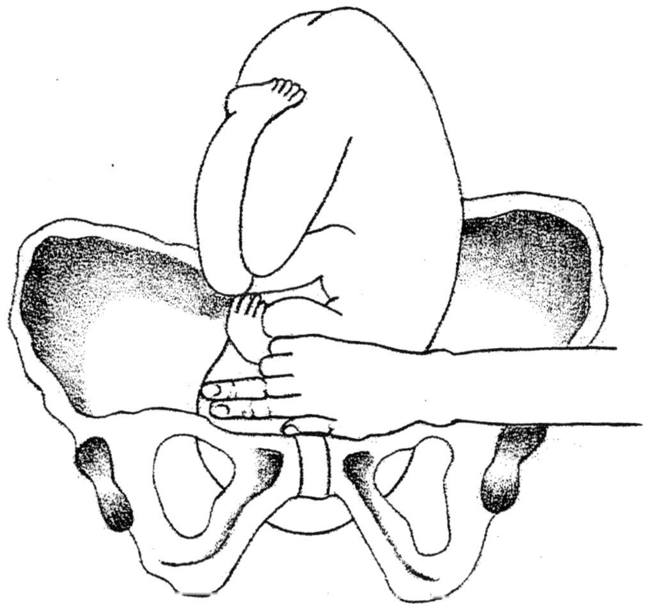

Figura 5. Nivel de la cabeza por encima del reborde pelviano, dos quintos

Cuando está a **dos quintos** por encima del reborde, solamente 2 dedos miden la cabeza porque más de la mitad de la cabeza ha entrado al estrecho superior de la pelvis. Ya no puede palpar la forma redonda de la cabeza. La cabeza ya está **ENCAJADA**. Es casi imposible mover la cabeza.

Cuando la cabeza está bien adentro de la pelvis, ya no la puede palpar a través del abdomen. Más adelante en este módulo aprenderá a trazar el nivel de la cabeza en el gráfico del trabajo de parto (partograma).

C. **ESCUCHE** la **frecuencia cardíaca fetal**

Escuchar la frecuencia cardíaca fetal es una manera segura y fiable de saber la condición del bebé durante el trabajo de parto. Si la frecuencia cardíaca fetal está por encima de 160 o por debajo de 120 latidos por minutos, es posible que el bebé tenga problemas.

COMO: Indique a la mujer que se acueste de espalda. Ubique el foco cardíaco fetal antes de una contracción. Use un estetoscopio fetal para escuchar los sonidos del corazón del feto desde el pecho o espalda del bebé. Sabrá donde buscar el pecho o la espalda del bebé después de palpar el abdomen. **ESCUCHE** con cuidado en los cuatro cuadrantes del abdomen. Cuando encuentre el lugar donde escucha los latidos cardíacos con mayor nitidez, cuente el número de latidos en un minuto **después de la máxima intensidad de la contracción**.

ESCUCHE al final de la contracción para verificar si el bebé está tolerando el estrés del trabajo de parto. Si la frecuencia cardíaca es menos de 120 al final de la contracción, siga escuchando y registre el tiempo que toma en volver a la normalidad. La desaceleración tardía de la frecuencia cardíaca fetal es una forma grave de sufrimiento fetal.

ACCION

CUENTE Y REGISTRE LA FRECUENCIA CARDÍACA FETAL
CADA 30 A 60 MINUTOS DURANTE EL TRABAJO DE PARTO ACTIVO.

Examen vaginal

Las razones para realizar un examen vaginal cuando la mujer se encuentra en trabajo de parto son las siguientes:

1. **PALPAR** el grosor, borramiento y dilatación del cuello uterino,
2. **PALPAR** la posición de la parte que se presenta,
3. **PALPAR** (evaluar) el caput, amoldamiento y la bolsa de aguas (líquido y membranas) y
4. **PALPAR** (evaluar) el tamaño de la pelvis *al ingreso*. (Vea página 3.69.)

El examen vaginal no es cómodo y puede causar una infección en la mujer. Es importante hacer un examen vaginal ÚNICAMENTE cuando es necesario. Necesita hacer un examen vaginal cuando **OBSERVA Y PALPA** (evalúa) a la mujer por primera vez. HAGA UN EXAMEN VAGINAL CADA CUATRO HORAS CUANDO LA MUJER ESTÉ EN TRABAJO DE PARTO ACTIVO. En algunas mujeres, como las *multíparas, puede ser necesario hacerlo con más frecuencia cuando están en trabajo de parto avanzado.*

Puede ser necesario hacer un examen vaginal para:

- decidir si una mujer está en trabajo de parto.
- vigilar el progreso del trabajo de parto.
- determinar la presentación o posición.
- asegurar que el CORDÓN UMBILICAL NO ESTÉ PROLAPSADO.
- antes de hacer una enema a una mujer multípara.

Procedimiento

1. Explique a la mujer lo que va a hacer. Reúna el equipo. (Haga un examen abdominal **antes de** hacer un examen vaginal).

2. Pida a la mujer que se acueste de espalda, doble las rodillas y separe las piernas.

   OBSERVE si hay secreción en los genitales. Una secreción blanquecina, transparente, acuosa o manchada con sangre puede ser tapón mucoso o líquido amniótico. Recuerde que la presentación podálica puede tener un líquido amarillento o verdoso. El meconio (materia fecal del bebé) en la vagina puede constituir una seria advertencia. El control de este problema se analiza en la sección Sufrimiento fetal, página 3.29.

3. Limpie la zona de los genitales:
   - Lave los genitales de la mujer con agua y jabón.

   - Lávese las manos con agua y jabón, póngase guantes estériles desinfectados a alto nivel, si tiene disponibles.

   - Use algodón o paños con una solución antiséptica o jabonosa para limpiar los genitales de la mujer desde adelante hacia atrás.

   - Repita la limpieza desde adelante hacia atrás hasta que el área genital quede bien limpia.

4. **PALPE** las **paredes vaginales y el cuello uterino**:
   - Humedezca los dedos índice y medio de la mano enguantada con un lubricante antiséptico.

   - Separe los labios de la mujer con el pulgar y el índice de la otra mano enguantada. Inserte suavemente 2 dedos en la vagina de la mujer. *Una vez que haya insertado los dedos, no los saque hasta terminar el examen*; esto disminuye el riesgo de infección.

   - Palpe la vagina de la mujer. Mueva los dedos alrededor de la pared vaginal. Palpe si hay alguna cicatriz dura. Mueva los dedos hacia la parte posterior de la vagina. Palpe si hay materia fecal en el recto.

   - Palpe el cuello uterino con las puntas de los dedos. Examine si está duro y grueso y decida cuánto se ha adelgazado; este adelgazamiento corresponde al *borramiento*. Determine en qué medidas ha abierto el cuello uterino; la apertura del cuello uterino es la *dilatación*. Mida la dilatación en cm; la dilatación completa es 10 cm. (Consulte el Apoyo al Aprendizaje 1– Medición de la dilatación cervical, página 3.65, para obtener información sobre la forma de convertir las medidas tomadas con los dedos en cm.).

     EL BORRAMIENTO DEL CUELLO UTERINO (ACORTAMIENTO) Y LA DILATACIÓN (APERTURA) PERMITE AL BEBÉ SALIR DEL ÚTERO. EL BORRAMIENTO COMPLETO OCURRE CUANDO EL CUELLO DEL ÚTERO ES MUY, MUY DELGADO (es tan delgado como la piel de un mango). LA DILATACIÓN COMPLETA OCURRE CUANDO YA NO SE PALPA CUELLO UTERINO.

5. **PALPE** la **bolsa de aguas (membranas)**. Las membranas pueden estar intactas hasta la dilatación completa del cuello y es necesario romperlas artificialmente (RAM) con un instrumento estéril. Las membranas se sienten como un globo lleno.

   Al romper las membranas, el agua (líquido amniótico) debería ser transparente. Si está teñido con meconio (materia fecal del bebé), o si tiene muy poca agua o no hay agua, es probable que haya sufrimiento fetal. El meconio puede indicar hipoxia (muy poco oxígeno en el cerebro). Es común observar meconio en la presentación podálica.

6. **PALPE la parte del bebé que se presenta** y use esta información con sus hallazgos en el examen abdominal para confirmar (identificar) qué parte del bebé se encuentra en el cuello uterino.
   - La presentación de vértice implica que la cabeza está en el cuello uterino.
   - La presentación podálica implica que las nalgas o las piernas están en el cuello uterino.
   - La presentación transversa implica que el bebé está acostado a lo ancho del útero, puede haber un brazo u hombro en el cuello uterino.

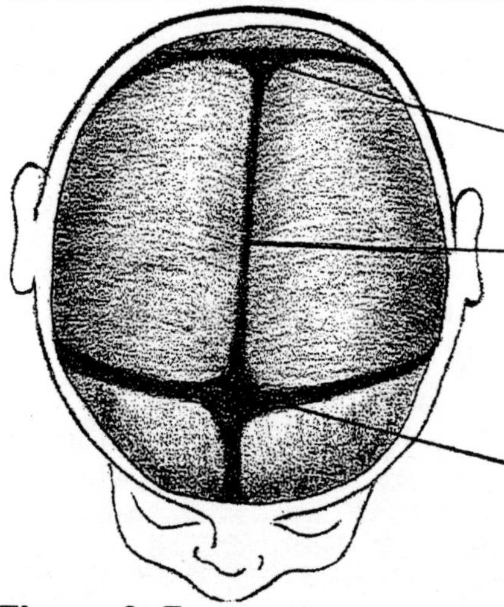

Figura 6. Fontanelas y suturas

   - SI LA CABEZA está en el cuello uterino, palpe las fontanelas para decidir en qué posición se encuentra el bebé. La fontanela anterior es la unión de cuatro suturas con forma de rombo. La fontanela posterior es una unión triangular de tres suturas. En una *presentación de vértice bien flectada,* solamente se palpa *la fontanela posterior.* Si la cabeza *no está bien flectada* (*deflectada*), se *palpan ambas fontanelas.*

   - **PALPE** para comprobar si hay caput y amoldamiento. Palpe las líneas de sutura para ver si hay separación; una superposición seria de los huesos puede constituir un signo de que la cabeza no pasará por la pelvis de la mujer (desproporción cefalopélvica). Vea amoldamiento en página 3.46, y en Apoyo al Aprendizaje 3 – medición de la pelvis, página 3.69.

7. **PALPE** hasta dónde ha llegado el bebé en la pelvis. Compare este hallazgo con su palpación abdominal del descenso de la cabeza del bebé.

8. **PALPE** para comprobar ausencia del cordón umbilical; el cordón está prolapsado cuando cae a través del cuello antes que la parte que se presenta; se siente como un cordón suave y pulsátil. Consulte el Módulo 10: **Otras emergencias**, Prolapso del cordón umbilical, página 10.7.

9. Retire su mano de la vagina de la mujer. Ayúdela a volver a una posición cómoda.

10. Explique sus hallazgos a la mujer y su familia. Registre sus hallazgos en el gráfico del trabajo de parto (partograma).

Preguntas de repaso

¿Qué aprendí? Vea qué es lo que ha aprendido y comprendido de esta sección del módulo respondiendo a las siguientes preguntas. Cuando termine, busque las respuestas en el módulo, en las páginas indicadas entre paréntesis ().

1. ¿Por qué examina a una mujer que está en trabajo de parto? (página 3.10)

2. Enumere los pasos de un examen físico general. (páginas 3.10 – 3.11)

3. Describa los pasos usados en la palpación para decidir cuál es la posición del bebé. (páginas 3.11 – 3.17)

4. ¿Qué es el encajamiento? ¿Cómo puede averiguar si la cabeza del bebé está encajada? (página 3.17)

5. ¿Por qué escucha la frecuencia cardíaca fetal? ¿Cuáles son las frecuencias cardíacas normales? (página 3.17)

6. ¿Por qué haría un examen vaginal? Enumere tres razones. (página 3.18)

Destreza : Ingreso y Vigilancia del trabajo de parto: IDENTIFICAR PROBLEMAS / NECESIDADES y TOMAR LA ACCION APROPIADA

El tercer y cuarto paso en la atención de una mujer en trabajo de parto son **IDENTIFICAR LOS PROBLEMAS / NECESIDADES** y **TOMAR LA ACCION APROPIADA.**

La partera es una experta en la atención de mujeres embarazadas, en la detección de mujeres de alto riesgo y en el reconocimiento de complicaciones. A fin de identificar los problemas / necesidades y tomar la acción apropiada, debe conocer y comprender plenamente los hallazgos normales que se analizaron en las secciones de **PREGUNTAR Y ESCUCHAR, OBSERVAR Y PALPAR**. Si tiene alguna pregunta al respecto, vuelva a esa parte y repase la información.

El trabajo de parto es un proceso natural que exige un total esfuerzo físico y emocional de la mujer. Las mujeres van a estar en diferentes etapas del parto cuando vaya a verlas a sus casas o cuando vengan a verla a la maternidad. Tendrá que adaptar sus acciones para responder a sus necesidades. Las necesidades normales de una mujer en trabajo de parto son: comodidad, apoyo emocional, limpieza, nutrición, hidratación y eliminación. Revise su texto para parteras y repase la progresión normal del trabajo de parto.

PREGUNTE Y ESCUCHE para detectar PROBLEMAS y TOMAR LA ACCION APROPIADA

Si identifica alguno de los siguientes problemas cuando **PREGUNTA Y ESCUCHA**, refiera a la mujer. Puede encontrar estos problemas durante la atención prenatal o cuando la mujer acuda a verla en trabajo de parto. Consulte su texto para parteras para un análisis de estos problemas.

Las mujeres con estos problemas necesitan tener su parto en un hospital, si es posible:

- más de cuatro embarazos
- mayor de 35 años
- menor de 16 años
- pre-eclampsia o eclampsia
- pelvis o pierna deformada y ningún parto vaginal previo
- dos o más abortos espontáneos
- mortinato
- cesárea anterior
- altura inferior a lo normal en función del grupo étnico
- problemas en el último parto: vacum o uso de fórceps, retención placentaria, sangrado severo, trabajo de parto prolongado
- problemas en el embarazo actual: gemelar, posición transversa, hemorragia, pelvis pequeña, anemia grave.

OBSERVE Y PALPE para detectar PROBLEMAS y TOMAR LA ACCION APROPIADA

Una mujer en trabajo de parto que tiene un problema con peligro su vida y la del bebé se encuentra en un estado de *distrés o sufrimiento.* El trabajo de parto y el parto fuerza al máximo los sistemas físicos y emocionales de una mujer. Por este motivo, la vigilancia del estado de la madre durante el trabajo de parto y el parto es tan importante como la vigilancia del estado del bebé.

Si no se toma la acción para aliviar el sufrimiento de la madre, el problema puede causar su muerte. **Los signos de distrés materno incluyen los siguientes: expresión ansiosa, palidez alrededor de la boca, transpiración en el labio superior, boca seca, orina concentrada y vómito oscuro.**

REFIERA – Encontrará esta recomendación a través de todas las acciones. **Cada partera tendrá que tomar la decisión de acuerdo con su situación.** Si es imposible transladar a la mujer, decida qué es lo que puede hacer para tratar de salvar la vida de la mujer y del bebé que no ha nacido todavía. Si se encuentra en un hospital, llame al médico al mismo tiempo que empieza las acciones.

Use el siguiente cuadro para identificar la razón del distrés de la madre o el bebé. Tome la acción apropiada. Cada vez que refiera a una mujer, pida al médico que le ayude a actualizar las acciones. A *menudo es importante revisar la información sobre mejores maneras para brindar atención y nuevos tratamientos que puedan estar disponibles.*

Distrés de la mujer en trabajo de parto

SIGNOS VITALES: Presión arterial (PA)

HALLAZGOS: PA superior a 140/90

ACCION : Tome cada 30 minutos, 3 veces; indíquele que se acueste de su lado izquierdo; hidrátela.
Si la PA **desciende**, siga controlando cada 2 horas durante el parto.
Si la PA es **alta** (elevada) todavía, REFIERA. Si esto es imposible y está:

- *A punto de dar a luz*: prepárese para el parto; hidrátela; esté atenta a posibles convulsiones, un bebé deprimido y hemorragia posparto.
- *al principio del trabajo de parto*: siga con la hidratación; esté atenta a posibles convulsiones; consulte la sección correspondiente a Hipertensión Inducida por el Embarazo en el Módulo 2: **Atención prenatal de calidad**.

HALLAZGOS: PA **alta y** dolor de cabeza, **o** visión borrosa, **o** reflejo rápido (hiperreflexia), ó edema de cara, manos, pies o vulva.

ACCION: REFIERA. Si no es posible hacerlo y si la mujer está:

- *a punto de dar a luz:* administre10 gramos (g) sulfato de magnesio intramuscular ó 20 miligramos (mg) de Valium; asista rápidamente el parto con un vacum; administre un oxitócico enseguida después del parto; esté preparada para un bebé deprimido y convulsiones en la mujer.
- *al principio del trabajo de parto:* administre un anticonvulsivante intramuscular como se indicó arriba. REFIERA si es posible. Vigile el trabajo de parto, el reposo y observe signos de eclampsia.

SIGNOS VITALES: Presión arterial (PA), continuación

HALLAZGOS: PA inferior a 90/60

ACCION: Tome la presión cada 30 minutos, 3 veces. Hidrátela. Si todavía es de 90/60 o inferior, trate de determinar si la causa es enfermedad, sangrado, infección o shock; consulte la sección sobre Prevención y control del shock en el Módulo 8: **Hidratación y rehidratación.** REFIERA si está cerca del médico; si el pulso y la temperatura están normales siga vigilando el trabajo de parto, o si está a punto de dar a luz, asista el parto.

SIGNOS VITALES: Pulso

HALLAZGOS: El pulso está constantemente por encima de los 90 o por debajo de los 60 latidos por minuto.

ACCION: Tome el pulso cada 30 minutos, 3 veces, entre una contracción y otra; hidrátela. Si sigue en el mismo estado, busque la causa; si la presión arterial y la temperatura son normales, siga vigilando el trabajo de parto y asista el parto. REFIERA si hay un médico cerca.

SIGNOS VITALES: Temperatura

HALLAZGOS: Temperatura de 38°C (100,6°F) o superior.

ACCION: OBSERVE si hay signos de infección, malaria o deshidratación - consulte el Módulo 7: **Prevención y tratamiento de la infección** y el Módulo 8: **Hidratación y rehidratación** para obtener más información. REFIERA A UN MÉDICO si es necesario.

RESPIRACIÓN

HALLAZGOS: Más de 40 respiraciones por minuto entre una contracción y otra o durante las contracciones; la mujer tiene dificultad para respirar.

ACCION: Indique a la mujer que respire hondo y se relaje para asegurar que no esté hiperventilando. Hidrátela. REFIERA si no hay cambio en su estado y/o prosiga con la vigilancia del trabajo de parto y asista el parto; esté preparada para un bebé deprimido.

CORAZÓN

HALLAZGOS: Las venas del cuello están distendidas (abultadas), la frecuencia cardíaca es irregular o los ruidos cardíacos son anormales. Puede tener edema o presión arterial alta.

ACCION: Tome ACCIONES de acuerdo con el edema o presión arterial alta según lo indicado arriba.

ABDOMEN: Contracciones, sangrado, rotura prematura de membranas

HALLAZGOS: Contracciones regulares antes de las 28 semanas *con o sin sangrado.*
ACCION: Consulte Atención de un aborto incompleto en el Módulo 10: **Otras emergencias**.

HALLAZGOS: Contracciones regulares después de las 28 semanas, *sin sangrado.*
ACCION: Vigile, puede a dar a luz, esté preparada para un bebé prematuro.

HALLAZGOS: Contracciones regulares después de las 28 semanas, *membranas rotas.*
ACCION: Vigile, puede llegar a dar a luz, esté preparada para un bebé prematuro. Consulte el Módulo7: **Prevención y tratamiento de la infección**, Prevención de la corioamnionitis, página 7.12.

HALLAZGOS: Contracciones regulares, después de las 28 semanas, *sangrado severo.*
ACCION: REFIERA. Consulte el Módulo 5: **Prevención y tratamiento de hemorragias** y el Módulo 8: **Hidratación y rehidratación.**

HALLAZGOS: *Útero duro,* sin relajación del útero, embarazo de término – piense en un desprendimiento prematuro de placenta.
ACCION: Administre un analgésico intramuscular, instale un suero intravenoso; REFIERA lo antes posible.

HALLAZGOS: *Sin dolor abdominal* durante los últimos 3 meses de embarazo, *sangrado escaso*– piense en placenta previa.
ACCION: Signos de shock: administre un analgésico intramuscular, instale un suero intravenoso REFIERA lo antes posible

- Sin signos de shock, sin transporte: verifique si hay trabajo de parto, instale un suero intravenoso, reposo; si el trabajo de parto comienza dentro de 24 horas, proceda de acuerdo a un parto normal. Esté preparada para una hemorragia; administre un oxitócico, vigile el posparto.
- Si no comienza el trabajo de parto, REFIERA lo antes posible.

HALLAZGOS: Contracciones débiles e irregulares, embarazo de término.
ACCION: Administre un sedante; hidrátela; vigile atentamente durante 4 horas. Si las contracciones se detienen, vigile dos veces al día hasta que comience el trabajo de parto; proceda con parto normal. Si no hay evolución y las contracciones continúan irregulares, REFIERA lo antes posible. Vigile por hay infección y trabajo de parto hasta que sea posible hacer la referencia.

ABDOMEN: Forma del útero

HALLAZGOS: El útero es más ancho que largo: posición transversa
ACCION: REFIERA lo antes posible. Si está en trabajo de parto, administre un analgésico intramuscular, un suero intravenoso y un antibiótico de amplio espectro.

ABDOMEN: Descenso

HALLAZGOS: La parte que se presenta no está encajada, embarazo de término, dilatación de 3 cm o más, primer embarazo, trabajo de parto activo.

ACCION: Evalúe la pelvis; administre un suero intravenoso; indique a la mujer que cambie de posición a menudo y que camine; vigile atentamente durante 4 horas; si no hay evolución, REFIERA lo antes posible.

ABDOMEN: Presentación

HALLAZGOS: Presentación podálica o transversa

ACCION: Realice un examen vaginal:

- Si la presentación es podálica y se siente el cordón umbilical:ayude a la mujer a ponerse en la posición rodilla-pecho. Consulte el Módulo 10: **Otras emergencias**, Prolapso del cordón umbilical, página 10.7.
- Si es podálica y no se siente el cordón umbilical: realice una episiotomía en la segunda etapa, Consulte el Módulo 10: **Otras emergencias**, Procedimiento para presentación podálica, página 10.16.
- Si es una presentación transversa: administre un analgésico intramuscular, un suero intravenoso y un antibiótico de amplio espectro, REFIERA lo antes posible.

ABDOMEN: Vejiga

HALLAZGOS: Vejiga llena o distendida

ACCION: Si no puede orinar, cateterice.

VAGINA: Dilatación cervical

HALLAZGOS: Menos de 3 cm de dilatación en 8 horas con 2 o más contracciones en 10 minutos, de 20 segundos o más de duración cada una.

ACCION: REFIERA; si el transporte se demora, administre un analgésico intramuscular, un suero intravenoso y continúe vigilando.

HALLAZGOS: La dilatación en el partograma está a la derecha de la línea de alerta.

ACCION: REFIERA, a menos que la mujer esté a punto de dar a luz; siga vigilando, esté preparada para el cordón umbilical alrededor del cuello del bebé, un bebé deprimido y hemorragia posparto. Si la mujer no está a punto de dar a luz, administre un analgésico intramuscular, un suero intravenoso y antibiótico de amplio spectro; siga la vigilancia hasta que consiga transporte para REFERIR.

HALLAZGOS: La dilatación en el partograma llega o cruza la línea de acción.

ACCION: La mujer debiera estar en un hospital. El médico decidirá que acción tomar: reevalúe la pelvis y, si es adecuada, siga vigilando durante 4 horas, hidrátela, acelere el trabajo de parto y/o cesárea.

- Si no está en un hospital, reevalúe la pelvis: si es adecuada y no hay sufrimiento materno o fetal -- hidrátela, hágala caminar, vigile el trabajo de parto durante 4 horas y vuelva a evaluar.
- Si no es posible referir a un hospital, vuelva a evaluar la pelvis e hidrate: (a) pelvis adecuada: hágala caminar, vigile durante 4 horas (b) pelvis no adecuada: administre Petidina 100 mg intramuscular; trate nuevamente de organizar el transporte.

VAGINA: Secreción	
HALLAZGOS:	Salida de meconio, puede ser líquido teñido de amarillo o verde o una secreción espesa verdosa, con membranas rotas. Piense en un sufrimiento fetal.
ACCION:	Revise el estado del bebé y del cuello uterino; si no está a punto de dar a luz, REFIERA. Esté preparada para hacer reanimación al recién nacido.
HALLAZGOS:	Flujo vaginal verdoso, espeso o burbujeante, las membranas están intactas. Piense en una gonorrea.
ACCION:	Dé antibiótico de amplio espectro. Esté preparada para tratar los ojos del bebé.
HALLAZGOS:	Flujo vaginal negro y espeso. Piense en una presentación podálica.
ACCION:	Revise el estado y la presentación del bebé. Refiera si es presentación podálica, si tiene problemas consulte el Módulo 10: **Otras emergencias**, parto en podálica.

VAGINA: Membranas	**El trabajo de parto debe comenzar 8 horas después de la rotura de membranas y el parto debe terminar en 15 horas, o será necesario referir.**
HALLAZGOS:	La rotura ocurrió hace **menos de 8 horas**, no hay contracciones, embarazo de término, líquido claro o lechoso, latidos cardíacos fetales dentro de lo normal.
ACCION:	Si la cabeza **no** está encajada, revise si hay prolapso del cordón umbilical, hidrátela, recomiende reposo. Si la cabeza está encajada: espere que se inicie el trabajo de parto; hidrátela; recomiende caminar y descansar; vigile si se produce un prolapso del cordón umbilical; observe si hay signos de infección.
HALLAZGOS:	Con la rotura **más de 8 horas**, sin contracciones, de término, líquido claro o lechoso, latidos fetales normales.
ACCION:	Vigile si hay prolapso del cordón umbilical; administre un antibiótico de amplio espectro; hidrátela y REFIERA.
HALLAZGOS:	Rotura previa al inicio del trabajo de parto, embarazo de término, prolapso del cordón umbilical.
ACCION:	Refiera. **Prevenga toda presión sobre el cordón umbilical. Evite que se apriete el cordón umbilical.** Consulte el Módulo 10: **Otras emergencias** para información sobre el procedimiento.
HALLAZGOS:	Rotura previa al inicio del trabajo de parto, embarazo de 28 a 36 semanas; **no haga examen vaginal.**
ACCION:	Administre un antibiótico de amplio espectro y REFIERA.

La vigilancia del feto durante el trabajo de parto le da señales oportunas de algún problema que amenace la vida del bebé (sufrimiento fetal). Use el cuadro de la página siguiente que muestra los tres HALLAZGOS y las ACCIONES para un bebé con sufrimiento fetal durante el trabajo de parto.

Sufrimiento fetal durante el trabajo de parto

FRECUENCIA CARDÍACA	
HALLAZGOS:	Latidos fetales *más de 160 o menos de 120 latidos por minuto* indican un problema. Un cambio repentino en el sonido de la frecuencia cardíaca puede significar también un sufrimiento fetal. Si la frecuencia es de **100 o menos** significa un sufrimiento severo y se deberá tomar la ACCION apropiada. Una frecuencia inferior a 120 al final de la contracción y que **se recupera muy lentamente** significa un sufrimiento fetal severo y es necesario tomar la ACCION apropiada. Esté preparada para un bebé deprimido en el parto.
ACCION:	*En la segunda etapa: Hidrate a la madre*, ayúdela *a cambiar de posición* y *asista el parto* lo antes posible haciendo una episiotomía y usando el vacum, si dispone de uno. Recuerde revisar si hay cordón umbilical alrededor del cuello apenas nazca la cabeza del bebé. Si no está en *la segunda etapa:* **ESCUCHE** los latidos entre una contracción y otra. Cambie *frecuentemente* la posición de la madre después de una frecuencia cardíaca anormal. Hidrátela, observe si hay prolapso del cordón umbilical y REFIERA. Si LA REFERENCIA no es posible, vigile estrechamente hasta la segunda etapa.
MECONIO	
HALLAZGOS:	El bebé elimina meconio que tiñe el líquido amniótico que sale por la vagina de la madre. La coloración puede ser verdosa o negruzca. El bebé PUEDE tener un sufrimiento fetal por falta de oxígeno.
ACCION:	Revise la frecuencia cardíaca del bebé. Si la madre no está por dar a luz, REFIERA; si el transporte se demora, siga vigilando el trabajo de parto; cámbiela de posición; hidrátela, esté lista para el parto. Esté preparada para aspirar las secreciones de la boca y nariz tan pronto salga la cabeza del bebé. En todo bebé que nace con meconio, aspire el estómago de INMEDIATO después del parto para evitar la aspiración (inhalación) del meconio.
ACTIVIDAD	
HALLAZGOS:	El bebé se mueve mucho en el útero, como si tuviera algún problema, y trata de moverse para liberarse de ese problema. Es posible también que el bebé tenga convulsiones. Normalmente, el bebé se mueve muy poco durante el trabajo de parto.
ACCION:	Si el parto no se produce enseguida, REFIERA si es posible. *Controle la frecuencia cardíaca* cada 5 minutos. Si la frecuencia cardíaca es normal todavía, revise si hay prolapso del cordón umbilical. Esté preparada para un bebé deprimido. Hidrate a la madre, cámbiela de posición, administre un antibiótico de amplio espectro y vigile el trabajo de parto.

Preguntas de repaso

¿Qué aprendí? Responda a las siguientes preguntas para averiguar lo que sabe y comprende de esta sección del módulo. Cuando termine, busque las respuestas en el módulo, en las páginas indicadas entre paréntesis ().

1. Enumere siete problemas que pueda identificar a través de preguntar y escuchar a la madre en trabajo de parto. (página 3.23)

2. Defina sufrimiento materno y dé 3 ejemplos. (páginas 3.24 – 3.28)

3. Describa tres formas en que un bebé pueda indicarle que hay algún problema durante el trabajo de parto. (página 3.29)

4. ¿Qué puede hacer en un sufrimiento fetal? (página 3.29 y Módulo 6: **Reanimación**).

Destreza: Uso del partograma para vigilar el progreso del trabajo de trabajo de parto

Comentario de una partera ...

> El partograma me ayuda a diagnosticar un trabajo de parto anormal cuando todavía tengo tiempo para referir a la madre al hospital.
>
> Partera capacitada en DSV, Uganda

El partograma[1] es una manera clara de registrar todas las observaciones del trabajo de parto en un gráfico. Es importante recordar que el partograma es una herramienta solamente para vigilar/manejar el trabajo de parto. El partograma no sirve para identificar otros factores de riesgo que puedan haber habido antes del comienzo del trabajo de parto. Se puede usar este gráfico en los hospitales y las maternidades para ayudar a identificar a aquellas mujeres cuyos trabajos de parto no están evolucionando normalmente.

Muchas veces, el Ministerio de Salud proporciona todos los formularios para el trabajo de parto a los establecimientos de salud del gobierno. Las parteras que ejercen en forma privada pueden copiarlos para usarlos en su práctica. La partera, el médico y el personal auxiliar que atienden a la mujer en trabajo de parto son responsables de registrar la información.

Después que la partera **PREGUNTA y ESCUCHA** las respuestas mientras hace la historia clínica y **OBSERVA y PALPA** durante el examen físico, deberá registrar toda la información para identificar los **PROBLEMAS /NECESIDADES**. La partera podrá **TOMAR LA ACCION APROPIADA** para atender cada problema o necesidad que identifique.

Debe conocer el partograma antes de usarlo para escribir e interpretar la información. El Manual de DSV usa un formulario para el registro del trabajo de parto con el *partograma en el anverso,* y las *anotaciones sobre el trabajo de parto y el resultado del parto en el reverso.* La información sobre el parto puede usarse para tomar la ACCION APROPIADA durante el posparto. *Adapte y use el formulario de registro del trabajo de parto según corresponda a la situación.*

Equipo

Formulario de registro del trabajo de parto
Lápiz
Fetoscopio (estetoscopio fetal)
Aparato para PA
Cronómetro o reloj
Termómetro

---

[1] El partograma fue creado en 1970 por el Dr. R.H. Philpott, profesor de Ginecología y Obstetricia de la Universidad de Rodesia (en la actualidad, Zimbabwe) y se ha venido usando desde entonces. Deseamos agradecer a todas aquellas personas que contribuyeron a la elaboración de la versión del partograma de la Organización Mundial de la Salud.

Componentes del partograma

El partograma se usa para anotar y observar el progreso del trabajo de parto, incluyendo la dilatación cervical, descenso de la cabeza y, frecuencia y duración de las contracciones uterinas. A continuación se describen las partes del partograma en el orden en que aparecen en el gráfico de la Figura 7.

En la parte superior del partograma se registra el nombre, gravidez, para, número de ingreso al hospital, fecha de ingreso, hora de ingreso y número de horas con membranas rotas.

Condiciones fetales

- **Frecuencia cardíaca fetal** se registra para vigilar la condición del feto.
- **Líquido amniótico** se observa y registra con una "C" si está claro o "M" si está manchado con meconio. Si no se han roto las membranas, anote "I" por intactas.
- **Amoldamiento** se palpa y registra con una "O" para indicar que no hay amoldamiento o + (poco), ++ (moderado), +++ (severo).

Condición materna e interpretación

- **Dilatación cervical** es la observación más importante en la evolución del trabajo de parto. La dilatación se traza con una "X." La fase latente, la fase activa y las líneas de alerta y de acción se explicarán en forma detallada en este Módulo.
- **Descenso de la cabeza** es muy importante en la vigilancia del progreso del trabajo de parto. El descenso se marca con una "O."
- **Horas** se anota usando la hora de ingreso como la hora cero. La *hora real del día* se anota debajo de la línea de las horas.
- **Contracciones** junto con la dilatación cervical y el descenso de la cabeza, indican el progreso del trabajo de parto. Las contracciones se registran debajo de la línea correspondiente a las horas.
- **Medicamentos** – los **sueros intravenosos** se anotan en el espacio provisto. **Solamente un médico puede recetar oxitocina en el trabajo de parto.**
- **Presión arterial, pulso** y **temperatura** se anotan en el espacio provisto.
- **Orina** se anota la cantidad cada vez que orina. Si es posible se realizan exámenes de albúmina (proteína) y acetona (quetona o cetona). También debe registrarse cada vez que la mujer vomita.

PARTOGRAMA

Nombre ______________________________ Gesta _______ Para ______ Número de ingreso _________

Fecha de ingreso ________________ Hora de ingreso __________ Membranas rotas ___________horas

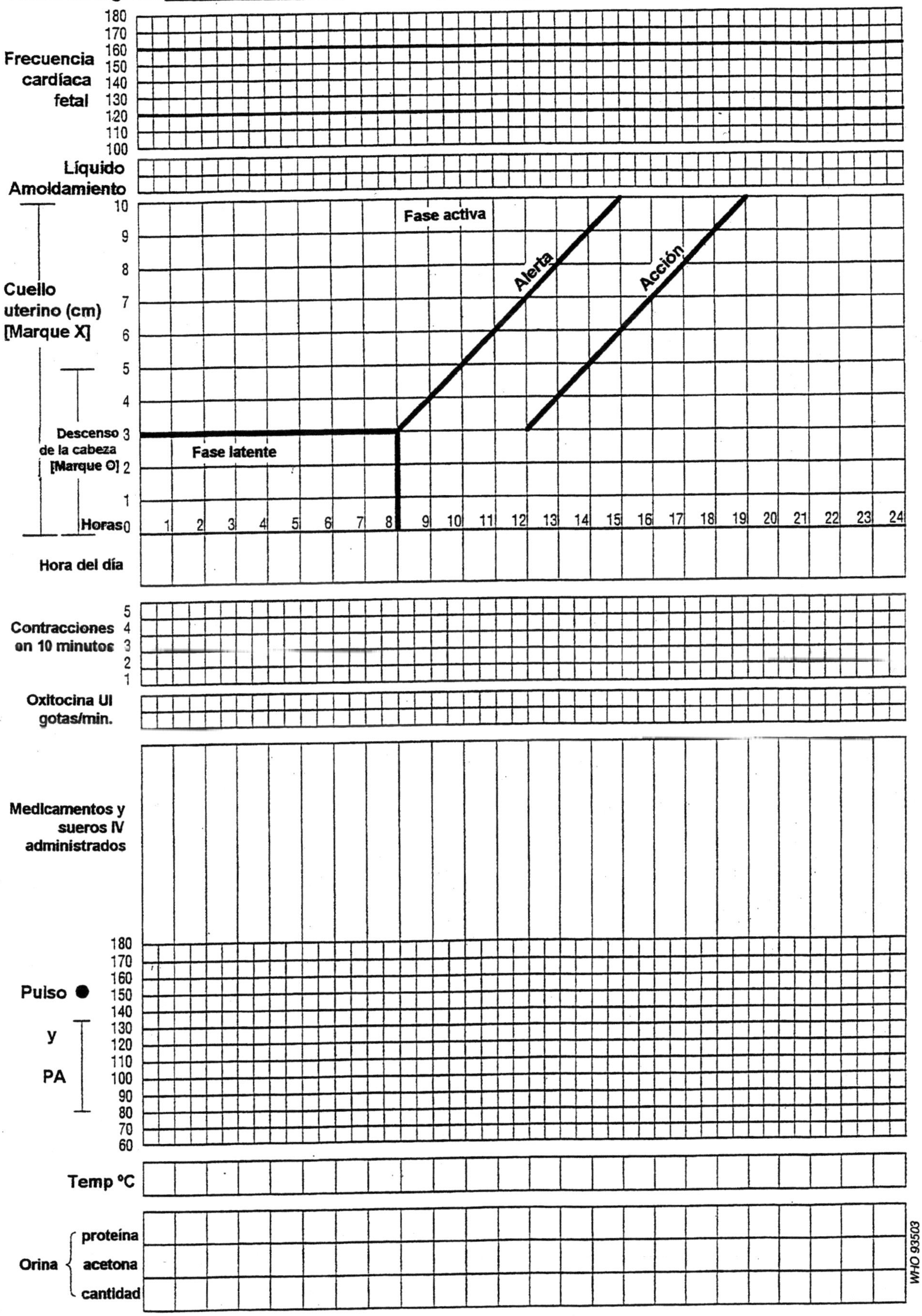

Figura 7. Partograma – Anverso del formulario de información del trabajo de parto

ANOTACIONES SOBRE EL TRABAJO DE PARTO

Sírvase marcar con un círculo o escribir las respuestas.

PARTO:

FECHA: HORA: TIPO: espontáneo / vacum / cesárea / otro

PERINEO : Intacto / Episiotomía / Laceración

ANESTESIA : Ninguna / Local / General

TERCERA ETAPA :

Se administró oxitócico: Sí / No Si es afirmativo: Tipo__________dosis______________

PLACENTA: Hora: Completa / Incompleta

PÉRDIDA DE SANGRE:

pequeña (menos de 250 cc)
moderada (250-499 cc)
grande (más de 500 cc)
significativa para la madre

APGAR

Tiempo	Color	Respiración	Corazón	Tono	Reflejo	TOTAL
1 min.						
5 min.						

BEBÉ:

Peso: ________________Gramos Sexo : Masculino / Femenino

Posición del bebé : Vértice / Podálica / Otro

COMPLICACIONES DE LA MADRE / BEBÉ

Nombre de la Partera:____ Fecha:____________

Figura 7. Anotaciones del trabajo de parto y parto – Reverso del formulario

En el **REVERSO del formulario de información sobre el trabajo de parto**, hay espacio para registrar los resultados del trabajo de parto y parto. Esta puede modificarse para responder a las necesidades de su centro de salud y sala de partos. Si lo desea, puede agregar o adaptar el formulario como se ilustra en este Módulo o, usarlo si no tiene otro disponible. Puede optar por tener una hoja para las anotaciones sobre el trabajo de parto y otra separada para el resultado del parto.

Anotaciones del trabajo de parto es el espacio para anotar la atención brindada durante el trabajo de parto. Por ejemplo, cada vez que dé a la madre líquidos a beber o alimentación, anótele aquí. Cuando la madre esté levantada y caminando, tenga dolor de espalda o se bañe, anote estas actividades en este lugar. Escriba toda la información de lo que suceda durante el trabajo de parto y que **NO** registra en el partograma. Esta información es **EXTRA** o **SE SUMA A** la información que escriba en el partograma.

Información del parto es el lugar para registrar lo que sucedió durante el parto. Se puede incluir en el resultado del parto lo siguiente:

- Fecha, hora y tipo de parto: anote la fecha y la hora. Indique si fue espontáneo, vacum o cesárea.

- Perineo y anestesia: anote si el perineo está intacto, cualquier laceración o desgarro o tipo de episiotomía y sutura realizada. Anote si se dio anestesia, y si fue local, bloqueo pudendo o general.

- Oxitócico: anote el tipo administrado, la hora y la vía de administración.

- Placenta y membranas: anote la hora del alumbramiento, tipo y si fue completo o incompleto.

- Cantidad de sangre perdida: pequeña (menos de 250 cc), moderada (250 a 499 cc) o grande (más de 500 cc).

APGAR del recién nacido (Consulte el Módulo 6: **Reanimación** (pág. 6.16) para información sobre APGAR).

- Anote el APGAR del bebé **después** del nacimiento al minuto y a los 5 minutos.

Información del bebé recién nacido: registre la información sobre el parto, incluyendo posición del bebé, sexo, peso y talla.

Complicaciones o problemas de la madre o del bebé: Use esta sección para anotar cualquier problema. Se deben registrar los detalles del manejo en la historia clínica posparto o en la historia clínica del recién nacido.

Nombre de la Partera o persona que atiende el parto y la fecha se anotan al final de toda la información. Esto es muy importante para hacer el seguimiento si fuera necesario tener información adicional.

Procedimiento

Cuando ingresa una mujer en trabajo de parto, se realiza una completa evaluación de su estado y del estado del bebé. Esto incluye conocer los antecedentes y un examen físico, tanto abdominal como vaginal. La siguiente información le ayudará a saber cómo anotar, observar e interpretar sus hallazgos y dejarlos registrados en el partograma.

1. EVOLUCIÓN DEL TRABAJO DE PARTO - Dilatación cervical

La primera etapa del parto se divide en una fase latente y una fase activa.

- **Fase latente**, período de lenta dilatación cervical, va de 0 a 2 cm con un gradual acortamiento del cuello.
- **Fase activa**, período donde la dilatación cervical es más rápida, va de 3 a 10 cm.

Vea el gráfico de la Figura 8. A lo largo del costado izquierdo se observan los números 0 al 10. Cada número / cuadrado representa un centímetro de dilatación.

A lo largo de la parte inferior del gráfico se encuentran los números 0 al 24. Cada número / cuadrado representa una hora. Anote la hora de ingreso **en la línea.**

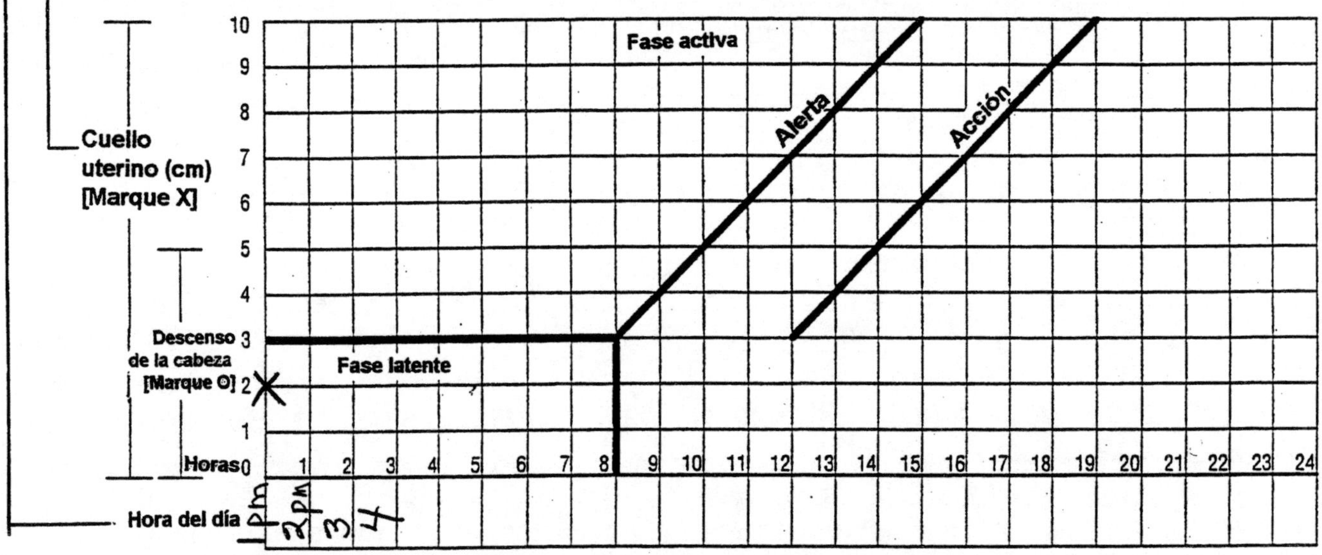

Figura 8. Registro de la dilatación cervical

La dilatación del cuello uterino se marca con una **X**. Vea la Figura 8 para ver como se registra esta información. Se anota el primer examen vaginal, realizado al ingreso. Los exámenes vaginales se realizan por lo menos **cada 4 horas**. Algunas mujeres, especialmente multíparas, pueden necesitar una revisión más frecuente en el trabajo de parto avanzado.

Ejercicio 1: Trazado de la dilatación cervical en la fase LATENTE

La fase **latente** puede durar normalmente 8 horas. Cuando ingresa una mujer que está en fase latente, se traza la dilatación cervical con una **X** en la línea marcada cero. Se realiza un examen vaginal cada 4 horas. Si se han roto las membranas y la mujer no tiene contracciones, se realiza un cuidadoso examen vaginal al ingreso de la mujer, para asegurar que no haya prolapso del cordón umbilical. También se determina la dilatación cervical, la posición y el descenso de la cabeza.

Se traza la **dilatación cervical** con una **X**. Si **el progreso es satisfactorio**, la **X** se mantendrá ***a la izquierda*** de la **línea de alerta**.

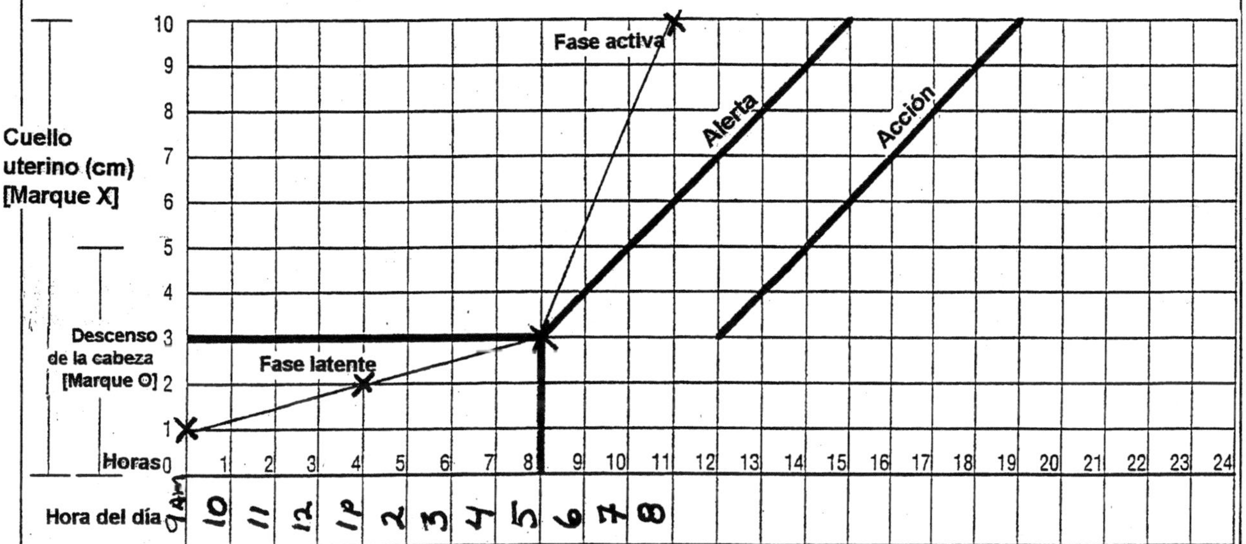

Figura 9. Registro de la dilatación

Encuentre lo siguiente en la Figura 9:

- El ingreso fue a las 9 a.m. y el cuello uterino tenía un centímetro de dilatación.
- A la 1 p.m. el cuello uterino tenía 2 cm. de dilatación.
- A las 5 p.m. el cuello uterino tenía 3 cm de dilatación cuando entró en la fase activa del trabajo de parto.
- A las 8 p.m. el cuello uterino tenía 10 cm de dilatación

¿Cuántas horas duró la fase latente del trabajo de parto?

¿Cuántas horas duró la fase activa del trabajo de parto?

RESPUESTAS - Ejercicio 1

- La fase latente del trabajo de parto comenzó al ingreso a las 9 a.m. y el cuello uterino tenía 1 cm de dilatación. La fase latente del trabajo de parto terminó a las 5 de la tarde cuando el cuello uterino tenía 3 cm de dilatación. La fase latente duró 8 horas.
- La fase activa del trabajo de parto comenzó cuando el cuello uterino tenía 3 cm de dilatación y terminó a las 8 de la noche cuando el cuello uterino estaba totalmente dilatado. La fase activa duró 3 horas.

A DILATACIÓN CERVICAL ESTÁ TRAZADA CON UNA X. SI EL PROGRESO ES SATISFACTORIO, LA X SE MANTENDRÁ *A LA IZQUIERDA* DE LA LÍNEA DE ALERTA.

Ejercicio 2: Trazado de la dilatación cervical desde la fase latente hasta la fase activa

Cuando el trazado de la dilatación llega de 0 a 2 cm, hay una línea de **alerta**, una línea recta que pasa a través de los casilleros 3 a 10 cm. Cuando el trabajo de parto entra en la fase activa, el trazado debe ser movido **mediante una línea de puntos** a la línea de alerta. Véase el ejemplo de la Figura 10.

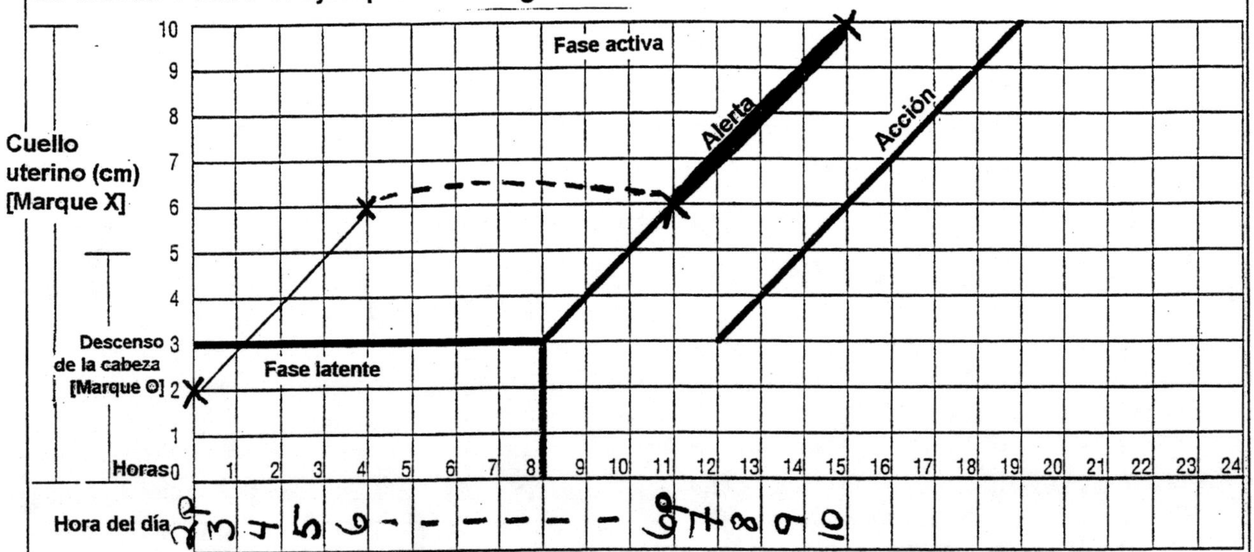

Figura 10. Trazado de la dilatación cervical desde la fase latente a la activa

Observe la siguiente información de la Figura 10:

- La hora de ingreso fue a las 2 p.m. y la dilatación era de 2 cm.
- A las 6 p.m. la dilatación era de 6 cm – fase activa, mueva la hora y la dilatación de la fase latente a la activa en la línea de alerta. **Recuerde usar una línea de puntos para el traslado.**
- A las 10 p.m., el cuello de útero tenía 10 cm de dilatación.

¿Cuántos exámenes vaginales se realizaron?

¿Cuánto duró la primera etapa del parto en la maternidad?

RESPUESTAS - Ejercicio 2

- Se realizaron exámenes vaginales a las 2 p.m., 6 p.m., 10 p.m.
- La primera etapa del parto duró 8 horas, comenzando a las 2 p.m. y terminando a las 10 p.m.

Puntos para recordar

- En la fase latente, la dilatación va de 0 a 2 cm y está acompañada por un acortamiento y adelgazamiento (borramiento) del cuello uterino. Normalmente no debe durar más de 8 horas.

- En la fase activa, la dilatación va de 3 a 10 cm, y debe aumentar a razón de un centímetro por hora, como mínimo.

- Cuando el trabajo de parto progresa muy bien, la dilatación debe mantenerse a la izquierda de la línea de alerta.

- Cuando el ingreso es durante la fase activa, la dilatación encontrada al ingreso se traza de inmediato en la línea de alerta.

- Cuando el trabajo de parto pasa desde la fase latente a la activa, la dilatación (marcada con una **X**) se mueve de inmediato (usando línea de puntos) desde el área de la fase latente hasta el área de la fase activa en la línea de alerta.

Descenso de la cabeza fetal

Para que el trabajo de parto progrese bien, la dilatación del cuello uterino debe estar acompañada por el descenso de la cabeza. La medición del descenso de la cabeza del bebé ayuda a que la partera siga la evolución del trabajo de parto.

El descenso de la cabeza se mide mediante la palpación de la cabeza a través del abdomen y el registro de los hallazgos cada hora. Como se describe en la sección de **OBSERVE Y PALPE** el descenso se mide en "quintos" de la cabeza que pueda palparse por encima del reborde pelviano (borde superior de la pelvis).

El descenso de la cabeza debe evaluarse siempre con un examen abdominal realizado inmediatamente antes de la exploración vaginal, de manera que sepa dónde sentirá la cabeza durante el examen vaginal.

Ejercicio 3: Trazando el descenso

Para trazar el descenso de la cabeza, vea a la izquierda del gráfico y busque la palabra *descenso* con líneas que van desde 5 hasta 0. Trace el descenso con un **0** en el gráfico.

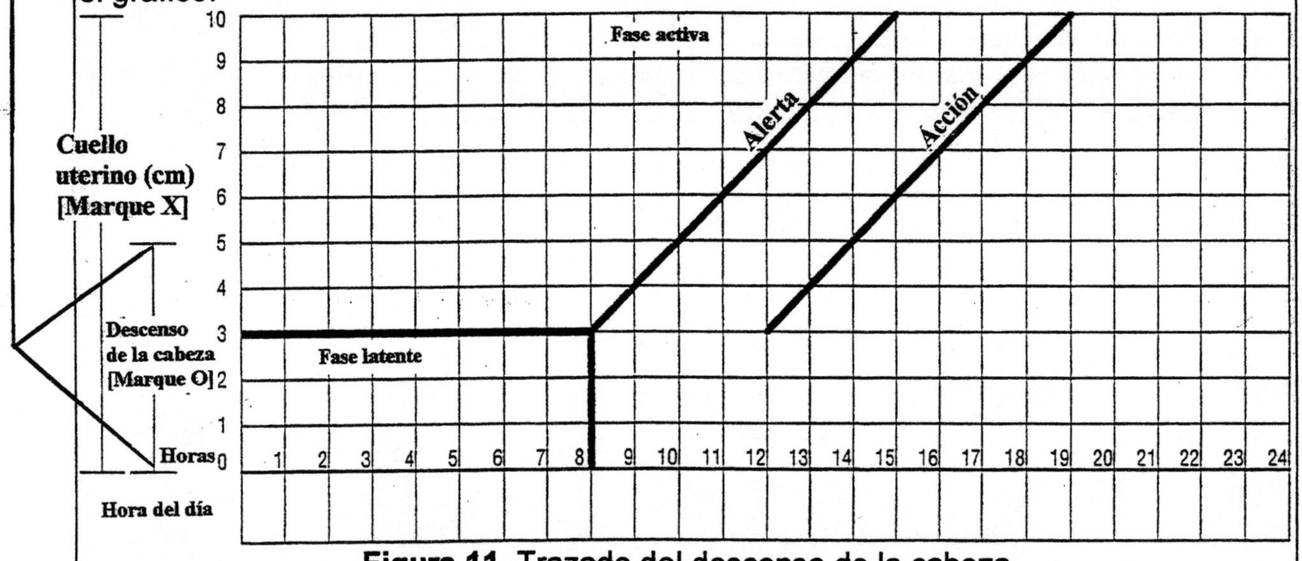

Figura 11. Trazado del descenso de la cabeza

Anote lo siguiente en el gráfico:

- Al ingreso a la 1 p.m. la cabeza está 5/5 (cinco quintos) por encima del reborde pelviano y el cuello con un centímetro de dilatación.
- Después de 4 horas, la cabeza está 4/5 (cuatro quintos) por encima del reborde pelviano y 5 cm de dilatación cervical. El trabajo de parto está ahora en la fase activa. Los registros de dilatación cervical, descenso de la cabeza y hora se trasladan a la línea de alerta.
- Después de 3 horas más, la cabeza está 1/5 (un quinto) por encima del reborde pelviano y 10 cm de dilatación cervical.
- ¿Cuánto duró la primera etapa del parto en la maternidad?

RESPUESTAS - Ejercicio 3

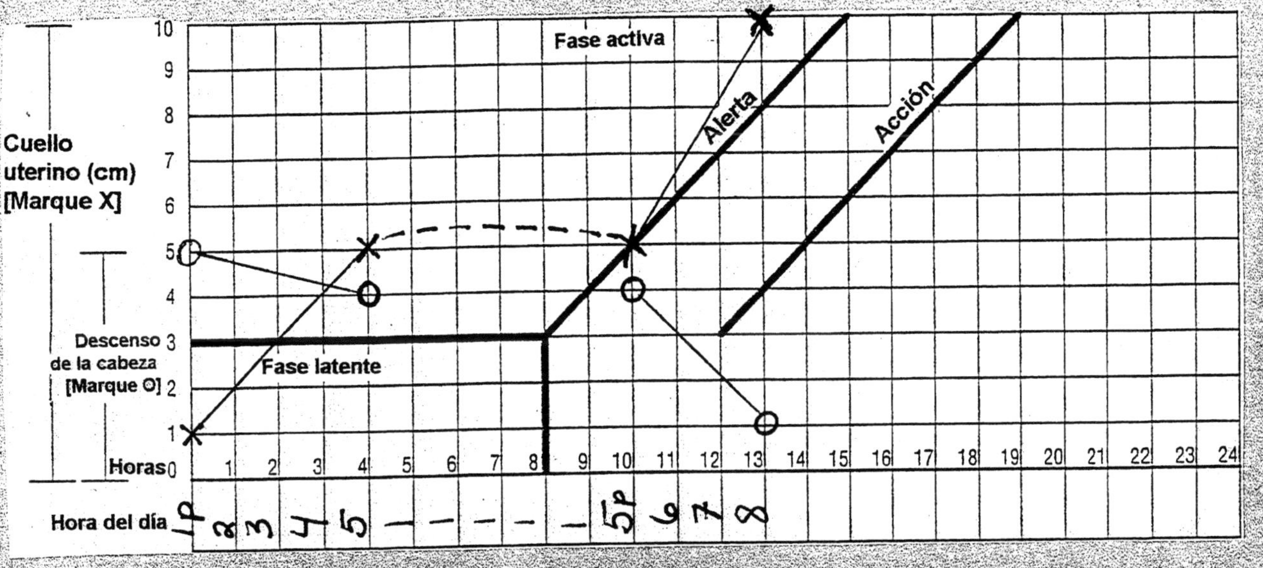

Figura 12. Trazado del descenso de la cabeza

- Al ingreso a la 1 p.m., la cabeza está 5/5 (cinco quintos) por encima del reborde pelviano y el cuello uterino tenía un centímetro de dilatación.
- Después de 4 horas, la cabeza está 4/5 (cuatro quintos) por encima del reborde pelviano y el cuello uterino tiene 5 cm de dilatación. El trabajo de parto está ahora en la fase activa. Los registros de dilatación cervical, descenso de la cabeza y la hora se mueven a la línea de alerta.
- Después de 3 horas más, la cabeza está 1/5 (un quinto) por encima del reborde pelviano y el cuello uterino con 10 cm de dilatación.
- La primera etapa del parto en la maternidad duró 7 horas.

Puntos para recordar

- La medición del descenso de la cabeza del bebé ayuda a la partera a seguir el progreso del trabajo de parto.
- Efectuar siempre un examen abdominal antes de hacer un examen vaginal.

Contracciones uterinas

Es necesario que haya buenas contracciones uterinas para que el trabajo de parto progrese. Normalmente, las contracciones se tornan más frecuentes y duran más a medida que evoluciona el trabajo de parto. *La mujer debe estar en trabajo de parto para que el partograma sea útil en la vigilancia del progreso del trabajo de parto.*

Inicie el partograma

- En la fase latente, si por lo menos hay 2 o más contracciones en 10 minutos, que duran 20 segundos o más, para vigilar la evolución del trabajo de parto;
  O BIEN
- En la fase activa, si por lo menos hay 1 o más contracciones en 10 minutos, que duran 20 segundos o más, para vigilar la evolución del trabajo de parto;
  O BIEN
- Al principio del trabajo de parto para vigilar si realmente se ha establecido. Algunas veces, se puede vigilar a una mujer en los comienzos del trabajo de parto con 4 observaciones por hora trazadas en el partograma. No hay peligro alguno con esto. Al final de 8 horas, puede no haber cambios en el cuello uterino, o las contracciones se han detenido totalmente. Si todas las observaciones son normales, incluyendo presión arterial, pulso, temperatura y frecuencia cardíaca fetal y, si la mujer no está enferma y las membranas no se han roto, entonces la mujer puede descansar o irse a su casa hasta que las contracciones del trabajo de parto comiencen. Se deberá iniciar un nuevo partograma cuando la mujer vuelva a estar en trabajo de parto.

Anotaciones en el partograma

Debajo de la línea correspondiente a la hora y al lado izquierdo se anotan las contracciones que hay cada 10 minutos.

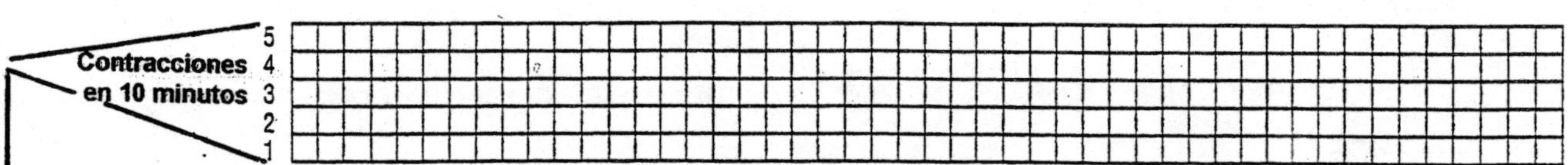

Figura 13. Registro de las contracciones

Los cuadrados están numerados desde 0 hasta 5. Cada uno de ellos representa una contracción, por lo tanto si se sienten 2 contracciones en 10 minutos, se sombrearán 2 cuadrados. A continuación se ilustra las 3 formas de registrar la intensidad de las contracciones en el partograma.

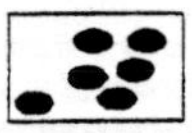 Los puntos indican contracciones leves de menos de 20 segundos de duración.

 Las líneas diagonales indican contracciones moderadas de 20 a 40 segundos de duración.

 El color sólido representa contracciones intensas de más de 40 segundos.

Ejercicio 4: Trazando las contracciones en el partograma.

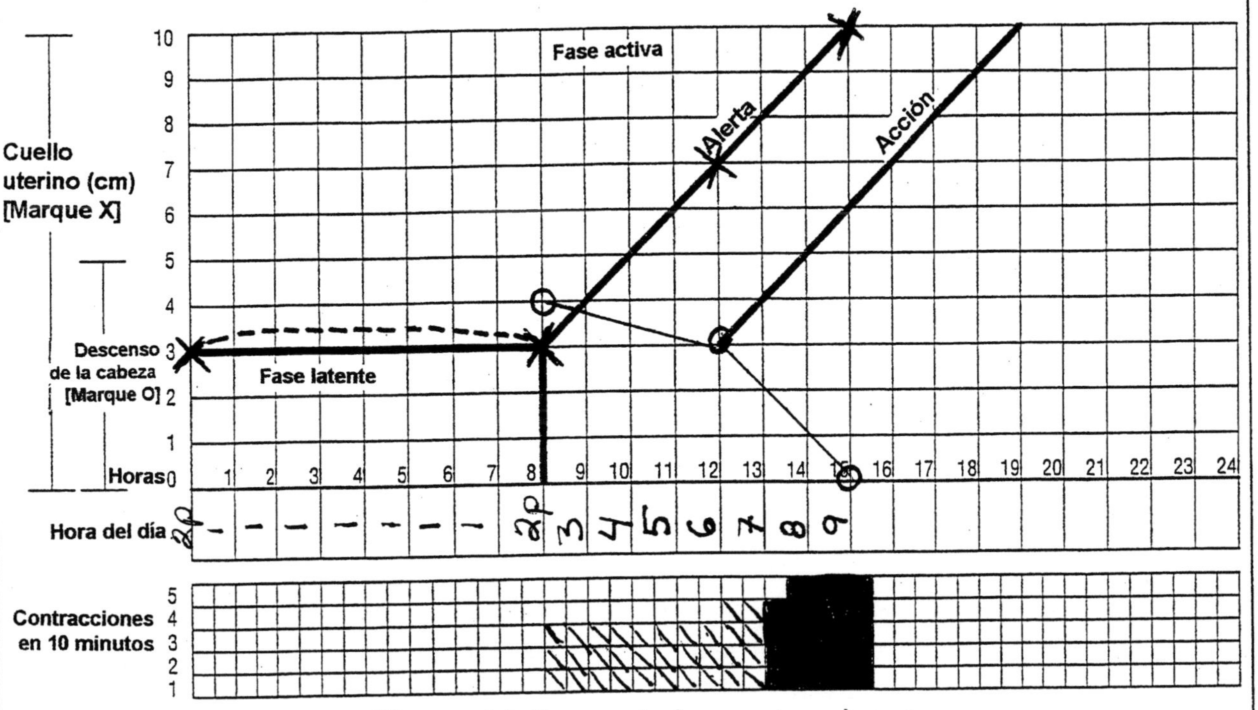

Figura 14. Trazando las contracciones

Busque lo siguiente en el gráfico de más arriba:

- La mujer ingresó a las 2 p.m. en fase activa del trabajo de parto.
- Estaba con 3 cm de dilatación cervical; la cabeza 4/5 (cuatro quintos) por encima del reborde pelviano.
- Tenía 3 contracciones en 10 minutos, de 20 a 40 segundos de duración.
- A las 6 p.m. la dilatación era de 7 cm, la cabeza estaba 3/5 (tres quintos) por encima del reborde pelviano y tenía 4 contracciones en 10 minutos, que duraban entre 20 a 40 segundos.
- A los 9 p.m. la dilatación era de 10 cm; la cabeza estaba 0/5 (no se palpa) por encima del reborde pelviano; tenía 5 contracciones en 10 minutos que duraban más de 40 segundos.

Puntos para recordar

- Se observa frecuencia y duración de las contracciones.
- Se registra el número de contracciones que hay en 10 minutos.
- Las tres formas de registrar la duración de las contracciones son: hasta 20 segundos, de 20 a 40 segundos, más de 40 segundos.
- Registre las contracciones debajo de la hora correcta en el partograma.

2. LA CONDICIÓN FETAL

La frecuencia cardíaca fetal, las membranas, el líquido amniótico y el amoldamiento de los huesos craneanos del feto brindan información sobre las condiciones del bebé durante el trabajo de parto.

Frecuencia cardíaca fetal

La auscultación y registro de la frecuencia cardíaca fetal representa una manera segura y confiable de saber si el feto está bien. Ausculte la frecuencia cardíaca fetal durante un minuto inmediatamente después de la máxima intensidad de la contracción, cuando la mujer está de espalda.

La frecuencia cardíaca fetal se registra en la parte superior del partograma, Figura 15. Hay espacios para anotar la frecuencia cardíaca fetal cada media hora. Cada cuadrado representa 30 minutos. Ausculte y registre la frecuencia cardíaca fetal **por lo menos** cada hora y, cada media hora cuando sea posible. Las líneas correspondientes a 120 y 160 latidos por minuto son más oscuras para indicar a la partera que se trata de los límites normales de la frecuencia cardíaca fetal. Cuando hay problemas, puede auscultar la frecuencia cardíaca fetal después de cada contracción.

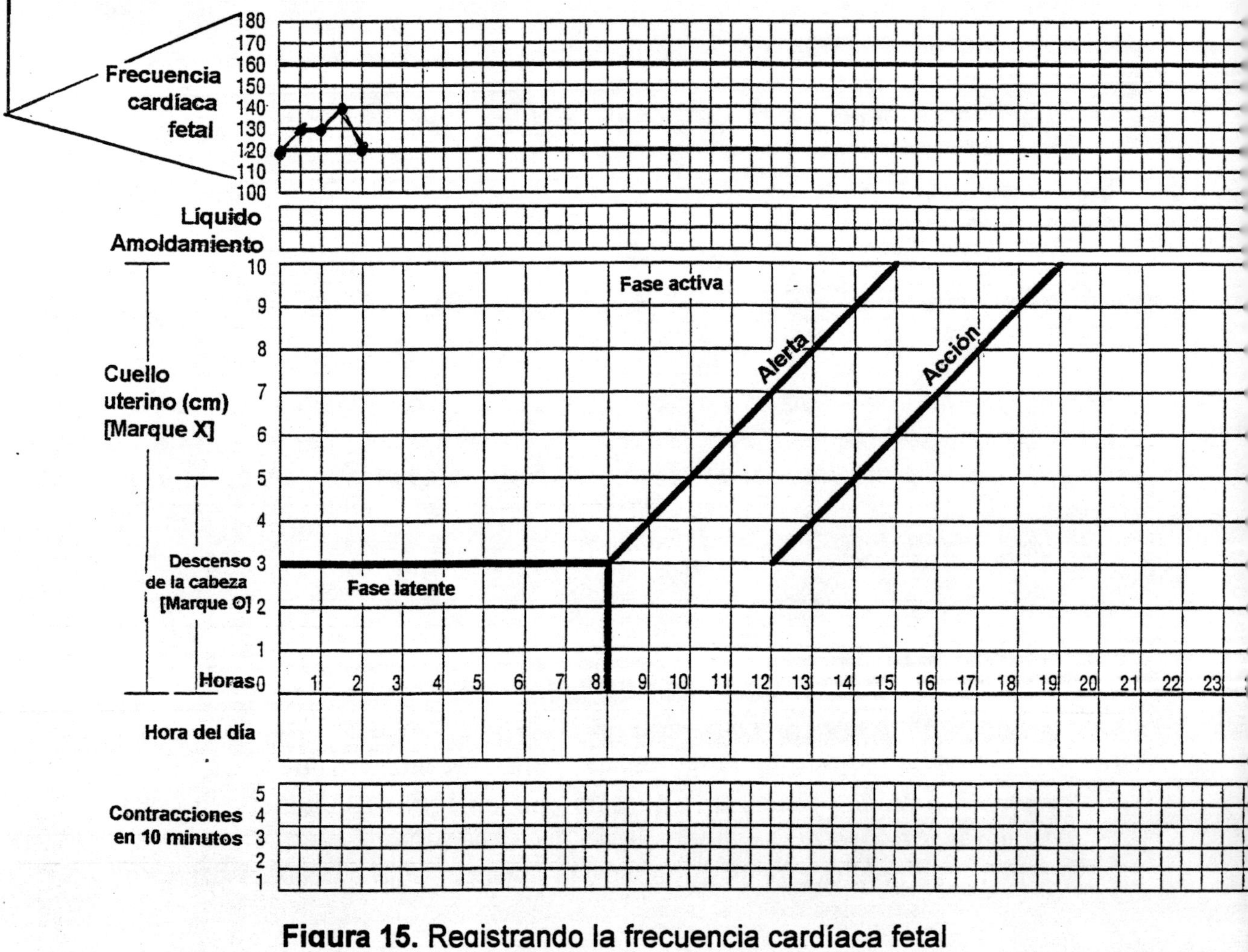

Figura 15. Registrando la frecuencia cardíaca fetal

Membranas y líquido amniótico

El estado del líquido amniótico puede servir para evaluar las condiciones del feto. Las siguientes observaciones se registran en el partograma inmediatamente debajo de los registros de la frecuencia cardíaca fetal, Figura 16. Las observaciones se realizan en cada examen vaginal y son las siguientes:

Si las membranas están intactas:
- escriba la letra "I" si están intactas.

Si las membranas están rotas:
- el líquido está claro, escriba la letra "C" de claro.
- el líquido está manchado con sangre, escriba la letra "S".
- el líquido está manchado con meconio, escriba la letra "M".
- el líquido está ausente, escriba la letra "A" para indicar ausencia.

PUEDEN SER SIGNOS DE DISTRÉS O SUFRIMIENTO FETAL. (El bebé tiene problemas.) Ausculte la frecuencia cardíaca fetal cada 5 a 15 minutos si:
- el líquido tiene meconio espeso de color verde o negro.
- el líquido está ausente al romperse las membranas.

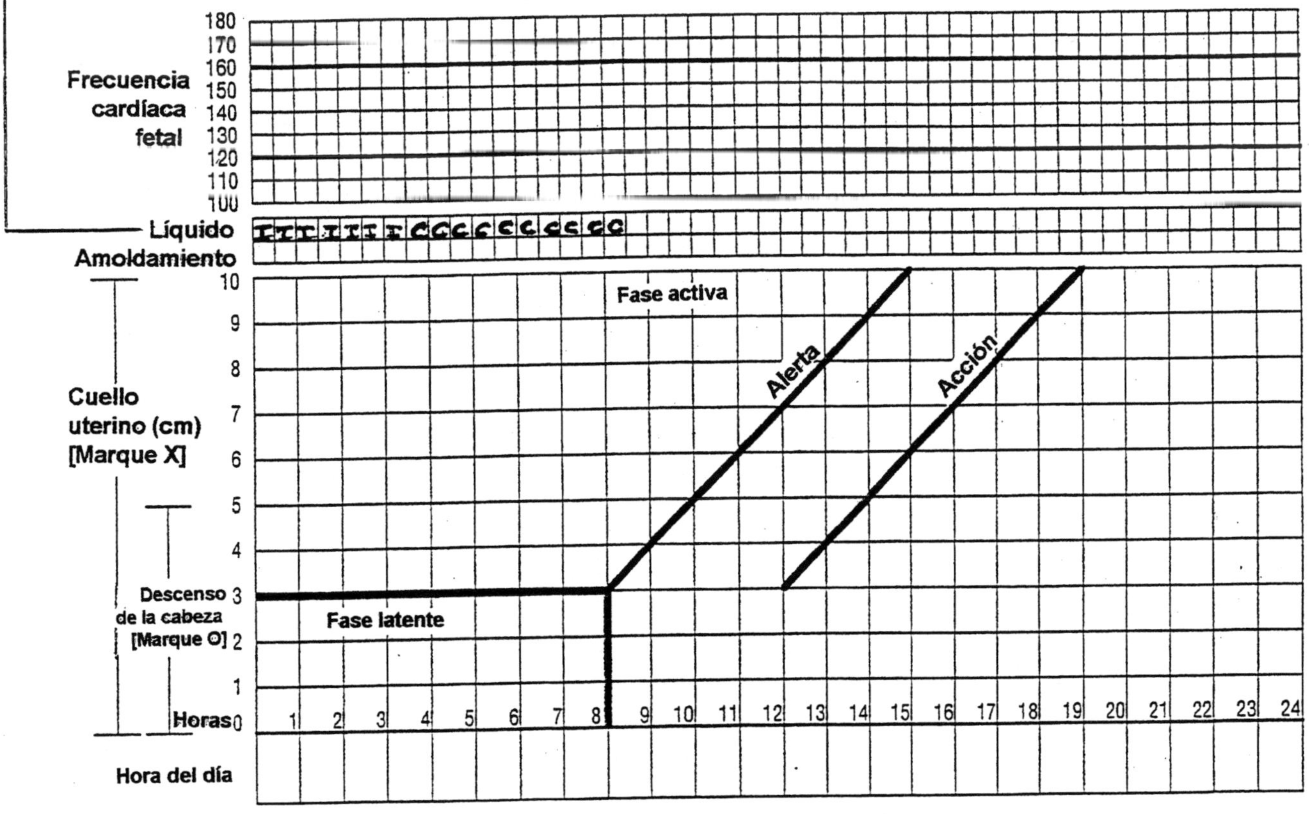

Figura 16. Registro del estado de las membranas y el líquido

Amoldamiento de los huesos del cráneo fetal

Evaluar el grado de amoldamiento le ayuda a determinar si la pelvis tiene lugar para la cabeza fetal. El amoldamiento se evalúa cada vez que realiza un examen vaginal. El amoldamiento cuando la cabeza está todavía alta es un signo de desproporción (el bebé es demasiado grande para la pelvis materna).

___Registre el amoldamiento. Fíjese en la Figura 17 y use la siguiente clave:

0 = los huesos están separados y las suturas se pueden palpar con facilidad.

\+ = los huesos se tocan unos con otros.

++ = los huesos están superpuestos, **pueden separarse** fácilmente al ejercer presión con el dedo. REFIERA si el descenso y el trabajo de parto no evolucionan.

+++ = los huesos están superpuestos, **no pueden separarse** fácilmente al ejercer presión con el dedo: REFIERA

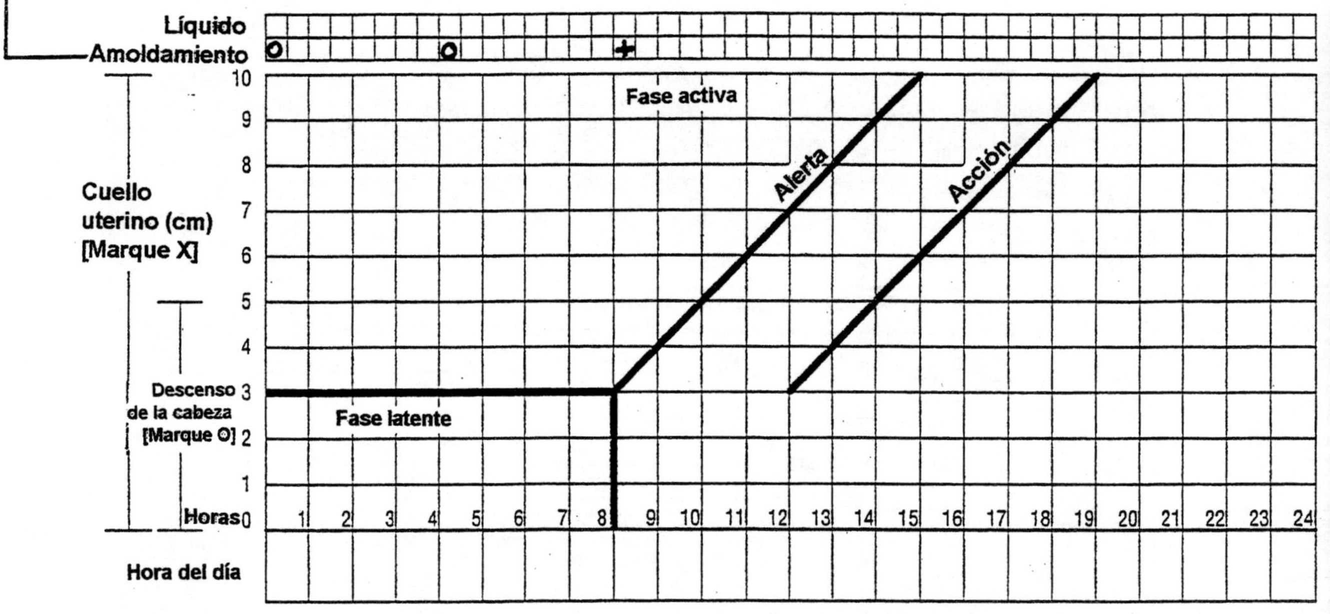

Figura 17. Registro del amoldamiento

Puntos para recordar

- Ausculte la frecuencia cardíaca fetal durante un minuto inmediatamente después de la máxima intensidad de la contracción cuando la mujer esté de espalda.
- Registre la frecuencia cardíaca fetal cada cuatro horas, como mínimo, durante la primera etapa del parto normal.
- Normalmente, la frecuencia cardíaca fetal está entre 120 y 160 latidos por minuto.
- El amoldamiento cuando la cabeza está alta todavía es un signo de desproporción (el bebé es demasiado grande para la pelvis materna). REFIERA INMEDIATAMENTE.

3. CONDICION MATERNA

Todas las observaciones del estado de la madre se registran en la parte inferior del partograma. Las anotaciones se hacen en la línea correspondiente a la hora en que se hicieron las observaciones. Consulte el partograma de la Figura 18.

- **Pulso, presión arterial y temperatura**. Tome la presión arterial, la temperatura y el pulso cada 4 horas.

- **Orina**. Pida a la madre que orine cada 2 a 4 horas. Fíjese en la cantidad y concentración de la orina. La orina concentrada es un signo de deshidratación. Se debe analizar la proteína y la acetona al ingreso al hospital y en las maternidades de ser posible. La presencia de proteína en la orina puede ser un signo de hipertensión inducida por el embarazo. La acetona en la orina puede ser un signo de deshidratación o diabetes.

- **Medicamentos y líquidos de rehidratación**. Regístrelos en el cuadro cuando los administre.

- **Oxitocina**. Hay una columna separada para la oxitocina encima de la columna para los líquidos de rehidratación y los medicamentos. **En el trabajo de parto se usa la oxitocina solamente cuando un médico está disponible para controlar la infusión y cuando se dispone de instalaciones para efectuar una cesárea.**

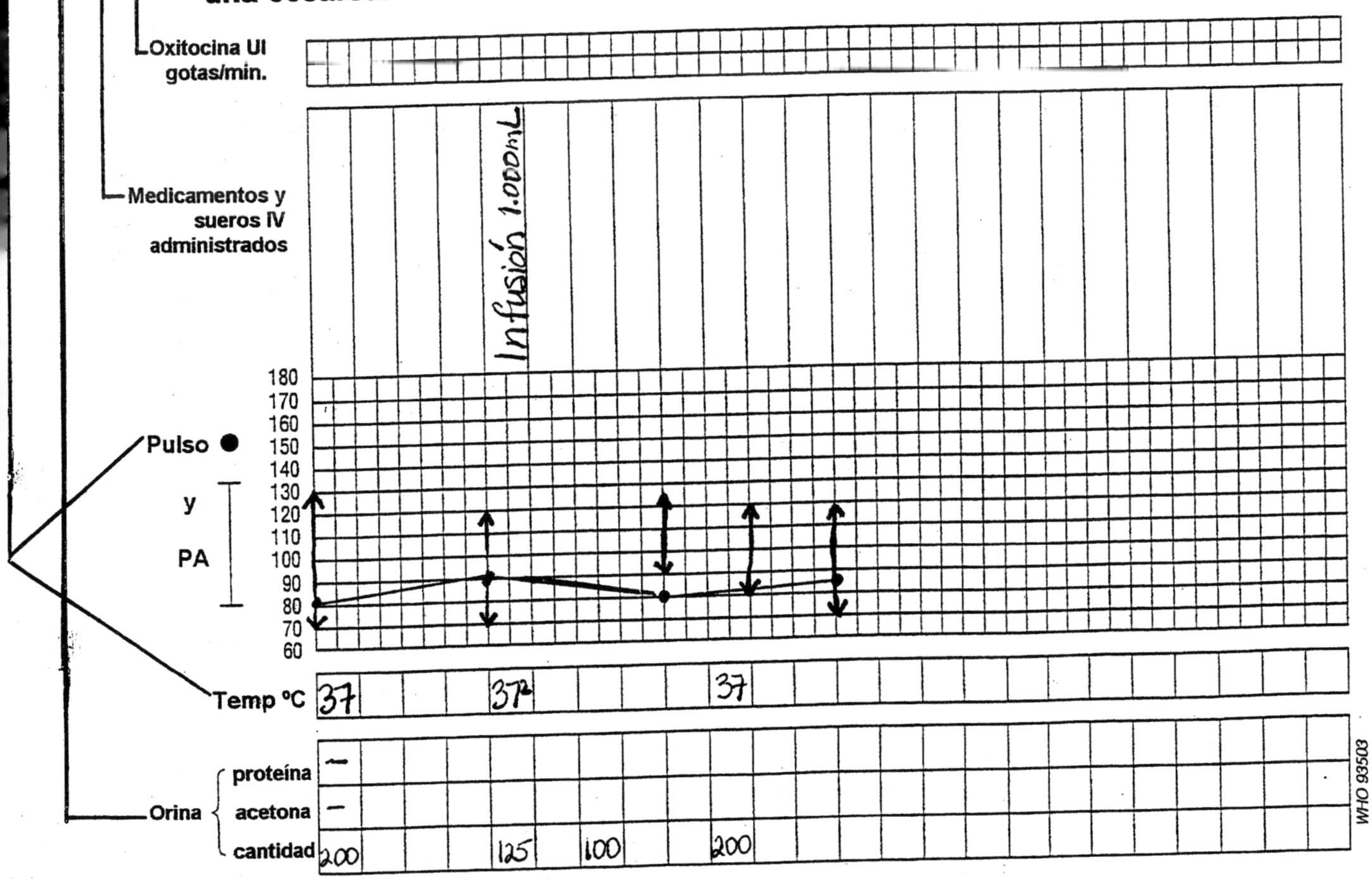

Figura 18. Registro de las condiciones de la madre

PARTOGRAMA

Nombre Alicia Nebbet **Gesta** 1 **Para** 0 **Número de ingreso** 123
Fecha de ingreso 31/5/99 **Hora de ingreso** 5 AM **Membranas rotas** 2 **horas**

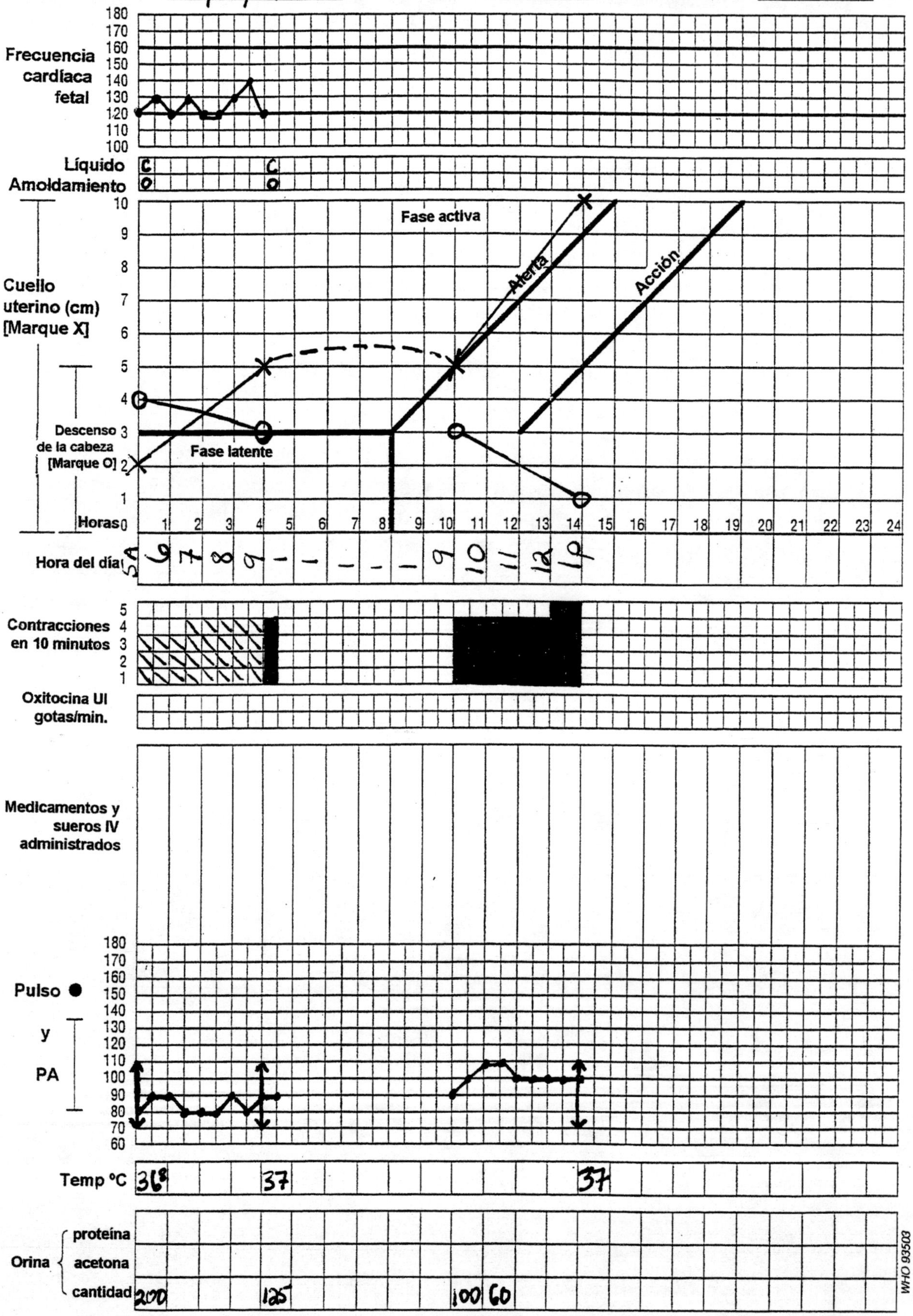

Figura 19. Partograma – Anverso del formulario de registro del trabajo de parto

ANOTACIONES SOBRE EL TRABAJO DE PARTO

5a - con hambre, tomó te y pan, descansando
6:10 - 1 taza agua
6:40 - 1 taza agua
8:10 - dolor de espalda, una taza te con azucar, sentada en la silla
9a - dolores más fuertes - taza agua - acostada al lado derecho
9:30 - 1 taza agua
11:10 - 1 taza agua - acostada al lado izquerdo
12:00 mediodía - rechaza agua
1P - poquita agua - empieza con ganas de pujar

Sírvase marcar con un círculo o escribir las respuestas.

PARTO:
FECHA: 31/5/99 HORA: 2:10P TIPO: (espontáneo) / vacum / cesárea / otro

PERINEO : (Intacto) / Episiotomía / Laceración

ANESTESIA : (Ninguna) / Local / General

TERCERA ETAPA:
Se administró oxitócico: (Sí) / No Si es afirmativo: Tipo Ergometrina Dosis 0.2 mg IM

PLACENTA: Hora: 2:20P (Completa) / Incompleta

PÉRDIDA DE SANGRE:
(pequeña) (menos de 250 cc)
~~moderada (250-499 cc)~~
grande (más de 500 cc)
importante para la madre

APGAR

tiempo	Color	Respiración	Corazón	Tono	Reflejo	TOTAL
1 min.	1	1	2	2	2	8
5 min.	1	2	2	2	2	9

BEBÉ:
Peso: 2800 Gramos Sexo : Masculino / (Femenino)

Presentación del bebé : (Vértice) / Podálica / Otro

COMPLICACIONES DE LA MADRE / BEBÉ

ningún problema

Nombre de la partera: Alicia Nebbet Fecha: 31/5/99

Anotaciones sobre el trabajo de parto y parto - Reverso del formulario de registro del trabajo de parto

Ejercicio 5: Interprete el anverso del formulario de registro del trabajo de parto (partograma).

Observe que el partograma ya está completo, Figura 19, página 3.48, correspondiente a la primera etapa *normal* del parto. Conteste las siguientes preguntas. Una vez que haya terminado, compare sus respuestas con las de la próxima página.

1. ¿Cuál fue la frecuencia cardíaca fetal al ingreso?

   ¿Cuál fue la frecuencia cardíaca fetal a la 1 p.m.?

2. ¿Cuándo se rompieron las membranas?

   ¿Qué características tenía el líquido?

3. ¿Qué grado de amoldamiento de la cabeza fetal se registró?

4. ¿Qué dilatación tenía el cuello uterino al ingreso?

   ¿Cómo fue el descenso de la cabeza?

5. ¿Qué dilatación tenía el cuello uterino cuando el trabajo de parto pasó de la fase latente a la activa?

6. Describa las contracciones a las 9 a.m.

7. Enumere los signos vitales observados al ingreso.

8. ¿Cuánto duró la fase latente después del ingreso?

9. ¿Cuánto duró la fase activa?

RESPUESTAS - Ejercicio 5

1. Frecuencia cardíaca fetal al ingreso: 120

   A la 1 p.m.: 140

2. Las membranas se rompieron: 3 a.m. 2 horas después del ingreso

   Características del líquido: Claro

3. ¿Qué grado de amoldamiento de la cabeza fetal se registró?: no se registró amoldamiento

4. Dilatación del cuello uterino al ingreso: 2 cm

   Descenso de la cabeza: 4/5

5. Dilatación del cuello uterino al pasar de la fase latente a la activa: 5 cm

6. Contracciones a las 9 a.m.: 4 contracciones en 10 minutos, intensas, más de 40 segundos de duración

7. Signos vitales al internar al ingreso: PA 110/70, P 80, T 36.8

8. Fase latente después del ingreso: 4 horas

9. Duración de la fase activa: 4 horas

Puntos para recordar

- Cuando la mujer llega a la maternidad en la fase latente del trabajo de parto, la hora de ingreso es la hora cero.
- Cuando se inicia la fase activa del trabajo de parto, todas las anotaciones se transfieren y se traza la dilatación cervical en la línea de alerta.
- Cuando el progreso del trabajo de parto es normal, el trazado de la dilatación cervical permanece en la línea de alerta o a la izquierda de ésta.

Ejercicio 6: Interprete el reverso del formulario de registro del trabajo de parto

Observe el reverso del formulario del registro del trabajo de parto, página 3.49, que ya está completo, Figura 19 correspondiente a un parto *normal*. Conteste las siguientes preguntas. Una vez que haya terminado, compare sus respuestas con las de la próxima página.

1. ¿A qué hora nació el bebé?

   ¿Cuánto duró la segunda etapa?

2. ¿Cuál fue el APGAR a los 5 minutos?

3. ¿A qué hora salió la placenta?

   ¿Cuánto duró la tercera etapa?

4. ¿Se administró algún oxitócico?

5. ¿Cuánto pesó el bebé?

   ¿Sexo del bebé?

6. ¿Cuanta sangre se perdió?

RESPUESTAS - Ejercicio 6

1. El bebé nació a las 2:10 p.m.

   La segunda etapa fue de una hora y 10 minutos

2. APGAR a los 5 minutos: APGAR de 9

3. La placenta salió a las 2:20 p.m.

   La tercera etapa fue de 10 minutos

4. Oxitócico administrado: Ergometrina 0.2 mg IM

5. El bebé pesó: 2800 grs

   Sexo del bebé: femenino

6. Pérdida de sangre: Pequeña (menos de 250 cc)

4. EVOLUCION DE UN TRABAJO DE PARTO ANORMAL

La partera o el médico pueden usar el partograma para identificar los problemas del trabajo de parto. Cuando no es normal la partera debe ayudar a la mujer a llegar a un hospital. El médico decidirá el manejo del trabajo de parto y el parto. El médico decidirá si es necesario efectuar una cesárea, administrar oxitocina, analgesia, rehidratación, usar fórceps o vacum para salvar a la madre y al bebé.

Fase latente prolongada

Cuando una mujer ingresa en trabajo de parto en la fase latente (menos de 3 cm de dilatación) y se mantiene en fase latente durante las próximas 8 horas, su evolución **no es normal**. Debe referirla a un hospital para que reciba una atención continua. La mujer necesita atención en un hospital. **REFIERA A LA MUJER**.

Anote en el partograma todos sus hallazgos y las acciones incluso la referencia. En la Figura 20, página 3.55, se anota **REFERENCIA** cuando se transfiere a la mujer para su atención en el hospital.

Ejercicio 7: Interprete la fase latente prolongada

Llene los espacios en blanco que aparecen a continuación con la información del gráfico de la Figura 20.

Al ingreso a las 7 a.m., la cabeza estaba a ______ y el cuello uterino tenía ______cm.

Tenía _____contracciones en 10 minutos, con una duración de ___________.

Después de 4 horas, a las 11 a.m., la cabeza estaba a _____ y el cuello tenía ____ cm.

En los últimos 10 minutos de esa media hora, tenía _____contracciones que duraron ____________________.

Cuatro horas más tarde, a las 3 p.m. la cabeza todavía estaba a ________ y el cuello uterino tenía ________________________________.

Tenía _____ contracciones cada 10 minutos con una duración de ________________.

La duración de la fase latente en la maternidad fue de ________________________.

A que hora la mujer fue referida? ____.

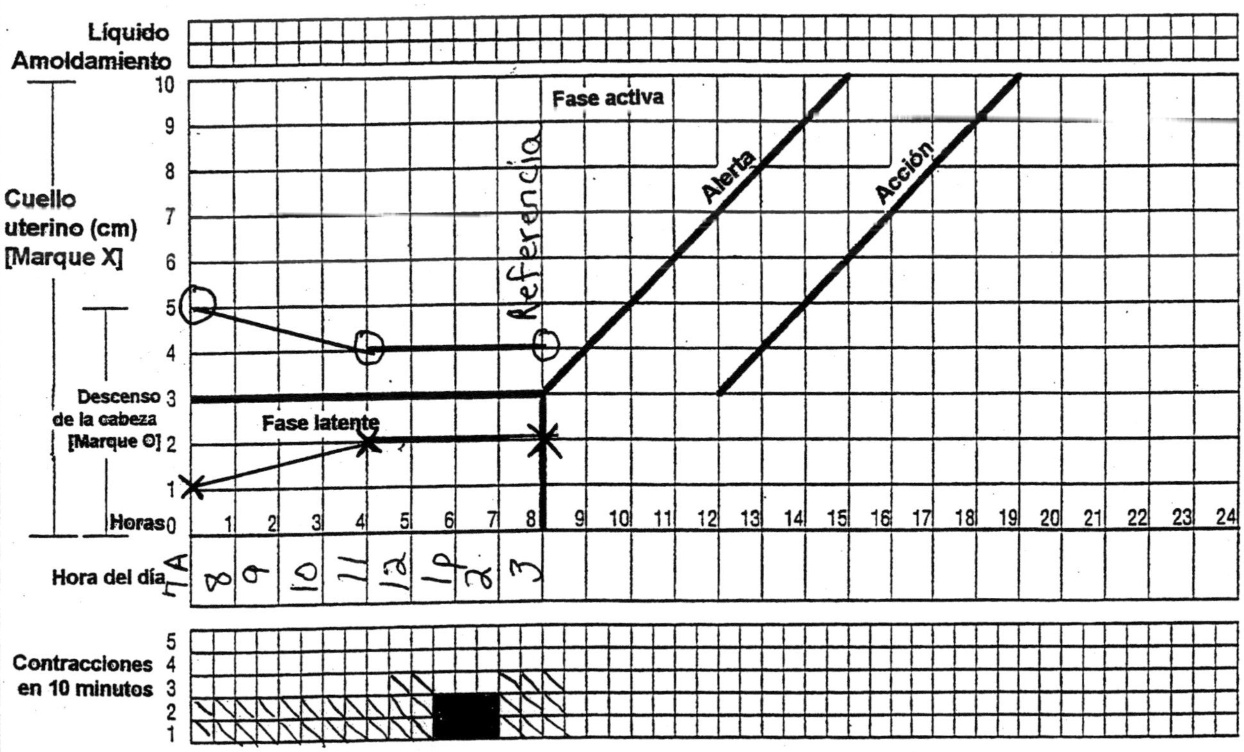

Figura 20. Fase latente prolongada

RESPUESTAS - Ejercicio 7

Al ingreso a las 7 a.m., la cabeza estaba a ***5/5*** y el cuello uterino tenía ***1 cm de dilatación***. Tenía **2** contracciones en 10 minutos, con una duración de **20 a 40 segundos.**

Después de 4 horas, a las 11 a.m., la cabeza estaba a **4/5** y el cuello uterino tenía ***2 cm de dilatación***. En los últimos 10 minutos de esa media hora, tuvo **2** contracciones que duraron entre **20 y 40 segundos**.

Cuatro horas más tarde, a las 3 p.m., la cabeza todavía estaba a **4/5** y el cuello uterino tenía ***2 cm de dilatación***.

Tenía ***3*** contracciones cada 10 minutos con una duración de **20 a 40 segundos**.

La duración de la fase latente en la maternidad fue de **8 horas y esta fase del trabajo de parto no se completó.**

La mujer fue referida a las **3 p.m.**

NOTA: En este caso, la referencia debe ser inmediata para dar tiempo al médico a tomar una decisión sobre la forma de asistir a la mujer en su trabajo de parto.

Movimiento a la derecha de la línea de alerta

En la fase activa del trabajo de parto, la dilatación cervical (marcada con X) normalmente seguirá en la línea de alerta o a la izquierda de la misma. Cuando la dilatación cruce a la derecha de la línea de alerta, **NO es normal; es una advertencia que el trabajo de parto se puede prolongar.**

Cuando la dilatación se mueve a la derecha de la línea de alerta, se debe referir a la madre a un hospital, a menos que esté a punto de dar a luz.

En la línea de acción

La línea de acción está 4 horas a la derecha de la línea de alerta. Si el trabajo de parto de una mujer llega a esta línea, se debe decidir sobre la causa de la progresión lenta y se debe **TOMAR LA ACCION.** La acción necesaria para asistir el trabajo de parto debe decidirse junto con un médico, normalmente en el hospital.

Ejercicio 8: Interprete la fase activa prolongada.

Las líneas de alerta y acción son muy importantes. Observe atentamente en la Figura 21, que muestra la dilatación (marcada con X) cruzando la línea de alerta. Use la información del partograma para contestar las preguntas siguientes.

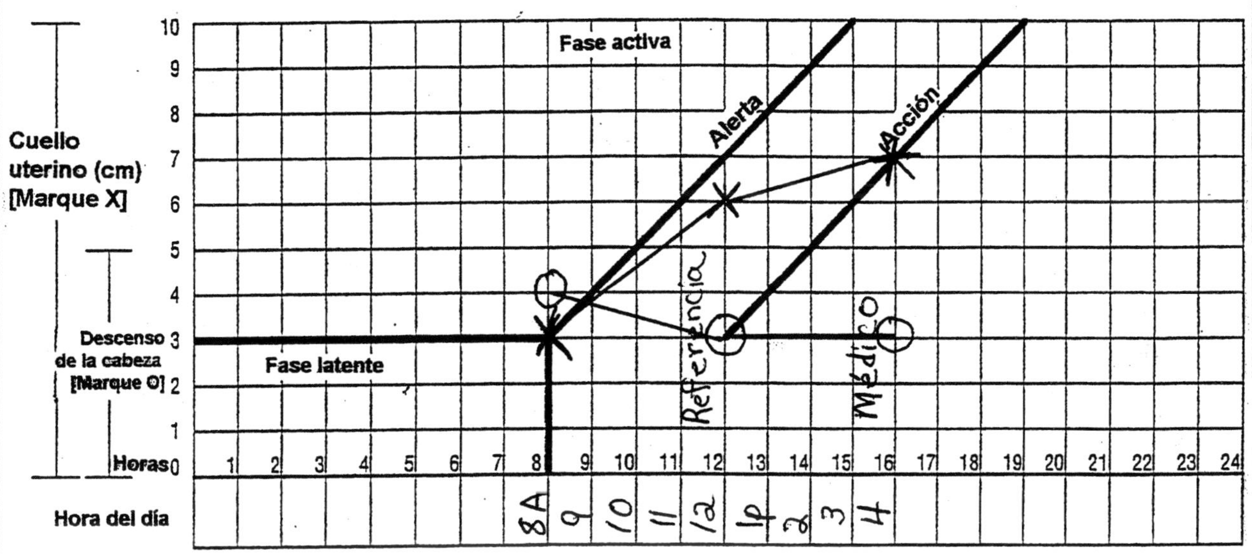

Figura 21. Dilatación que cruza la línea de alerta y llega a la línea de acción

Preguntas:

A las 8 a.m., el cuello tenía una dilatación de_____ en la línea de alerta. La mujer puede permanecer en la maternidad.

A las 12 del mediodía, el cuello tenía una dilatación de_____ cruzando la línea de alerta. La mujer debe ser referida a ________________________________. ¿A qué hora fue referida? _________.

En el hospital, a las 4 p.m. el cuello uterino tenía _____de dilatación, llegando a la línea de acción. Se notificó al médico a las ________.

***EL MÉDICO* DEBE TOMAR LA DECISIÓN**
SOBRE LA ACCION A TOMAR
EN EL HOSPITAL.

RESPUESTAS - Ejercicio 8

A las 8 a.m., el cuello tenía una dilatación de **3 cm** en la línea de alerta. La mujer puede quedarse en la maternidad.

A las 12 del mediodía, el cuello uterino tenía una dilatación de **6 cm** cruzando la línea de alerta. Se debe trasladar a la mujer a **un hospital para que sea atendida por un médico**. La mujer fue referida a las **12 del mediodía.**

En el hospital, a las 4 p.m. el cuello uterino tenía **7 cm** de dilatación, llegando a la línea de acción. Se notificó al médico a las **4 p.m.**

EL MÉDICO **DEBE TOMAR LA DECISIÓN SOBRE LA ACCION A TOMAR EN EL HOSPITAL.**

Puntos para recordar

- Toda mujer cuya dilatación cervical (marcada con X) se mueva a la derecha de la línea de alerta debe ser trasladada a un hospital, a menos que esté a punto de dar a luz.
- En la línea de acción, se debe reevaluar la falta de progreso del trabajo de parto. El médico debe decidir la acción a tomar. Las posibles acciones son: hidratación, reevaluación de la pelvis y si es adecuado, observación durante dos horas más, aceleración del trabajo de parto, parto por cesárea y otras.

PARTOGRAMA

Nombre-- Gesta----------- Para----------- Número de ingreso---------------

Fecha de ingreso------------------------- Hora de ingreso----------------- Membranas rotas---------------horas---------

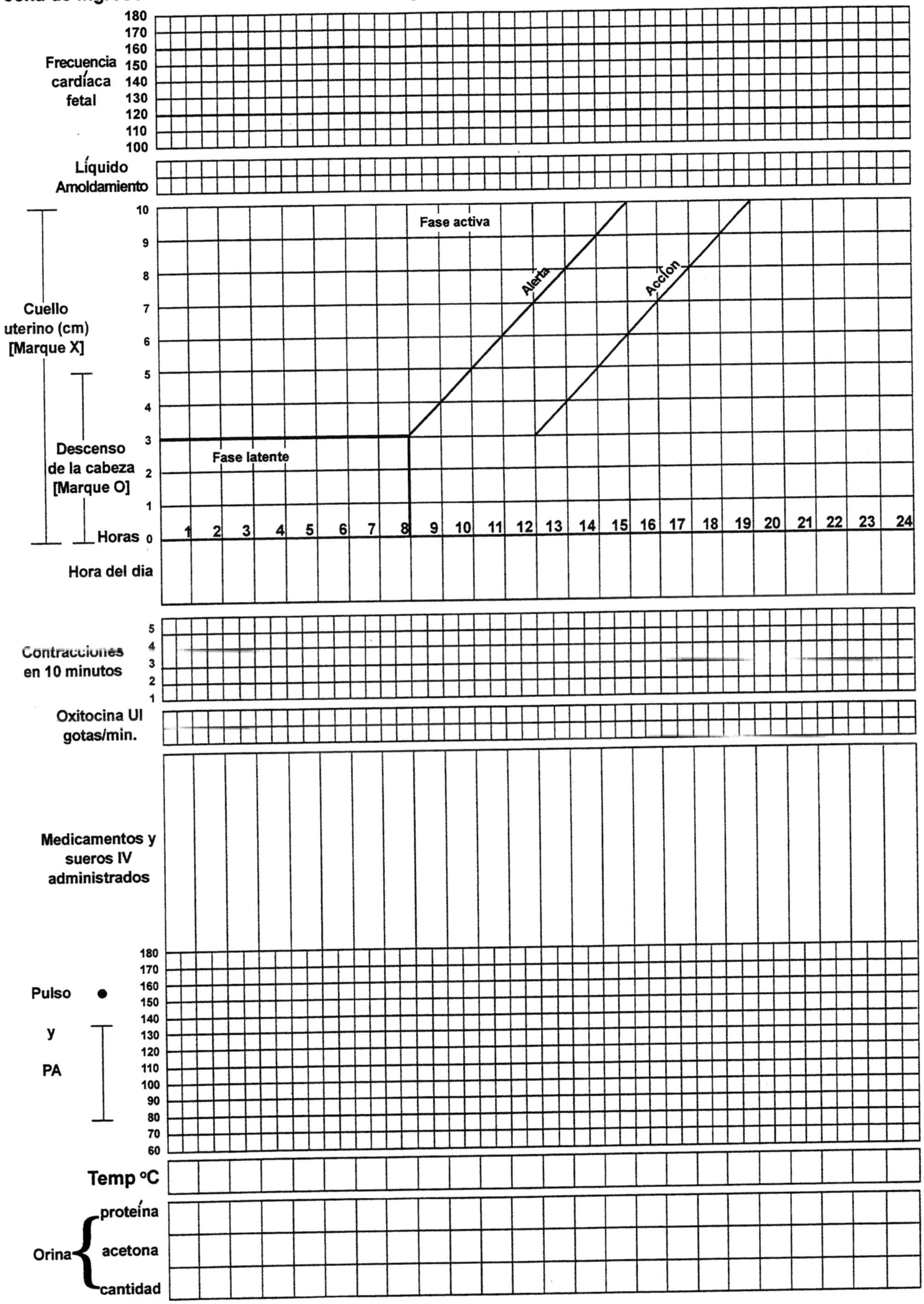

Figura 22.

ANOTACIONES SOBRE EL TRABAJO DE PARTO

Sírvase marcar con un círculo o escribir las respuestas.

PARTO:

FECHA: HORA: TIPO: espontáneo / vacum / cesárea / otro

PERINEO : Intacto / Episiotomía / Laceración

ANESTESIA : Ninguna / Local / General

TERCERA ETAPA:

Se administró oxitócico: Sí / No Si es afirmativo: Tipo__________Dosis ___________

PLACENTA: Hora: Completa / Incompleta

PÉRDIDA DE SANGRE:

pequeña (menos de 250 cc)
moderada (250-499 cc)
grande (más de 500 cc)
importante para la madre

APGAR

Tiempo	Color	Respi-ración	Cora zón	Tono	Reflejo	TOTAL
1 min.						
5 min.						

BEBÉ:

Peso: ______________Gramos Sexo : Masculino / Femenino

Presentación del bebé : Vértice / Podálica / Otro

COMPLICACIONES DE LA MADRE / BEBÉ

Nombre de la partera:_________________________________ Fecha:__________

Figura 23. Anotaciones del trabajo de parto y parto – Reverso del formulario

Preguntas de repaso

¿Qué aprendí? Vea qué es lo que ha aprendido y comprendido de esta sección del módulo respondiendo las preguntas siguientes. Cuando termine, busque las respuestas en el módulo, en las páginas indicadas entre paréntesis ().

1. ¿Por qué se debe usar el partograma? (página 3.31)

2. Enumere las 11 partes del partograma. (página 3.32)

3. Describa la información que aparece en el reverso del formulario de registro del trabajo de parto. (página 3.35)

Estudio de un caso 3 - ¿Cuál es el problema?

¿Cuál es el problema? Lea los párrafos correspondientes a **PREGUNTE Y ESCUCHE, OBSERVE Y PALPE**, en los siguientes estudios de casos. Luego decida cuál es el **PROBLEMA**, en su opinión y que **ACCION** tomará para ayudar a la mujer. Recuerde que la acción pueden incluir tratamiento, educación, orientación, más análisis de laboratorio, referencia y seguimiento.

Es importante también tener en cuenta la prevención, por lo tanto encontrará una pregunta sobre como piensa que este problema pudiera haber sido prevenido. Algunas veces es muy difícil decidir, antes de que ocurra un problema, que puede estar a punto de ocurrir. Otras veces, es muy fácil prevenir un problema. En otras oportunidades, no es posible prevenirlo.

Cuando termine, busque en las siguientes páginas algunas sugerencias de respuestas.

PREGUNTE Y ESCUCHE:

Durante un trabajo de parto activo y muy doloroso, la mujer repentinamente deja de sentir el dolor de las contracciones. Cuando la revisa, observa que ya no tiene contracciones. Es su octavo mes de embarazo y ha tenido siete hijos. Este embarazo es gemelar.

OBSERVE Y PALPE

Presión arterial 60/40, pulso 100; sin contracciones; las frecuencias cardíacas de los fetos son 100 y 80, débiles ; la madre está ansiosa (nerviosa) y su piel está fría y húmeda.

¿Cuál es el **PROBLEMA?**

¿Cuál es la **ACCION?**

¿Se podía prevenir el **PROBLEMA**? Si es así, ¿cómo?

Estudio de un caso 4 - ¿Cuál es el problema?

PREGUNTE Y ESCUCHE:

La Sra. Gómez ha estado con trabajo de parto activo durante 4 horas. Ahora se queja de dolor de cabeza.

OBSERVE Y PALPE:

Presión arterial 170/100; pulso 88; temperatura 98.6°F (37°C) reflejos rápidos (hiperreflexia), las manos y los dedos están hinchados; hay proteína (albúmina) en la orina.

¿Cuál es el **PROBLEMA?**

¿Cuál es la **ACCION?**

¿Se podía prevenir el **PROBLEMA**? Si es así, ¿cómo?

RESPUESTAS - Estudio de caso 3

¿Cuál es el **PROBLEMA?** La madre está a punto de sufrir un shock; los bebés tienen un distrés o sufrimiento fetal; es probable que el útero se esté desgarrando (rotura de útero).

¿Cuál es la **ACCION?** REFIERA mientras administra un tratamiento para el shock con un suero intravenoso; mantenga a la madre abrigada, con la cabeza a un nivel más bajo que el resto del cuerpo; esté preparada para recibir bebés deprimidos; tranquilice a la madre y a su familia; consiga donantes de sangre; anote todas las acciones efectuadas.

¿Se podía prevenir el **PROBLEMA**? Si es así, ¿cómo?

Es posible que sí, pero es difícil asegurarlo. Se trata del octavo embarazo de la madre. Se podría decir que el útero está sobredistendido y muy delgado con los gemelos y la cantidad de embarazos. Debe dar a luz en un hospital y debiera haber tenido su trabajo de parto en un hospital también.

RESPUESTAS - Estudio de caso 4

¿Cuál es el **PROBLEMA?** Pre-eclampsia (toxemia) en el trabajo de parto.

¿Cuál es la **ACCION?** REFIERA si la madre no está a punto de dar a luz. Trate con sulfato de magnesio o Valium. Si la madre está en expulsivo, esté preparada para asistir convulsiones y un bebé deprimido; comience un suero intravenoso; asista el parto; administre medicamentos según lo indicado arriba; vaya con la madre y la familia; explique qué está sucediendo; anote toda la atención brindada y el tratamiento administrado.

¿Se podía prevenir el **PROBLEMA**? Si es así, ¿cómo?

El problema no puede prevenirse en realidad, pero la madre va a estar mejor atendida en un establecimiento de referencia donde su condición pueda ser vigilada de cerca y esté un médico disponible siempre.

Apoyo al Aprendizaje 1 – Medición de la dilatación cervical

La dilatación del cuello uterino se mide normalmente en centímetros (cm) o dedos. En este Módulo se usan los centímetros. Si usa los dedos, mida sus dedos en las ilustraciones que están a continuación antes de anotar la dilatación cervical en el partograma.

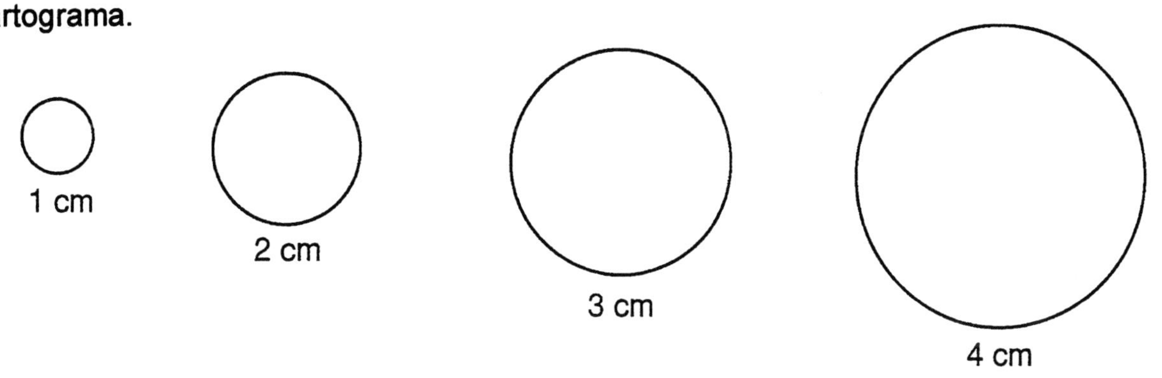

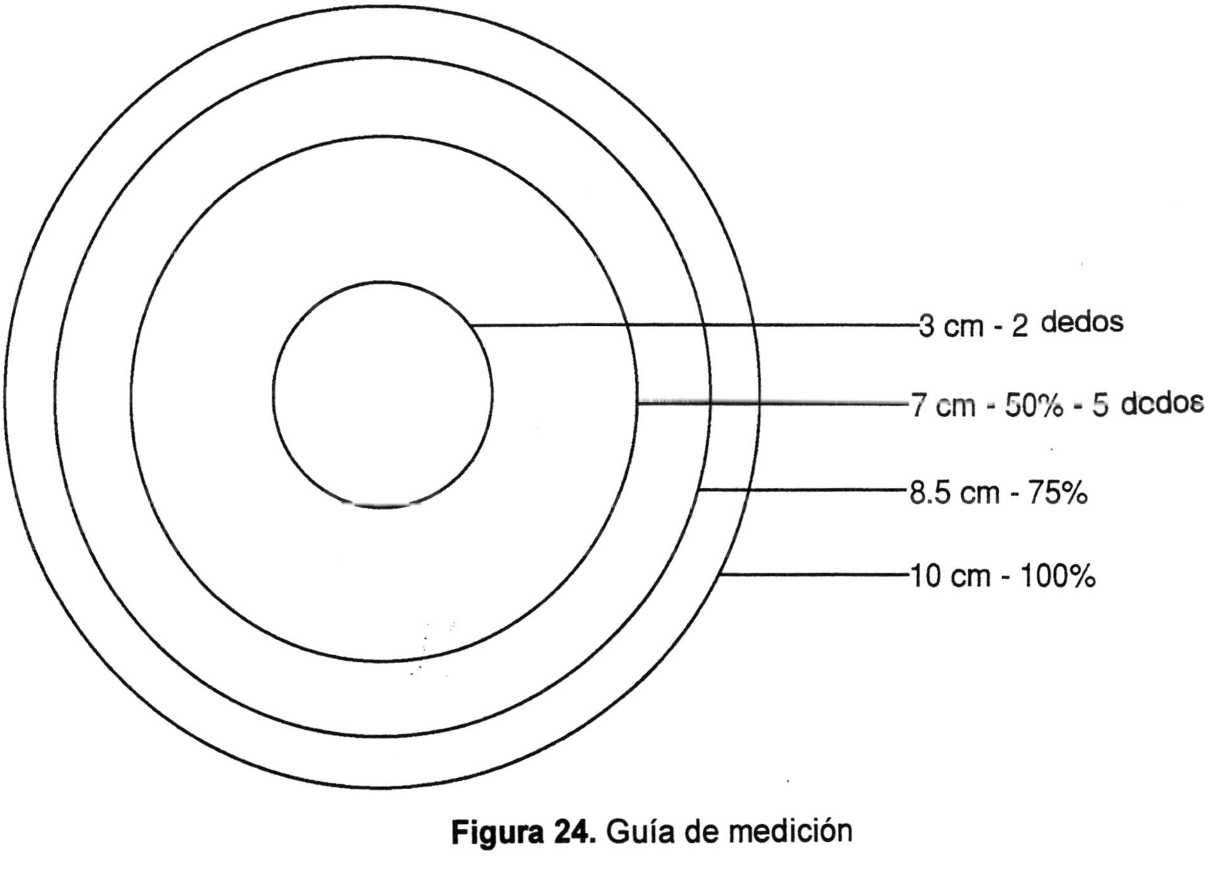

Figura 24. Guía de medición

Una vez alcanzado el 50% de la dilatación, considere lo que queda de cuello uterino durante cada examen vaginal. Por ejemplo, cuando la dilatación es de 75%, la partera palpa solamente el círculo del cuello uterino que queda, con el pulpejo de un dedo. Cuando la dilatación es del 95%, la partera palpa solamente un anillo fino en el cuello uterino. Sabe que el cuello uterino pronto se deslizará sobre la cabeza fetal. Sabe que la segunda etapa está por empezar.

Apoyo al Aprendizaje 2 – Lista de verificación de la segunda etapa

Esta lista de verificación tiene dos objetivos:

1. La partera la usa como guía para comprobar sus propios conocimientos.
2. El supervisor la usa al evaluar el desempeño de la partera.

Después de la observación/desempeño, escriba una clasificación: ✓ = satisfactorio, o bien **X** = necesita mejorar. Agregue cualquier otro comentario en la sección de comentarios más abajo.

Procedimiento de la segunda etapa	Fecha	Fecha	Fecha	Fecha
1. Se pone un delantal y zapatos protectores.				
2. Explica a la madre todo lo que hace. Hidrata.				
3. Se lava las manos.				
4. **Confirma la segunda etapa.** Se cerciora que la dilatación está completa:				
• Reúne el equipo y los instrumentos.				
• Indica a la madre que orine.				
• Tranquiliza a la madre.				
• Se lava las manos.				
• Revisa el abdomen para comprobar el descenso del bebé.				
• Se pone guantes desinfectados a alto nivel.				
• Comprueba si hay sangrado, líquido.				
• Separa los labios.				
• Limpia la vulva.				
5. **Examen vaginal**. Introduce el dedo índice y medio en la vagina y observa:				
• Condición de la vagina: cicatrices o materia fecal.				
• Borramiento y dilatación del cuello uterino.				
• Membranas: - Si están rotas, comprueba si hay prolapso de cordón. - Si *no* , hace rotura artificial (RAM).				

	Fecha	Fecha	Fecha	Fecha
• Presentación fetal: - Posición (OIIA, OIDP, etc.). - Caput. - Descenso y amoldamiento.				
• Le pide que puje.				
6. **Se prepara para el parto.** Retira la mano. Se saca los guantes si no está a punto de dar a luz.				
7. Pone cómoda a la madre.				
8. Se lava las manos.				
9. Le informa a la madre de sus hallazgos.				
10. Registra sus hallazgos..				
11. **La madre siente la necesidad de pujar y el cuello uterino está totalmente dilatado**. La ayuda a pujar eficazmente:				
• Identifica con la madre la posición para pujar.				
• Le explica cuándo pujar y cuándo no hacerlo.				
• La tranquiliza y habla con la madre.				
12. **Mientras puja en la segunda etapa** controla cada 30 minutos:				
• Pulso.				
• PA.				
• Vejiga.				
• Controla la frecuencia cardíaca fetal cada 15 minutos.				
13. Decide si está progresando normalmente.				
14. **El parto está a punto de ocurrir.** Se lava las manos.				
15. La cabeza está coronando, tiene el equipo e instrumental listos: • Se pone los guantes.				
• Define posición para el parto en conjunto con la madre.				
• Limpia la vulva.				
16. Previene desgarros / lesiones, le recuerda cuándo pujar:				
• Le recuerda cuándo no pujar.				
• Recibe la cabeza lentamente.				

	Fecha	Fecha	Fecha	Fecha
• Mantiene flexionada la cabeza.				
17. Recibe la cabeza, pide a la madre que no puje:				
• Palpa si el cordón umbilical está alrededor del cuello. - Reduce el cordón suelto sobre la cabeza / cuerpo. - Maneja el cordón apretado; lo pinza y corta.				
• Limpia boca y nariz.				
• Despeja las vías aéreas. *Si hay meconio*, usa DeLee (aspirador de secreciones)				
18. Desprende los hombros, pide a la madre que puje suavemente:				
• Desprende el hombro superior.				
• ·Desprende el hombro inferior.				
19. Recibe el bebé. Lo coloca en el abdomen de la madre.				
• Lo seca, usa una toalla o paño.				
• Lo abriga, uso otra toalla o paño.				
• **OBSERVA Y PALPA** si el bebé está respirando y cómo es su frecuencia cardíaca. ***Si respira y tiene latidos cardíacos,*** hace el APGAR.				
• Aspira la boca y la nariz, si es necesario.				
• Corta el cordón.				
• Coloca al bebé al pecho materno, ayuda a la madre.				
20. Usa la valoración de APGAR al 1 y 5 minutos: color, frecuencia cardíaca, reflejos, tono muscular, respiración.				

Comentarios:

Apoyo al Aprendizaje 3 – Medición de la pelvis

Si bien la mayoría de las mujeres tienen suficiente espacio en sus pelvis para que pase un bebé de tamaño normal, la partera debe estar constantemente alerta para identificar a toda mujer que pudiera ser muy pequeña. Al identificar un caso de desproporción, la partera REFIERE a la mujer al hospital.

***Además de las medidas, la intensidad de las contracciones uterinas, el descenso del bebé, el tamaño del bebé y el grado de amoldamiento ayudan a identificar los posibles signos de desproporción para hacer la* REFERENCIA.**

La medida de la conjugada diagonal es la distancia entre el hueso del pubis y la punta del sacro (promontorio). Es conveniente que la partera sepa medirlo con su mano, si desde la punta del dedo medio mide 12 a 13 cm (4¾ a 5 pulgadas) es una conjugada diagonal normal. Esta medición sirve para que la partera calcule la conjugada obstétrica que es alrededor de 1,5 a 2 cm (½ pulgada) más pequeña que la conjugada diagonal.

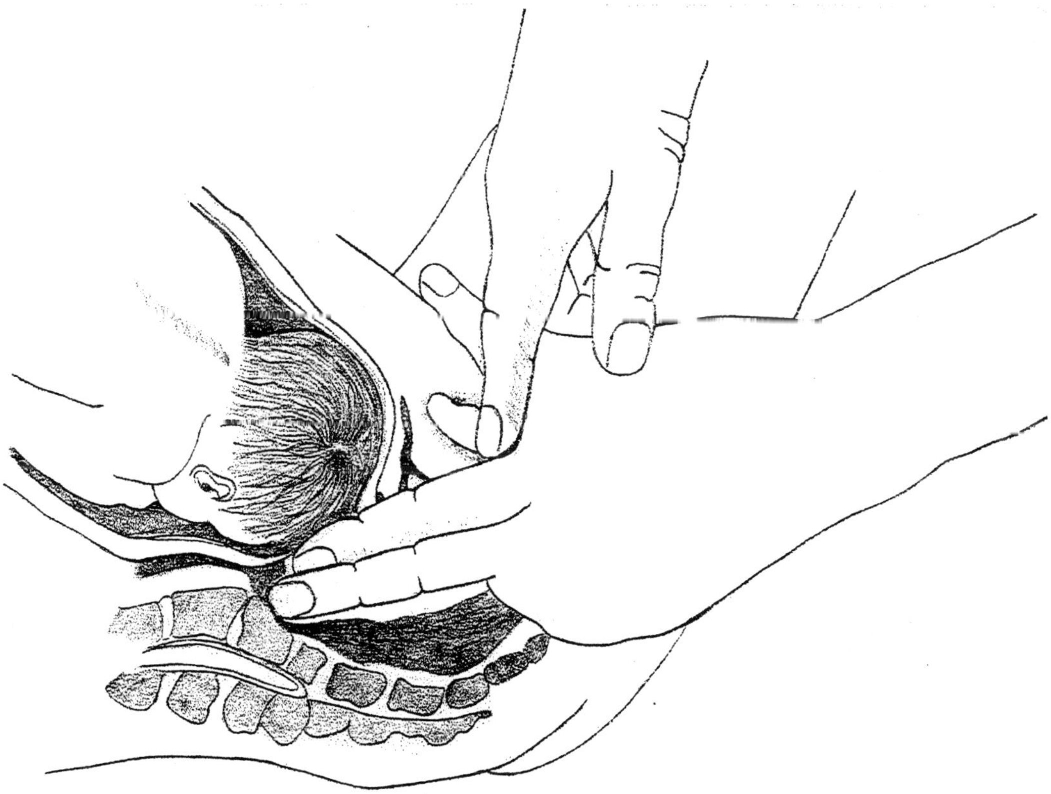

Figura 25. Midiendo la conjugada diagonal

La conjugada diagonal se mide desde el borde inferior de la sínfisis púbica hasta el promontorio del sacro. Normalmente es de 12 a 13 cm. **Esta medición interna de la pelvis puede realizarse al ingreso de la mujer en trabajo de parto.** Se puede efectuar en primigestas, en multíparas que han tenido un trabajo de parto difícil con bebés de tamaño normal, o bien cuando la partera considere que hay un posible problema.

Procedimiento

1. Indique a la mujer que orine.

2. Pida a la mujer que se acueste de espalda con las rodillas encogidas.

3. Explíquele lo que va a hacer.

4. Lávese las manos, póngase los guantes y limpie los genitales de la mujer.

5. Introduzca los dedos en la vagina.

   - Trate de llegar hasta la parte de la columna que sale hacia adelante (el promontorio del sacro).

   - Cuando la punta del dedo medio toque este lugar, coloque el otro dedo índice en la parte de la mano que esté tocando el hueso del pubis (vea Figura 25).

   - Mueva los dedos alrededor de los lados de la pelvis para palpar las espinas ciáticas en ambos lados (*no son sobresalientes ni puntiagudas);* mida la escotadura ciática (*dos dedos)*; palpe la curvatura sacra (*curva redonda)* y el arco pubiano (*dos dedos – ángulo de 90° o más).*

6. Saque los dedos.

   - Mida la salida. Indique a la mujer que se acueste de costado con las rodillas hacia arriba. Coloque su puño entre las tuberosidades isquiáticas (*el puño debe ser suficiente – alrededor de 8 cm ó 3 pulgadas).*

7. Anote sus hallazgos en la evaluación de la conjugada diagonal y el tamaño de la pelvis; considere el tamaño del bebé y las medidas que tomó de la cavidad pélvica.

   La mayoría de las veces, la pelvis de una mujer es lo suficientemente grande en tamaño como para dar a luz a un bebé de tamaño normal. ¿Es éste el resultado de su evaluación? La mejor manera de averiguar qué tamaño de bebé saldrá de qué tamaño de pelvis consiste en recordar cada mujer y bebé que atienda. Su experiencia es la mejor medición.

Lista de verificación de destrezas – Vigilancia del progreso del trabajo de parto al ingreso

Esta lista de verificación tiene dos objetivos:

1. La partera la usa como guía para comprobar sus propios conocimientos.
2. El supervisor la usa al evaluar el desempeño de la partera.

Después de la observación/desempeño, escriba una clasificación: ✓ = satisfactorio, o bien **X** = necesita mejorar. Agregue cualquier otro comentario en la sección de comentarios más abajo.

	Fecha	Fecha	Fecha	Fecha
Cuando vigila el progreso de una mujer en trabajo de parto **al ingreso:**				
1. Reúne todo el equipo e instrumental, se lava las manos.				
2. Saluda y prepara a la madre:				
• le explica lo que va a hacer.				
• le indica que se siente o acueste en una posición cómoda.				
• ***Decide si la mujer está a punto de dar a luz; es probable que la dilatación esté completa.***				
3. **PREGUNTA Y ESCUCHA**, REGISTRA:				
• Información de la paciente, incluso la hora de llegada.				
• ¿Cuándo se iniciaron las contracciones, con qué frecuencia tiene contracciones?				
• ¿Si ha asistido la mujer a una clínica prenatal?				
• ¿Si se ha roto la bolsa de aguas, ha tenido algún tipo de mucosidad con sangre?				
• ¿A qué hora comió por última vez?				
• ¿Cuándo fue su última deposición?				
• ¿Si tomó algún medicamento para acelerar o retardar el trabajo de parto y si tuvo algún efecto o no?				
• ¿Nombre de la partera empírica, si ésta sabe que la mujer está en trabajo de parto, cómo se puede comunicar con la partera empírica?				
• ¿Si ha tenido sangrado vaginal?				

	Fecha	Fecha	Fecha	Fecha
4. **OBSERVA Y PALPA**, REGISTRA. Ayuda a la mujer a prepararse para el examen; le explica lo que va a hacer.				
5. **PREGUNTA** a la mujer si orinó y así asegurar que la vejiga está vacía.				
6. **OBSERVA** la condición general de la mujer y efectúa un examen general, incluyendo:				
• Signos vitales y medición de la talla.				
• Aspecto general: nutrición, enfermedad, cansancio.				
• Revisión de los ojos, oídos, nariz, boca, garganta.				
• Revisión del cuello, búsqueda de venas ensanchadas.				
• Respiración: rapidez, ruidos respiratorios.				
• Corazón: rapidez de los latidos, regularidad.				
• Mamas.				
• Brazos, piernas, espalda: edema, venas, deformidades.				
7. Le dice a la mujer que ahora le va a hacer un examen abdominal. Le explica que necesita palpar al bebé y averiguar cómo está ubicado en su abdomen.				
8. Se para al costado de la paciente, observa su abdomen y la forma en que el bebé está ubicado.				
9. Palpa el abdomen de la mujer.				
• Decide la intensidad y duración de las contracciones.				
• Cuenta el número de contracciones que hay en 10 minutos.				
• Comienza por la parte superior del abdomen: - Palpa la forma, el tamaño, la firmeza, movilidad. - Decide qué parte del bebé se encuentra en la parte superior del útero.				

	Fecha	Fecha	Fecha	Fecha
• Pone las manos en la parte inferior del abdomen, palpa para ubicar los brazos, las piernas, la espalda y la cabeza del bebé.				
• Pide a la mujer que doble las rodillas : - Sostiene la parte del bebé que se encuentra en la parte inferior del abdomen. - Decide qué parte del bebé está palpando.				
10. Ausculta la frecuencia cardíaca por el pecho o la espalda del bebé. Cuenta la frecuencia cardíaca.				
11. Registra los hallazgos del examen abdominal en el partograma. Explica sus hallazgos a la madre. Consulta la sección correspondiente a examen **vaginal** (página 3.74).				

Comentarios:

Lista de verificación de destrezas – Vigilancia del progreso del trabajo de parto

Esta lista de comprobación tiene dos objetivos:

1. La partera la usa como guía para comprobar sus propios conocimientos.
2. El supervisor la usa al evaluar el desempeño de la partera.

Después de la observación/desempeño, escriba una clasificación: ✓ = satisfactorio, o bien **X** = necesita mejorar. Agregue cualquier otro comentario en la sección de comentarios más abajo.

	Fecha	Fecha	Fecha	Fecha
Cuando vigila el progreso de una mujer **en trabajo de parto**:				
PREGUNTA Y ESCUCHA– Estado general de salud				
OBSERVA Y PALPA				
1. **Examen abdominal**				
Descenso del bebé: • Fase latente - cada 4 horas. • Fase activa - cada 2 horas.				
Contracciones durante 10 minutos: • Fase latente - cada hora. • Fase activa - cada 30 minutos.				
Frecuencia cardíaca fetal, cada hora como mínimo: • Fase latente - cada hora. • Fase activa - cada 30 minutos.				
2. **Examen vaginal cada 4 horas o según sea necesario:**				
• Le explica que va a hacer.				
• Reúne el equipo; se lava las manos.				
• Pide a la mujer que se acueste de espalda con las piernas separadas y las rodillas dobladas.				
• Le explica cada paso del examen antes de realizarlo.				
• Se lava las manos, se pone los guantes.				
• **OBSERVA si hay alguna secreción.**				
• Lava el área genital y la vulva con agua y jabón o alguna solución antiséptica.				
• Humedece los dedos de la mano enguantada que va a usar para el examen.				
• Introduce los dedos en la vagina.				

	Fecha	Fecha	Fecha	Fecha
• **PALPA** temperatura/ humedad de la pared vaginal .				
• **PALPA** si hay alguna cicatriz endurecida / materia fecal.				
• **PALPA** el cuello uterino: - Espesor (borramiento). - Tensión - Dilatación.				
• **PALPA** la bolsa de aguas: - Rota. - Prominente. - Prolapso de cordón umbilical.				
• **Observa** el color del líquido amniótico.				
• **PALPA** la presentación, el descenso y la posición: - Caput. - Amoldamiento. - Si está indicado en el primer examen, evalúe el tamaño pélvico (página 3.69).				
• Retira la mano de la vagina.				
• Ayuda a la mujer a ponerse cómoda.				
• Registra sus hallazgos en el partograma y en el formulario de registro del trabajo de parto.				
• Explica sus hallazgos a la mujer y a la familia.				
IDENTIFICA PROBLEMAS Y NECESIDADES; ACTÚA				
3. **Signos vitales cada 4 horas:**				
• Hidrata por lo menos cada hora.				
• Indica a la mujer que orine por lo menos cada 2 - 4 horas.				
• Atención a la madre: - La cambia de posición a menudo. - Le recomienda que tenga alguna actividad. - Da masajes en su espalda. - La tranquiliza, le da ánimo, la ayuda. - Le explica el progreso a la madre y su familia.				
• Registra los hallazgos y las acciones.				

	Fecha	Fecha	Fecha	Fecha
• Interpreta el partograma: - Fase latente - Fase activa - Línea de alerta - Línea de acción				
• REFIERE según sea necesario.				

Comentarios:

REFERENCIAS

Este módulo fue desarrollado en base a la experiencia y a las referencias siguientes. Esas referencias le proporcionarán información adicional sobre procedimientos para elaborar una historia clínica, realizar un examen físico, manejar los hallazgos anormales y el partograma. Puede revisar toda esta información en los libros de texto para parteras, así como en el manual *Healthy Mother and Healthy Newborn Care* (Manual para el cuidado de madres y bebés saludables).

Albers, L.L., Anderson, D., Cragin, L., et al. (1997). The relationship of ambulation in labor to operative delivery. Journal of Nurse-Midwifery. 42:(1) 4-8.

Beck, D., Buffington, S.T., and McDermott, J. (1996). Healthy mother and healthy newborn care. ACNM/MotherCare, South Kalimantan, Indonesia.

Bird, G.C. (1978, April). Cervicographic management of labor in primigravidae and multigravidae with vertex presentations. Tropical Doctor. 8:78-84.

Burgess, Helen A. (1986, January - February). Use of the labor graph in Malawi. Journal of Nurse-Midwifery. 31:46-52.

Drouin, P., et al (1978, June). The value of partogramme in the management of labor. Obstetrics and Gynecology. 53:741-745.

Glick, E., and Trussell, R. (1970, November). The curve of labor used as a teaching device in Uganda. The Journal of Obstetrics and Gynaecology of the British Commonwealth. 77,1003-1006.

Grant, H., and Murray, R. (1971). Emergency care. Robert J. Brady Company, Washington D.C., 265

Graphic records in labor. (1972, October). British Medical Journal. 4,163-165.

Leigh, B. (1986, June). The use of partogram by maternal and child health aides. Journal of Tropical Pediatrics. 32:107-110.

Lennox, C.E., and Kwast, B.E. (1995). The partograph in community obstetrics. Tropical Doctor. 25:56-63.

Medex Primary Health Care Series. (1983). Basic clinical knowledge and skills, Special assessment procedures. Health Manpower Development Staff, John A. Burns School of Medicine, University of Hawaii, Honolulu, 12:177-222.

Medex Primary Health Care Series. (1983). Maternal and child health, Labor and delivery. Health Manpower Development Staff, John A. Burns School of Medicine, University of Hawaii, Honolulu. 21: 1-126.

Myles, Margaret F. (1981). Textbook for midwives. Churchill Livingstone, Edinburgh. 270.

Nurse Clinician Primary Health Care Series. (1982). Maternal and child health. Ministry of Health, Government of Lesotho, Maseru. 5:12-73.

Filliped, R.H. et al. (1978). Obstetrics, family planning and pediatrics. University of Natal Press, Pietermaritzburg. 92.

Studd, J.W.W. (1981, December). A visual method of charting labor: The partograph. Contemporary OB/GYN. 18:25-30.

Uganda Council for Midwives and Nurses. (1993). Midwives' handbook and guide to practice. 10th revision. Kampala, Uganda.

Varney, Helen. (1987). Nurse-midwifery. Blackwell Scientific Publications, Boston. 311.

Varney, Helen. (1997). Varney's midwifery. 3rd Edition. Jones and Bartlett Publishers, Boston, 379-458.

Webber, R.H. (1987, April). Simplified cervicograph for rural maternity practice. Tropical Doctor. 17:81-84.

World Health Organization. (1986). Maternal mortality rates: A tabulation of available information. 2nd edition. WHO document FHE/86.3.

World Health Organization. (1993). Prevent prolonged labour: A practical guide: The partograph part I - principles and strategies. WHO document MCH/93.8.

World Health Organization. (1993). Preventing prolonged labour: A practical guide: The partograph part II - user's manual. WHO/FHE/MSM/93.9.

World Health Organization. (1993). Preventing prolonged labour: A practical guide: The partograph part III - facilitator's guide. WHO/FHE/MSM/93.10.

World Health Organization. (1993). Preventing prolonged labour: A practical guide: The partograph part IV - guidelines for operations research. WHO/FHE/MSM/93.11.

World Health Organization. (1994). World Health Organization partograph in management of labour. Lancet. 343:1399-1404.

ANOTACIONES

ÍNDICE

Los números listados en este índice indican el número de módulo. Consulte los contenidos del módulo para obtener los números de página.

MANUAL DE DESTREZAS PARA SALVAR LA VIDA DIRIGIDO A PARTERAS

3era Edición

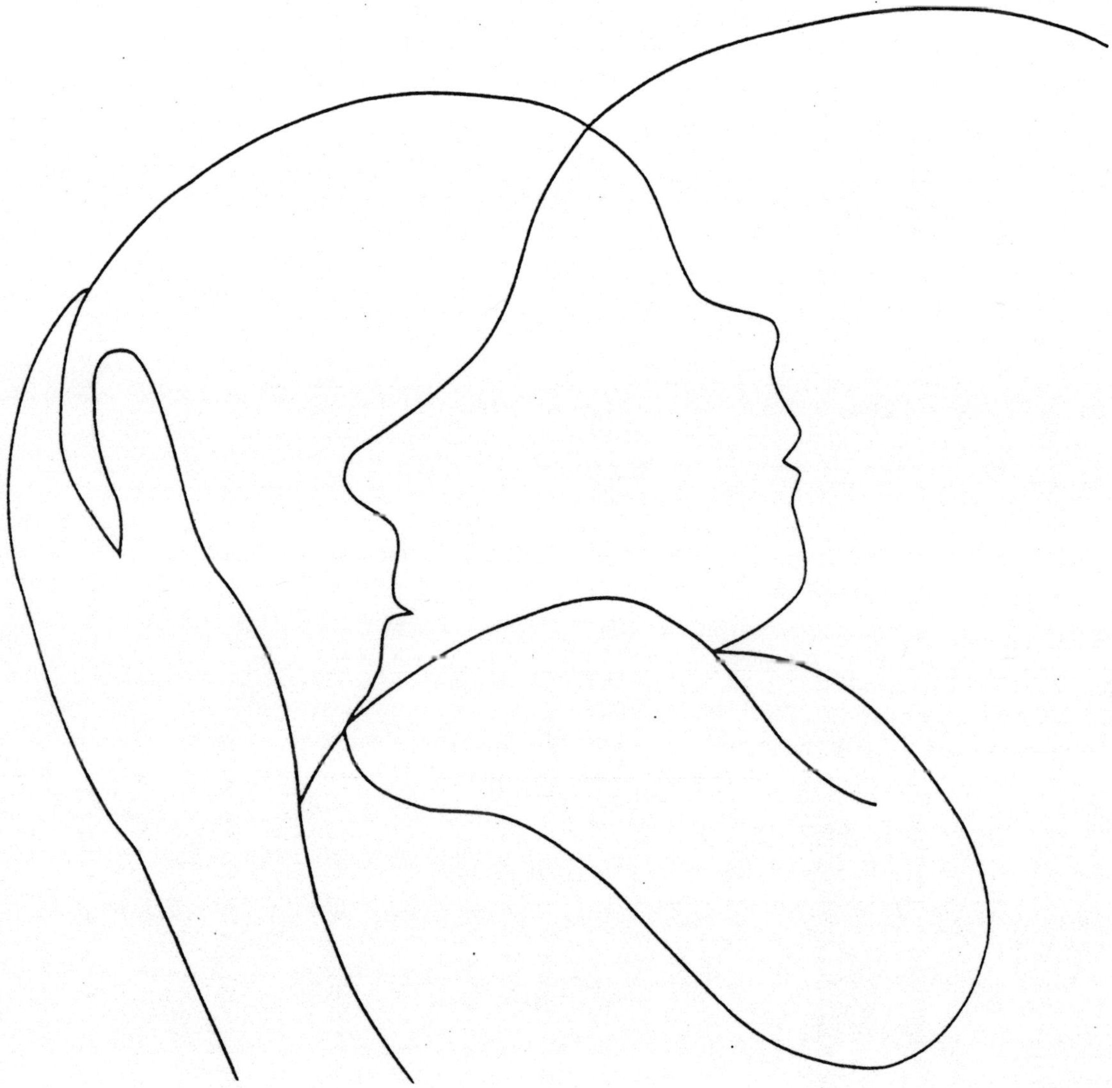

MÓDULO 4

EPISIOTOMIAS

MANUAL DE DESTREZAS PARA SALVAR LA VIDA DIRIGIDO A PARTERAS

Tercera Edición

Módulo 4: EPISIOTOMÍAS Y REPARACIÓN DE LACERACIONES

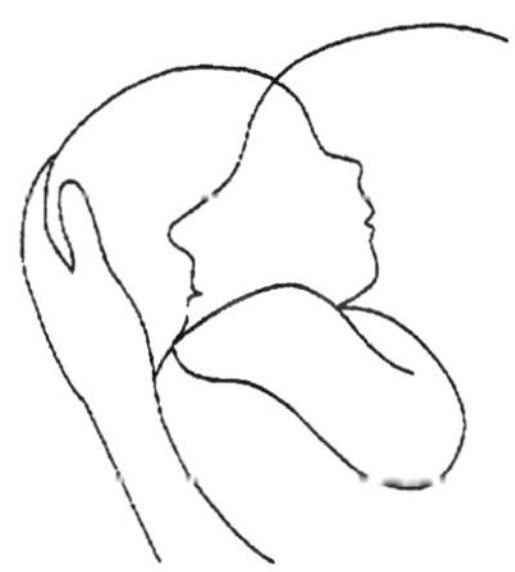

Margaret Ann Marshall, CNM, EdD, MPH
Sandra Tebben Buffington, CNM, PNP, MPH

Angeline Hale, Ilustraciones

John Snow, Inc.

Manual de Destrezas para Salvar la Vida dirigido a Parteras

TABLA DE CONTENIDOS

EPISIOTOMÍAS Y REPARACIÓN DE LACERACIONES
MÓDULO 4

Contenidos

Paginá

ANOTACIONES

EPISIOTOMÍAS Y REPARACIÓN DE LACERACIONES

Meta

La partera aprenderá a prevenir, diagnosticar y reparar laceraciones. Aprenderá cuando hacer la episiotomía y cómo repararla.

Objetivos

La partera que atiende a madres durante el trabajo de parto y el parto será capaz de:

1. nombrar los dos tipos principales de episiotomías y explicar sus diferencias.
2. enumerar signos y síntomas que indican la necesidad de hacer una episiotomía.
3. enumerar signos y síntomas de laceraciones vaginales y cervicales.
4. efectuar una completa inspección del cuello uterino y de la vagina.
5. inyectar anestesia local antes de hacer una episiotomía.
6. hacer la incisión y reparación de las episiotomías.
7. reparar una laceración.
8. explicar a la madre la necesidad de hacer una episiotomía, una inspección vaginal y/o reparar una laceración o episiotomía, y de obtener su consentimiento para ello.

Introducción

Se realiza una episiotomía para prevenir desgarros (laceraciones) o para permitir el rápido nacimiento del bebé cuando la madre o el bebé se encuentran en condiciones de distrés o sufrimiento. Las laceraciones y episiotomías que no se reparen pueden provocar una gran pérdida de sangre, infección, cicatrices, coito insatisfactorio y hasta la muerte. Si no se repara, hasta la más pequeña laceración del cuello uterino puede costar la vida de una mujer. Es importante que las parteras sepan cómo suturar, para reducir las enfermedades (morbilidad) y la muerte (mortalidad). Una episiotomía no se hace como un procedimiento de rutina, o simplemente por conveniencia para el profesional de salud.

En este módulo aprenderá a hacer lo siguiente:

- prevenir laceraciones durante el transcurso del parto
- hacer una episiotomía cuando sea necesario
- administrar anestesia local
- informarle a la mujer que tiene una laceración del tracto genital efectuando una inspección cervical y vaginal
- reparar episiotomías
- reparar laceraciones vaginales y cervicales

En los apoyos al aprendizaje que aparecen al final de este módulo encontrará información para elegir una sutura y cómo hacer un nudo.

La experiencia de una partera...

> Era su primer bebé y la mujer pujó fuerte durante una hora en su casa. Cuando vino a verme estaba llorando y pidiendo que la ayudaran. La cabeza del bebé estaba hinchada, la frecuencia cardíaca fetal era 100. El tejido del perineo estaba muy apretado y la madre no quería que la cortaran. Finalmente la convencí de que me permitiera ayudarla a dar a luz al bebé. Después de hacerle una episiotomía mediolateral derecha, dio a luz un niño grande en condiciones satisfactorias. Le puse anestesia local y usé el nuevo método de reparación que aprendí con el curso de DSV. La mujer se puede sentar y caminar sin problemas después de la reparación de la episiotomía. Otras mujeres ya están pidiendo lo mismo. Me sentí muy capacitada para manejar este caso usando el método de sutura simple.
>
> Partera capacitada en DSV, Vietnam

Términos médicos de uso común

Capa subcutánea – la capa de tejido que se encuentra debajo de la capa subcuticular.

Capa subcuticular – la capa de tejido que está inmediatamente debajo de la piel.

Centímetro – la medida de una centésima parte de un metro; 100 centímetros (cm) = 1 metro.

Centímetro cúbico – medida de volumen o capacidad, igual que el mililitro (ml), milésima parte de un litro. 1000 centímetros cúbicos (cc) = 1 litro.

Episiotomía – una incisión que se hace en el perineo al final de la segunda etapa del parto para prevenir desgarros (laceraciones) o para permitir un nacimiento más rápido del bebé cuando la madre o el bebé están en condiciones de distrés o sufrimiento.

Episiotomía media, mediana o de línea media – una incisión que se realiza en la parte media del perineo desde la vagina hacia el recto.

Episiotomía mediolateral – una incisión que se realiza en el perineo ya sea a la izquierda o la derecha del centro a un ángulo de alrededor de 45 grados. El corte diagonal se hace desde la vagina, empezando en el centro de la horquilla en línea recta, hacia la nalga, alejándose del recto.

Fístula - una abertura anormal entre el recto y la vagina (recto-vaginal), o bien entre la vejiga o uretra y la vagina (vesico-vaginal).

Horquilla – pliegue de la membrana mucosa en la parte posterior de la vagina uniendo los vértices inferiores de los labios menores.

Laceración – una herida o desgarro irregular del tejido blando.

Músculos profundos – en el perineo los grupos musculares correspondientes al elevador del ano y el coccígeo.

Sutura - (1) acción de unir con puntos (suturar) partes de tejido; (2) hilo u otro material empleado para coser partes del cuerpo con el fin de unirlas. La sutura puede ser absorbible o no absorbible. Consulte el apoyo de aprendizaje 1, página 4.26 para más información sobre suturas.

Sutura continua – un método para suturar: la sutura no se corta ni anuda hasta el final de la serie de puntos.

Sutura interrumpida (puntos separados)– una forma de suturar: se corta y anuda cada punto por separado.

Equipo

Una fuente de iluminación, como por ejemplo una linterna (antorcha), un farol, una lámpara o alguna otra luz fuerte
Agua y jabón para lavar los genitales y las manos
Guantes
Porta agujas o pinzas dentadas
Tijeras con una punta redonda o una tijera para vendajes (en buenas condiciones)
Pinzas de Aro o anillo (para cuello uterino), 1 ó 2
Sutura con aguja o sutura y aguja de sutura de cuerpo redondo y curvo
Pinza anatómica (pinzas para tejidos)
Anestesia local, como por ejemplo clorhidrato de lidocaína al 1% sin epinefrina
Jeringa: de 10 a 20 cc es el mejor tamaño, pero use la que tenga
Aguja para jeringa: 1 ½ pulgadas, calibre 22 es ideal, pero use la que tenga
Gasa (de 4 x 4 pulgadas)
Tampón vaginal

Prevención de laceraciones

A veces, la cabeza del bebé puede desgarrar el perineo o alrededor de la abertura vaginal de la madre. Es más común en el caso de primíparas o mujeres que han sido circuncidadas. Las laceraciones se producen en el caso de un parto descontrolado, cuando los bebés son muy grandes, cuando se utilizan instrumentos en el expulsivo (vacum o fórceps) y cuando hay algún desgarro (propagación) de la episiotomía. Asimismo es posible que se produzcan en mujeres que tienen un mal estado nutricional o que han tenido infecciones vaginales reiteradas. Consulte el Módulo 2: **Atención prenatal de calidad,** página 2.6, para información sobre nutrición. Consulte el Módulo 7: **Prevención y control de la infección,** página 7.4, para más información sobre infecciones.

La partera puede hacer muchas cosas para prevenir que se produzcan laceraciones. Las mujeres que se movilizan (caminan, se paran o están de pié), durante una buena cantidad de tiempo de su trabajo de parto (alrededor de la mitad) tienen la mitad de partos instrumentales (vacum, fórceps o cesárea) que aquellas mujeres que no se movilizan (Albers, et al. 1997). La partera puede recomendar a la mujer en trabajo de parto que se sienta, camine o cambie de posición a menudo y explicar las razones para ello. La partera puede prevenir desgarros alrededor de la abertura vaginal poniendo a la madre en la posición correcta, aplicándole paños calientes en el perineo y enlenteciendo la salida de la cabeza. Algunas veces, la mejor manera de prevenir una laceración es hacer una episiotomía lo suficientemente grande. Los signos que demuestran la necesidad de una episiotomía están en la sección Razones para Hacer una Episiotomía, página 4.4.

Posición para el parto

Estudios demuestran que pueden reducirse en un tercio (33%) las laceraciones en las primíparas si la madre da a luz en posición lateral (acostada en su lado izquierdo) y se aplican paños calientes al perineo en la segunda etapa. Se ha determinado que la posición de litotomía (de espaldas) con estribos para el parto ocasiona un estiramiento excesivo del perineo y aumenta el riesgo de laceraciones (Albers, et al. 1996).

Cuando la cabeza del bebé está coronando, ayude a la madre a colocarse en una buena posición para el parto. Las mejores para prevenir laceraciones son (a) semisentada (b) en cuclillas (c) acostada sobre su lado izquierdo, con alguien para sostenerle la pierna derecha, y (d) sobre las manos y las rodillas.

Paños calientes

Los paños calientes alrededor de la abertura vaginal, aumentan la circulación hacia la piel, con lo cual se torna más suave y se estira mejor. Use agua hervida o agua muy limpia. Ponga un paño muy limpio en el agua y estrújelo. Toque el paño con la parte interior de su muñeca para cerciorarse de que no esté muy caliente. Coloque el paño en los genitales de la madre. **Asegúrese que no la esté quemando.** Puede sostener el perineo con un paño caliente cuando la cabeza del bebé está por salir.

Salida lenta de la cabeza

A medida que aparezca la cabeza del bebé, la partera debe tratar de prevenir que la madre se desgarre. **Si la cabeza aparece lentamente,** la piel de la madre tiene más tiempo para estirarse y es menos probable que se desgarre.

Recuerde que la madre tiene una gran necesidad de pujar. Para evitar que lo haga, la madre debe dar soplidos cortos y rápidos. Durante una contracción, indique a la madre "sople, sople, sople, no puje, sople, sople, sople". Cuando la contracción termina, indíquele que puje un poco. Cada vez la cabeza saldrá un poco más. Mantenga la cabeza del bebé flexionada. Después que sale la parte más ancha de la cabeza, normalmente el resto de la cabeza sale sin pujar.

Es mejor enseñar a la madre durante su tercer trimestre, en la clínica, cómo dejar de pujar. Repáselo con ella durante el trabajo de parto. Explique a la madre que tendrá una gran necesidad de pujar y que es probable que siente el perineo muy caliente (como si le quemara).

La episiotomía

A veces, la mejor manera de prevenir una laceración es hacer una episiotomía.

Incisión de una episiotomía: Razones para hacer una episiotomía

La experiencia nos dice cuándo es necesario hacer una episiotomía. Los signos que indican que puede ser necesario realizar una episiotomía son (1) sangre roja y brillante proveniente de la vagina antes de salir la cabeza (ocasionada por un desgarro en la vagina) y (2) la piel del perineo se pone pálida (blanquecina) y tiene un aspecto brilloso (causado por el estiramiento excesivo) justo antes de desgarrarse.

Hay varias razones para hacer una episiotomía, incluyendo las siguientes:

1. prevenir un desgarro del perineo o un estiramiento excesivo de los tejidos del perineo, como en el caso de un bebé muy grande.

2. proteger al bebé contra daños cerebrales, como en el caso de un bebé prematuro cuando la cabeza se presiona repetidas veces contra un perineo grueso y firme.

3. acelerar el expulsivo en el caso de sufrimiento fetal.

4. prevenir daños a la madre y el bebé en una presentación anormal (podálica, cara, posición occípito posterior) y proporcionar más espacio para que se produzca un parto seguro.

5. reducir la duración de la segunda etapa en el caso de aquellas mujeres que tengan alguna afección cardíaca, anemia de células falciformes, eclampsia, etc.

Anestesia local antes de hacer la episiotomía

Ponga una aguja calibre 22 de 1 ½ pulgada en una jeringa de 10 cc. Se puede usar agujas más largas y jeringas más grandes. El anestésico más común es clorhidrato de lidocaína al uno por ciento sin epinefrina (Xylocaina), aunque hay muchos otros. Explique a la mujer lo que va a hacer y ayúdela a relajarse.

1. Llene la jeringa con anestésico.

2. Coloque sus dos dedos entre la cabeza del bebé y el perineo. (Vea Figura 1.) Es muy importante que los dedos sirvan como protección en frente de la cabeza del bebé. La inyección de anestésico en la cabeza del bebé puede causarle la muerte.

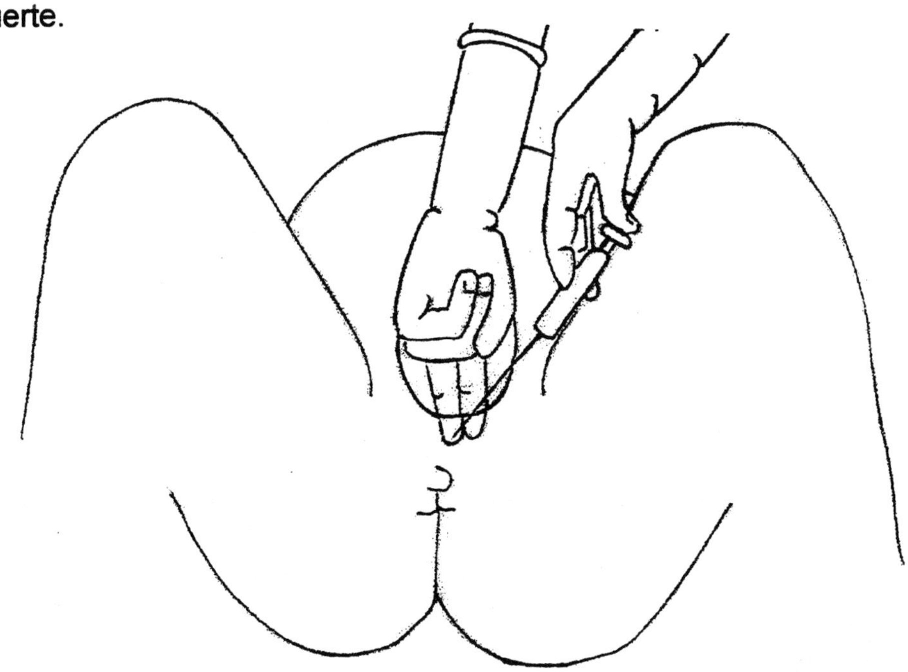

Figura 1. Inyectando el anestésico local

3. Introduzca toda la aguja desde la horquilla, pasando por debajo de la piel, a lo largo de la línea que seguirá la episiotomía. Tire del émbolo de la jeringa para verificar si hay sangre (aspirar). Si inyecta anestésico local directamente en un vaso sanguíneo, podría causar una irregularidad cardíaca. Inyecte en forma continua **a medida que va retirando** la aguja.

4. A continuación, mueva la aguja a un lado del centro y repita el paso 3. Repita al otro lado del centro.

5. Cambie la posición de la aguja nuevamente y repita, inyectando al centro de la pared posterior de la vagina. Recuerde que tiene que proteger la cabeza del bebé dejando los dedos entre la cabeza del bebé y la aguja. A esta altura, ya tiene que haber inyectado alrededor de 10 cc de anestésico.

6. Si queda tiempo, espere un minuto o dos antes de hacer la episiotomía. En caso contrario, recuerde que el estiramiento del perineo produce una anestesia natural. El anestésico surtirá efecto cuando comience la reparación.

7. Durante la reparación, si la mujer está incómoda, inyecte hasta 10 cc más de anestesia en donde la mujer sienta dolor. Trate siempre de inyectar en forma continua a medida que va retirando la aguja, a fin de evitar que la solución quede en un solo lugar y para reducir las probabilidades de inyectar en un vaso sanguíneo.

Con más experiencia podrá administrar la anestesia antes del parto.

Anestesia local después de hacer la episiotomía y del nacimiento del bebé

Ponga una aguja calibre 22 de 1 ½ pulgada en una jeringa de 10 cc. Se puede usar agujas más largas y jeringas más grandes. El anestésico más común es clorhidrato de lidocaína al uno por ciento sin epinefrina (Xylocaina), aunque hay muchos otros. Explique a la mujer lo que va a hacer y ayúdela a relajarse. **Este mismo procedimiento puede usarse antes de suturar una laceración perineal.**

1. Llene la jeringa con anestésico.

2. Como la episiotomía (o laceración) ya está cortada, ahora tiene dos lados que necesitan anestesia. (Vea Figura 2.). Observe atentamente la forma que tiene la herida o incisión.

3. Introduzca toda la aguja desde los puntos de entrada indicados en la ilustración (Figura 2). Tire del émbolo de la jeringa (aspirar) para verificar si hay sangre. Si inyecta anestésico local directamente en un vaso sanguíneo, podría causar una irregularidad cardíaca. Inyecte en forma continua **a medida que va retirando** la aguja. Hágalo hasta debajo de la piel.

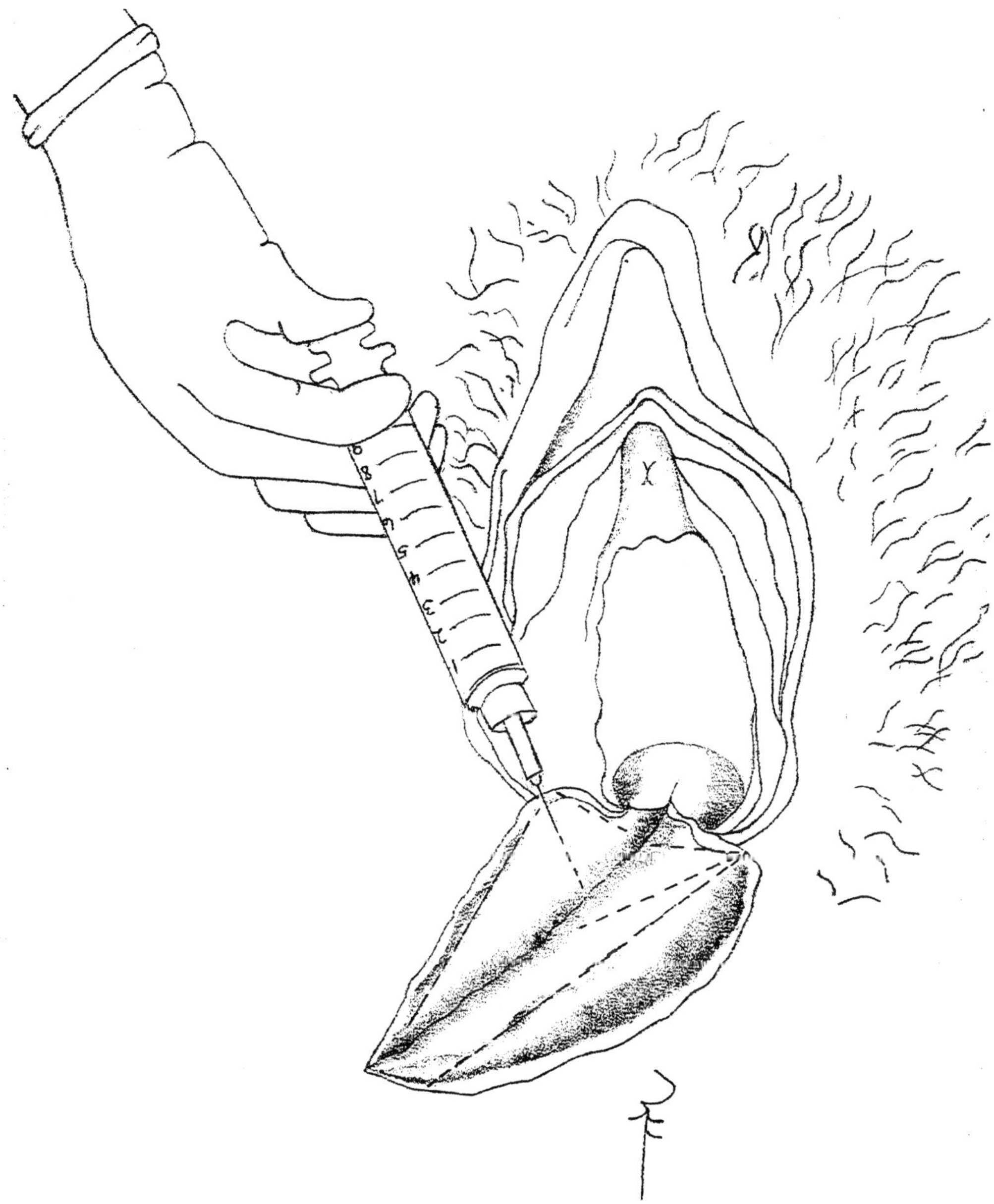

Figura 2. Inyectando anestesia local después del parto

4. A continuación, mueva la aguja por encima del centro y repita el paso 3. Repita yendo hacia abajo del centro como se ilustra en la Figura 2. Retire la aguja. Repita del otro lado de la episiotomía en las 3 posiciones ilustradas (vea las líneas de puntos de la Figura 2). A esta altura tiene que haber inyectado alrededor de 10 cc de anestésico.

5. Espere un minuto o dos para que el medicamento surta efecto antes de empezar a suturar la episiotomía. El anestésico habrá surtido efecto para el momento en que comience la reparación. Toque las partes cortadas con la punta de una aguja para confirmar que están anestesiadas.

6. Durante la reparación, si la mujer está incómoda, inyecte hasta 10 cc más de anestesia al 1% en el lugar que la mujer sienta dolor. Trate siempre de inyectar a medida que retira la aguja para evitar que la solución quede en un solo lugar y para reducir las probabilidades de inyectar en un vaso sanguíneo.

La Incisión de la episiotomía mediolateral

1. **OBSERVE y PALPE**. ¿El perineo es largo o corto? ¿Grueso o delgado? ¿Tiene venas varicosas, verrugas genitales u otros problemas?

2. Si prefiere hacer una episiotomía mediolateral, o bien si no está cerca de un hospital y médico que tenga experiencia obstétrica, es más seguro hacer una episiotomía mediolateral. Este tipo de episiotomía no va a extenderse al recto ni a los intestinos. Toma un poco más de tiempo repararla en comparación con los otros tipos y el proceso de cicatrización puede ser más lento y más incómodo para la mujer. Pero no creará complicaciones como fístulas recto-vaginales, que pueden ocasionar un gran gasto y dificultades para la mujer en el futuro.

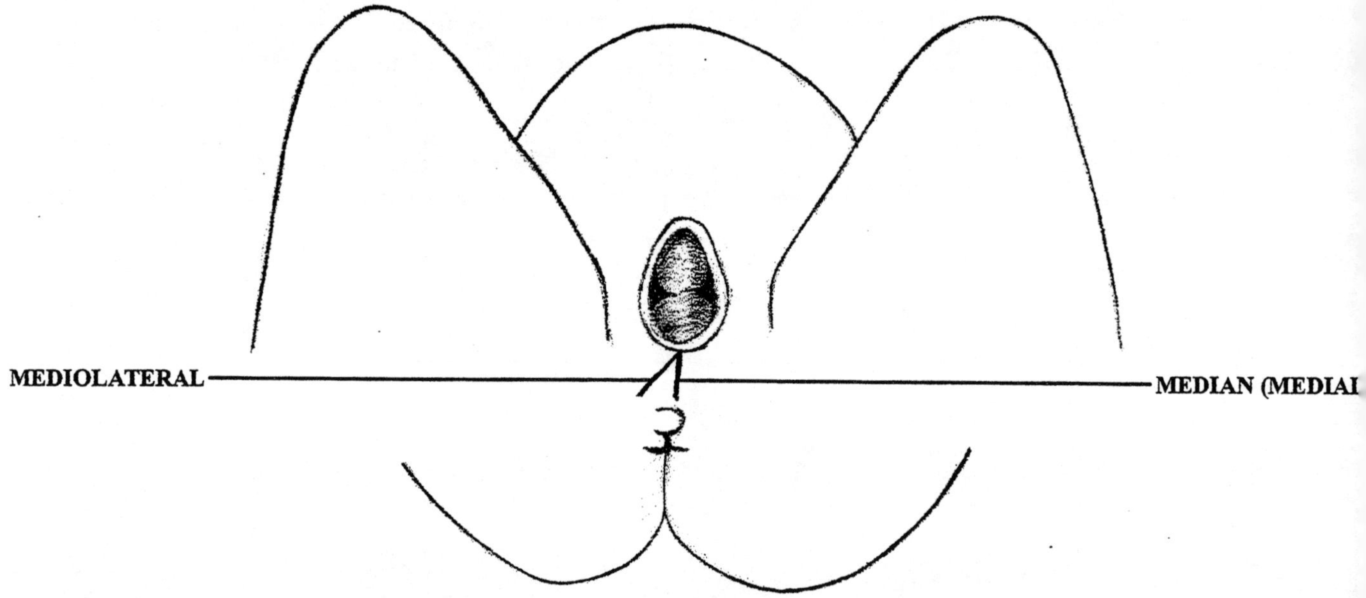

Figura 3. Posiciones para hacer episiotomías

3. Trate de no realizar una episiotomía antes de que sea el momento de hacerlo. Recuerde que el mejor momento es cuando el perineo está delgado y pálido o brilloso. La pérdida de sangre será mayor si hace la incisión antes de lo debido.

4. Tome un par de tijeras afiladas con una mano. Coloque 2 dedos de la otra mano en la vagina entre las tijeras y la cabeza del bebé, para evitar cortar por accidente al bebé. La parte redondeada (roma) tiene que estar dentro de la vagina. Comience en el centro del perineo e incline las tijeras en un ángulo de 45 grados. (Vea Figura 4.) Si no es zurda, corte hacia la nalga derecha de la madre. Si es zurda, corte hacia la nalga izquierda de la madre.

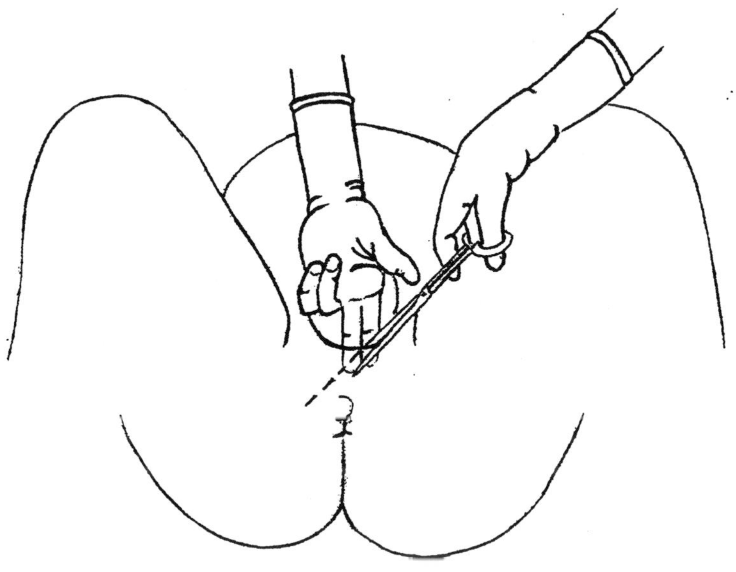

Figura 4. Episiotomía mediolateral

5. Realice la episiotomía con una o 2 incisiones grandes. Muchas incisiones pequeñas pueden producir un borde irregular y dificultarán la reparación y cicatrización de la herida.

6. Después de efectuar la incisión perineal, gire las tijeras y colóquelas en dirección de la vagina. Con la mano, proteja la cabeza del bebé con los dedos. Corte el centro de la vagina de 5 a 7,5 cm (2 a 3 pulgadas). Esta incisión le permite tener más espacio en la vagina y ayuda a prevenir un desgarro que se extienda hacia arriba de la incisión perineal.

7. Con una gasa oprima con firmeza sobre la incisión mientras la mujer sigue pujando con las contracciones, a fin de reducir la pérdida de sangre al mínimo posible. No se olvide de usar una buena técnica de esterilización. Si levanta la gasa de la incisión, tendrá que usar otra gasa nueva y esterilizada. Tenga cuidado de no contaminar (infectar) la incisión, la gasa, el algodón, los paños o instrumentos si toca el recto con las manos enguantadas.

Diagnóstico de una laceración (desgarro)

PREGUNTE y ESCUCHE

Si la mujer dio a luz en su casa o con una partera empírica, **PREGUNTE** a la mujer, a la partera o a un familiar acerca del parto.

PREGUNTE - ¿Cuándo dio a luz? ¿Observó algún tipo de sangrado? ¿Más de lo habitual? ¿De dónde provenía el sangrado? ¿Cuánto era? ¿Se cambiaron las ropas o los paños que se usaron durante el parto? ¿Estaban las otras ropas o paños empapados?

PREGUNTE - ¿Salió la placenta? ¿Estaba entera? En el caso de gemelos, ¿salieron dos placentas o una sola placenta grande con dos cordones umbilicales?

PREGUNTE - ¿Tomó algún medicamento, hierba, tratamiento? ¿Se ha puesto algo en la vagina para frenar el sangrado o con algún otro fin?

Dado que no sabe cuánta sangre perdió la mujer antes que usted la viera, NO PIERDA TIEMPO. ES POSIBLE QUE ESTÉ A PUNTO DE UN SHOCK O DE MORIR.

OBSERVE y PALPE

OBSERVE si hay signos de shock. (Consulte el cuadro.)

SIGNOS DE SHOCK	
Ojos	- opacos
Cara	- pálida, sudorosa
Respiración	- rápida y superficial
Pulso	- rápido, débil
Piel	- fría, húmeda
Presión arterial	- baja

OBSERVE y PALPE la placenta para cerciorarse que salió completamente todo el tejido y las membranas.

PALPE el útero para asegurarse que esté bien contraído.

OBSERVE la ropa y los genitales de la mujer. Trate de decidir cuánta sangre ha perdido.

IDENTIFIQUE LOS PROBLEMAS /NECESIDADES y TOME LA ACCION APROPIADA

PALPE para verificar si el útero está bien contraído. Si no lo está, efectúe una compresión bimanual. Administre un oxitócico si es necesario.

Consulte el Módulo 5: **Prevención y tratamiento de hemorragias,** para obtener información completa sobre el manejo activo de la tercera etapa, la compresión bimanual del útero y extracción manual de placenta.

Prepárese para realizar una inspección vaginal y cervical para ver de dónde viene el sangrado. Debe realizar este procedimiento en mujeres que le son referidas con problemas y en todas aquellas a las que le ha asistido su parto.

Inspección cervical y vaginal

Explique a la mujer lo que va a hacer. Infórmele que este procedimiento le producirá alguna molestia, pero que usted lo hará lo más rápido y suave posible. Explíquele que es importante asegurarse que no tenga algún desgarro que le haga sangrar mucho. Antes de empezar, revise el útero para asegurarse que esté bien contraído.

1. **OBSERVE y PALPE** a medida que va lavando rápida y suavemente los genitales con agua y jabón. Con la mano enguantada, separe los labios. Pida a su asistente que ilumine la vagina. Observe atentamente si hay algún desgarro o hematoma (acumulación de sangre debajo del tejido). (Vea Figura 5.)

2. Presione firmemente la pared posterior de la vagina con los dedos. Mire hasta el fondo de la vagina. El sangrado de una laceración puede ser un fluido suave o un chorro que bombea desde una arteria.

3. Presione lentamente contra la pared vaginal y mueva los dedos por la pared lateral de la vagina, un lado por vez. **OBSERVE y PALPE**. ¿ Está lisa la superficie? ¿Hay algún punto que esté sangrando? **Asegúrese de palpar bien a lo largo de toda la vagina hasta llegar al cuello uterino.**

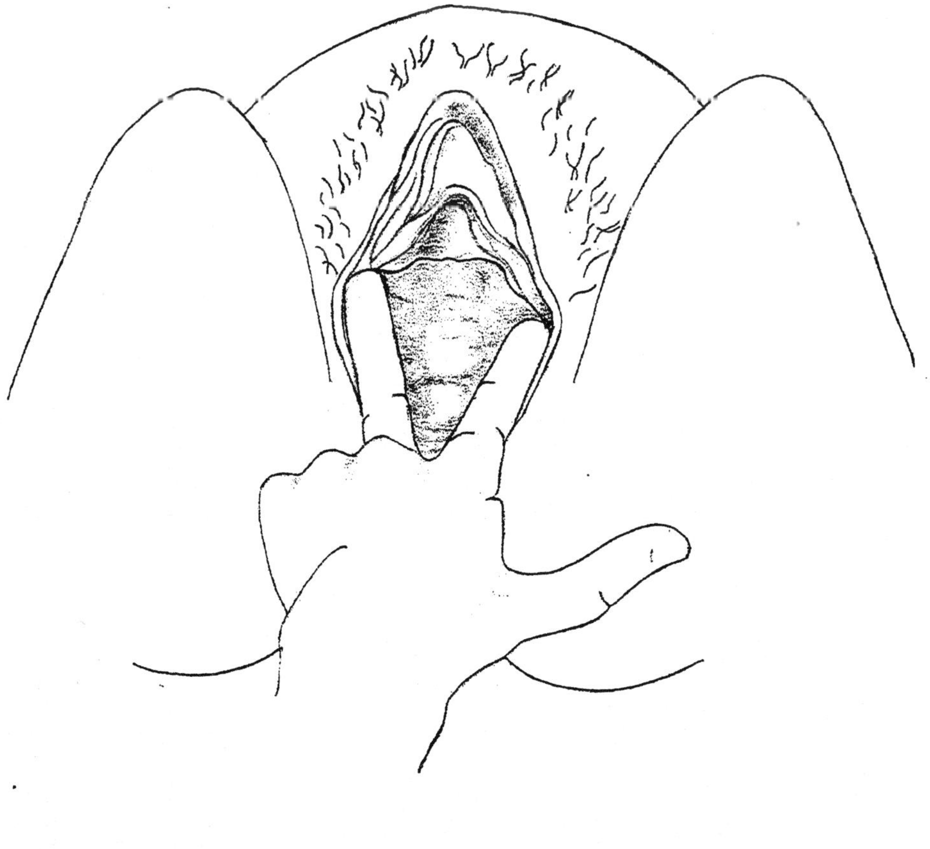

Figura 5. OBSERVE y PALPE si hay desgarros en la vagina y el cuello uterino

4. A continuación, pida a su asistente que presione firmemente el útero hacia abajo. Esto desplazará el cuello uterino más abajo en la vagina para que así pueda examinarlo cuidadosamente. Presione con firmeza la pared posterior de la vagina con una mano. Si observa sangrado o desgarros, tome su pinza de anillo (pinza de cuello) y sujete el labio anterior (labio superior) del cuello uterino con **toda la parte redondeada de la pinza.** Traccione suavemente la pinza.

   ADVERTENCIA. Si no coloca la pinza bien en el tejido, puede desgarrar una parte del cuello uterino y crear más sangrado.

5. Ahora debería estar en condiciones de ver con claridad el cuello uterino. **OBSERVE** atentamente todos los lados del cuello uterino. ¿Ve un fluido o un chorro de sangre?. Las laceraciones se producen con más frecuencia en los costados del cuello, a las 3 o 9 de la esfera de un reloj (mitad derecha y mitad izquierda) (Vea Figura 6.)

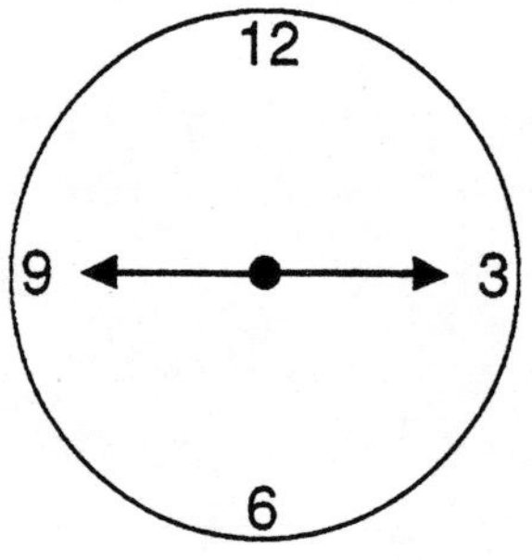

Figura 6. Sitios más comunes de los desgarros cervicales

6. Si el sangrado bloquea la visión y le resulte difícil ver de dónde viene, limpie la sangre con una gasa o un paño esterilizado. **OBSERVE** y verifique de dónde viene el sangrado. ¿Viene del útero, de una laceración vaginal o de una laceración cervical?

   a. Si el sangrado es del útero, administre un oxitócico y masajee el útero. Si el sangrado es desde una laceración, repárela como se describe en la sección correspondiente a reparación de laceraciones, página 4.19. Si no se observan laceraciones o sangrado, retire la pinza, ponga a la mujer en una posición cómoda y siga vigilando atentamente sus signos vitales durante 2 horas.

   b. Si las laceraciones observadas son grandes y/o profundas, o bien si la mujer no mejora después de una rehidratación intravenosa, ponga un tampón de gasa o paño estéril en la vagina y trasládela de inmediato a un establecimiento de salud que disponga de instalaciones quirúrgicas (sala de operaciones). Es probable que tenga una rotura uterina o, una laceración de las arterias uterinas o alguna otra complicación. Consulte el Módulo 8: **Hidratación y rehidratación** para obtener información sobre shock.

Reparación de una episiotomía o laceración

Hay varios procedimientos que pueden usarse para reparar episiotomías. El método que se enseñará en este caso es el *de sutura continua*. Se ha elegido este método porque tiene varias ventajas. La partera tiene que aprender solamente un tipo de punto y uno o dos tipos de nudos. Causa menos dolor a la mujer después de la reparación porque solamente se deja una pequeña cantidad de sutura en su tejido. Recuerde que esta reparación básica puede cambiarse o modificarse según sea necesario. Si la mujer tiene una laceración que es muy profunda o una propagación (desgarro) de la episiotomía, se puede usar una capa adicional de sutura interrumpida (puntos separados) para mayor seguridad.

Preparación para la reparación

1. Póngase los guantes.
2. Ubique las nalgas de la mujer en el borde de la cama o camilla. Puede apoyar las piernas en los estribos o las puede sujetar algún familiar.
3. Retire toda ropa manchada que haya bajo ella y lave sus genitales.
4. Póngase guantes limpios o lave los guantes con agua y jabón. Coloque un tampón de gasa en la vagina si es necesario para mantener la sangre fuera del lugar que esté suturando.
5. Coloque una toalla esterilizada o muy limpia debajo de las nalgas de la mujer.
6. Si le puso anestesia local antes de realizar la incisión de la episiotomía, compruebe si ya surtió efecto. Para ello, toque la incisión con la punta filosa de una aguja. Si siente un dolor agudo, tendrá que darle más anestesia. Si va a reparar una laceración, o bien si no pudo darle anestesia antes realizar la episiotomía, administre anestesia local ahora. Consulte la sección correspondiente a anestesia local, página 4.6.
7. Pida a alguien que regule la fuente de iluminación para que pueda ver bien la vagina. Se trata de un aspecto muy importante. Si no puede ver bien, le resultará difícil ver las laceraciones o no podrá ver la parte superior de la episiotomía.
8. Siéntese y póngase cómoda. Si tiene el cuerpo relajado y cómodo, realizará un mejor trabajo.
9. Si todavía no lo ha hecho, haga una inspección vaginal, cervical y perineal según la sección de Procedimiento para la inspección cervical y vaginal, página 4.11.
10. Abra la sutura y estírela con suavidad hasta que esté derecha. Elija un catgut crómico 2-0 ó 3-0; es el indicado para reparar episiotomías y laceraciones porque es flexible, resistente, dura mucho tiempo, lo suficiente para que se produzca la cicatrización, no tiene que quitarse y produce un mínimo de reacción en el tejido. Si no está disponible, use lo que tenga.

Si usa un hilo común o una sutura no absorbible, haga puntos separados y emplee el método de un plano. Se debe quitar la sutura no absorbible cuando la herida se cicatriza (de 5 a 10 días), lo que puede crear dificultades para aquellas mujeres que deban viajar grandes distancias. Consulte el Apoyo al Aprendizaje 1, página 4.26 para más información sobre suturas.

11. Coloque la aguja en el portaagujas en el ángulo correcto. (Vea Figura 7.) Pince el diente del portaagujas para que quede bien cerrado. Si no se fija bien, la aguja se moverá en el tejido a medida que vaya suturando y será difícil controlarla.

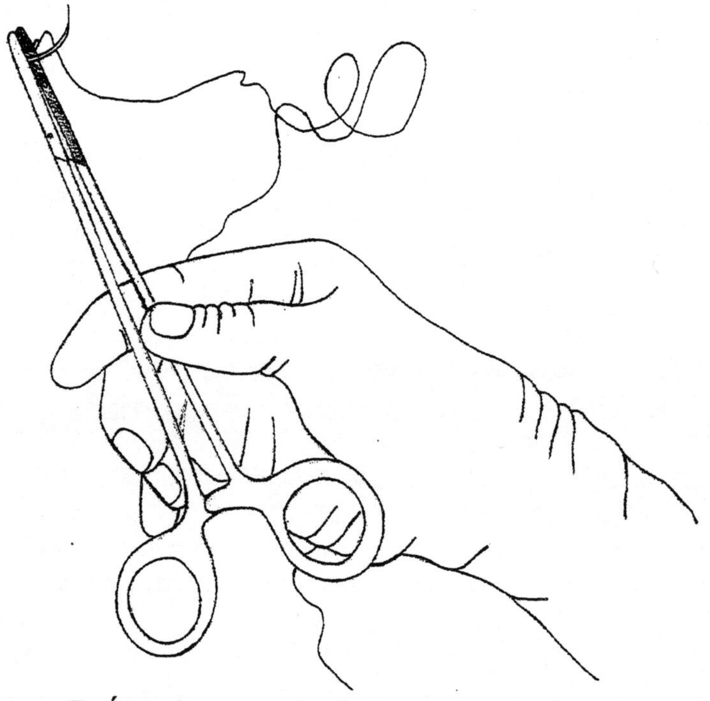

Figura 7. Ángulo correcto de la aguja en el portaagujas

Reparación de episiotomía mediolateral

Se emplea el método de sutura continuo para la reparación de una episiotomía mediolateral. Cuando hace una incisión inclinada o en sesgo (como la incisión mediolateral), el tejido se separa en forma dispareja y un lado parece más grueso que el otro. Debe tomar una porción más grande de tejido de un lado de la incisión para que quede pareja. Debe mover el cuerpo y el portaagujas hacia el costado para que quede paralela a la herida. Sujete el portaagujas de manera que quede paralelo a la herida (incisión) al suturar y así lograr que el ángulo de sutura sea el correcto. El procedimiento para la reparación de una episiotomía mediana (sutura recta de un lado a otro) se describe en el Apoyo al Aprendizaje 3, página 4.29.

En las Figuras 8 y 9, las suturas continuas son iguales para la reparación de una episiotomía mediana. Dado que se ha cortado el perineo en ángulo, la abertura u orificio se inclina un poco hacia el costado. Cuando empiece a suturar el perineo (como se ilustra en las Figuras 10 a 15), debe cambiar el ángulo del cuerpo y el portaagujas. Observe cuán grande es la porción de tejido que toma de un lado en comparación con lo que toma del otro lado. Tendrá la impresión que está suturando en línea ascendente (hacia arriba).

Si la episiotomía es más profunda que lo normal o dispareja en su profundidad, es posible colocar varios puntos separados o un plano de puntos separados en la parte profunda antes de efectuar el resto de la reparación en la forma habitual. Para aprender como hacer sutura con puntos separados, lea la sección sobre reparación de laceraciones del cuello uterino, página 4.21.

1. Recorra la herida (incisión) con su dedo. Vea claramente donde está el borde superior de la herida. Coloque el primer punto alrededor de 1 cm (½ pulgada) por arriba de este borde en la vagina. Sostenga una pinza con la otra mano. Use esta pinza para pasar la aguja a través del tejido. **Nunca use los dedos.** Es peligroso usar los dedos para tocar la aguja. Puede pincharse el dedo o romperse un poco los guantes, con lo que aumenta su riesgo de contacto con sangre que puede estar infectada con el VIH o hepatitis B por ejemplo. Amarre la sutura con un nudo doble (se describe en el Apoyo al Aprendizaje 2, página 4.27) y corte el hilo a alrededor de 1 cm (½ pulgada). (Vea Figura 8.)

2. Suture la mucosa vaginal con puntos seguidos (sutura continua), suturando hacia las carúnculas (himen). (Vea Figura 9.)

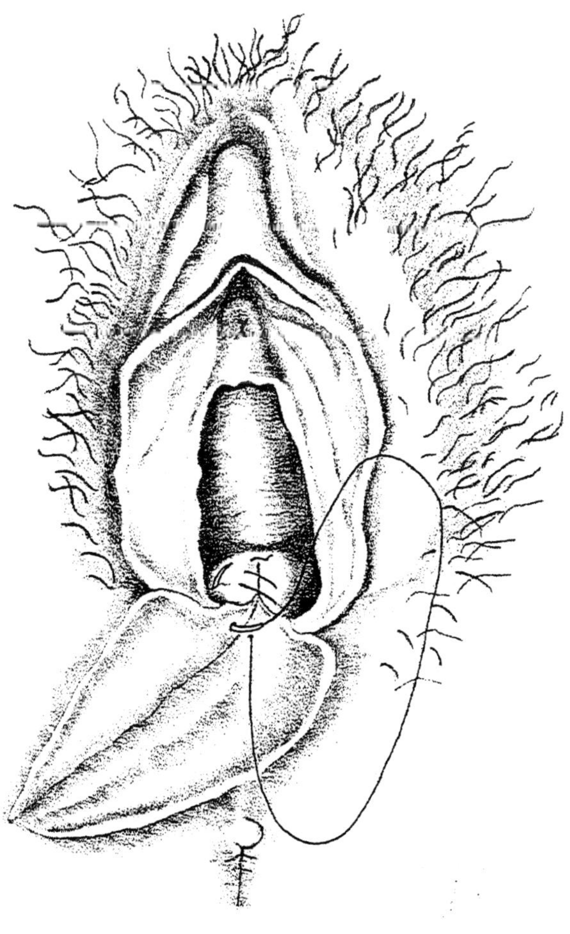

Figura 8. Cose la mucosa vaginal

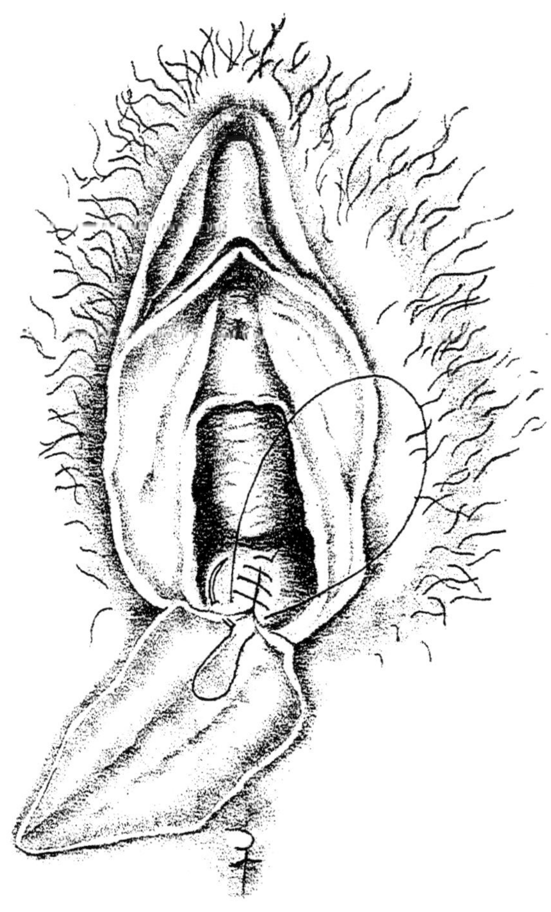

Figura 9. Sutura continua hasta las carúnculas (himen)

3. A continuación, pase la aguja a través de la mucosa vaginal por detrás del himen (carúnculas), para salir por la herida en el perineo. (Vea Figura 10.) Observe lo cerca que está la aguja de la parte superior de la herida.

4. Use una sutura continua para suturar la capa muscular. **OBSERVE** dentro de la incisión la capa muscular. La coloración es un poco roja y se siente firme al tocarla. Es importante suturar músculo con músculo. **PALPE** la parte inferior de la incisión. La sutura debe pasar justo por encima de la parte inferior de la incisión. Cuando llegue al final de la herida, habrá cerrado la capa profunda del músculo.

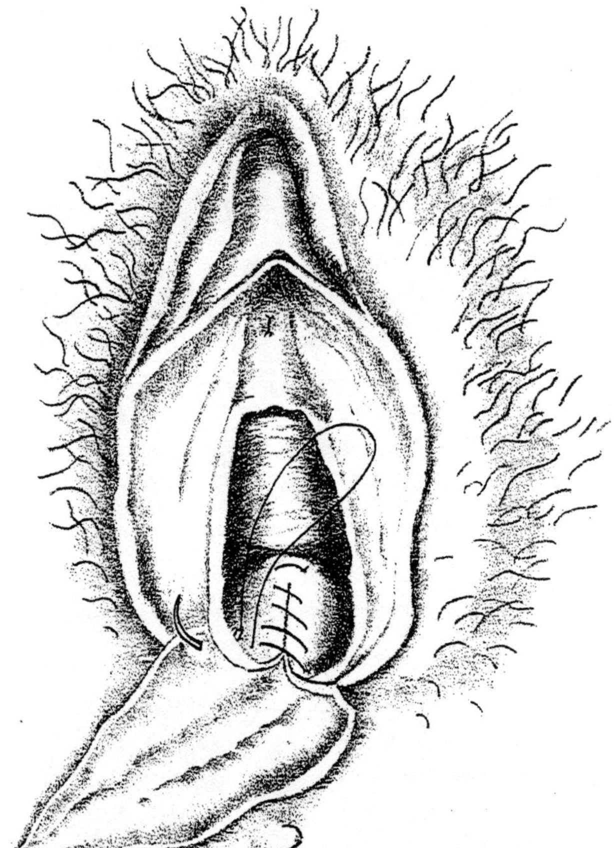

Figura 10. Sutura del perineo

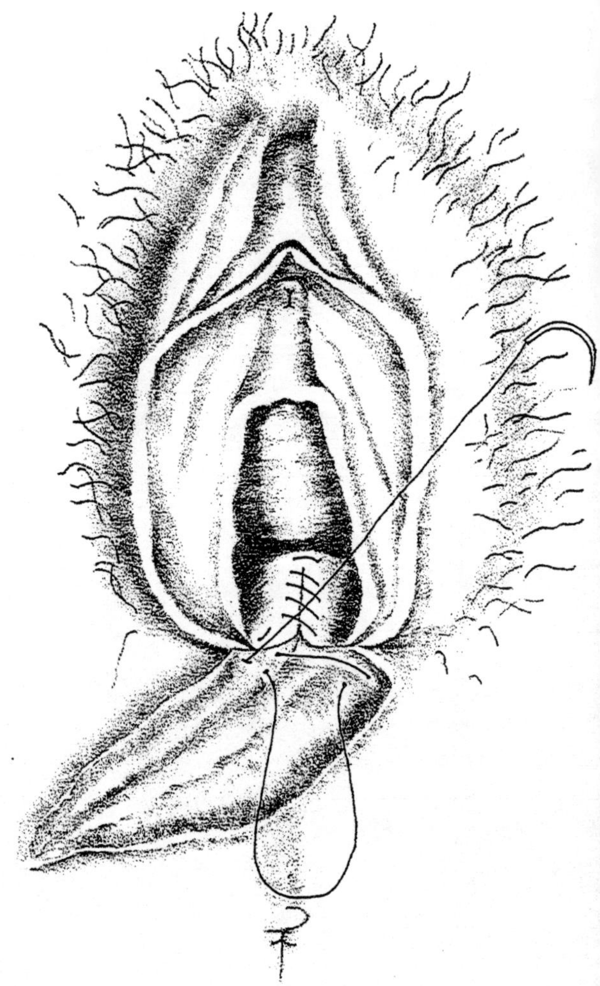

Figura 11. Mantenga sutura continua

5. Una vez que haya llegado al extremo final de la herida (Vea Figura 12), dé vuelta la aguja y comience a suturar hacia la vagina con puntos continuos para cerrar el tejido subcuticular. (Vea Figura 13.) **OBSERVE** la capa subcuticular justo inmediatamente bajo la piel. Este tejido es suave al tacto y tiene el mismo color que la mucosa vaginal. Ahora va a realizar un segundo plano de puntos. Observe el ángulo de la aguja en las Figuras 12 y 13. Este segundo plano de sutura dejará abierta la herida en alrededor de 0,5 cm (¼ de pulgada). Esto se cerrará bien por sí sólo durante la cicatrización.

Recuerde traccionar siempre la sutura con una pinza. No use sus dedos para palpar la punta de la aguja.

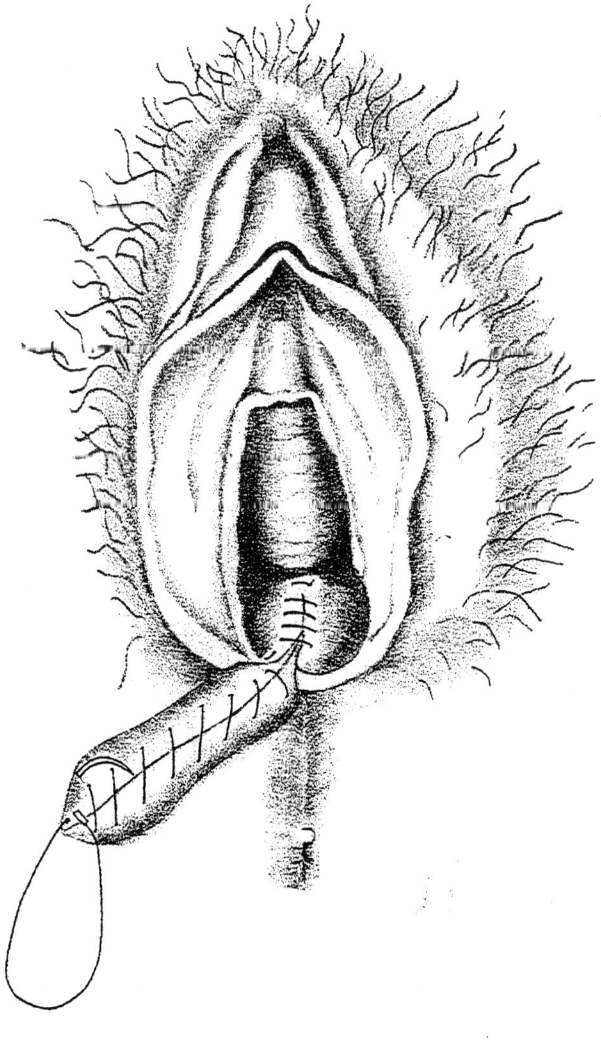

Figura 12. Suturar desde el extremo de la herida

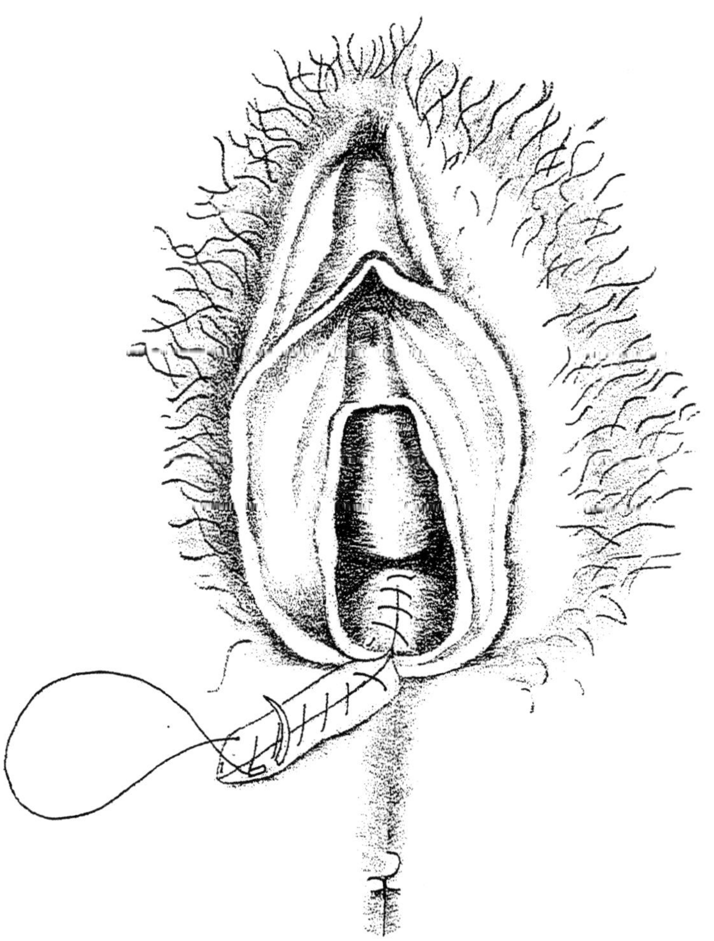

Figura 13. Comienza la capa subcuticular

6. A continuación, pase nuevamente la sutura desde la parte perineal de la herida hasta la vagina detrás de las carúnculas (himen) para que quede segura, amarre y corte. Vea en las Figuras 14 y 15 como la sutura sale detrás del himen.

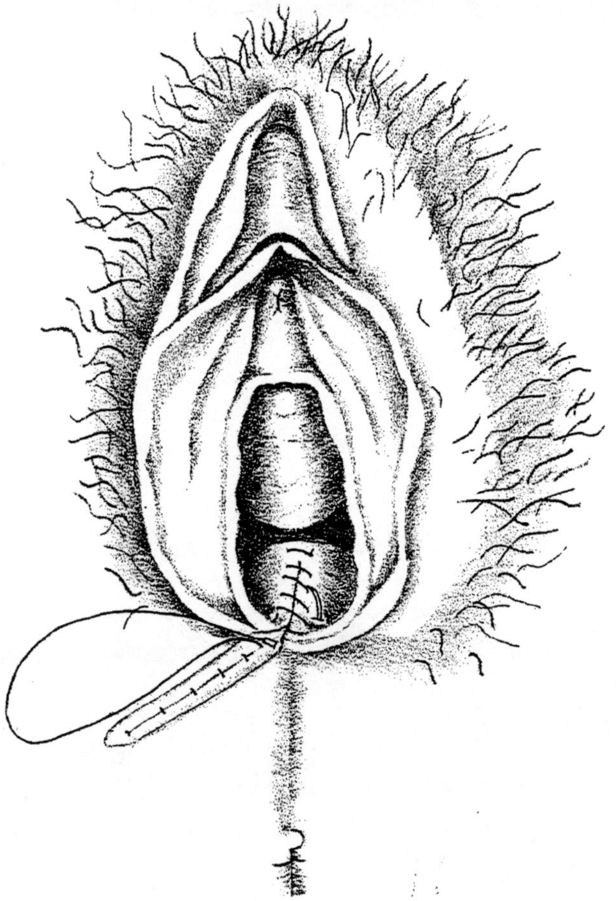

Figura 14. Mueva la aguja hacia la vagina

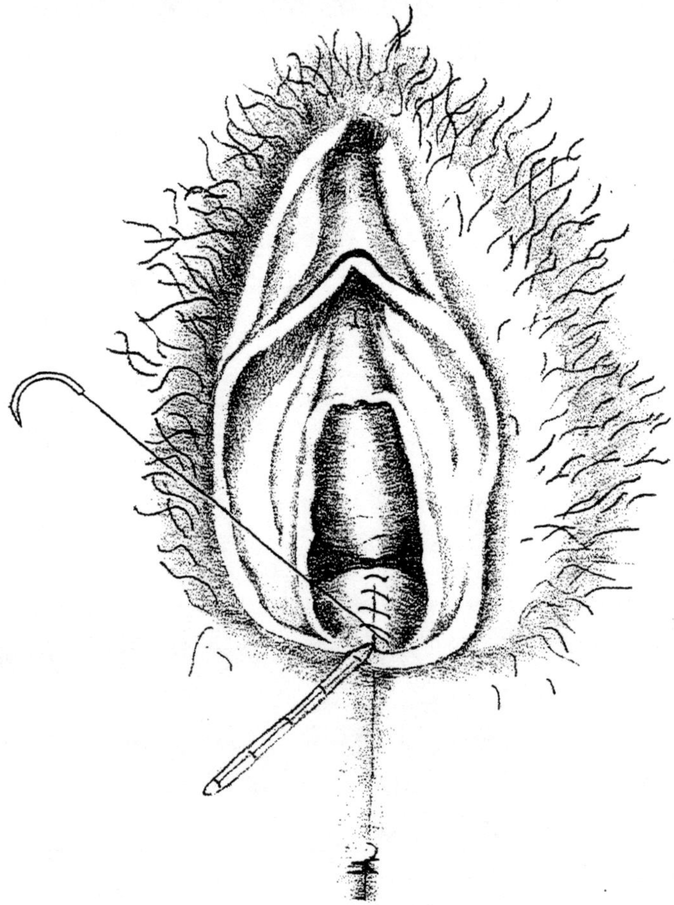

Figura 15. Finalice en la vagina

7. Amarre la sutura con un nudo doble. Para que el nudo quede bien seguro, hágalo una y media vez. Corte los dos extremos de la sutura, dejando alrededor de 1 cm (½ pulgada). Si corta demasiado los extremos, es probable que el punto se deshaga. Si esto sucede, toda la episiotomía se suelta y desamarra.

8. Controle nuevamente para cerciorarse que no haya quedado ninguna gasa, tampón o instrumentos en la vagina. Lave los genitales con agua jabonosa. Séquela y déjela en una posición cómoda.

9. Recomiende a la mujer que se lave con agua y jabón 3 a 4 veces al día. En caso contrario, debe mantener el perineo limpio y seco. Aconséjele que no se ponga nada en la vagina. No debe darse baños de asiento con agua caliente. Pídale que regrese para el seguimiento en una semana, así puede revisar la cicatrización de la herida. Registre los hallazgos, la atención brindada y los medicamentos administrados. Consulte el reverso del formulario de registro del trabajo de parto en el Módulo 3: **Vigilancia del progreso del trabajo de parto.**

10. Si es posible, revise el perineo todos los días durante 3 a 4 días. Observe si hay algún tipo de enrojecimiento, pus, suturas sueltas o abiertas, o si hay algún hematoma. Un hematoma puede parecer como una contusión o una hinchazón brillosa. Observe si crece. Si tiene más de 3 a 4 cm (1-1½ pulgadas), refiérala a un hospital para que puedan abrirlo y suturar el vaso sanguíneo.

Reparación de laceraciones

Las laceraciones se producen en diferentes lugares. Una vez que haya realizado una inspección cervical y vaginal (página 4.11) y haya encontrado el (os) lugar (es) donde el tejido está lacerado, deberá decidir si refiere a la mujer o si usted misma hará la reparación. Recuerde que las mujeres mueren por sangrados ocasionados por simples laceraciones que no son detectadas o reparadas.

Laceraciones periuretrales

Los desgarros alrededor del clítoris y de la uretra pueden sangrar mucho y ser muy difíciles de reparar. En lo posible, refiera a la paciente. Prepárela para el traslado, ponga toallas higiénicas u otras vendas firmemente contra la vulva, pídale que junte las piernas y las mantenga apretadas. Puede envolver sus muslos juntos con paños para recordarle que mantenga sus piernas firmemente juntas.

Si usted tiene que reparar la laceración:

1. Coloque una sonda en la vejiga, esto le servirá para identificar la uretra e impedir que suture accidentalmente la uretra o que la dañe de algún modo.

2. Elija la sutura más fina (más delgada) que tenga (consulte el Apoyo al Aprendizaje 1 – Elección de una sutura, página 4.26).

3. Enfrente el tejido. No se apure en esta parte. Las laceraciones son como un rompecabezas. Las partes laceradas tienen que volver unirse de manera que el tejido quede como estaba antes de la laceración. Mientras mejor haga el enfrentamiento del tejido y se detenga a pensar dónde va a poner el punto, mejor se verá cuando cicatrice.

4. Haga puntos separados (individuales) por alrededor de 1 cm (1/4 pulgada) a lo largo del desgarro.
   Para hacer puntos separados:
   - tome un trozo de tejido;
   - llévelo al centro del desgarro;
   - pase la aguja;
   - fíjese que no esté demasiado profunda ni demasiado superficial;
   - empújela para que pase al otro lado del desgarro con un trozo de tejido del mismo tamaño;
   - traccione la sutura dejando un extremo de largo suficiente (5 a 8 cm), para que pueda hacer un nudo doble (Vea como hacer nudo doble en el Apoyo al Aprendizaje 2, página 4.27).

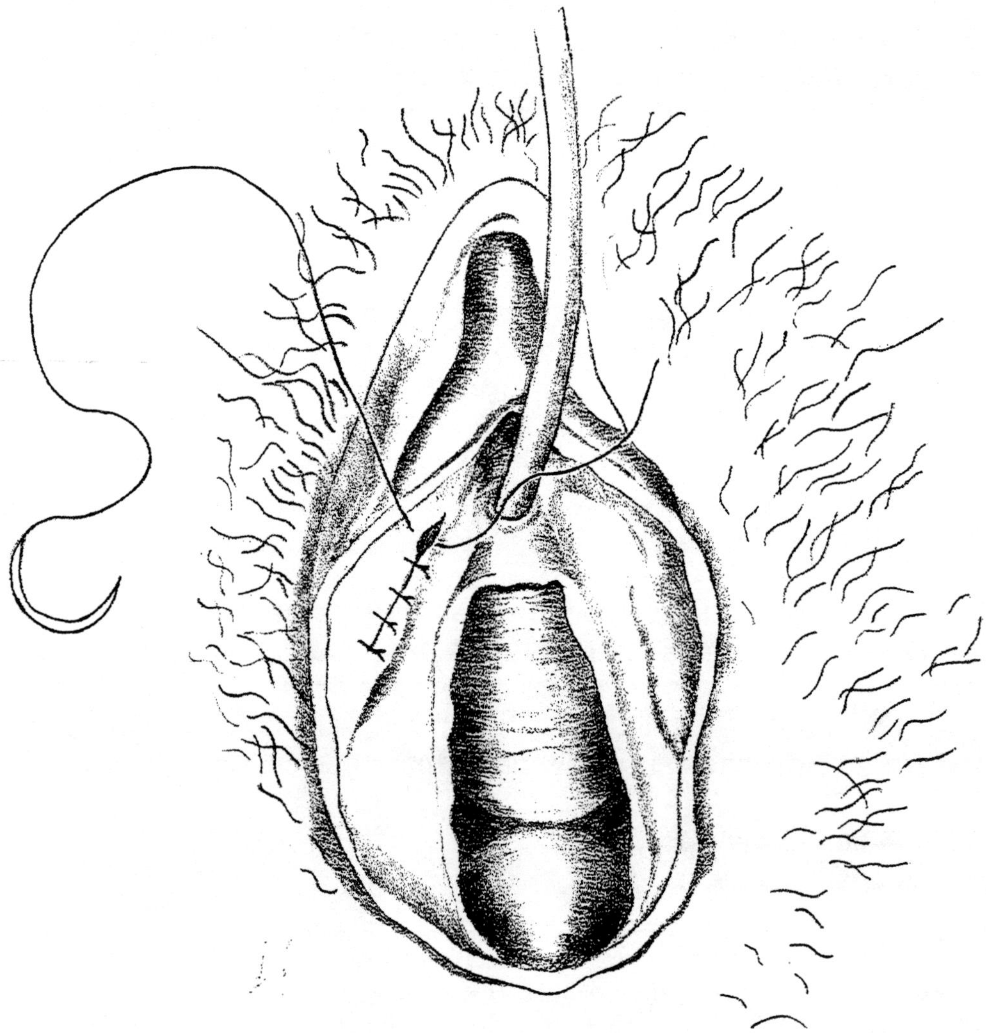

Figura 16. Reparación de una laceración periuretral anterior. Se pueden usar puntos separados. Antes de suturar se coloca una sonda a la vejiga.

5. Siga haciendo puntos separados (individuales) a lo largo de toda la laceración. *Recuerde: lo más importante es controlar el sangrado.*

- Si la laceración continúa sangrando, ponga una gasa y apriete firmemente sobre la herida durante algunos minutos.

- Retire la gasa con cuidado.

- Si el sangrado se ha detenido, limpie y seque a la mujer y póngala en una posición cómoda.

- Si continúa sangrando, oprima la gasa contra la herida, ejerciendo una presión pareja y continua durante por lo menos diez minutos. **No mire antes**. El tiempo normal de coagulación es de alrededor de 7 minutos. Si todavía sigue sangrando, tendrá que agregar uno o más puntos para controlar el sangrado.

Laceraciones vaginales

Las laceraciones de la vagina se reparan como lo descrito en la sección anterior de reparación de laceraciones periuretrales. Sin embargo, en este caso, la mejor sutura es una sutura crómica 2-0 ó 3-0. También no es necesario colocar una sonda en la uretra, a menos que la laceración esté en la pared vaginal anterior.

Cicatriz de la circuncisión

En algunas partes del mundo se circuncida a la mujer. Con algunos tipos de circuncisión, hay más problemas durante el parto. La cicatriz dejada por la circuncisión no siempre permite que la piel se expanda, lo que ocasiona desgarros, dolor y sangrado. Si la abertura vaginal es muy pequeña, debe abrirse para que el bebé pueda salir.

Haga una incisión para abrir la cicatriz:

1. Inyecte anestesia local como se indica en la página 4.5.
2. Coloque las tijeras en la vagina con las puntas hacia arriba. Haga una incisión en la cicatriz existente hasta que pueda ver la abertura de la vejiga. Ahora probablemente la vagina se expanderá lo suficiente para que el bebé pueda salir.

Para reparar la incisión:

1. Use la técnica de reparación de laceraciones que se indica en la página 4.19.
2. Este momento podría ser adecuado para explicar a la mujer que sería más seguro no reparar la incisión para no causar más cicatriz, que podría bloquear la abertura de la vejiga y la vagina. Puede ser necesario hacer una reparación parcial para controlar el sangrado.

Laceraciones del cuello uterino

Las laceraciones del cuello uterino se producen más a menudo en la mitad izquierda o mitad derecha del cuello (3 y 9 de los punteros del reloj). Véase en la ilustración (Figura 6) los sitios comunes de laceración en la página 4.12. Las laceraciones se identifican durante la inspección vaginal y cervical. **Dado que el cuello uterino no se contrae como el útero, administrar un oxitócico no detendrá el sangrado proveniente del cuello uterino.**

Las laceraciones cervicales pueden producirse también cuando la madre comienza a pujar antes que el cuello uterino esté totalmente abierto. El cuello uterino puede desgarrarse para que el bebé pueda salir. Pueden haber laceraciones cervicales en partos fáciles. Por esta razón, se debe hacer cuidadosamente una inspección cervical y vaginal a todas las mujeres. Las mujeres mueren por pequeñas laceraciones cervicales que pudieron haberse reparado con dos o tres puntos.

1. Coloque la pinza de cuello en uno de los lados de la laceración. (Vea Figura 17.) Si tiene otra pinza de cuello colóquela al otro lado de la laceración. Ponga las manillas de ambas pinzas en una mano.

2. Traccione de las manillas hacia usted. Esto le ayudará a visualizar mejor la laceración del cuello uterino.

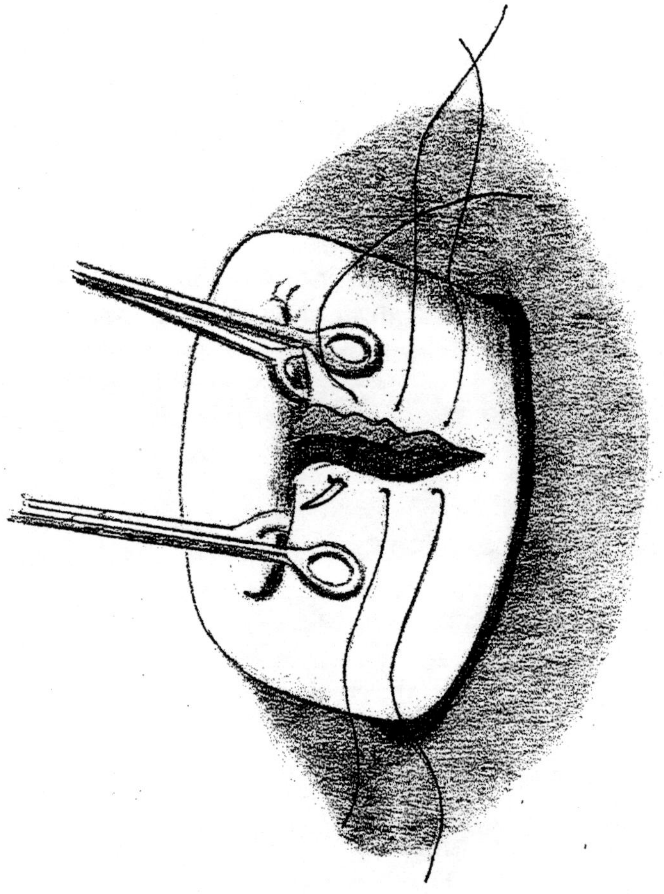

Figura 17. Pinzamiento del cuello para reparar una laceración

3. Ponga puntos separados por aproximadamente 1 cm, a lo largo de la herida, según lo descrito en la sección de laceraciones periuretrales. (Vea Figura 18.)

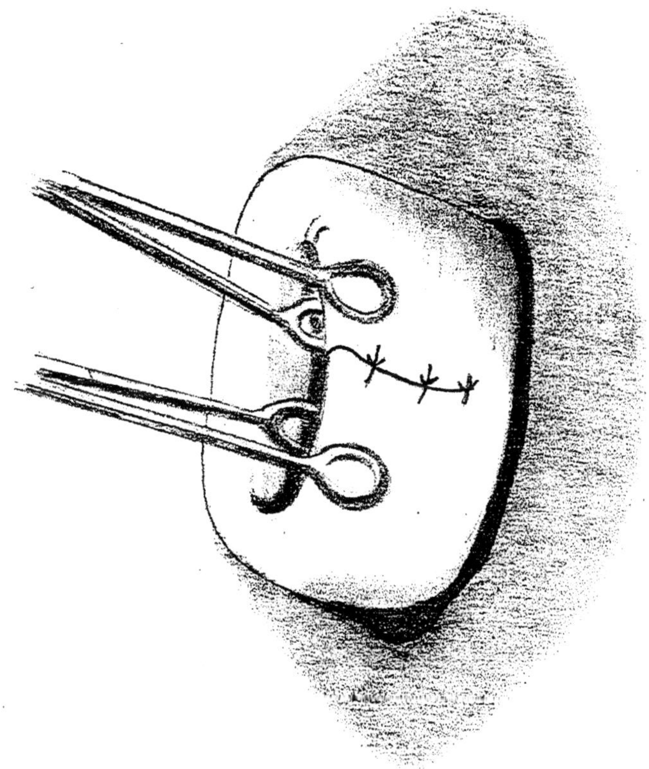

Figura 18. Puntos separados en el cuello uterino

Si no tiene pinzas para sostener el cuello uterino, pida a su asistente que se ponga un par de guantes y que presione sobre la pared posterior de la vagina. Esto ayudará a sujetarla para que pueda ver mejor la laceración. Es bastante difícil suturar sin las pinzas para sujetar el cuello uterino, pero puede hacerse en una emergencia. No use pinzas dentados para sujetar el cuello uterino. **Los instrumentos dentados pueden desgarrar el cuello uterino y causar más sangrado o accidentalmente usted pudiera sacar un trozo de cuello uterino.**

Si no es posible reparar la laceración cervical:

1. Coloque la pinza de cuello sobre la laceración cervical como se ilustra en la Figura 19. Presionar sobre el área sangrante a veces es suficiente para detener el sangrado, al menos por un rato.

2. Limpie la vagina y cerciórese de que el sangrado se haya detenido. Si la laceración es extensa, prepare a los familiares y a la mujer para trasladarla a un lugar donde un médico con experiencia obstétrica pueda reparar la laceración.

3. Suelte la pinza por un instante cada 15 minutos, más o menos o cuando sea posible, para evitar la necrosis ísquémica de los bordes del cuello lacerado por falta de sangre. Si no puede hacer esto de una manera segura, mantenga el cuello uterino pinzado y llévela a un hospital de referencia lo antes posible.

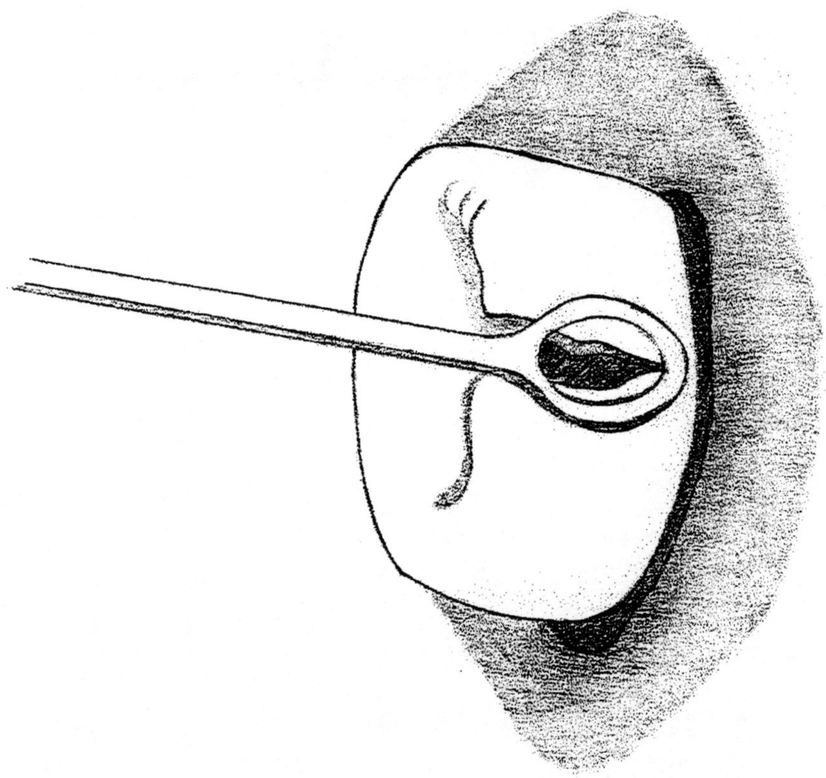

Figura 19. Pinza de cuello sobre una laceración cervical

Si no tiene pinza de cuello:

1. Coloque la mano enguantada con una gasa o paño sobre la laceración cervical.

2. Presione con los dedos durante 15 minutos.

3. Siga presionado mientras traslada a la mujer al hospital.

Si la laceración no es grande:

1. Mantenga pinzado durante 10 minutos.

2. Suelte la pinza cuidadosamente y observe bien si ha dejado de sangrar.

3. Si dejó de sangrar, retire la pinza y limpie a la madre.

4. Si sigue sangrando, trate de volver a pinzar la laceración cervical durante otros 10 minutos.

5. Si sigue sangrando, repare la laceración.

Recuerde que el hecho de *taponar la vagina con gasas y paños* ***no detiene el sangrado.*** El taponamiento vaginal absorbe (empapa) la sangre e impide que la sangre escurra de la mujer que está sangrando. **ES MEJOR DETENER EL SANGRADO PRESIONANDO CON LOS DEDOS O LAS MANOS si no puede reparar la laceración**. REFIERA lo antes posible.

Las mujeres mueren por pérdida de sangre de laceraciones sencillas que no son detectadas o reparadas.

Apoyo al Aprendizaje 1 – Elección de una sutura

La sutura viene en dos tipos: absorbible y no absorbible.

La sutura absorbible, que a veces se llama simplemente catgut, es normalmente elaborado con tejido conectivo del intestino delgado de la oveja. Se disuelve en una semana por la acción de los tejidos y fluidos del cuerpo. Sin embargo, el catgut cubierto con óxido crómico resiste la reabsorción y mantiene su firmeza durante 10 a 40 días. A menudo se lo llama catgut crómico. Por su resistencia y bajo índice de desamarre, el catgut crómico es ideal para reparar episiotomías y laceraciones durante el parto.

Algunas suturas artificiales o sintéticas son absorbibles también. Vicryl o Polyglactin 910 son ejemplos de suturas absorbibles. Se absorben completamente en 60 a 90 días.

La sutura no absorbible puede estar hecha de algodón, seda, tejido vegetal, metal o fibras artificiales. Tienden a provocar algún tipo de reacción en los tejidos (como inflamación con edema o enrojecimiento). Si no dispone de sutura absorbible, use sutura no absorbible y la técnica de puntos separados. La sutura no absorbible puede retirarse después de 5 a 10 días. Recuerde que una laceración no reparada puede provocar hemorragia, anemia y hasta la muerte.

Medida. El material de sutura se clasifica con números. El 3-0 significa 000. Cuantos más ceros tenga la medida, más pequeño es el grosor del hilo. De allí que el 2-0 ó 3-0 son muy firmes y buenos para reparar laceraciones. El 6-0 es muy bueno para suturar heridas faciales. El 9-0 es muy bueno para cirugía del ojo.

La sutura ideal para episiotomías o laceraciones genitales es el catgut crómico 2-0 ó 3-0. Es flexible, firme, dura lo suficiente para que la cicatrización se produzca y ocasiona un mínimo de reacción en los tejidos.

Sin embargo, si se encuentra en una situación en la que no hay catgut crómico, use lo que tenga a mano. Un hilo de algodón firme de un sastre en una aguja común para coser puede servir en una emergencia.

Apoyo al Aprendizaje 2 – Principios para hacer nudos

1. El nudo, una vez terminado, tiene que quedar firmemente anudado para que no se suelte. Por esto, es preferible el tipo más sencillo de nudo.

2. El nudo debe ser lo más pequeño posible para prevenir una reacción del tejido (como una inflamación). Se deben cortar los extremos del nudo en alrededor de 1 cm (½ pulgadas) de largo.

3. Al hacer cualquier nudo, se debe evitar la fricción de los dos hilos entre sí (algunas veces llamado aserruchar). Esto puede debilitar la sutura y ocasionar su rotura.

4. Tenga cuidado para no dañar la sutura cuando la esté utilizando. Si la sostiene con el portaagujas o las pinzas puede debilitar o romper los hilos.

5. Cuando tracciona el tejido junto con la sutura, tenga cuidado de no apretar demasiado, dado que puede cortar la circulación al tejido. Además al traccionar y apretar demasiado el tejido, la sutura puede romperse.

6. Los nudos dobles o de lazo y los nudos de cirujano son los mejores nudos. Quedan planos, ocupan un mínimo espacio y enfrentan bien. Los nudos de las abuelas, llamado nudo tejedor (el tipo de nudos que los niños usan para atar sus zapatos), por lo general se separan con la presión y no deben usarse nunca para reparar episiotomías o laceraciones.

El nudo de lazo: use las dos manos

Para aprender a hacer nudos es útil practicar con un hilo oscuro y uno claro.

1. Coloque el hilo claro o blanco sobre el dedo índice de la mano izquierda y sosténgalo con la palma de la mano izquierda. Sostenga el hilo negro u oscuro en la mano derecha.

2. Traiga el hilo negro de la mano derecha y póngalo entre el pulgar y el dedo índice izquierdos.

3. Gire la mano izquierda hacia adentro y mueva el pulgar debajo del hilo blanco para formar el primer lazo.

4. Cruce el hilo negro sobre el blanco y sosténgalo entre el pulgar y el índice de la mano izquierda.

5. Suelte el hilo negro de la mano derecha. Luego, con la mano izquierda, agarre el hilo negro y páselo por el lazo blanco. Nuevamente, tome el hilo negro con la mano derecha.

6. Con la mano izquierda, deje que pase el hilo negro y tire con una tensión (o presión) pareja. Ya está lista la primera parte del nudo.

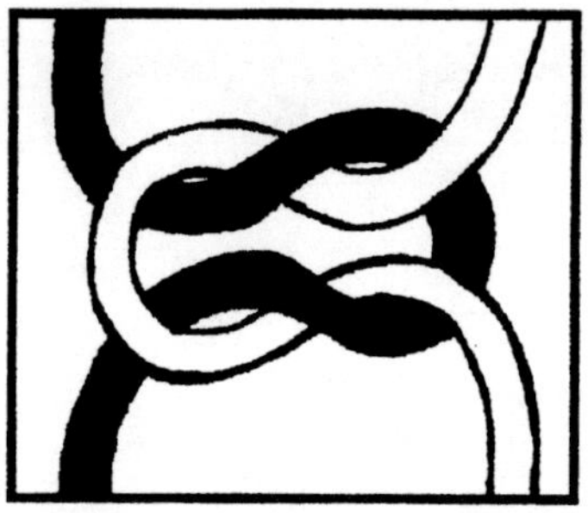

Figura 20. Nudo de lazo completo

7. Envuelva el hilo blanco detrás del pulgar izquierdo.

8. Enlace el hilo negro por encima del pulgar izquierdo.

9. Vuelva a pasar el hilo negro por debajo del hilo blanco.

10. Tire bien del hilo negro.

11. Traccione con la misma tensión en ambos hilos, uno en cada mano. La segunda mitad del nudo ya está terminada. Para mayor seguridad, haga otro medio nudo.

Nudo de lazo con el portaagujas

1. El hilo negro corto está suelto. Sostenga el hilo blanco largo con una mano. Forme un lazo colocando el portaagujas en la parte superior del hilo blanco, envuelva el hilo alrededor del portaagujas.

2. Tome el extremo del hilo negro corto con el portaagujas.

3. Traccione del hilo negro para que pase por el lazo; traccione firmemente al hacer la primera mitad del nudo.

4. Suelte el hilo negro.

5. Sostenga el hilo blanco largo y forme un lazo colocando el portaagujas debajo del hilo blanco; envuelva el hilo alrededor del portaagujas.

6. Tome el extremo del hilo negro corto con el portaagujas.

7. Traccione el hilo negro por el lazo, traccione firmemente haciendo un nudo de lazo completo. Hágalo horizontalmente para fijar el nudo.

8. Se puede hacer un tercer nudo repitiendo los pasos 1 a 3.

Apoyo al Aprendizaje 3 - Procedimiento para reparar una episiotomía mediana

Consulte la sección sobre Preparación para reparar, página 4.50, repase la forma de prepararse para suturar.

1. Recorra la herida (incisión) con sus dedos. Observe bien dónde está el extremo superior de la herida. Coloque el primer punto en alrededor de 1 cm (½ pulgada) por arriba de este extremo en la vagina. Sostenga la pinza con su otra mano. Use pinzas para pasar la aguja por el tejido. **Nunca use los dedos.** Es peligroso usar los dedos para palpar la aguja. Puede llegar a pincharse el dedo o desgarrarse un poco los guantes, lo que aumenta los riesgos de contacto con sangre infectada con el VIH o hepatitis B. Amarre la sutura con un nudo de lazo (se describe en el Apoyo al Aprendizaje 2, página 4.27) y corte el hilo a alrededor de 1 cm (½ pulgada). (Vea Figura 21.)

2. Suture la mucosa vaginal mucosa con puntos continuos, suturando hasta llegar a las carúnculas (himen). (Vea Figura 22.)

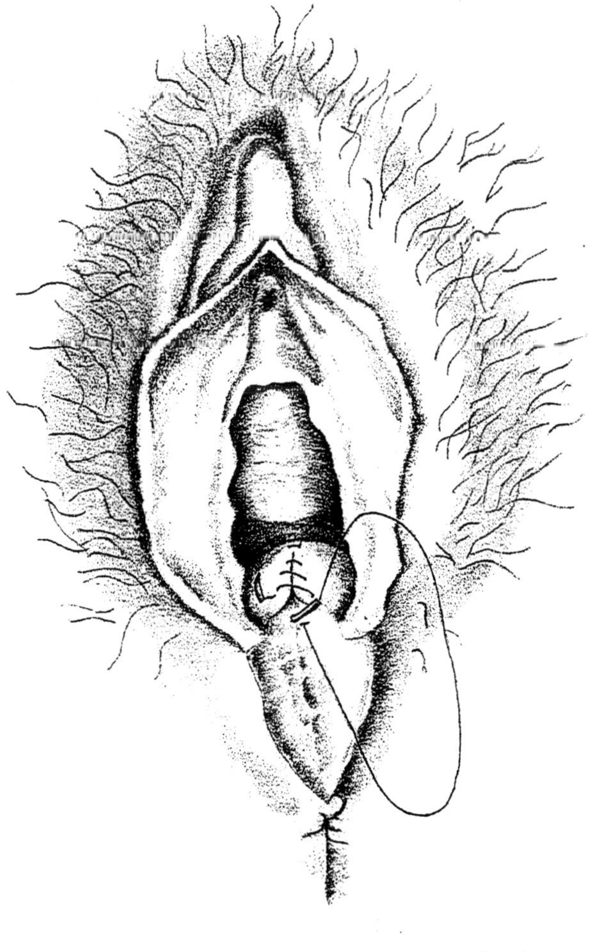

Figura 21. Suturando la mucosa vaginal

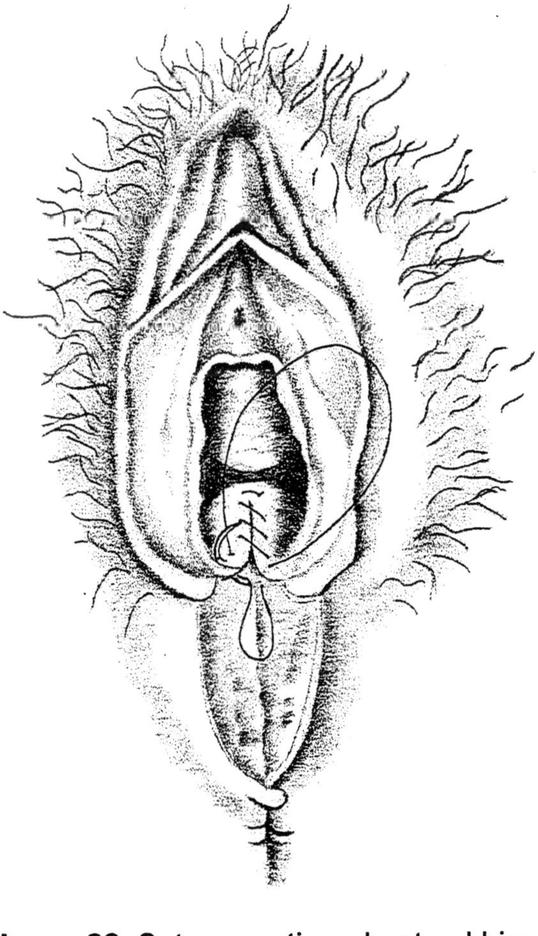

Figura 22. Sutura continua hasta el himen

3. A continuación, la aguja atraviesa la mucosa vaginal, detrás del himen, y sale a la herida (incisión) del perineo. (Vea Figura 23.) Observe lo cerca que está la aguja del extremo de la herida.

4. Luego, haga sutura continua hasta el extremo inferior de la herida. Asegure que el tejido que tome sea del mismo tamaño a cada lado. Ahora acaba de cerrar la capa muscular profunda.

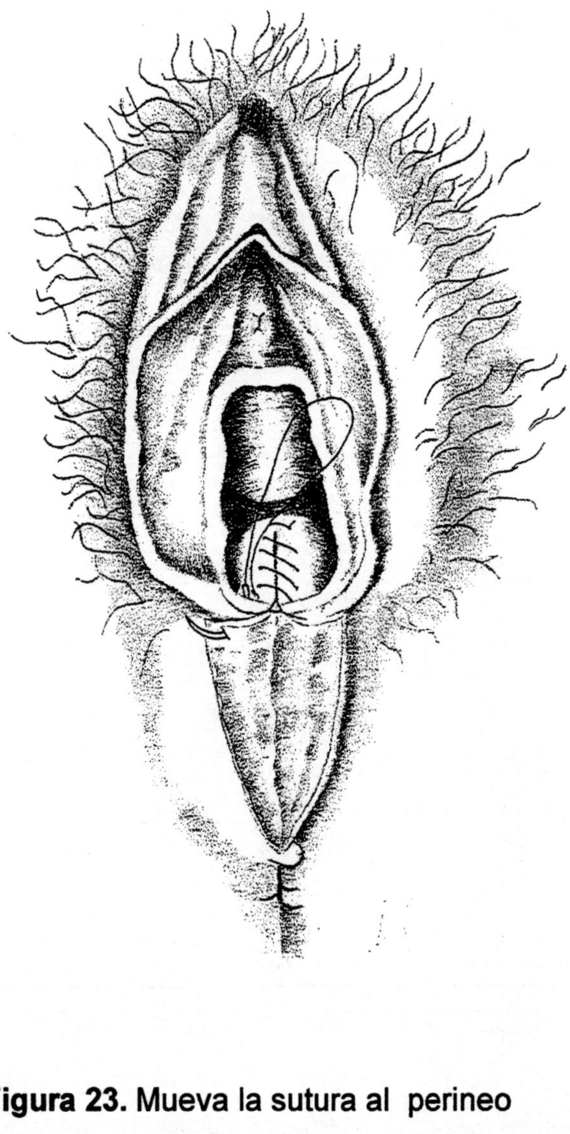

Figura 23. Mueva la sutura al perineo

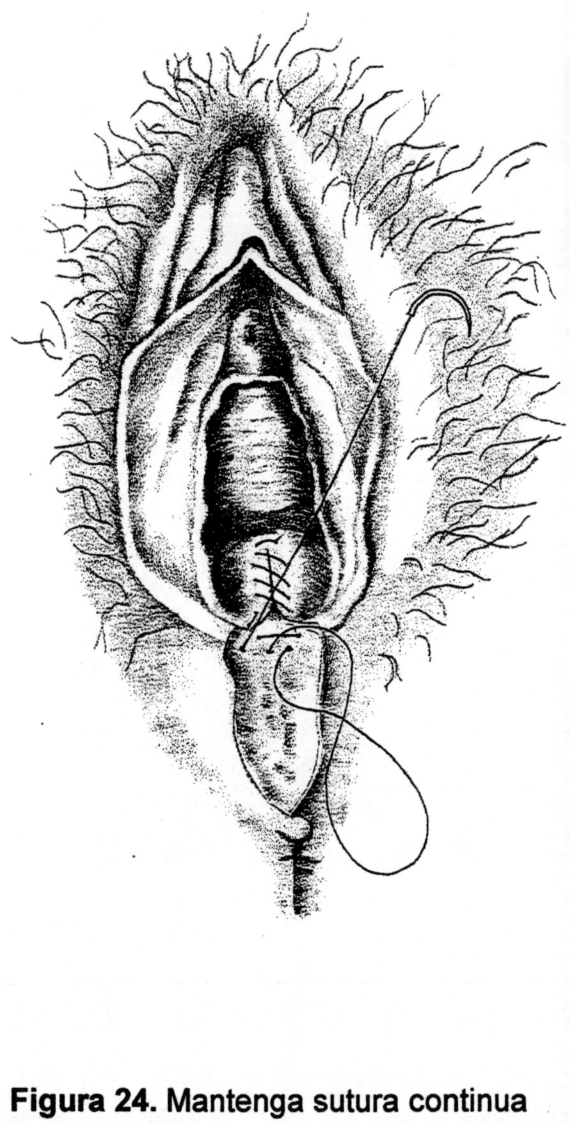

Figura 24. Mantenga sutura continua

5. Una vez que haya llegado al final de la herida, justo encima del recto, (Figura 25), gire la aguja y empiece a suturar hacia la vagina con puntos continuos para cerrar el tejido subcuticular. (Vea Figura 26.) Ahora está haciendo un segundo plano de puntos en el mismo lugar. Observe el ángulo de la aguja en las Figuras 25 y 26. Este segundo plano de puntos dejará la herida abierta en alrededor de 0,5 cm (¼ de pulgada). Esto cerrará bien cuando se produzca la cicatrización.

Recuerde: traccione siempre la sutura con su pinza. No use la punta de sus dedos para palpar la punta de la aguja.

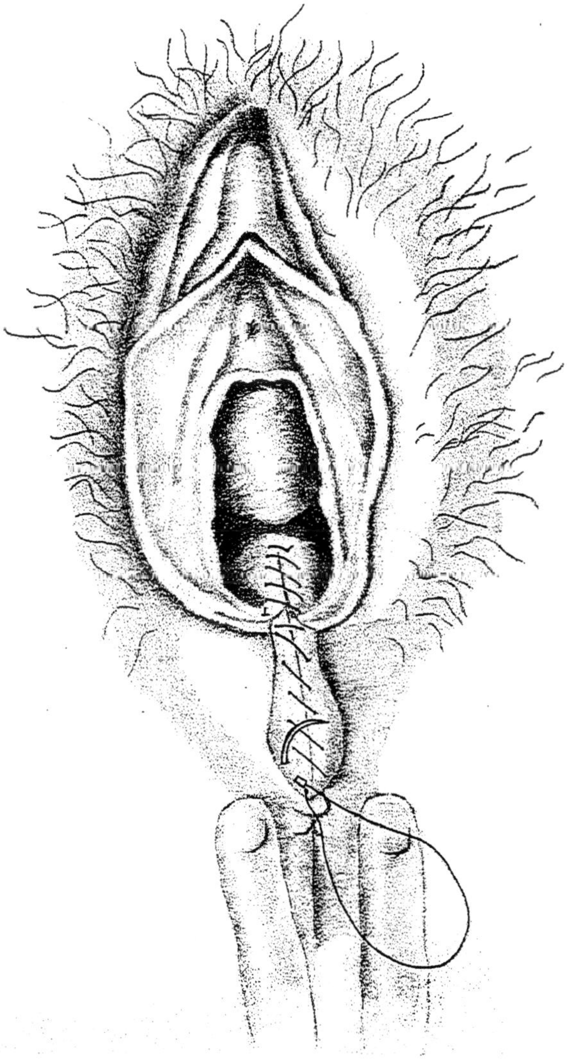

Figura 25. Suture hasta el extremo inferior

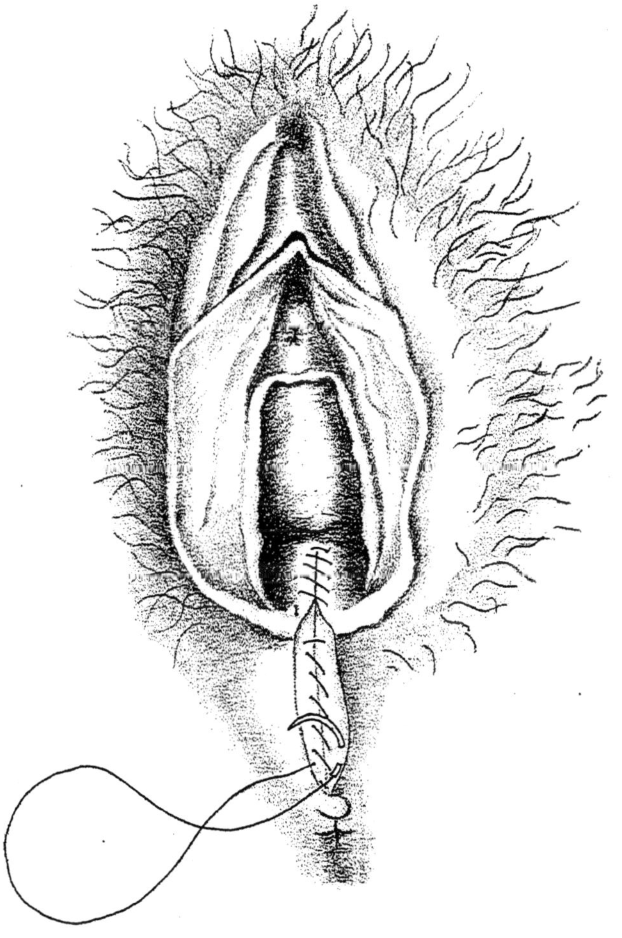

Figura 26. Inicio de la capa subcuticular

6. A continuación, mueva nuevamente la sutura desde la parte perineal de la herida hacia la vagina para asegurarla, amarre y corte. Consulte las Figuras 27 y 28 y vea cómo la sutura sale detrás del himen.

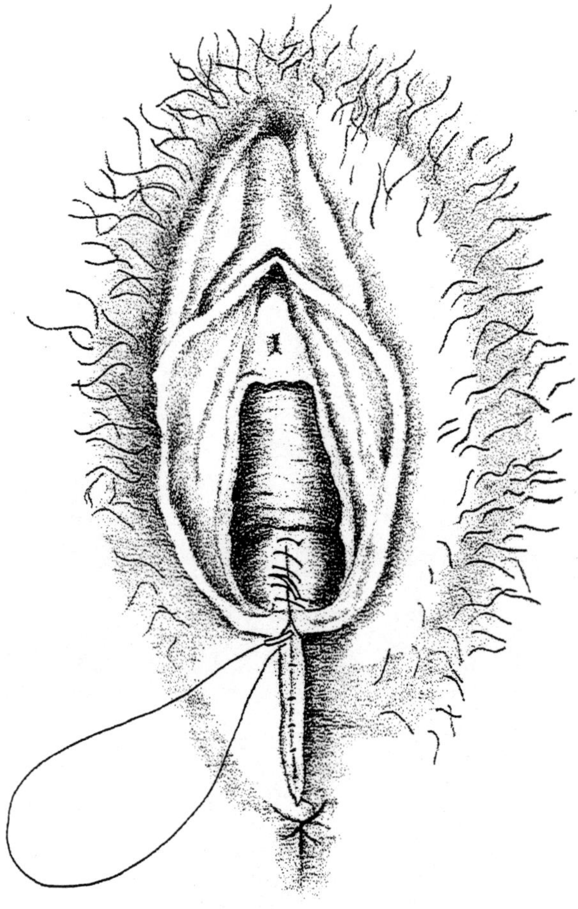

Figura 27. Mueva la aguja hacia la vagina

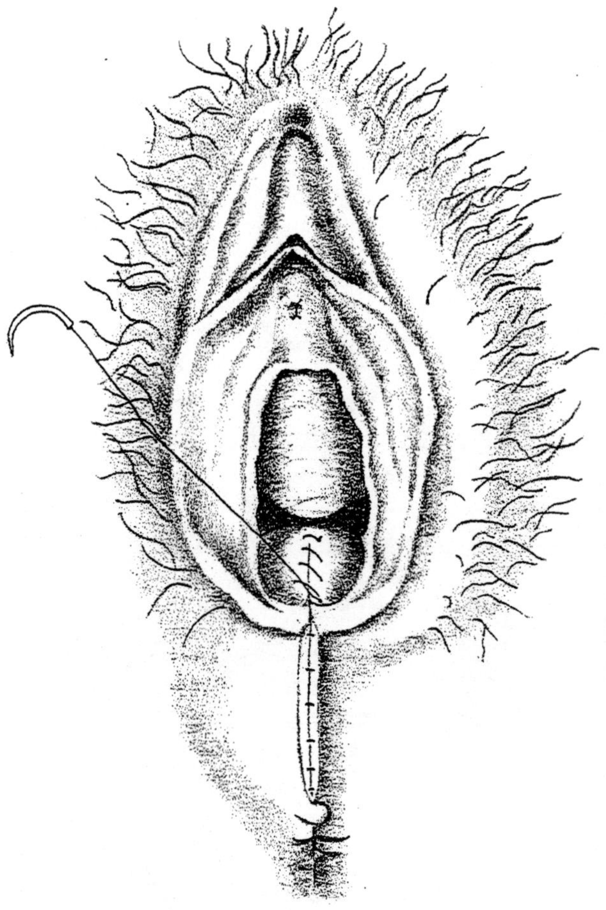

Figura 28. Anude en la vagina

7. Amarre la sutura con un nudo de lazo. Para que este nudo quede bien seguro, haga un nudo y medio. Corte los dos extremos de sutura, dejando alrededor de 1 cm (½ pulgada). Si los deja demasiado cortos, se pueden aflojar y deshacer. Si esto sucede, toda la episiotomía se afloja y desamarra.

8. Introduzca el dedo en el recto. Palpe la parte superior de la pared rectal para comprobar si hay sutura. Si palpa la sutura, repita el examen del recto 6 semanas después del parto. Si no está totalmente cicatrizada para ese entonces (fístula), refiera a la mujer a un médico. Vuelva a revisar para asegurarse que no haya quedado alguna gasa, toalla higiénica o instrumento en la vagina. Lave los genitales con agua jabonosa. Séquela y póngala en una posición o lugar cómodo.

9. Aconseje a la mujer que se lave esta área con agua jabonosa 3 a 4 veces al día. En otras palabras, debe mantener el perineo limpio y seco. Aconséjele que no se ponga nada en la vagina. No debe darse baños de asiento con agua caliente. Pídale que regrese para control en una semana, así puede revisar la cicatrización de la herida.

10. Si es posible, revise el perineo todos los días durante 3 a 4 días. Observe si hay enrojecimiento, pus, suturas sueltas o abiertas, o un hematoma. Un hematoma puede parecer como una contusión o un edema brilloso. Observe si crece. Si tiene más de 3 a 4 cm (1-1½ pulgadas), refiera a la mujer a un hospital para que puedan abrir y suturar el vaso sanguíneo.

Preguntas de repaso

¿Qué he aprendido? Vea qué es lo que ha aprendido y comprendido de esta sección del módulo respondiendo a las siguientes preguntas. Cuando termine, busque las respuestas en el módulo, en las páginas indicadas entre paréntesis ().

1. ¿Cuáles son los dos tipos comunes de episiotomías? (página 4.2)

2. ¿Cuáles son los signos que le indican que una mujer puede llegar a desgarrarse si no le hace una episiotomía? (página 4.4)

3. ¿Cuáles son los signos y síntomas de laceraciones vaginales y cervicales? (página 4.10)

4. ¿Qué pasos seguirá para realizar una inspección vaginal y cervical? (páginas 4.11 - 4.12)

5. Describa la forma de inyectar anestesia local antes de que nazca el bebé. (páginas 4.5 - 4.6)

6. ¿Cuáles son los tipos de sutura y qué tipo se prefiere para suturar laceraciones genitales y episiotomías? (página 4.26)

7. Enumere los pasos de la reparación de una episiotomía mediolateral. (páginas 4.14 - 4.19)

ESTUDIOS DE CASOS CON EL MÉTODO DE RESOLUCIÓN DE PROBLEMAS

El Método de Resolución de Problemas es una manera organizada de dar atención a las mujeres. Es una forma de pensar en la atención que brinda. Este estudio de caso le servirá para repasar el Método de Resolución de Problemas. Use los Módulos 1, 4, 5 y 8 como referencia.

Todos resolvemos muchos problemas todos los días. Normalmente no pensamos en los pasos que implica la resolución de problemas, a pesar de que todos seguimos pasos para resolver problemas. El Método de Resolución de Problemas es una forma de ayudarnos a seguir pasos en la atención materna. Lea, luego escriba las respuestas a las preguntas en estos casos.

Los cuatro pasos del método para la resolución de problemas son:

1.

2.

3.

4.

(Revise sus respuestas leyendo el Módulo 1, página 1.22.)

Las parteras usan el Método de Resolución de Problemas para identificar problemas y tomar la acción apropiada.

Estudio de caso 1

PREGUNTE y ESCUCHE

Este es el primer paso en la atención a una mujer. Haga preguntas sobre los motivos que tuvo para venir a verla a usted, la partera. En una emergencia, usted puede preguntar, observar, palpar, hacer decisiones y actuar casi al mismo tiempo. Es muy importante que los cuatro pasos del Método de Resolución de Problemas se practiquen una y otra vez, así no tiene que repasar en el libro o detenerse a pensar: "¿Ahora qué hago?" En una emergencia, debe saber cuáles son los pasos a seguir.

Lea el siguiente ejemplo: Traen a la Sra. C.L. a la maternidad en un camión. Su esposo está gritando para que vengan a ayudar a su mujer. La Sra. C.L. está acostada en la parte posterior del camión sobre una manta empapada de sangre y líquido. Hay otra mujer sentada al lado suyo con un bebé en los brazos. Usted saluda a la Sra. C.L. mientras sigue acostada en el camión, usted inmediatamente **PALPA**____. (Termine la frase)

Ahora que sabe que el útero está duro y contraído, recuerda que la Sra. C.L. es una primípara que se inscribió en su quinto mes de embarazo. Tuvo un embarazo normal, aunque fue vista por un médico en el hospital 3 veces durante el embarazo. Tanto usted como el médico le indicaron que fuera al hospital para el parto. Ella fue a la clínica prenatal la semana pasada. El bebé estaba casi a término y en podálica. La Sra. C.L. se fue a su casa para recoger sus cosas y mudarse a la maternidad hospital de la aldea hasta que diera a luz.

A medida que ayuda a la madre a ingresar a la maternidad, le pide al chofer que espere porque es probable que la Sr. C.L. tenga que ir al hospital. ¿Qué preguntas le haría a la Sra. C.L. y a su familia?

1.

2.

3.

4.

Usted encuentra que la Sra. C.L. está muy débil y angustiada. Tiene sed. La mujer que tiene al bebé en los brazos le comenta que la Sra. C.L. estaba esperando el transporte del día del mercado (hoy) para ir al hospital. Dio a luz hace 4 horas. La cabeza del bebé no salió por un largo rato. Alguien lo ayudó a salir tirando del bebé. Después que la placenta salió, no dejó de sangrar. La Sra. C.L. no ha tomado líquido ni comido nada desde antes del parto. No ha tomado ningún medicamento.

No pierda tiempo anotando la información anterior en este momento. Usted sabe que un sangrado prolongado después del parto puede provocar un shock y hasta la muerte. Puede observar que la Sra. C.L. está a punto de un shock. Debe proseguir rápidamente con el Método de Resolución de Problemas y prevenir el shock al mismo tiempo.

OBSERVE y PALPE

Este es el segundo paso en la atención a la mujer. A medida que realiza lo necesario para prevenir el shock, averigue de dónde proviene la sangre. ¿Qué hará para prevenir el shock?

Consulte el Módulo 8, página 8.4.

Ayúdela a acostarse y cúbrala para que esté abrigada y seca. Dé líquidos a beber, hable con ella y tranquilícela, así no estará tan angustiada. Rápidamente **OBSERVE y PALPE**.

¿Qué encontrará cuando **OBSERVE y PALPE**?

1.

2.

3.

4.

5.

Se da cuenta de que la Sra. C.L. está nerviosa (ansiosa) y angustiada. Su respiración es poco profunda y rápida (44 por minuto); el pulso es firme pero rápido (100 pulsaciones por minuto); la presión arterial es baja (70/48). Su piel está fría y húmeda. El útero está duro y contraído. El perineo está intacto. Hay un desgarro en la mitad izquierda (a las 3 en la esfera del reloj) del cuello uterino.

IDENTIFIQUE EL PROBLEMA

Este es el tercer paso del Método de Resolución de Problemas. La partera debe identificar el problema, usando la información obtenida en los dos primeros pasos.

¿Cuál es el problema?

Con la información obtenida al **PREGUNTAR y ESCUCHAR** (parto difícil con presentación podálica, primípara, placenta expulsada, tiene sed, está nerviosa, hay sangrado), al **OBSERVAR y PALPAR** (ansiosa, respiración poco profunda y rápida, pulso 100 pero firme, presión arterial 70/48, piel fría y húmeda, útero duro y contraído, desgarro en el cuello uterino), usted **IDENTIFICA EL PROBLEMA** -- La Sra. C.L. tiene una laceración cervical y está a punto de un shock.

TOME LA ACCION APROPIADA

Este es el cuarto paso del Método de Resolución de Problemas. Debe decidir qué va a hacer para atender cada uno de los problemas. La Sra. C.L. tiene un problema que puede ser fatal. Está a punto de un shock y está sangrando por una laceración cervical.

¿Qué acciones de EMERGENCIA realizará y por qué hará cada una de ellas?

Consulte los Módulos 4, 6 y 8.

Se asegura que las vías respiratorias estén despejadas. La respiración es rápida y asciende a 44. Detiene la hemorragia presionando sobre el cuello uterino y pide a su asistente que le pase la sutura para reparar la laceración cervical. Le pide a su asistente que cubra y abrigue a la mujer, que le levante los pies y las piernas, que comience una infusión IV y controle la presión arterial y el pulso cada 10 minutos.

Si sabe cómo reparar la laceración cervical, repárela; y luego vaya con la Sra. C.L. al hospital.

Las acciones de EMERGENCIA deben incluir tratamiento para el shock y reparación de la laceración cervical. Si no puede reparar bien el cuello uterino, coloque gasas estériles contra el cuello uterino y vaya con la familia al hospital.

Estudio de caso 2

La Sra. V.L. llega a la maternidad en un taxi. Estaba en el mercado cuando se le rompió la bolsa de aguas y empezaron las contracciones del trabajo de parto. Tuvo mucha dificultad para conseguir transporte a la maternidad. Dio a luz en el mercado. Su ropa está empapada de sangre. El bebé está llorando y se mueve mucho. ¿Qué es lo que hace ***de inmediato***?

Ayuda a la Sra. V. L. a acostarse; palpa el útero para cerciorarse de que esté duro y contraído, le lava los genitales con agua y jabón, pone al bebé en cada pecho durante 3 a 4 minutos, le pide a la asistente que tome la presión arterial y el pulso.

A medida que va atendiendo a la Sra. V.L., observa que hay un flujo continuo de sangre roja brillante que sale de la vagina.

PREGUNTE y ESCUCHE

Dado que la Sra. V.L. dio a luz en el mercado y es la primera vez que la atiende, tiene que averiguar que sucedió. No pierda tiempo. No sabe cuánta sangre ha perdido antes de atenderla. Es posible que esté a punto de un shock o de morirse.

¿Qué tiene que preguntarle en esta situación?

1.

2.

3.

4.

5.

6.

Consulte el Módulo 4, página 4.10.

Se entera que es su primer bebé y que no sangró antes ni durante el parto. Tiene la placenta envuelta en una tela; puede observar que salió entera. Solamente notó que estaba sangrando cuando se bajó del taxi. No ha tomado ningún medicamento o hierba. Nadie le ha puesto nada en la vagina durante o después del parto.

OBSERVE y PALPE

¿Qué examen le hará a la Sra. V.L.?

Consulte el Módulo 4, páginas 4.10 - 4.12.

Encuentra una presión arterial de 96/62; pulso de 70. Tiene la piel caliente y sudorosa. Por ahora no hay signos de shock. La placenta y las membranas están completas y sin desgarros. El útero está duro y contraído. La vagina y el perineo tienen una laceración en la línea media con sangre roja y brillante. El cuello uterino no está lacerado.

IDENTIFIQUE EL PROBLEMA

IDENTIFIQUE la causa de este sangrado de emergencia. Sabe que la pérdida continua de sangre produce shock, coma y muerte. Debe decidir qué está causando la hemorragia, usando la información obtenida al **PREGUNTAR y ESCUCHAR** y al **OBSERVAR y PALPAR**. Escriba el problema a continuación.

Consulte el Módulo 4, página 4.10.

Usando la información obtenida en los pasos **PREGUNTAR y ESCUCHAR** (dio a luz un bebé normal y expulsó la placenta en el mercado, empezó a sangrar después del alumbramiento) y **OBSERVAR y PALPAR** (la placenta y las membranas están completas, el útero está duro y contraído, no hay desgarro cervical, tiene una laceración vaginal en la línea media), usted **IDENTIFICA EL PROBLEMA** que tiene la Sra. V.L.: Una laceración vaginal. No está en shock.

TOME LA ACCION APROPIADA

Una laceración vaginal puede ser fatal. ¿Qué **ACCIONES** realizará?

Consulte el Módulo 4, página 4.19.

Si el sangrado no se controla ¿qué hace a continuación?

Si el sangrado es controlado ¿qué hace después?

TOME LA ACCION APROPIADA DESPUÉS DE CONTROLAR EL SANGRADO

La Sra. V.L. tiene un problema que amenaza su vida si no se atiende enseguida. ¿Qué otras ACCIONES tiene que realizar con lo siguiente:

Tratamiento médico

Educación / consejería

Exámenes de laboratorio

Planes de seguimiento

Registros

Tome los signos vitales. Si la temperatura es elevada, consulte el Módulo 7 y trate por infección. Enséñele acerca del cuidado de su laceración, la limpieza de los pechos, cuidados del bebé y la prevención del tétanos. Hable con ella acerca de la necesidad del cuidado posnatal para la madre y el bebé, la planificación familiar y las funciones de apoyo que cumplen la familia y la partera empírica (si tiene una). Controle la hemoglobina y remítala a un médico si la tiene baja o si sigue sangrando.

Indíquele una fecha para que vuelva a verla. Dependiendo de su condición, puede necesitar verla en 2 semanas. Si tiene una laceración muy grande, es probable que sea conveniente verla o pedirle que vea a su partera empírica todos los días hasta que se recupere. Todo depende de la condición en que se encuentre la Sra. V.L.

Registre en la historia clínica que la Sra. V.L., primípara, dio a luz un bebé de término en el mercado, la placenta y membranas salieron completas, registre la hora. Al llegar en un taxi, el bebé estaba llorando, la madre estaba acostada con la ropa empapada en sangre (estimación de sangre: 400 cc). Registre la presión arterial y el pulso, indique que su piel estaba caliente y sudorosa, el útero duro y contraído; que tenía una laceración vaginal mediana; que su cuello uterino estaba intacto. Se reparó la laceración y se detuvo el sangrado. La Sra. V.L. está comiendo, tomando líquidos y se levanta al baño.

Estudio de caso 3 - ¿Cuál es el problema?

(Las respuestas se encuentran en la próxima página.)

La nueva estudiante de Obstetricia que trabaja en la maternidad acaba de terminar las rondas de la tarde en el posparto. Le dice que la mujer que dio a luz a las 4 AM de ese día pareciera estar sangrando mucho. Trate que la estudiante resuelva el problema.

Le pregunta a la estudiante de Obstetricia: ¿Cuál puede ser el **PROBLEMA**?

¿Qué **ACCIONES** realizará usted junto con la estudiante?

Estudio de caso 4 - ¿Cuál es el problema?

(Las respuestas se encuentran en la próxima página.)

Un familiar le ha suturado con un hilo corriente una gran laceración perineal a una mujer. La mujer viene a verla 6 días después quejándose de dolor y pus en la herida.

¿Cuál puede ser el **PROBLEMA**?

¿Qué **ACCIONES** realizará?

RESPUESTAS - Estudio de caso 3

Pregunte a la estudiante de Obstetricia: ¿Cuál puede ser el **PROBLEMA**?

Atonía uterina – con o sin retención de restos placentarios
No vio alguna laceración del cuello uterino, de la vagina, o del perineo
Loquios posparto normales. La estudiante no sabe todavía cual es el rango normal de pérdida de sangre posparto

¿Qué **ACCIONES** realizará usted junto con la estudiante?

Masajear el útero.
Exprimir los coágulos.
Estimar la pérdida de sangre.
Iniciar un suero IV si corresponde.
Hacer una inspección completa de vagina, cuello uterino y perineo, con una buena iluminación.
Suturar toda laceración encontrada que sangre.
Vigilar si hay sangrado vaginal, si el útero está contraído, la vejiga llena y controlar los signos vitales cada hora hasta que sean normales, y luego 3 veces al día durante 3 días para asegurarse que el sangrado se ha detenido. Enseñar a la madre a vigilar su propio útero.
Determinar si es necesario referirla.

RESPUESTAS - Estudio de caso 4

¿Cuál puede ser el **PROBLEMA**?

Infección de una laceración reparada.

¿Qué **ACCIONES** realizará?

Inspeccionar el área con luz adecuada.
Si está infectada, retirar el hilo de sutura.
Lavar la herida con un antiséptico, agua y jabón.
Tomar la temperatura, presión arterial y pulso.
Enseñar a la mujer cómo vigilar su útero, a hacerse su aseo y cambiarse la toalla higiénica frecuentemente.
Administrar antibióticos de acuerdo con su protocolo.
Controlar cada 2 ó 3 días para ver cómo se está recuperando.
Si la infección es grave, referir.

Lista de verificación de destrezas para episiotomía y reparación de laceraciones

Esta lista de verificación tiene dos objetivos:

1. La partera la usa como guía para comprobar sus propios conocimientos.
2. El supervisor la usa al evaluar el desempeño de la partera.

Después de la observación/desempeño, escriba una clasificación: ✓ = satisfactorio, o bien **X** = necesita mejorar. Agregue cualquier otro comentario en la sección de comentarios al final de esta lista.

	Fecha	Fecha	Fecha	Fecha
A. Procedimiento para administrar anestesia local				
Pone una aguja calibre 22, de 1 ½ pulgada en una jeringa.				
1. Llena la jeringa con un anestésico local.				
2. Coloca dos dedos entre la cabeza del bebé y el perineo, si va a administrar anestesia antes del parto.				
3. Introduce toda la aguja desde la horquilla, justo debajo de la piel, hacia abajo en dirección a la episiotomía.				
• Tracciona el émbolo de la jeringa para verificar si hay sangre.				
• Inyecta en forma pareja **a medida que va retirando** la aguja.				
4. A continuación, inclina la aguja para un lado con respecto al centro.				
• Repite los pasos descritos en 3.				
• Repite en el otro lado.				
• Repite yendo para arriba, hacia el centro de la vagina.				
5. Inyecta alrededor de 10 cc de anestésico.				
6. Espera un minuto o dos para que la anestesia surta efecto.				
7. Durante el procedimiento de reparación, si la mujer no está cómoda, inyecta hasta 10 cc más de un anestésico local al 1% en el área donde la mujer siente dolor.				

B. Procedimiento para realizar una incisión de episiotomía	Fecha	Fecha	Fecha	Fecha
1. **OBSERVA y PALPA.**				
• ¿El perineo es largo o corto?				
• ¿Grueso o delgado?				
• ¿Tiene várices, verrugas genitales o algún otro problema?				
2. Realiza una episiotomía mediolateral, si no está cerca de un hospital / médico				
3. Hace la episiotomía cuando el perineo está delgado y pálido o brilloso.				
4. Toma un par de tijeras de punta redonda o tijeras para vendajes (en buenas condiciones).				
• Coloca 2 dedos de la otra mano en la vagina entre las tijeras y la cabeza del bebé.				
• Comienza por el centro del perineo e inclina (pone en ángulo) las tijeras en un ángulo de 45 grados.				
• Si es diestra, corta en dirección a la nalga derecha de la madre.				
• Si es zurda, corta en dirección a la nalga izquierda de la madre.				
5. Hace una episiotomía con una o 2 incisiones grandes.				
6. Después de realizar la incisión perineal, gira las tijeras y las coloca hacia la vagina.				
• Con la otra mano, protégé la cabeza del bebé con los dedos.				
• Corta al centro de la vagina 5 a 7,5 cm (2 a 3 pulg.). (Esta incisión le permite más espacio en la vagina y le ayuda a prevenir desgarros ocasionados por la incisión en el perineo.)				
7. Presiona con una gasa firmemente sobre la incisión mientras la mujer sigue pujando con las contracciones.				
8. Usa técnica estéril.				

	Fecha	Fecha	Fecha	Fecha
C. Procedimiento para inspección cervical y vaginal				
1. Explica a la mujer lo que va a hacer.				
2. Lava rápida y suavemente los genitales de la mujer.				
• Con la mano enguantada, separa los labios vaginales.				
• Pide a su asistente que ilumine bien la vagina.				
3. Observa bien si hay algún tipo de desgarro o hematoma (la acumulación de sangre debajo del tejido).				
• Presiona firmemente la pared posterior de la vagina con los dedos.				
• Mira hasta el fondo de la vagina.				
4. Presionando contra la pared vaginal, mueve lentamente sus dedos hacia arriba y por los lados de la pared vaginal, un lado por vez.				
OBSERVA y PALPA:				
• ¿Está lisa la superficie?				
• ¿Hay algún punto que esté sangrado?				
• ¿Palpó bien de la vagina hasta el cuello uterino?				
5. Pide a su asistente que presione firmemente el útero de la mujer.				
• Presiona firmemente la pared posterior de la vagina con una mano. Observa si hay sangrado o desgarros.				
• Si observa algo de sangre o desgarros, toma la pinza de anillo y la coloca en el labio anterior (labio superior) del cuello uterino.				
• Coloca toda la parte redonda de la pinza en el tejido.				
• Tracciona suavemente la pinza.				
• **OBSERVA** el cuello uterino.				

	Fecha	Fecha	Fecha	Fecha
• **OBSERVA** atentamente todos los lados del cuello uterino.				
• Toma una gasa estéril y limpia la sangre que haya.				
• **OBSERVA** y busca lo siguiente: ¿la sangre proviene del útero, una laceración vaginal o cervical?				
6. Si la sangre proviene del útero, administra un medicamento oxitócico y da masaje al útero.				
• Si la sangre proviene de una laceración, la repara.				
• Si no observa laceración o sangrado, retira la pinza; pone a la mujer en una posición cómoda; sigue controlando sus signos vitales por 2 horas.				
7. Si las laceraciones que observa son muy grandes o profundas, o si la paciente no mejora después de administrarle un suero intravenoso, pone un taponamiento vaginal con gasas estériles y la prepara para trasladarla de inmediato a un hospital.				

Comentarios:

D. Preparación para una episiotomía o reparación de laceraciones	Fecha	Fecha	Fecha	Fecha
1. Prepara todo el equipo e instrumental necesario.				
2. Ubica las nalgas de la mujer en el borde de la cama o camilla. Apoyar las piernas en los estribos o bien algún familiar las sostiener.				
3. Retira toda ropa manchada y lava los genitales.				
4. Se pone guantes nuevos, o lava los que tiene con agua y jabón.				
5. Coloca un paño estéril muy limpio debajo de las nalgas de la mujer.				
6. Revisa si la anestesia local está surtiendo efecto.				
• Toca el lugar de la incisión con la punta de una aguja.				
• Si siente dolor, administra más anestesia antes de realizar la reparación.				
7. Si no hubo tiempo para administrar más anestesia antes del parto, o si está reparando una laceración, administra anestesia local ahora.				
8. Pide que le acomoden la luz o iluminación para que pueda ver bien dentro de la vagina.				
9. Se sienta y se pone cómoda.				
10. Hace una inspección vaginal, cervical y perineal completa.				
11. Abre la sutura y la extiende con suavidad y en línea recta.				
12. Coloca la aguja en el portaagujas en ángulo recto.				
• Cierra el portaagujas con firmeza.				

Comentarios:

E. Procedimiento para la reparación de una episiotomía	Fecha	Fecha	Fecha	Fecha
1. Recorre la herida (incisión) con los dedos.				
• Ve claramente dónde está el extremo superior de la herida.				
• Pone el primer punto a alrededor de 1 cm (½ pulgada) por arriba del extremo superior de la incisión en la vagina. Tracciona y pasa la sutura con una pinza.				
• Hace un nudo doble o de lazo y corta el hilo a alrededor de 1 cm (½ pulgada).				
2. Sutura la mucosa vaginal con puntos continuos hasta llegar al himen (carúnculas).				
3. Pasa la aguja por la mucosa vaginal detrás del himen y la lleva hacia la herida o incisión en el perineo.				
4. Continúa poniendo puntos continuos hasta llegar al extremo inferior de la herida o incisión.				
5. Una vez que ha llegado al extremo final de la herida o incisión, gira la aguja y comienza a suturar nuevamente con puntos continuos para cerrar el tejido subcuticular.				
• Usa siempre las pinzas para traccionar la aguja y pasarla.				
• Este segundo plano de sutura dejará la herida o incisión abierta en alrededor de 0,5 cm (¼ pulgada). Éste se cerrará bien por sí solo cuando se cicatrice la herida.				
6. Mueve la sutura nuevamente de la parte perineal de la herida hacia la vagina y anuda.				
7. Hace un nudo de lazo.				
• Corta los 2 extremos de la sutura dejando alrededor de 1 cm (½ pulgada).				
8. Vuelve a revisar para asegurar no haber dejado ninguna gasa, tampón o instrumentos en la vagina de la mujer.				

	Fecha	Fecha	Fecha	Fecha
• Realiza un examen del recto para revisar que no haya quedado algún punto en el recto, si se trata de una episiotomía en la línea media.				
• Lava los genitales con agua y jabón.				
• Seca a la madre y la pone en una posición cómoda.				
F. Procedimiento para la reparación de laceraciones				
1. Si la laceración es periuretral (alrededor de la uretra), coloca una sonda en la vejiga, lo que le ayudará a identificar la uretra y le impedirá suturar accidentalmente la uretra o dañarla de alguna manera.				
2. Elige la sutura más fina (delgada) que tenga (vea la sección sobre cómo elegir una sutura en el Apoyo al Aprendizaje 1, página 4.26).				
3. Enfrenta los bordes del tejido.				
Enfrenta los bordes disparejos de manera que el tejido quede como estaba antes del desgarro. Hágalo con calma.				
4. Pone puntos separados en alrededor de 1cm a lo largo del desgarro. Para hacer puntos separados:				
• Toma un trozo de tejido.				
• Lo lleva al centro del desgarro.				
• Pasa la aguja.				
• Revisa que no esté demasiado profundo o muy superficial.				
• Lo pasa al otro lado del desgarro, tomando un trozo de tejido del mismo tamaño.				
• Tracciona la sutura dejando suficiente larga de un extremo (5 a 8 cm) para que pueda hacer un nudo de lazo.				
5. Sigue haciendo puntos separados (individuales) a lo largo de toda la laceración. Recuerde: lo más importante es controlar el sangrado.				

	Fecha	Fecha	Fecha	Fecha
• Si sigue fluyendo sangre de la laceración, presiona con una gasa firmemente sobre la herida durante 10 minutos, no mira antes.				
• Después de 10 minutos, saca la gasa con mucho cuidado.				
• Si el desgarro ha dejado de sangrar, las suturas son suficientes.				
• Si sigue fluyendo sangre o sangrando mucho, agrega un punto o más, para controlar el sangrado.				
G. Procedimiento para la reparación de laceraciones en el cuello uterino:				
• Coloca las pinzas de cuello en un lado de la laceración.				
• Si tiene otra pinza de cuello, la coloca al otro lado de la laceración.				
• Pone las manijas de ambas pinzas en una mano.				
• Trae suavemente las manijas hacia usted.				
• Pone puntos separados (individuales) en aprox. 1 cm de distancia, a lo largo de toda la herida.				
• Si no tiene pinzas de anillo para tomar el cuello uterino, le pide a su asistente que se ponga un par de guantes.				
• Le pide que presione la pared posterior (abajo) de la vagina. Esto ayudará a fijar la pared vaginal para que pueda ver mejor la laceración.				
H. Registro de los hallazgos				
• Registra la evolución de los signos vitales durante todo el procedimiento.				
• Registra tipo y cantidad de fluidos IV administrados y la hora en que los inició.				
• Registra su estimación de pérdida de sangre.				

	Fecha	Fecha	Fecha	Fecha
• Registra ubicación y aspecto de la laceración o episiotomía (si lo desea, haga un dibujo de la ubicación).				
• Registra la hora, el tipo y la dosis de medicamentos o tratamiento administrados.				

Comentarios:

Comentarios para todas las destrezas anteriores:

REFERENCIAS

El presente módulo se basa en la experiencia y en las siguientes referencias:

Albers, L., et. al. (July/August 1996). Factors related to perineal trauma in childbirth. Journal of Nurse-Midwifery. 41 (4): 269 - 276.

Albers, L., et. al. (January/February 1997). The relationship of ambulation in labor to operative delivery. Journal of Nurse-Midwifery. 42 (1): 4 - 8.

Anderson, M. (1975). Episiotomy Repair. Unpublished manuscript. Newark. University of Medicine and Dentistry of New Jersey.

Burns, A.A., et. al. (1997). Where women have no doctor. The Hesperian Foundation, Berkeley.

Douglas, R.G., and Stromme, W.B. (1976). Operative obstetrics. 3rd edition. Appleton, Century, and Crofts, New York.

Fleming, N. (January/February 1990). Can the suturing method make a difference in postpartum perineal pain? Journal of Nurse-Midwifery. 35 (1): 19 - 25.

Gass, M S, Dunn, C. and Stys, S.J. (1986). Effect of episiotomy on the frequency of vaginal outlet laceraciones. Journal of Reproductive Medicine. 31(4): 240-4.

Knot Tying Manual. (1986). Ethicon, Inc., Somerville, NJ.

May, J.L, and Chez, R.A. (1994). A new episiotomy technique. Contemporary Ob-Gyn. 39(10): 69-70.

Medex Primary Health Care Series. (1983). Patient care Procedures. University of Hawaii, Honolulu.

Oxorn, H. (1986). Human labor and birth. 5th edition. Appleton, Century, and Crofts, Norwalk, Conn.

Thorp, J.M. (1995). Patient autonomy, informed consent, and routine episiotomy. Contemporary Ob-Gyn. 40(9): 92-103.

Urbanus, P. (1976). Mediolateral episiotomy repair instructional package. Office of Educational Resources, University of Illinois, Chicago.

Varney, H. (1997). Varney's midwifery. 3rd edition. Jones and Bartlett Publishers, Boston.

ANOTACIONES

ANOTACIONES

ÍNDICE

Los números listados en este índice indican el número de módulo. Consulte los contenidos del módulo para obtener los números de página.

MANUAL DE DESTREZAS PARA SALVAR LA VIDA DIRIGIDO A PARTERAS

3era Edición

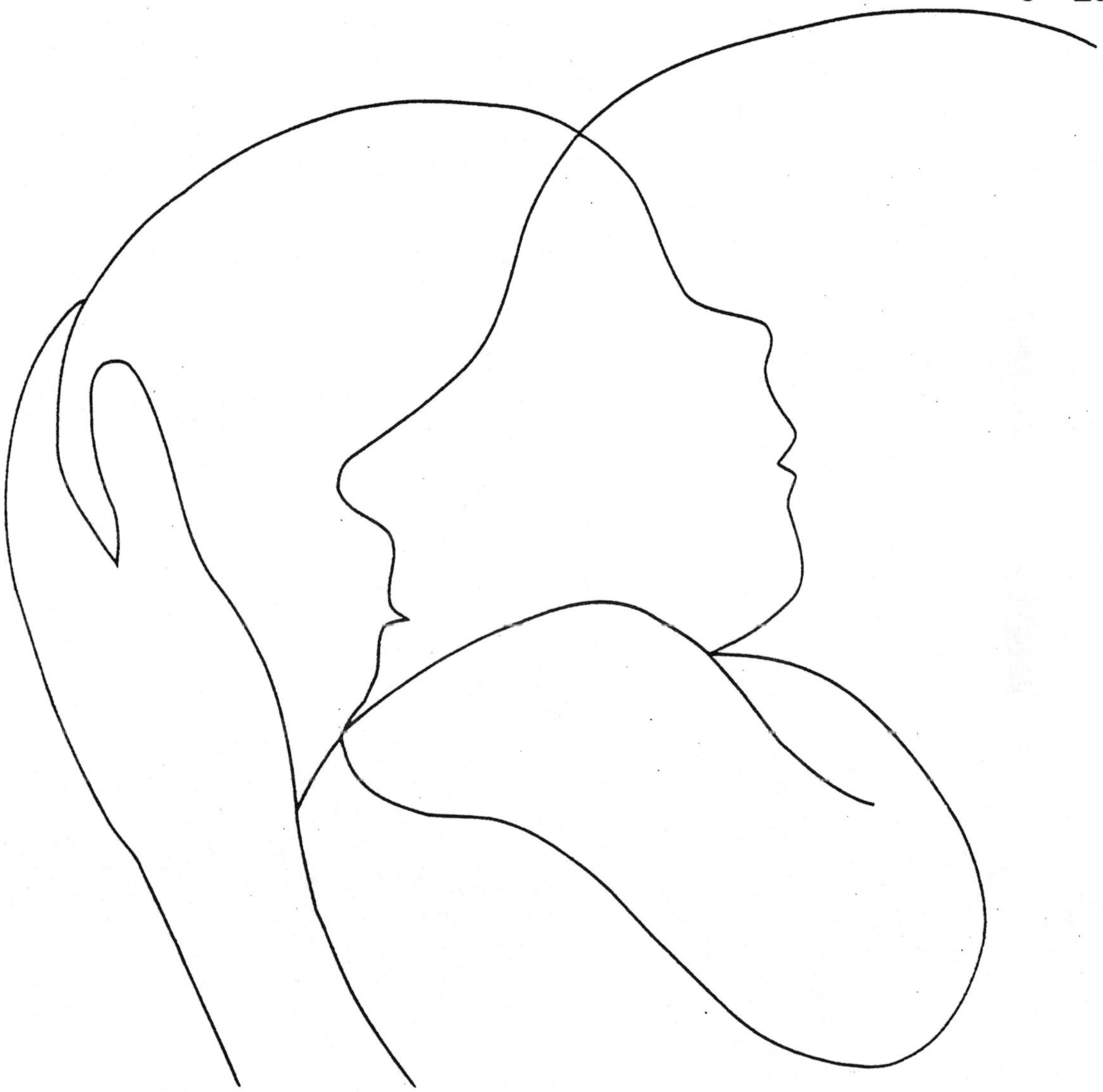

MÓDULO 5

HEMORRAGIA

MANUAL DE DESTREZAS PARA SALVAR LA VIDA DIRIGIDO A PARTERAS

Tercera Edición

Módulo 5: PREVENCIÓN Y TRATAMIENTO DE HEMORRAGIAS

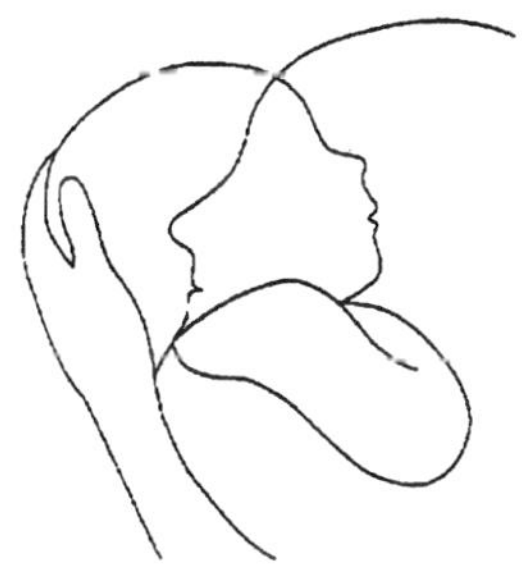

Margaret Ann Marshall, CNM, EdD, MPH
Sandra Tebben Buffington, CNM, PNP, MPH

Angeline Hale, Ilustraciones

MotherCare™ JSI John Snow, Inc. USAID

Manual de Destrezas para Salvar la Vida dirigido a Parteras

TABLA DE CONTENIDOS

PREVENCIÓN Y TRATAMIENTO DE HEMORRAGIAS
MÓDULO 5
Contenidos

Página

ANOTACIONES

PREVENCIÓN Y TRATAMIENTO DE HEMORRAGIAS

DESCRIPCIÓN GENERAL

La hemorragia durante el trabajo de parto y el período inmediato de posparto es una de las causas principales de la mortalidad materna en el mundo. En cada uno de los estudios realizados sobre mortalidad materna, la hemorragia es una de las tres causas principales de muerte. ***El sesenta por ciento de todas las defunciones relacionadas con el embarazo ocurren durante el período posparto. De ese 60%, casi la mitad (45%) de las madres mueren durante las PRIMERAS 24 HORAS DESPUÉS DEL PARTO*** (Li, 1996). La hemorragia durante las primeras CUATRO HORAS DESPUÉS DEL PARTO representa la causa más frecuente de mortalidad materna. La causa principal de hemorragia durante las primeras horas después del parto es la atonía uterina y la retención de restos placentarios. **Esta es un área donde mejorando la atención materna se pueden salvar muchas vidas**.

Este módulo detalla los métodos que las parteras en el área rural y urbana pueden utilizar para ayudar considerablemente a salvar la vida de las madres. En este módulo usted utilizará el Método de Resolución de Problemas para encontrar la causa del sangrado. Las destrezas incluyen el manejo activo de la tercera etapa, compresión bimanual del útero (interna y externa), extracción manual de placenta y evacuación digital del cuello uterino. Las preguntas de repaso y los estudios de caso le ayudarán a conocer y a utilizar la información. Las listas de verificación de destrezas le guiarán mientras desempeña sus destrezas. También encontrará información adicional en los Apoyo al Aprendizaje. En algunos Apoyos al Aprendizaje se describen procedimientos que no se utilizan a menudo pero que pueden ayudarla a salvar una vida. Otros, son simplemente listas de verificación que le servirán para repasar procedimientos que se utilizan a menudo. Utilice estos Apoyos al Aprendizaje para repasar sus conocimientos y aprender nuevas ideas.

Es importante que la partera recuerde cuando está ayudando a alguien con una hemorragia, que esa persona puede tener una enfermedad, como hepatitis o SIDA, y usted no saberlo. Existe la posibilidad de que usted se contagie esta enfermedad si la sangre de la mujer penetra en su boca o en sus ojos. El peligro es mayor cuando tiene una cortadura o lesión en su cuerpo. Para protegerse, cubra todas sus heridas o lesiones. Utilice una vestimenta protectora, incluso guantes y delantales, para proteger su cuerpo de las salpicaduras de sangre. Utilice agua y jabón para lavar las salpicaduras de sangre LO MAS PRONTO POSIBLE.

Módulos que también tratan sobre cómo disminuir la pérdida de sangre materna son el Módulo 4: **Episiotomías y reparación de laceraciones** y el Módulo 3: **Vigilancia del progreso del trabajo de parto**, que revisa cómo prevenir la rotura uterina mediante el diagnóstico precoz del trabajo de parto prolongado. El Módulo 2: **Atención prenatal de calidad** trata sobre el diagnóstico precoz y tratamiento de la anemia y de la importancia de preparar a la madre para tolerar la pérdida de sangre durante el parto. El Módulo 10: **Otras emergencias**, brinda información sobre el cuidado posparto. El tratamiento de shock está en el Módulo 8: **Hidratación y rehidratación**. La prevención de enfermedades trasmitidas por la sangre a madres, familiares y parteras está en el Módulo 7: **Prevención y manejo de la infección**.

La experiencia de una partera

> Una mujer de 36 años en su quinto embarazo, sin control prenatal vino a consultarme. Estaba sangrando. Dijo haber sangrado mucho, con coágulos, en su casa. Su PA era de 110/70 y 96 de pulso. Por palpación abdominal, tenía 36 semanas de embarazo y los latidos cardíacos fetales eran de 144 por minuto.
>
> Tenía que referirla. No había vehículo. No teníamos bote para ir al hospital del otro lado del río. Comencé a administrar una infusión de suero Dextrosa al 5%. Le rogué al Señor que me ayudara a salvar la vida de esta pobre mujer y también a mi consultorio. ¡Tuve realmente una "angustia de partera"! Sus parientes no podían contratar un bote para llegar al hospital y ella no estaba en condiciones de sentarse en una bicicleta para llegar al otro hospital. Lo dejé todo a Dios. Terminó el goteo intravenoso y comencé una segunda infusión.
>
> Mientras controlaba los latidos fetales y la PA cada cuarto de hora, descubrí para mi sorpresa, la placenta en su vulva. "¡DIOS MIO!" grité, mientras la mujer seguía sangrando. La placenta seguida por la cabeza del bebé salieron con la contracción. Empecé a cantar, "El Señor es mi pastor, nada me habrá de faltar.."
>
> Esta mujer tuvo una niña prematura muy activa. ¿No es eso maravilloso?
>
> Partera capacitada en DSV Ghana

Las parteras son demandadas para manejar las hemorragias. Esto requiere equipo, medicamentos, sangre y la experiencia quirúrgica que no siempre están disponibles. En estos casos, es necesario hacer todo lo posible y referir en las mejores condiciones posibles.

MÉTODO DE RESOLUCIÓN DE PROBLEMAS: ENCONTRAR LA CAUSA DEL SANGRADO

Meta

La partera aprenderá a utilizar el método de resolución de problemas para determinar el riesgo de hemorragia y encontrar la causa del sangrado en la mujer embarazada.

Objetivos

La partera que atiende a la madre durante el trabajo de parto y el parto será capaz de:

1. formular preguntas sobre la historia clínica de la mujer para determinar el riesgo de hemorragia **(PREGUNTAR y ESCUCHAR)**.
2. efectuar palpación abdominal y examen vaginal para identificar signos de alerta de la posibilidad de una hemorragia **(OBSERVAR y PALPAR).**
3. **IDENTIFICAR PROBLEMAS / NECESIDADES** para que pueda tomar **LA ACCION APROPIADA .**

Cuando una mujer acude a usted **embarazada y sangrando** o **en trabajo de parto y sangrando** o **ha dado a luz y está sangrando**, debe tratar de saber lo más que pueda sobre su problema. El método de resolución de problemas puede ayudarle a averiguar el problema de una manera organizada. Si se trata de una *emergencia*, la partera **debe actuar**.

CUANDO UNA MUJER LA CONSULTA POR SANGRADO VAGINAL, SIEMPRE PREGUNTE y ESCUCHE.

- **¿Cuándo comenzó a sangrar?**
- **¿Cuánto ha sangrado?**
- **¿Está embarazada o ya dio a luz?**

Factores de Riesgo

Existen ciertos factores de riesgo de hemorragias que debe tener presente durante el embarazo, trabajo de parto y posparto. Es muy importante que FORMULE PREGUNTAS que le ayudarán a reconocer cuándo una mujer es de alto riesgo. Utilice las preguntas apropiadas de acuerdo con la condición de la mujer, dependiendo si está antes, durante o después del parto. Averigue si ha tenido alguno de los siguientes factores de riesgo:

ANTECEDENTES DE ENFERMEDADES O CIRUGÍA

- cirugía en el útero: fibroma, cesárea o legrados
- problemas con la coagulación de sangre
- anemia
- hepatitis

PROBLEMAS EN EMBARAZOS ANTERIORES

- hemorragia posparto
- rotura del útero
- inversión uterina
- retención placentaria
- cinco embarazos o más

ESTE EMBARAZO

- placenta previa
- desprendimiento prematuro de placenta normo inserta
- pre-eclampsia/eclampsia
- óbito fetal
- embarazo múltiple
- polihidramnios
- dolor abdominal
- contracciones
- sangrado
- parto inducido (medicinas o hierbas)
- trabajo de parto prolongado
- corioamnionitis
- parto precipitado (3 horas o menos)

Problemas al comienzo del embarazo

Si la mujer está embarazada y sangrando con un embarazo no viable (el feto no está lo suficientemente desarrollado para sobrevivir):

PREGUNTE Y ESCUCHE: ¿Tiene dolor? ¿Dónde le duele? ¿Siente que el vientre (útero) se le pone duro o tiene contracciones? ¿Hace cuánto tiempo que tiene contracciones o dolor? ¿Ha perdido coágulos o tejidos?.

OBSERVE y PALPE: De acuerdo con la información obtenida al **PREGUNTAR y ESCUCHAR**, examine a la mujer detenidamente, sabiendo que puede estar en riesgo de hemorragia. Ahora está en condiciones de hacer el examen físico a la mujer.

Examen abdominal: Primero realice un examen abdominal. PALPE para sentir las contracciones, ¿cómo son las contracciones uterinas? ¿siente mucho dolor? Si el dolor es agudo, piense en aborto o en embarazo ectópico. PALPE el tamaño del útero. ¿Cuántas semanas de embarazo tiene? ¿Está llena la vejiga? ¿Hay sensibilidad?

Examen del perineo: Observe el perineo. ¿Cuánto sangrado puede observar? ¿Hay coágulos o tejido? Si la secreción es de mal olor, piense en aborto séptico. Si la mujer fue referida o vino por sí misma a su consultorio, ¿están sus ropas y paños o toallas higiénicas, empapadas en sangre? ¿Trae consigo algo con sangre, coágulos o tejido que usted pueda mirar?

¡TOME LA ACCION APROPIADA INMEDIATAMENTE!

HALLAZGO:	El abdomen está duro y sensible, puede tener signos de shock: piense en embarazo ectópico o lesión a los órganos internos a causa de un aborto provocado.
ACCIÓN:	Trate como se detalla en el Apoyo al Aprendizaje 1 - Sangrado en el abdomen, página 5.62
HALLAZGO:	Dolor abdominal agudo con útero sensible o fiebre o flujo vaginal de mal olor: piense en embarazo ectópico o aborto séptico.
ACCIÓN:	REFIERA. Trate como se detalla en el Módulo 7: **Infección** o en el Apoyo al Aprendizaje 1 – Sangrado en el abdomen, página 5.62
HALLAZGO:	Sangrado vaginal profuso o coágulos con contracciones dolorosas: piense en aborto incompleto.
ACCIÓN:	Trate como se detalla en **Extracción manual de coágulos y restos ovulares** (página 5.49) en el Módulo 10: **Otras emergencias.**
HALLAZGO:	Sangrado vaginal que ha cesado: piense en la posibilidad de aborto.
ACCIÓN:	REFIERA si el sangrado se repite o si hay fiebre o flujo con mal olor o dolores abdominales agudos.

Sangrado anteparto o intraparto

Si la mujer está embarazada o en trabajo de parto y sangrando con un embarazo viable (el feto está lo suficientemente desarrollado para sobrevivir):

PREGUNTE Y ESCUCHE: ¿Tiene dolor? ¿Dónde le duele? ¿Siente que el vientre (útero) se le pone duro o tiene contracciones? ¿Está el vientre (útero) adolorido o sensible al tocarlo? ¿De qué color es la sangre? ¿Ha notado coágulos o tejido? ¿Sangra cuando está acostada, cuando está de pie o cuando camina?

OBSERVE y PALPE: De acuerdo con la información obtenida al **PREGUNTAR y ESCUCHAR**, examinará cuidadosamente a la mujer, sabiendo que puede estar en riesgo de hemorragia. Ahora está en condiciones de hacer el examen físico a la mujer.

Examen abdominal: Primero haga un examen abdominal. Vea el Módulo 3: **Vigilancia del progreso del trabajo de parto** para obtener una completa descripción de cómo realizar el examen abdominal. **PALPE** para sentir las contracciones, el tamaño y la sensibilidad del útero.

Útero: ¿Cuántas semanas de embarazo? ¿Qué tamaño tiene el útero? ¿Es normal la forma del útero? ¿Existe un anillo de Bandl o anillo de constricción en el tercio inferior del útero? Si la respuesta es afirmativa, sospeche una rotura del útero o una inminente rotura del útero. ¿Está llena la vejiga?

Feto: ¿Cuál es la posición del feto? Si la presentación está alta o si es podálica o está transversa, piense en placenta previa. ¿Le es más fácil que lo habitual sentir las partes fetales? En este caso, piense de una posible rotura del útero o, menos frecuente, en un embarazo abdominal.

Contracciones: ¿Cómo son las contracciones uterinas? ¿Tienen un ritmo y fuerza normal? Si las contracciones son continuas, piense en rotura del útero. Si el útero está sensible y doloroso y por momentos tiene dolores agudos de espalda, piense en desprendimiento prematuro de placenta.

Examen del perineo: OBSERVE el perineo. ¿Ve sangre, mucosidad o líquido amniótico? ¿Cuánto sangrado ve? Si la mujer fue referida o vino a consultarle, ¿están sus ropas y paños o toallas higiénicas empapadas en sangre?

IDENTIFIQUE LOS PROBLEMAS: Si **la sangre es café oscuro o rojo brillante y mezclada con mucosidad** y **no más de 5 a 15 cc**, lo más probable es que sea tapón mucoso, usted y puede hacer un examen vaginal sin riesgo para la mujer.

Si la sangre es de color **rojo brillante con algunos coágulos**, considere lo que encontró en el examen abdominal. Puede ser desde un sangrado ligero hasta uno profuso. Piense en placenta previa o rotura del útero. **No haga examen vaginal.**

Si el sangrado es **rojo oscuro, no coagula** y puede ser en pequeña o gran cantidad, considere lo que encontró en el examen abdominal. Puede tener desprendimiento prematuro de placenta o una rotura uterina. Puede hacer un examen vaginal muy cuidadoso para determinar si el parto está muy próximo.

¡TOME LA ACCION APROPIADA INMEDIATAMENTE!

Sangrado anteparto

HALLAZGO:	Observa sangrado vaginal continuo rojo brillante, sin dolores abdominales, contracciones o sensibilidad cuando **PALPA** el útero: piense en placenta previa.
ACCIÓN:	**¡Actúe inmediatamente!** REFIERA. Comience a administrar un suero intravenoso y prepare rápidamente el traslado de la mujer a un hospital donde puedan hacer una cesárea y transfusión de sangre. Pida a los familiares que consigan donantes de sangre para que se trasladen con usted.

HALLAZGO:	Dolor y sensibilidad abdominal, OBSERVA sangrado vaginal rojo brillante o rojo oscuro o no hay sangrado en ese momento: piense en desprendimiento prematuro de placenta.
ACCIÓN:	**¡Actúe inmediatamente!** REFIERA con analgesia. Comience a administrar un suero intravenoso y prepare rápidamente el traslado de la mujer a un hospital donde puedan hacer una operación y transfusión de sangre. Pida a los familiares que consigan donantes de sangre para que se trasladen con usted.

Sangrado intraparto

HALLAZGO:	Dolor abdominal intenso; detención de las contracciones de trabajo de parto; puede tener, o no, sangrado vaginal, puede tener o no signos de shock: piense en rotura del útero o en desprendimiento prematuro de placenta.
ACCIÓN:	**¡ Actúe inmediatamente!** REFIERA con antibióticos, suero intravenoso y analgesia. Cuando crea que una mujer tiene placenta previa, desprendimiento prematuro de placenta o rotura de útero, debe referirla para tratamiento quirúrgico. Tan pronto como advierta la emergencia, envíe a un familiar a arreglar el traslado. Acompañe a la familia al hospital, para asegurar que el suero siga pasando; esté lista para atender el parto en camino al hospital; esté lista para reanimar al bebé; vea el Módulo 6: **Reanimación.** Tranquilice a la familia y explique lo que está haciendo para evitar la angustia.

Sangrado posparto

Si la mujer ha dado a luz y está sangrando:

PREGUNTE y ESCUCHE: ¿Tiene dolor? En caso afirmativo, ¿dónde le duele? ¿Siente que el vientre (útero) se le pone duro o tiene contracciones? ¿Siente el vientre (útero) adolorido o sensible al tocarlo? ¿De qué color es la sangre? ¿Ha notado coágulos o tejido? ¿Ha salido la placenta?

OBSERVE y PALPE: Basada en la información obtenida al PREGUNTAR y ESCUCHAR, examine a la mujer detenidamente, sabiendo que puede estar en riesgo de hemorragia. Ahora está lista para hacer el examen físico a la mujer.

Examen abdominal: Primero haga un examen abdominal. PALPE para sentir las contracciones y el tamaño y sensibilidad de útero.

Útero: ¿Está llena la vejiga? ¿Está duro o blando el útero posparto? ¿Hay sensibilidad? Si el útero después del parto está blando, piense en una hemorragia posparto por una atonía uterina. Si el útero está sensible y blando, piense en una infección posparto.

Examen del perineo: OBSERVE el perineo. ¿Cuánto sangrado puede ver? ¿Hay coágulos, tejido, placenta o cordón? Si hay flujo de mal olor, piense en una infección posparto. Si la mujer fue referida o vino a consultarla, ¿están sus ropas y paños o toallas higiénicas empapadas en sangre? ¿Trae consigo algo con sangre, coágulos o tejido para que usted pueda mirar?

IDENTIFIQUE EL PROBLEMA: Si la mujer **está sangrando y ha dado a luz**, piense de dónde puede venir el sangrado. Puede ser de una rotura de útero, laceraciones vaginales o cervicales, o de una atonía uterina a veces con retención de restos de placenta o membranas. **PALPE** si el útero está bien contraído. Haga una inspección vaginal y cervical muy cuidadosa. Vea el Módulo 4: **Episiotomías y reparación de laceraciones** para una descripción completa sobre este tema.

¡TOME LA ACCIÓN APROPIADA INMEDIATAMENTE!

SANGRADO POSPARTO

HALLAZGO: Sangrado durante las **primeras 24 horas** después del parto.

ACCION: ***¡Actúe inmediatamente!*** **PALPE** el útero para asegurarse que esté contraído. **PALPE** la vejiga para asegurar que esté vacía. **OBSERVE** de donde viene del sangrado. **PREGUNTE** si ya salió la placenta.

a. Utero blando (débilmente contraído): trate como se detalla en este módulo en la sección **Compresión bimanual del útero** (página 5.34).

b. Placenta o tejido/membranas retenidos: trate como se detalla en este módulo en la sección **Extracción manual de la placenta** (página 5.18).

c. Laceraciones en el conducto genital, trate como se detalla en el Módulo 4 **Episiotomías y reparación de laceraciones**.

HALLAZGO: Sangrado **24 horas o más después del parto**.

ACCION: ***¡ Actúe inmediatamente!*** **PALPE** el útero para asegurar que está contraído. **OBSERVE** con un espéculo vaginal si hay membranas o coágulos retenidos. **OBSERVE** si hay infección, tome la temperatura y compruebe si el flujo vaginal tiene mal olor o si hay inflamación en el área genital. **OBSERVE** si hay signos de shock:

Ojos	- opacos
Cara	- pálida, sudorosa
Respiración	- superficial, rápida
Pulso	- acelerado, débil
Piel	- fría, húmeda
Presión arterial	- baja

a. Útero blando (débilmente contraído): trate como se detalla en este módulo en la sección **Compresión bimanual del útero**, página 5.34.

b. Signos de infección: trate como se detalla en el Módulo 7: **Prevención y manejo de la infección.**

c. Signos de shock: trate como se detalla en el Módulo 8: **Hidratación y rehidratación.**

MANEJO ACTIVO DE LA TERCERA ETAPA

Meta

La Partera aprenderá a disminuir la pérdida de sangre de la tercera etapa mediante el manejo activo de ésta.

Objetivos

La Partera que atiende a la madre durante el trabajo de parto y el parto será capaz de:

1. escribir el manejo activo de la tercera etapa.
2. extraer la placenta, usando el manejo activo durante la tercera etapa.
3. explicar el procedimiento(os) a la madre y a los otros para que comprendan qué está haciendo y por qué.

Introducción

Cuando nace el bebé, el vaciamiento del útero produce una contracción y retracción del útero. Esto normalmente hace que la placenta se separe de la pared uterina. Algunos de los vasos sanguíneos pequeños del útero se desgarran durante el desprendimiento, por lo que hay sangrado hasta que el útero se vacíe completamente y se pueda contraer.

En el pasado, las parteras esperaban que la placenta se desprendiera y en la siguiente contracción uterina indicaban a las madres pujar para expulsarla. Hoy en día, para limitar la pérdida de sangre, se recomienda la salida inmediata de la placenta mediante el manejo activo de la tercera etapa.

Estudios clínicos han encontrado que el manejo activo de la tercera etapa puede disminuir la hemorragia posparto en 40 por ciento (Veronikis y O'Grady, 1994). Esto es muy importante para las madres que dan a luz en un ambiente rural, lejos de hospitales y de servicios de transfusión de sangre.

La experiencia de un obstétra...

> Dando oxitocina en el momento del desprendimiento del hombro anterior detiene el sangrado y la pérdida de sangre después del parto... la pérdida de sangre estimada es casi nula usando el manejo activo de la tercera etapa.
>
> Obstétra con capacitación en DSV, Uganda

Términos médicos de uso común

Hemorragia posparto – es la pérdida de 500 centímetros cúbicos (cc) (medio litro) o más de sangre desde los órganos reproductivos después de completar la tercera etapa del parto. **Nota:** A pesar de que esta es la definición oficial de la Organización Mundial de la Salud (OMS), las mujeres que comienzan el trabajo de parto muy anémicas pueden entrar en shock y afectarse en forma importante con una hemorragia (pérdida de sangre) mucho menor de 500 cc.

Hemorragia primaria posparto - es el sangrado excesivo del tracto reproductivo dentro de las 24 horas después de haber nacido el bebé.

Hemorragia secundaria posparto - es el sangrado desde el tracto reproductivo entre 24 horas de nacido el bebé y 6 semanas posparto.

Manejo activo de la tercera etapa – es un tratamiento de rutina que intenta disminuir la pérdida de sangre en el posparto mediante: (a) la administración de oxitócico al momento del desprendimiento del hombro anterior, (b) pinzamiento y corte precoz del cordón umbilical, (c) estimulación del pezón, habitualmente con el amamantamiento y (d) asistencia en la salida de la placenta mediante tracción controlada del cordón umbilical mientras se sostiene o sujeta el útero contraído.

Maniobra de Brandt-Andrews - es un método para sacar la placenta desprendida del útero. El cordón se sostiene con una mano. La otra mano se coloca en el abdomen sobre el útero. El útero se empuja suavemente hacia atrás y hacia arriba. El cordón se tracciona cuidadosamente. Si la placenta está desprendida, se extrae fácilmente.

Maniobra de Credé - es un procedimiento peligroso utilizado para forzar la expulsión de la placenta fuera del útero apretando y presionando el fondo del útero. Puede causar desgarro o rotura del útero. También puede causar que una placenta parcialmente desprendida se desgarre y salga del útero. **La maniobra de Credé NO se recomienda.**

Oxitócico - son sustancias que estimulan las contracciones uterinas. Son secretadas naturalmente por la pituitaria posterior (por ejemplo, durante el amamantamiento) o puede ser sintética (fabricada). Ejemplos: **Pitocina o Syntocinón, Syntometrine, Ergometrina, Methergin.**

Placenta retenida – cuando la placenta no ha sido expulsada en una hora después del nacimiento del bebé (definición de la OMS). No obstante, usando el manejo activo de la tercera etapa, se intenta la salida de la placenta en 15 minutos.

Destreza: Manejo Activo de la tercera etapa

En todas las mujeres que no están en las categorías de alto riesgo de sangrado definidas en la sección de antecedentes (**PREGUNTAR y ESCUCHAR**), la partera en una maternidad rural con una cantidad limitada de equipo, puede desempeñar un papel muy importante para ayudar a disminuir la cantidad de sangrado en la tercera etapa del parto. Esto se conoce como **el manejo activo de la tercera etapa. El manejo activo de la tercera etapa** es una destreza para salvar la vida.

La causa principal de hemorragias durante las primeras horas después del parto es la atonía uterina o la retención de restos placentarios.

Equipo:

Paquete normal para parto, incluyendo guantes
Jeringa y aguja
Oxitócico

El oxitócico que seleccione dependerá de lo que esté disponible localmente. *Los oxitócicos, especialmente Ergometrina y Methergin, pueden perder su fuerza (potencia) en climas calurosos. Es importante que todos los oxitócicos se guarden en un lugar fresco y alejados de los rayos solares. Si es posible, guárdelos en el refrigerador. No utilice un oxitócico si está turbio o si tiene color.* **Recuerde que la Ergometrina y el Methergin no deben ser administrados a mujeres con hipertensión.** El Methergin administrado durante períodos prolongados puede interferir con la lactancia.

Puede administrar cualquiera de los siguientes:

- **Pitocin o Syntocinón** (oxitocina) 10 UI intramuscular (IM) actúa rápidamente, en 2½ minutos y su efecto dura alrededor de 4½ minutos. Se puede utilizar en una infusión endovenosa de 10 UI en 500 mililitros (ml) ó 20 UI en 1000 ml.

- **Syntrometrine** 1 cc (5 UI oxitocina sintética más 0,5 miligramos (mg) de maleato de ergometrina) produce una acción rápida y sostenida debido a su combinación.

Si no cuenta con ninguno de los medicamentos arriba mencionados, puede administrar:

- **Ergometrina** 0,2 mg (maleato de ergometrina) por inyección IM actúa en 6 a 7 minutos y por inyección IV en 45 segundos. Se puede repetir hasta 4 veces en 24 horas y cada 10 minutos si es necesario para controlar la hemorragia después del parto. Se puede administrar por inyección IV *lenta* (2 a 3 minutos). **Precaución** — administre lentamente ya que puede causar una contracción uterina sumamente dolorosa.

- **Methergin** 0,2 mg (maleato de metilergonovina) inyectable u oral. Se demora más en surtir efecto que los otros oxitócicos. Toma entre 2 y 5 minutos por inyección y entre 5 y 10 minutos por boca para obtener contracciones continuas.

Procedimiento

- Prepare el oxitócico en una jeringa, ANTES del segundo período, para tenerlo listo cuando necesite administrarlo.
- Asegúrese que la vejiga esté vacía.
- Coloque a la madre en una posición semisentada o en cuclillas

1. Pida a su ayudante que administre el oxitócico al momento del desprendimiento del hombro anterior. Si no es posible, adminístrelo lo antes posible después del nacimiento del bebé. Finalice la atención del parto como se detalla en el Módulo 3: **Vigilancia del progreso del trabajo de parto,** Apoyo al Aprendizaje 2 – Segunda etapa, página 3.66.
2. Pince y corte el cordón umbilical.
3. Envuelva al bebé para mantenerlo abrigado. Si tiene un ayudante, permita que la madre sostenga al bebé y le ayude a colocarlo para que mame.
4. Coloque un lado de la mano contra la mitad inferior del útero contraído. Este sostiene el útero sobre la sínfisis pubiana para prevenir la inversión o el prolapso del útero (Vea Figura 1).

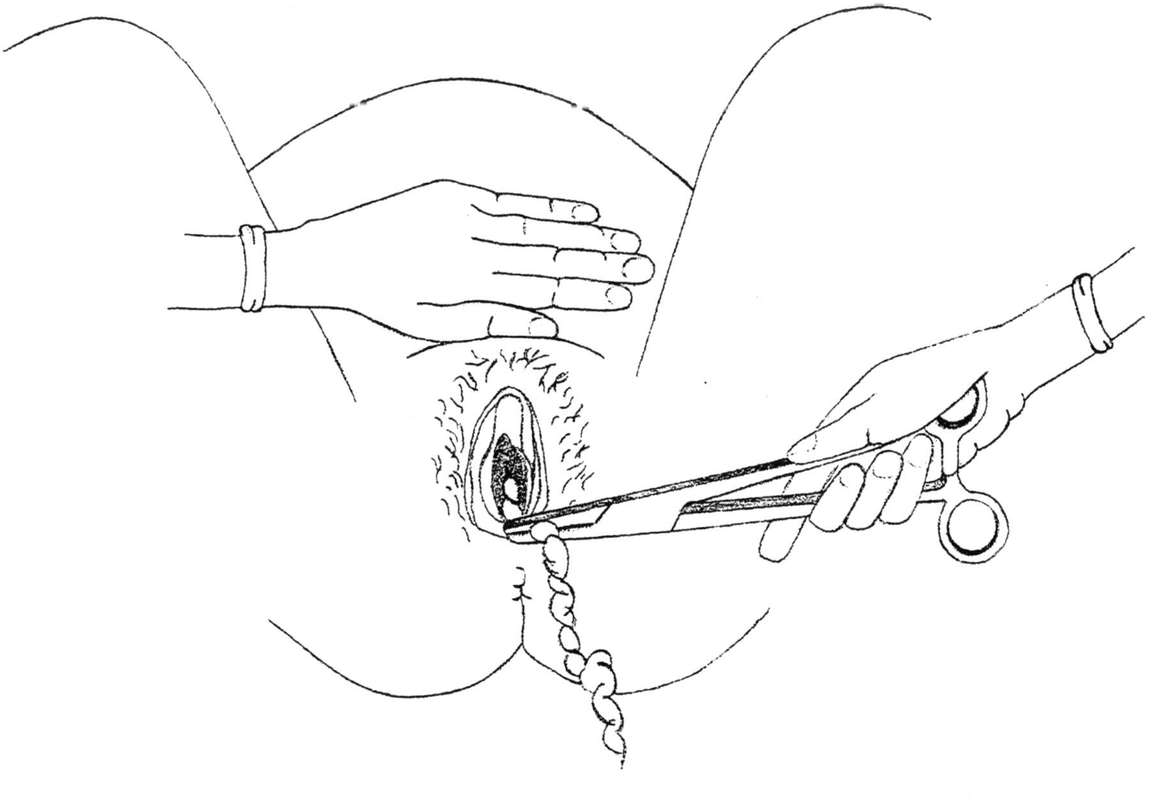

Figura 1. Apoyo del útero

5. Con la otra mano, sostenga firmemente el cordón por la pinza o envolviéndolo alrededor de sus dedos. Traccione el cordón hacia abajo con una presión firme y sostenida hacia la espalda de la madre para guiar la salida de la placenta. **Tenga paciencia —** hay veces en que los músculos vaginales se contraen y atrapan la placenta. Demora unos pocos minutos de presión sostenida hasta que los músculos vaginales se relajen y liberen la placenta. Esta presión sostenida es una destreza que usted aprende con la práctica. **No traccione demasiado fuerte** que pueda desprender el cordón. Al mismo tiempo, la presión no debe ser demasiado débil que no funcione. La práctica la hará sentirse más cómoda con la adecuada presión que debe ejercer.

6. Reciba la placenta lentamente, sosteniendo con ambas manos. Extraiga las membranas girando suavemente toda la placenta. Recuerde que la retención de una pequeña cantidad de membranas puede impedir que el útero se contraiga eficazmente. Trate de evitar la salida brusca de la placenta lo que puede causar desgarro y retención de parte de las membranas. **Cualquier retención de membranas disminuye las contracciones uterinas *y* es causa de hemorragia posparto.**

7. Friccione o masajee el útero hasta lograr una buena contracción para expulsar la sangre y los coágulos. Enseñe a la madre cómo debe sentir su útero para asegurar que no sangre.

8. Revise la placenta y membranas para comprobar que estén completas.

9. Registre la información, incluyendo la cantidad de sangre perdida.

PRECAUCIÓN: El masaje o la presión sobre el fondo uterino antes de la salida de la placenta es PELIGROSO. Puede producir desgarro de la placenta y rotura o inversión del útero.

Preguntas De Repaso

¿Qué he aprendido? Vea qué ha aprendido y comprendido de esta sección del módulo respondiendo a las siguientes preguntas. Cuando termine, busque las respuestas en el módulo, en las páginas indicadas entre paréntesis ().

1. ¿Cuál es el propósito del manejo activo de la tercera etapa? (página 5.11)

2. Enumere por lo menos 7 factores de riesgo que pueda encontrar en la historia clínica de una mujer que le indiquen que puede llegar a tener una hemorragia. (página 5.4)

3. Enumere por lo menos 3 factores de riesgo que una mujer puede tener durante su actual embarazo que le indiquen que es de alto riesgo de tener una hemorragia. (página 5.4)

4. Enumere los pasos del manejo activo de la tercera etapa. (páginas 5.13 – 5.14)

Lista de verificación de destrezas- Manejo Activo de la tercera etapa

Esta lista de verificación tiene dos objetivos:

1. La partera la usa como guía para comprobar sus propios conocimientos.
2. El supervisor la usa para evaluar el desempeño de la partera.

Después de la observación/desempeño, anote una calificación: ✓ = satisfactorio o bien **X** = necesita mejorar. Agregue cualquier comentario en la sección para comentarios más abajo.

	Fecha	Fecha	Fecha	Fecha
Cuando hace **manejo activo de la tercera etapa:**				
Prepara la jeringa con el oxitócico antes de la segunda etapa; se asegura que la vejiga esté vacía; coloca a la madre en una posición semisentada o en cuclillas.				
1. Pide al ayudante que administre el oxitócico al salir el hombro anterior o tan pronto como sea posible después del nacimiento.				
2. Seca y cubre al bebé. Pinza y corta el cordón umbilical.				
3. Pide al ayudante que coloque el bebé al pecho de la madre para que mame.				
4. Coloca un lado de la mano sobre la mitad inferior del útero justo arriba de la sínfisis pubiana.				
5. Con la otra mano tracciona con una tensión firme y sostenida el cordón durante la contracción uterina.				
6. Extrae la placenta: despacio, la sostiene con ambas manos; extrae las membranas cuidadosamente, con un movimiento giratorio.				
7. Masajea el útero hasta que se endurece.				
8. Exprime la sangre y los coágulos.				
9. **REVISA** la placenta y las membranas para comprobar que estén completas.				
10. Registra la información.				
11. Guarda el oxitócico en un lugar fresco alejado de los rayos solares para preservar la potencia del medicamento.				

Comentarios:

Extracción manual de placenta

Meta

La partera aprenderá a diagnosticar una placenta retenida y a extraerla manualmente.

Objetivos

La partera que atiende a la madre durante el trabajo de parto y parto será capaz de:

1. definir hemorragia posparto.
2. reconocer los signos y síntomas de las diferentes causas de una hemorragia posparto: atonía uterina (útero cansado), placenta retenida y laceraciones vaginales y cervicales.
3. registrar sus observaciones.
4. reconocer la necesidad de actuar y hacer la referencia según las diferentes causas.
5. hacer extracción manual de placenta.
6. explicar a la madre y a los demás la necesidad de extraer la placenta y los peligros de una hemorragia posparto.

Introducción

Una placenta retenida puede causar una hemorragia posparto, shock y hasta la muerte. La extracción manual de una placenta retenida es un procedimiento de emergencia para prevenir la muerte de la madre.

Referir a las mujeres con placenta retenida y hemorragia posparto a un hospital es lo más recomendable. En los casos en que es difícil o imposible referir, la partera debe estar preparada para hacer una extracción manual de placenta.

Hay casos en que se puede tener una placenta retenida sin sangrado. El peligro no es inmediato SIEMPRE Y CUANDO LA MADRE **NO** ESTÉ SANGRANDO. Asegúrese de que el útero no está sangrando y llenándose lentamente de sangre. VIGILE que el fondo uterino no suba, que todo el útero no aumente de tamaño o ambos.

Recuerde que cualquier pérdida de sangre puede ser importante para la madre. La sangre puede quedarse en el abdomen o salir. Tenga presente que si una madre tiene una hemoglobina de 6 gramos (g) y pierde 150 cc de sangre después del parto, la pérdida de sangre para esta mujer es mucho más importante que para una madre con una hemoglobina de 12 g con la misma pérdida de 150 cc de sangre.

La experiencia de una partera...

Después de un parto normal, la placenta no salió y la madre estaba sangrando. Masajeé el útero, hice que la madre pujara, pedí que enviaran un transporte, empecé un suero y acompañé a la madre al centro de salud, mientras sujetaba firmemente su útero.

El médico no estaba, pero una partera con mayor experiencia hizo la extracción manual de placenta (yo estudié placenta retenida en mi capacitación pero nunca había hecho una extracción manual, por lo que tenía miedo). El sangrado disminuyó después que se extrajo la placenta, pero la madre murió.

Siento mucho que esto haya sucedido. No obstante, acabo de completar el curso de DSV y tengo confianza que ahora puede hacer una extracción manual de placenta y que podré actuar apropiadamente.

Partera capacitada en DSV, Indonesia

Términos médicos de uso común

Atonía uterina - útero flácido, blando y esponjoso; los músculos uterinos no se contraen (aprietan) ni se retraen (acortan).

Extracción manual de la placenta - extraer la placenta del útero utilizando la mano.

Hemorragia posparto – es la pérdida de 500 centímetros cúbicos (cc) (medio litro) o más de sangre desde los órganos reproductivos después de completar la tercera etapa del parto. Nota: A pesar de que esta es la definición oficial de la Organización Mundial de la Salud (OMS), las mujeres que comienzan el trabajo de parto muy anémicas pueden entrar en shock y afectarse en forma importante con una hemorragia (pérdida de sangre) mucho menor de 500 cc.

Placenta retenida - la placenta no ha salido en una hora después del nacimiento del bebé (definición de la OMS). No obstante, con el manejo activo de la tercera etapa, se intenta la salida de la placenta en 15 minutos.

Placenta retenida: Causas y acciones

1. **Contracciones uterinas débiles** (inercia o útero cansado). El manejo activo de la tercera etapa con la administración de un oxitócico generalmente ayuda a que el útero se contraiga. En algunas ocasiones la vejiga, aunque se vació justo antes del parto, se vuelve a llenar con orina nuevamente. A menudo cuando la madre orina espontáneamente o mediante una sonda, el útero parece "despertar" y las contracciones reaparecen.

2. **Las membranas se adhieren a la pared uterina.** El manejo activo de la tercera usando tracción controlada del cordón umbilical con un útero contraído y la administración de un oxitócico por lo general ayuda a que las membranas se desprendan.

3. **El músculo uterino puede tener un espasmo** (anillo de constricción). Esto puede suceder cuando se ha masajeado demasiado el útero durante la segunda etapa. El músculo uterino se irrita con el masaje vigoroso. El espasmo puede evitar la salida de la placenta. Consulte el Apoyo al Aprendizaje 2 – Manejo de un anillo de constricción, página 5.63.

4. **Placenta acreta** (placenta adherida al músculo uterino). Por lo general se la identifica cuando se trata de extraer la placenta. La placenta acreta comienza a sangrar **cuando comienza la extracción de la placenta.** Consulte el Apoyo al Aprendizaje 3 - Manejo de la placenta acreta, página 5.64.

UNA PLACENTA RETENIDA *SIN SANGRADO* PUEDE SER UNA PLACENTA ACRETA. REFIERA SIEMPRE; NO INTENTE LA EXTRACCIÓN MANUAL DE LA PLACENTA.

Diagnóstico de placenta retenida

Una placenta retenida puede causar una hemorragia posparto. La placenta puede estar parcial o completamente desprendida del útero pero no expulsada fuera del útero. Cuando esto sucede, el útero no puede contraerse adecuadamente y continúa sangrando. Los peligros de una placenta retenida son pérdida de mucha sangre, shock y muerte. La atonía uterina (útero flácido), retención de membranas y las laceraciones vaginas o cervicales también pueden causar una hemorragia posparto.

Para detener una hemorragia, primero debe identificar la causa del sangrado y decidir qué hacer. Debe **PREGUNTAR Y ESCUCHAR, OBSERVAR y PALPAR, IDENTIFICAR EL PROBLEMA** y **TOMAR LA ACCION APROPIADA.** NO PIERDA TIEMPO. Puede que usted no sepa cuánta sangre perdió antes que usted la viera. LA MUJER PUEDE ESTAR PRÓXIMA A MORIR.

PREGUNTE y ESCUCHE

Si la mujer dio a luz en su casa o con una partera tradicional y acude a usted, o si usted va a su casa:

- **PREGUNTE** ¿Cuándo dio a luz? ¿Cuándo comenzó a sangrar?
- **PREGUNTE** ¿Cuánta sangre ha perdido?
- **PREGUNTE** ¿Ha tratado alguien de sacar la placenta?
- **PREGUNTE** ¿Ha tomado algún medicamento?

OBSERVE y PALPE

- **OBSERVE SI HAY SIGNOS DE SHOCK**

Ojos	- opacos
Cara	- pálida, sudorosa
Respiración	- superficial, rápida
Pulso	- acelerado, débil
Piel	- fría, húmeda
Presión arterial	- baja

Tan pronto como vea sangre

- **PALPE** el útero para asegurar que está firme y contraído.
- **OBSERVE** los genitales para verificar si hay desgarro del cuello uterino o de la vagina.
- **OBSERVE** cuidadosamente la placenta/membranas (si ha salido), para asegurar que esté completa.

IDENTIFIQUE EL PROBLEMA

- Encuentre la causa del sangrado. La pérdida de sangre continua y profusa conduce al shock, coma y la muerte.

Esta tabla puede ayudarle a identificar la causa de la hemorragia:

Hallazgos	**Atonía uterina**	**Placenta o tejidos retenidos**	**Laceraciones**
1. Al PALPAR el útero	blando	a veces blando después firme	firme y contraído
2. Al OBSERVAR la placenta	completa	incompleta o retenida	completa
3. Al OBSERVAR los genitales	normal	normal	desgarro vaginal o cervical

TOME LA ACCION APROPIADA

El sangrado es una emergencia que amenaza la vida. *¡ACTÚE INMEDIATAMENTE!*

SHOCK

HALLAZGO: Signos de shock:

Ojos	- opacos
Cara	- pálida, sudorosa
Respiración	- superficial, rápida
Pulso	- acelerado, débil
Piel	- fría, húmeda
Presión arterial	- baja

ACCIÓN: Levante las piernas de la mujer; manténgala cubierta y abrigada; comience un suero IV. Consulte el Módulo 8: **Hidratación y rehidratación** para más detalles sobre prevención y tratamiento del shock.

ÚTERO

HALLAZGO: El útero está blando y esponjoso.

ACCIÓN: Masejee el útero hasta que se contraiga. Vea **Compresión bimanual del útero**, página 5.34.

PLACENTA

HALLAZGO: La placenta ha salido del útero.

ACCIÓN: Revise la placenta y membranas.

HALLAZGO: La placenta, parte de placenta o membranas NO HAN SALIDO DEL ÚTERO.

ACCIÓN: Pida que alguien la ayuda a extraer la placenta. Prepárese para Hacer extracción manual; consulte **Extracción manual de Placenta**, página 5.18.

GENITALES

HALLAZGO: Desgarro vaginal o cervical.

ACCIÓN: Prepárese para detener el sangrado del desgarro; consulte el Módulo 4: **Episiotomías y reparación de laceraciones.**

Destreza: Extracción manual de placenta

La extracción manual de placenta es una acción de emergencia que debe efectuar la partera para manejar la hemorragia posparto y evitar la muerte de la mujer. El tiempo es importante. La limpieza es crítica. Proteja a la madre de infecciones. Si es posible, cámbiese los guantes / lave sus manos antes de comenzar con el procedimiento. Si no tiene guantes, consulte el Módulo 7: **Prevención y manejo de la infección** para otras formas de protección.

Es probable es que al hacer la extracción manual de placenta, caiga sangre en su brazo. Esto contamina su piel. Cuando haga extracción manual, proteja su piel de las salpicaduras de sangre. Use un delantal de cirugía de mangas largas. Si no tiene delantales protectores, puede utilizar bolsas de plástico como las que se utilizan para la fruta o el pan. Pase su mano a través del fondo de la bolsa y tire del otro extremo hasta que cubra su codo. Luego póngase los guantes estériles o desinfectados a alto nivel de manera que el puño del delantal o la bolsa de plástico queden cubiertos por el puño del guante. Consulte el Módulo 7: **Prevención y manejo de la infección.**

Información importante para la partera: la madre puede tener una enfermedad como hepatitis o SIDA y usted desconocerlo. Es posible que usted se contagie esta enfermedad a través de la sangre de la mujer. Esto puede suceder si le cae sangre en su boca o en sus ojos. El peligro es mayor cuando tiene una cortadura o lesión en su cuerpo. Proteja su cuerpo contra las salpicaduras de sangre. Cubra todas sus heridas o lesiones. Utilice agua y jabón para lavar las salpicaduras de sangre LO MAS PRONTO POSIBLE.

Equipo

Insumos intravenosos
Agua y jabón
Lubricante antiséptico
Analgesia o anestesia
Guantes, estériles o con desinfección de alto nivel (DAN)
Paquete de parto

Procedimiento

Antes de hacer la extracción manual de placenta:

1. **OBSERVE** si hay signos de shock y de placenta retenida.

2. Mientras se prepara, pida al ayudante que masajee y sujete el útero para disminuir el sangrado. Junte todo el equipo.

3. Explique a la mujer y a los familiares lo que va a hacer.

4. Administre analgesia IM, como Pethidina 50 mg ó Talwin 50 mg y un sedante IM como diazepam 10 mg, fenobarbital 30 mg ó Phenergan 50 mg para que la mujer se relaje. Si no tiene los medicamentos o la anestesia, continúe con la extracción manual de la placenta. Puede que la mujer no se relaje o que esté incómoda, pero usted puede salvarle la vida.

   Comience a administrar un suero IV de Dextrosa al 5% en una solución salina normal o cualquier suero intravenoso que tenga. La infusión intravenosa reemplazará algo del volumen perdido durante el sangrado. Ayudará a prevenir el shock.

5. Diga a la mujer que va a colocar la mano en su vagina. Explique que debe sacar la placenta para detener el sangrado. Ayude a la mujer a acostarse de espalda con las rodillas flectadas. Limpie el área genital con agua y jabón. Si la mujer no puede orinar, cateterice para vaciar la vejiga. Una vejiga llena puede impedir la salida de la placenta.

6. Masajee el útero para que se contraiga. Intente extraer la placenta con una tracción firme y sostenida del cordón mientras sostiene el útero contraído. Sostenga el útero colocando una mano arriba de la sínfisis pubiana. Presione contra la parte más baja del útero. Intente extraer la placenta con una tracción firme y sostenida del cordón umbilical. No traccione demasiado fuerte. Si esto falla, continúe con el próximo paso.

7. Póngase guantes estériles. El tiempo es muy importante, por lo tanto proceda con los guantes más estériles o desinfectados a alto nivel o limpios que tenga.

   Si **no tiene guantes, utilice una bolsa de plástico o sus manos descubiertas.** Cubra su mano con un lubricante antiséptico (como Hibitane o crema Dettol) o utilice agua y jabón.

   Si tiene **guantes estériles o desinfección a alto nivel,** lubrique la mano enguantada con la que va a examinar, con agua limpia, hervida y tibia.

Al hacer la extracción manual de placenta:

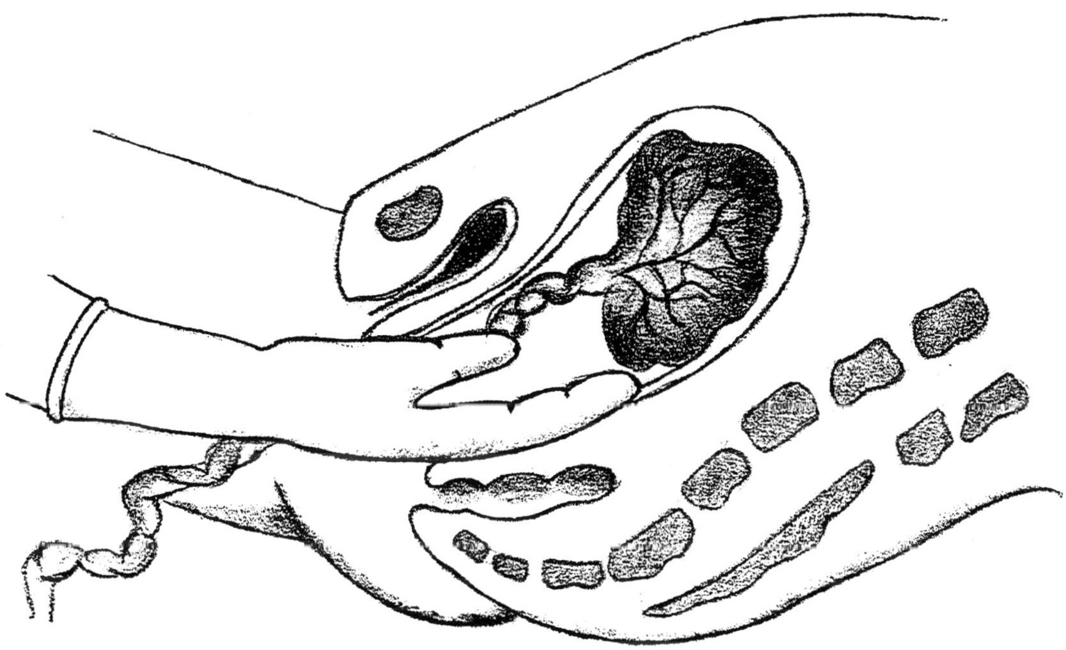

Figura 2. Coloque su mano en el útero

8. Con la mano que no está examinando, sostenga firmemente el cordón umbilical. Coloque la mano examinadora (con el pulgar doblado hacia la palma de la mano) en la vagina. Siga cón el ordumbilical hasta llegar al borde de la placenta. **Una vez que su mano esté dentro del útero, no la saque hasta que haya desprendido la placenta y la esté sacando fuera del útero.** No ponga y saque su mano del útero, esto aumenta el riesgo de infección. (Vea Figura 2.)

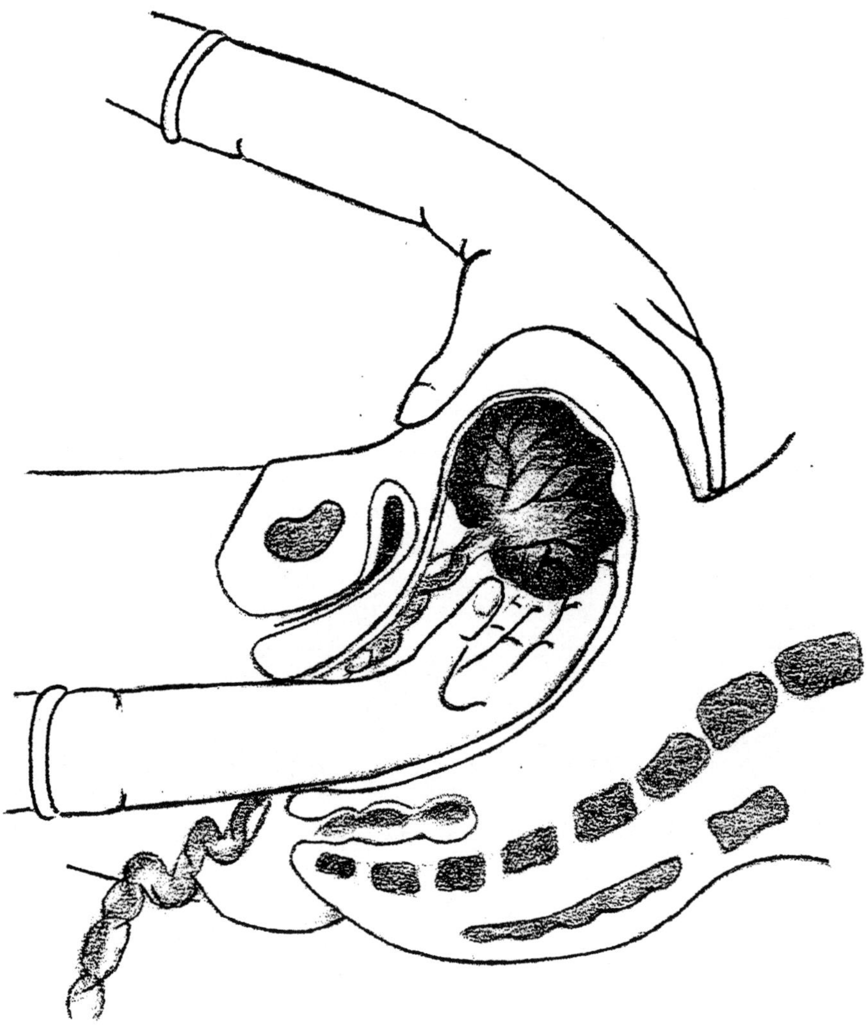

Figura 3. Sostenga el útero y encuentre la placenta

9. Suelte el cordón umbilical y utilice su mano para sostener firmemente el útero a través del abdomen. Esto evita que el útero ascienda y ayuda a mantenerlo contraído. (Vea Figura 3.)

10. Palpe la placenta para determinar dónde está localizada (ubicación exacta) dentro del útero. Encuentre el borde de la placenta. (Vea Figura 3.)

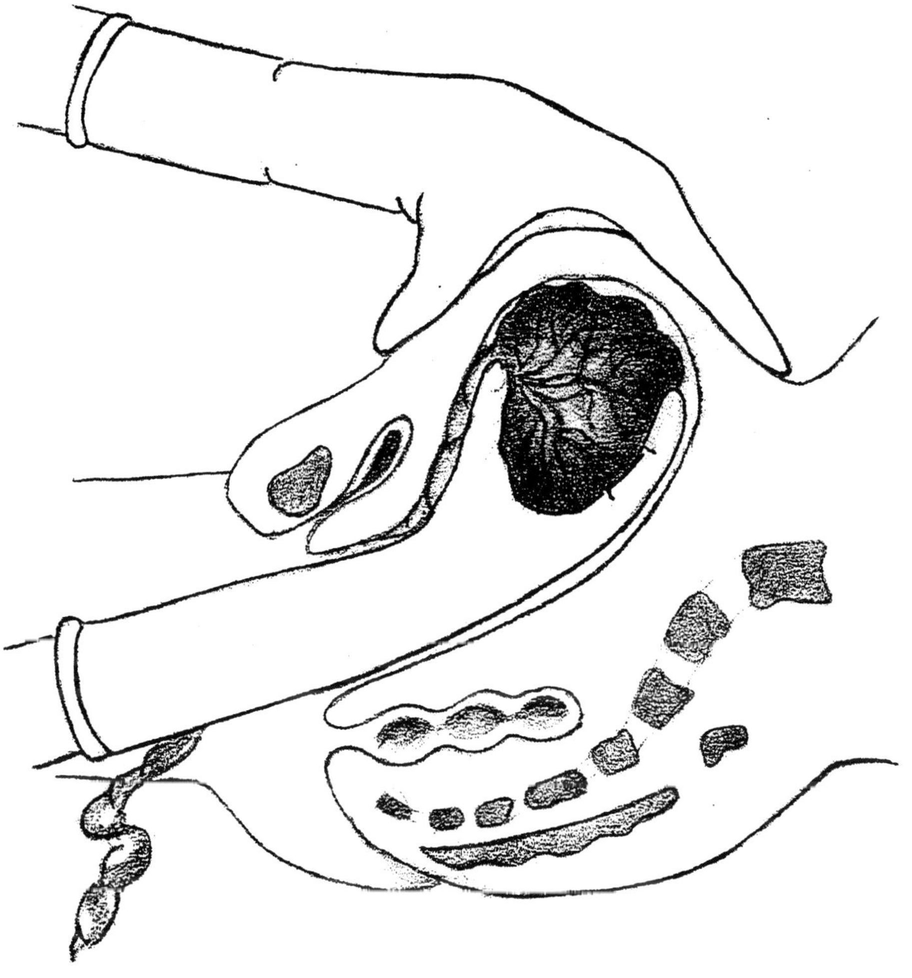

Figura 4. La placenta en la palma de la mano

11. Deslice sus dedos extendidos entre el borde de la placenta y la pared uterina. Con la palma de su mano frente a la placenta, haga un movimiento cercenante de lado a lado con el canto de su mano para desprender suavemente la placenta. **NUNCA** la agarre con la punta de sus dedos porque la placenta puede desgarrarse. Sentirá un tejido esponjoso que se deslizará mientras la placenta se separa del útero. (Vea Figuras 3 y 4.)

12. Cuando toda la placenta se haya desprendido y se encuentre en la palma de su mano, masajee el útero para que se contraiga.

13. Extraiga suavemente la placenta con su mano durante la contracción. No traccione la placenta de una sola parte porque puede desgarrarse del resto. Las membranas se extraen despacio y cuidadosamente, igual como en un alumbramiento normal.

> **Aún una pequeña cantidad de membranas quede en el útero puede causar una hemorragia posparto, una infección posparto o ambas.**

14. Masajee el útero para asegurar que se contraiga.

15. Administre a la mujer un oxitócico IM ó IV para ayudar a que el útero se contraiga. Si no tiene un oxitócico inyectable, puede utilizar tabletas por vía oral. Coloque el bebé al pecho para que mame.

16. Examine la placenta cuidadosamente. Si piensa que falta parte de la placenta o de las membranas, traslade a la mujer a un hospital. Puede necesitar un legrado para extraer los restos. **Refiera.** SI NO PUEDE REFERIR A LA MUJER POR CUALQUIER RAZÓN, continúe con el Paso 17.

17. Administre a la mujer un antibiótico de amplio espectro que tenga disponible, como ampicilina 1 g de inmediato y 500 mg cada 6 horas por 5 días. El tratamiento puede ser por vía intramuscular, pero si la mujer puede tomar el medicamento por vía oral, el tratamiento es tan efectivo como el intramuscular. O administre penicilina benzatina 1,2 millón de unidades IM cada 6 horas por 24 horas, continúe con penicilina procaína 1.2 millón de unidades y estreptomicina 1g IM diario por 5 días. Esto es para evitar una infección aguda del útero.

18. Revise el sangrado vaginal, retracción uterina, llene vesical y signos vitales cada hora hasta que todo esté normal. Después continúe controlando tres veces al día por tres días. Enseñe a la madre qué debe hacer para que el útero se mantenga duro.

19. Administre un total de 3 litros de suero IV en 24 horas para reemplazar el volumen perdido en el sangrado y para prevenir el shock. Suspenda el suero IV después de 24 horas si la mujer ha comenzado a comer y beber. Consulte el Módulo 8: **Hidratación y rehidratación.**

20. Apoye el amamantamiento para asegurar que el útero se mantenga contraído.

21. Administre analgesia (como Paracetamol) para aliviar el dolor abdominal o del perineo.

22. Haga cuidado del perineo 3 veces al día durante 3 días. Enseñe a la madre la importancia de este cuidado para evitar una infección y la necesidad de continuarlo cuando regrese a su casa.

23. La nutrición es importante para la cicatrización y fortalecimiento de la madre y del bebé. Recomiende a la madre que amamante con la frecuencia que su bebé lo necesite. La madre debe beber 8 vasos de líquido por día y comer alimentos fáciles de digerir. Puede incrementar su actividad según vaya tolerando.

24. Indique tabletas de hierro diariamente durante 6 semanas. Controle la hemoglobina, si es posible.

25. Si tiene fiebre, investigue la causa. Es posible que tenga que tratar un caso agudo de malaria y deba referir lo más pronto posible. Administre un antipirético (como Paracetamol), líquidos abundantes (consulte el Módulo 8: **Hidratación y rehidratación**) y un baño de esponja para reducir la fiebre. Consulte el Módulo 7: **Prevención y manejo de la infección.**

26. Permita que la mujer regrese a su casa cuando haya terminado sus medicamentos y se sienta en buenas condiciones. Explique a ella y a su familia que la retención de placenta es un problema peligroso. Muéstrele una vez más cómo revisar su útero para asegurar que está duro. Recuérdele como debe masajear el útero si no está duro. Indíquele que debe regresar a ver a la partera **inmediatamente** si:

    - tiene fiebre.
    - comienza a sangrar más que ahora.
    - el sangrado es rojo brillante.
    - pierde coágulos grandes de sangre.
    - el flujo vaginal es de mal olor.
    - tiene cualquier otro problema.

    Si la mujer no se siente suficientemente bien para regresar a su casa después de 5 días de haber tenido el bebé, refiérala al médico para asegurar que no tiene otro problema.

27. Cítela en dos semanas más para examinarla a ella y su bebé. Este es un buen momento para hablar sobre planificación familiar.

28. Envíe un mensaje a la partera tradicional, para que visite a la madre y al bebé en la casa semanalmente, por lo menos durante 6 semanas.

Preguntas de repaso

¿Qué he aprendido? Vea lo que ha aprendido y comprendido de esta sección del módulo respondiendo a las siguientes preguntas. Cuando termine, busque las respuestas en el módulo, en las páginas indicadas entre paréntesis ().

1. Enumere los signos de atonía uterina, placenta retenida y laceraciones. (página 5.21)

2. Enumere los peligros de una placenta retenida. (página 5.21)

3. Describa el procedimiento de una extracción manual de placenta. (páginas 5.25 -5.29)

Lista de verificación de destrezas - Extracción manual de placenta

Esta lista de verificación tiene dos objetivos:

1. La partera la usa como guía para comprobar sus propios conocimientos.
2. El supervisor la usa para evaluar el desempeño de la partera.

Después de la observación/desempeño, anote una calificación: ✓ = satisfactorio o bien **X** = necesita mejorar. Agregue cualquier comentario en la sección para comentarios más abajo.

	Fecha	Fecha	Fecha	Fecha
Antes de hacer extracción manual de placenta:				
1. Diagnostica retención de placenta.				
• Palpa la firmeza del útero.				
• Revisa la integridad de la placenta.				
• Inspeccione los genitales para comprobar si hay desgarros.				
2. Reúne el equipo.				
3. Explica a la mujer y a su familia lo que va a hacer.				
4. Administra medicamentos:				
• Analgesia.				
• Sedante.				
• Suero IV.				
5. Explica a la mujer lo que va a hacer. La ayuda a acostarse de espalda con las rodillas flectadas. Limpie el área genital.				
• Si la mujer no puede orinar, cateteriza para vaciar la vejiga.				
6. Masajea el útero; tracciona del cordón umbilical firme y sostenidamente.				
• Trata de extraer la placenta.				
7. Si la placenta no sale, se lava sus manos y se pone guantes.				
• Lubrica los guantes/manos.				

Al hacer la extracción manual de placenta:	Fecha	Fecha	Fecha	Fecha
8. Introduce una mano en la vagina, mientras sostiene el cordón umbilical con la otra mano.				
9. Suelta el cordón umbilical y sostiene (firmemente) el útero a través del abdomen.				
10. Encuentra el borde de la placenta.				
11. Desprende la placenta con un movimiento cercenante utilizando el lado de su mano.				
12. Cuando la placenta se ha separado, masajea el útero para que se contraiga.				
13. Extrae lentamente la placenta y las membranas durante la contracción.				
14. Masajea el útero para asegurar que se contraiga.				
15. Administra oxitócico para mantener el útero contraído. Si no cuenta con un oxitócico inyectable, administra tabletas por vía oral. Pone el bebé al pecho.				
16. Examina la integridad de la placenta y las membranas.				
• Refiere al hospital, si es posible.				
• Si no puede referir, continúa con el Paso 17.				
17. Administra un antibiótico de amplio espectro por 5 días.				
18. Controla lo siguiente, cada hora hasta que se normalice y luego 3 veces al día por 3 días:				
• sangrado vaginal.				
• retracción uterina; enseña a la madre a sentir su útero y a estimular una contracción.				
• vaciamiento vesical.				
• signos vitales.				
19. Continúa el suero IV por 24 horas.				

	Fecha	Fecha	Fecha	Fecha
20. Recomienda a la madre que amamante al bebé.				
21. Administra un analgésico para el dolor.				
22. Realiza cuidado del perineo 3 veces al día durante 3 días.				
• Enseña a la madre el cuidado del perineo.				
23. Recomienda a la madre que beba 8 vasos de agua día y que coma alimentos adecuados diariamente.				
• Recomienda que desarrolle actividades, según vaya tolerando.				
24. Si detecta fiebre, efectúa tratamiento para malaria y refiere. Administra tabletas de hierro. Controla la hemoglobina.				
25. Permite que la madre y el bebé regresen a su casa después de 5 días si la madre ha terminado sus medicamentos y se siente en condiciones de irse a su casa.				
26. Da una cita a la madre y su bebé para dos semanas después del parto. Habla sobre la planificación familiar.				
27. Envía información a la partera tradicional.				

Comentarios:

COMPRESIÓN BIMANUAL DEL ÚTERO

Meta

La partera aprenderá a diagnosticar una atonía uterina (útero flácido) y hacer una compresión bimanual del útero para prevenir o tratar una hemorragia posparto.

Objetivos

La partera que atiende a la madre durante el trabajo de parto y parto será capaz de:

1. definir *atonía uterina* y *hemorragia posparto.*
2. describir los signos y síntomas de la atonía uterina.
3. describir los signos y síntomas de la hemorragia posparto.
4. registrar sus observaciones y acciones.
5. identificar la necesidad de referencia y referir.
6. realizar una compresión bimanual.
7. explicar a la madre y a los demás la necesidad de una compresión bimanual y los peligros de una hemorragia posparto.

Introducción

La atonía uterina es la causa más común de la hemorragia posparto. El útero está flácido. Los músculos uterinos no se pueden contraer (apretar) ni retraer (acortar), por lo tanto el sangrado continúa. Si la mujer pierde demasiada sangre, entrará en shock y morirá.

Por lo general, en el caso de atonía uterina, no hay tiempo para referir la mujer al hospital. Si el parto se produce en el hospital, no hay tiempo suficiente para esperar la llegada del médico. La partera debe actuar inmediatamente. La compresión bimanual del útero es un procedimiento de emergencia que se utiliza para ayudar a que el útero se contraiga y disminuir la pérdida de sangre. Esto puede evitar la muerte de la madre.

La experiencia de una partera...

Una mujer de 28 años en su séptimo embarazo. El trabajo de parto y el parto fueron normales. Signos vitales normales. La placenta había salido.

De pronto, mientras examinaba el cuello uterino y la vagina, se produjo un fuerte chorro de sangre. Palpé el fondo y noté que el útero no se había contraído adecuadamente. Masajee para que se produjera una contracción. Rápidamente me lavé las manos, me puse guantes nuevos e introduje mi mano en la vagina e hice un puño. Mantuve firmemente mi mano en la vagina presionando el útero (segmento uterino inferior) y coloqué mi otra mano en el fondo uterino.

Pronto el sangrado se detuvo. EL útero se contrajo bien. Se controló el pulso y la presión arterial de la madre cada 5 minutos durante media hora. La pérdida estimada de sangre fue de 800 cc. Como los signos vitales eran normales, empecé a controlarlos cada media hora durante dos horas más. Le dimos a beber 600 cc.

Me sentí confiada y competente porque sé lo que debo hacer, leo regularmente los módulos (Manual de Destrezas para Salvar la Vida).

Partera capacitada en DSV, Ghana

Términos médicos de uso común

Atonía uterina - útero flácido, blando y esponjoso; los músculos uterinos no se contraen (aprietan) ni retraen (acortan).

Compresión bimanual – es un procedimiento para el control de la hemorragia posparto donde la partera aplica presión al útero con sus manos para estimular la contracción y disminuir el sangrado, hasta que la referencia sea posible.

Hemorragia posparto – es la pérdida de 500 centímetros cúbicos (cc) (medio litro) o más de sangre desde los órganos reproductivos después de completar la tercera etapa del parto. Nota: A pesar de que esta es la definición oficial de la Organización Mundial de la Salud (OMS), las mujeres que comienzan el trabajo de parto muy anémicas pueden entrar en shock y afectarse en forma importante con una hemorragia (pérdida de sangre) mucho menor de 500 cc.

Diagnóstico de atonía uterina

La atonía uterina puede causar una hemorragia posparto porque los músculos uterinos no se contraen ni retraen. El músculo uterino está fatigado. Una vejiga llena puede ocupar mucho lugar y no permitir la salida de la placenta. Los músculos uterinos se cansan al tratar de expulsar la placenta. Aún después que la placenta ha salido, los músculos uterinos pueden no contraerse, por lo que el útero continúa sangrando. A veces el útero está sobredistendido por un polihidramnios, gemelar o un bebé demasiado grande. El músculo uterino está muy fatigado y el útero continúa sangrando después de la salida de la placenta. Cuando una mujer ha tenido un trabajo de parto prolongado o ha tenido muchos partos, tiene un alto riesgo de desarrollar una atonía uterina. Su músculo uterino ha trabajado demasiado o muy seguido y es más lento para contraerse y acortarse (retraerse).

Tan pronto como vea que hay sangre saliendo de la vagina, palpe el útero para verificar si está firme. Recuerde que el sangrado puede provenir también de laceraciones en el útero (rotura uterina) vagina, cuello del útero o perineo.

Esta tabla puede ayudarle a identificar la causa de la hemorragia:

Hallazgos	Atonía uterina	Placenta o tejidos retenidos	Laceraciones
1. Al PALPAR el útero	blando	a veces blando después firme	firme y contraído
2. Al OBSERVAR la placenta	completa	incompleta o retenida	completa
3. Al OBSERVAR los genitales	normal	normal	desgarro vaginal o cervical

Destreza: Compresión bimanual del útero

La compresión bimanual del útero es un procedimiento de emergencia que la partera hace para detener la hemorragia posparto debida a atonía uterina. El tiempo es importante. La limpieza es crucial. Cámbiese los guantes/lave bien sus manos antes de comenzar el procedimiento.

Equipo

Esté preparada para atender una hemorragia de emergencia. Asegúrese de tener el siguiente equipo a su alcance:

Guantes estériles o con desinfección de alto nivel o las manos bien restregadas
Oxitócicos inyectables
Sueros y equipo de fleboclisis
Agujas, agujas de mariposa o bránulas
Tela adhesiva
Sonda vesical simple
Aparato de presión arterial / estetoscopio
Reloj
Un asistente para ayudar a administrar los sueros IV y buscar apoyo si es necesario
Un sistema de transporte de emergencia que ya ha arreglado con el sindicato de autobuses locales, vecinos u otra fuente.

Procedimiento para la compresión bimanual externa

Prepare a la mujer, explíquele que está sangrando demasiado, por lo que deberá masajear su útero para detener el sangrado. Dígale que le dolerá un poco, pero que lo hará lo más rápidamente posible y tratará de no causarle mucho dolor. Pídale que se acueste de espalda.

1. Solicite la ayuda de su asistente.

2. Coloque una mano sobre la pared abdominal y masajee el útero para que se contraiga.

3. Revise si la vejiga está llena. Si está llena, masajee el útero para que se contraiga, exprima los coágulos y luego cateterice a la madre.

4. Si el sangrado no se detiene, primero coloque la mano sobre el abdomen, presionando hacia abajo detrás del útero. Coloque la otra mano más abajo en la pared abdominal. Luego comprima con ambas manos a la vez. Esto comprime los vasos sanguíneos del lecho placentario mientras el útero se contrae. (Vea Figura 5.)

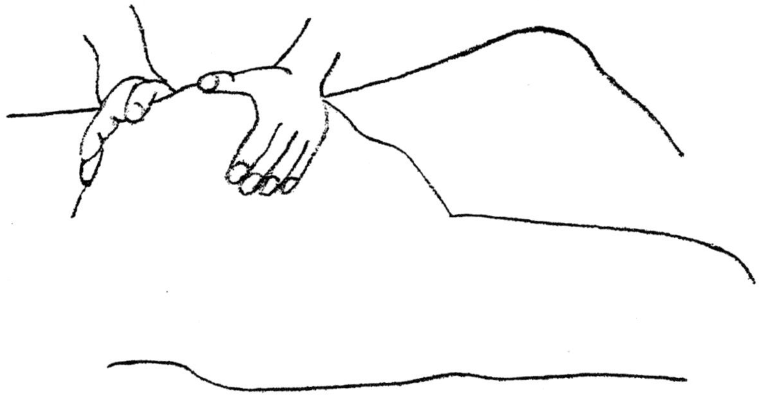

Figura 5. Posición de las manos para la compresión externa

5. Pida a su asistente que administre a la madre 10 unidades de oxitócico (Syntocinón) IM o un suero oxitócico IV si es posible instalarlo. O administre ergometrina 0,2 mg (Methergin) IM a menos que la madre haya tenido hipertensión severa durante el trabajo de parto. Si no tiene un asistente, muéstrele a un familiar cómo debe sostener el útero mientras usted administra el oxitócico. Coloque el bebé al pecho para que mame.

6. **Si el sangrado se detiene:** controle los signos vitales y regístrelos; estime y registre la cantidad de sangre perdida; controle el sangrado y la contracción uterina cada 15 minutos por una hora; después, cada 30 minutos por dos horas; ponga el bebé al pecho de la madre nuevamente.

   Refiera si es necesario. Si no es referida por cualquier razón, continúe con el Paso 17, página 5.28.

7. **Si el sangrado no se detiene** continúe sosteniendo el útero contraído y prepárese para realizar una compresión bimanual interna.

Procedimiento para la compresión bimanual interna

1. Si la compresión bimanual externa no detiene el sangrado y el útero no se mantiene bien contraído cuando lo masajea, pida a su asistente que comience a administrar un suero de 500 ml con 10 UI de oxitocina con goteo rápido. Si la asistente no puede hacerlo, pídale que se encargue de la compresión bimanual externa mientras usted comienza el suero. Si no tiene asistente, pida a un familiar que sostenga el útero mientras usted comienza el suero o administra el oxitócico IM si no es posible instalar el suero. Después empiece la compresión bimanual interna.

2. Pida a su asistente que tome el pulso y la presión arterial de la madre cada 5 minutos o tan seguido como sea posible hasta que la hemorragia se detenga. Si no tiene asistente, tendrá que **OBSERVAR** si aparecen signos de shock mientras hace la compresión bimanual interna.

3. Dé masaje al útero para que se contraiga.

4. Si no se producen contracciones y si el sangrado no se detiene o disminuye, introduzca su mano con guante o bien limpia en la vagina.

5. Empuñe su mano. (Vea Figura 6.)

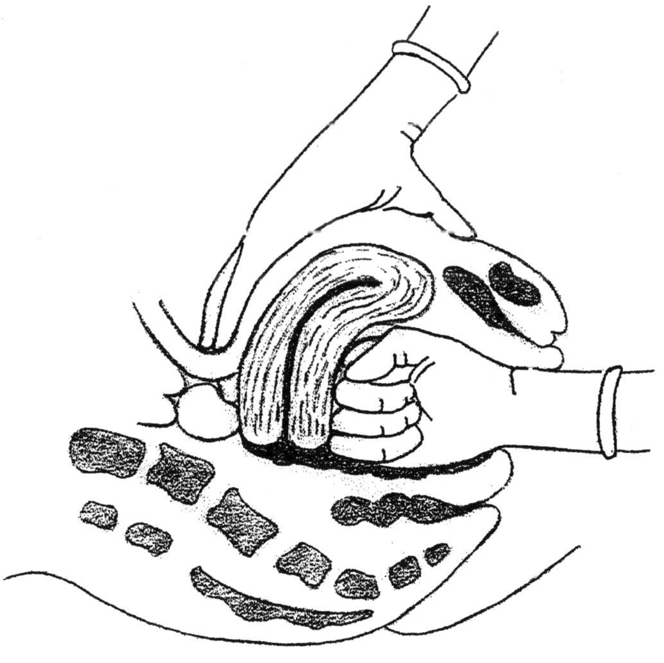

Figura 6. Posición de las manos para la compresión interna

6. Presione con la mano que se encuentra en la vagina firmemente contra la porción más baja del útero. A menudo en las grandes multíparas, puede encontrar el cuello uterino grande y flácido interpuesto. La presión sobre este cuello blando no es efectiva para estimular la contracción del útero.

7. Cuidadosamente desplace cualquier parte de cuello que esté en su camino, antes de hacer la compresión. Ocasionalmente es difícil desplazar el cuello uterino. Si esto sucede, abra su puño y utilice los dedos para masajear la parte anterior más baja del útero. Este masaje directo frecuentemente estimula una contracción.

8. Con la mano que está sobre el abdomen haga una presión constante hacia abajo y hacia adelante.

9. Continúe ejerciendo presión con ambas manos durante 20 minutos dando tiempo a que el oxitócico surta efecto y ocurra la coagulación en el lecho placentario.

10. **OBSERVE** el sangrado cada 15 minutos. Cuando el útero esté contraído y el sangrado haya disminuído, retire la mano y siga vigilando el útero durante la referencia. Tome el pulso y presión arterial cada 15 minutos por media hora. Si se han normalizado, controle los signos vitales cada media hora por 2 horas más.

11. Registre los hallazgos y las acciones realizadas. Una vez que se estabilice, continúe con el control de los signos vitales cada media hora por 3 horas. Estimule el amamantamiento. Continúe el suero IV por unas 3 a 6 horas más, hasta que usted esté segura que la hemorragia está controlada. La madre entonces puede comenzar a comer y beber normalmente.

Procedimiento cuando la compresión bimanual interna no detiene el sangrado

Si después de 10 minutos de compresión bimanual interna no logra estimular la contracción del útero, retire su mano de la vagina. Intente hacer una evacuación digital del útero como se describe en **Extracción manual de coágulos y restos placentarios**, página 5.49.

1. Aplique la compresión bimanual externa para reducir el sangrado durante el traslado al hospital. Continúe con la administración de oxitocina IV. Traslade a la mujer con su familia y los donantes de sangre.

2. Si el transporte se demora, muestre a alguien cómo aplicar la compresión bimanual externa para detener el sangrado. Revise otra vez si hay laceración del cuello uterino o vagina y coágulos o membranas en el cuello uterino. Trate de acuerdo a los hallazgos. Si el sangrado continúa, la compresión manual de la aorta abdominal puede disminuir la pérdida de sangre como se describe en el Apoyo al Aprendizaje 4 - Compresión de la aorta, página 5.65.

   NO DETENGA LA COMPRESIÓN BIMANUAL EXTERNA HASTA QUE LLEGUE EL MÉDICO. NO SE DESANIME. CONTINÚE CON EL SUERO IV; TRANQUILICE A LA MADRE Y A SUS FAMILIARES HASTA QUE LLEGUE EL MÉDICO.

La experiencia de una partera...

Una mujer de 32 años en su tercer embarazo, con bebé vivo, se había controlado el embarazo a partir de las 12 semanas de embarazo. Era mi amiga y venía de mi misma villa.

La mujer llegó con dolores de parto a las 9 de la noche, habían comenzado a las 4 de la tarde. Se le hizo un examen vaginal. La dilatación cervical era de 2 cm de dilatación. Las membranas estaban intactas. El trabajo de parto progresó bien. En un parto espontáneo a las 4:15 AM. dio a luz a una niña viva. La placenta estaba completa pero las membranas estaban desagarradas. Comenzó a sangrar.

Se comenzó un suero IV de 500 cc con Pitocina. Se hizo compresión bimanual externa sin resultados. Se hizo extracción manual de coágulos (exploración uterina). Sólo salieron coágulos de sangre. La compresión bimanual interna no dio resultados. Se administró un suero IV de 1000 ml y se refirió a la mujer al hospital.

Tuvimos dificultades con el transporte y los caminos estaban muy malos. Un viaje de 35 km nos tomó 4 horas y 10 minutos. La mujer recibió 2500 ml de sueros IV pero desgraciadamente el suero se infiltró en el camino y, debido al mal estado del camino, no pude encontrar la vena. Todos los intentos que hice para reinstalar el suero IV fallaron.

La mujer murió en el hospital antes de la llegada del médico. La pérdida de sangre se estimó en 2500 cc.

Sufrí un colapso en el hospital. Me dieron 20 mg de Valium y me acostaron. Durante un tiempo estuve ausente. Lloré y me sentí muy mal. Hablaron conmigo y me explicaron que hay veces en que mujeres como ésta mueren aún en hospitales donde todo está disponible. No me sentí confiada ni competente. A veces cuando pienso en todo esto me pongo a llorar.

Partera capacitada en DSV Ghana

Desgraciadamente, no todos los resultados han sido gratificantes. Las parteras trabajan en condiciones donde se hace muy difícil brindar el cuidado maternal adecuado a todas las mujeres de la zona rural. Nuestros mejores esfuerzos no serán suficientes para salvarles la vida.

Preguntas de repaso

¿Qué he aprendido? Vea lo que ha aprendido y comprendido de esta sección del módulo respondiendo a las siguientes preguntas. Cuando termine, busque las respuestas en el módulo, en las páginas indicadas entre paréntesis ().

1. ¿Cuál es la definición de hemorragia posparto? (página 5.35)

2. ¿Qué es atonía uterina y cuándo es más probable que ocurra? (página 5.36)

3. ¿Cuáles son los signos y síntomas de atonía uterina? (página 5.36)

4. ¿Cuáles son los pasos de la compresión bimanual externa? (páginas 5.37 – 5.38)

5. ¿Cuáles son los pasos de la compresión bimanual interna? (páginas 5.39 – 5.40)

Lista de verificación de destrezas - Compresión bimanual del útero

Esta lista de verificación tiene dos objetivos:

1. La partera la usa como guía para comprobar sus propios conocimientos.
2. El supervisor la usa para evaluar el desempeño de la partera.

Después de la observación/desempeño, anote una calificación: ✓ = satisfactorio o bien **X** = necesita mejorar. Agregue cualquier comentario en la sección para comentarios más abajo.

	Fecha	Fecha	Fecha	Fecha
Preparación para una emergencia con atonía uterina				
A. Prepara la casa o maternidad con lo siguiente:				
• Matraz/ bolsas de 2 litros de sueros IV y equipo de fleboclisis.				
• Oxitócicos inyectables.				
• Agujas / agujas mariposa o bránulas.				
• Tablilla para inmovilizar el brazo, cinta/tela adhesiva.				
• Guantes, estériles o desinfectados a alto nivel.				
• Equipo y estetoscopio para la presión arterial.				
• Pulsómetro o reloj con segundero.				
• Partera y asistente capacitados en la administración de sueros IV.				
• Sistema de transporte de emergencia en alerta con el sindicato de autobuses locales, vecinos u otra fuente.				
B. Prepara a la mujer:				
• Explica a la mujer que está sangrando mucho y que tendrá que hacer masaje a su útero para detener el sangrado.				
• Explica que esto le dolerá un poco, pero que lo hará lo más rápidamente posible y que tratará de no causarle mucho dolor.				
• Le pide que se acueste de espalda.				

	Fecha	Fecha	Fecha	Fecha
Preparación para la compresión bimanual externa				
1. Solicita la ayuda de su asistente.				
2. Da masaje al útero para que se contraiga.				
3. Revisa si la vejiga está llena:				
• Si la vejiga está llena, masajea el útero para que se contraiga.				
• Exprime los coágulos y después cateteriza si es necesario.				
4. **Si el sangrado no se detiene, hace una compresión bimanual externa:**				
• Coloca una mano sobre el abdomen detrás del útero.				
• Coloca la otra mano plana sobre el segmento inferior del abdomen.				
• Presiona ambas manos a la vez.				
5. **Administra el oxitócico:**				
• Sostiene el útero durante 20 minutos				
• Coloca al bebé al pecho para que mame.				
• Observa si el sangrado ha disminuido o se ha detenido.				
6. **Si el sangrado se detiene:**				
• Controla los signos vitales y registro los datos.				
• Estima y registra la pérdida de sangre.				
• Controla el sangrado cada 15 minutos durante una hora, después cada 30 minutos durante 2 horas o más.				
• Coloca el bebé para que mame nuevamente.				
• Administra un antibiótico de amplio espectro por 5 días.				
• Continúa con el suero IV por 24 horas.				

	Fecha	Fecha	Fecha	Fecha
• **Controla** cada hora hasta que se normalice, después 3 veces por día por 3 días: *sangrado vaginal, retracción uterina, vaciamiento vesical, signos vitales.*				
• Recomienda a la madre que amamante.				
• Administra un analgésico para el dolor.				
• Hace cuidado del perineo 3 veces al día por 3 días.				
• Enseña a la madre el cuidado del perineo y vigilancia del útero.				
• Indica la madre que beba 8 vasos de agua por día y que coma los alimentos adecuados.				
• Recomienda que desarrolle actividades, según vaya tolerando.				
• Si tiene fiebre hace tratamiento para malaria y refiere.				
7. Permite que la madre y el bebé regresen a su casa después de 5 días siempre que la madre haya terminado con los medicamentos y se sienta lo suficientemente bien como para irse a su casa. Administra tabletas de hierro. Controla la hemoglobina.				
8. Le pide que regrese dos semanas después del parto para revisarla a ella y su bebé. Inicia conversación sobre planificación familiar.				
9. Envía la información a la partera tradicional.				
10. Si **no se ha detenido el sangrado:**				
• Continúa sosteniendo el útero.				
• Se prepara para una compresión bimanual interna.				

Comentarios:

Procedimiento para la compresión bimanual interna	Fecha	Fecha	Fecha	Fecha
1. Comienza un suero IV con oxitócico.				
2. Controla los signos vitales. **OBSERVA** si hay signos de shock.				
3. Da masaje al útero. Si no hay contracciones o si el sangrado continúa, se pone guantes limpios o se lava las manos rápidamente.				
4. Coloca la mano con el guante limpio o recién lavada en la vagina de la mujer.				
5. Hace un puño con su mano.				
6. Presiona con su puño firmemente contra la porción más baja del útero.				
7. Desplaza cuidadosamente cualquier parte de cuello flácido que esté interpuesto, antes de ejercer presión.				
8. Presiona con su mano que está en el abdomen y su puño, a la vez.				
9. Continúa presionando con ambas manos a la vez durante **20** minutos.				
10. Observa el sangrado vaginal: ¿ha disminuido o se ha detenido?				
11. **Si el útero se contrae y el sangrado disminuye o se detiene:**				
• Retira la mano.				
• Controla los signos vitales.				
• Estima la pérdida de sangre.				
• Vigila el sangrado y el útero cada 15 minutos por una hora, después cada 30 minutos por 2 horas más.				
• Coloca el bebé al pecho para que mame.				
• **REFIERE** lo antes posible.				

	Fecha	Fecha	Fecha	Fecha
12. Si **el sangrado no se detiene:**				
• Hace nuevamente compresión bimanual externa.				
• Revisa la placenta.				
• Se prepara para trasladar a la madre al hospital con un suero IV pasando.				
13. Continua con la compresión bimanual externa hasta que llegue el médico.				
Registra los hallazgos.				
1. Registra la evolución de los signos vitales durante todo el procedimiento.				
2. Registra tipo y cantidad de sueros IV y hora en que se iniciaron.				
3. Registra aspecto e integridad de la placenta y membranas.				
4. Registra la estimación de sangre perdida.				
5. Registra hora, tipo y dosis de oxitócico administrado.				

Comentarios:

EXTRACCIÓN MANUAL DE COÁGULOS Y RESTOS OVULARES

Meta

La partera aprenderá a diagnosticar y a atender a la mujer que tenga coágulos y/o tejido retenido en el cuello o útero y, a la mujer que ha perdido su embarazo.

Objetivos

La partera será capaz de:

1. definir y reconocer la dilatación del cuello uterino.
2. definir y reconocer las hemorragias posparto y postaborto.
3. identificar signos y síntomas de atonía uterina, laceraciones y retención de placenta, membranas o restos ovulares.
4. registrar sus observaciones y acciones.
5. identificar la necesidad de referencia y referir.
6. hacer una evacuación digital del cuello uterino.
7. explicar a la mujer y a los demás la necesidad de hacer una evacuación digital y los peligros de una hemorragia posparto o postaborto.

Introducción

Un sangrado severo puede ser ocasionado por un gran coágulo o tejido fetal atrapado en el cuello uterino impidiendo la contracción del útero y del cuello. Esto puede suceder después que la placenta ha salido o durante un aborto incompleto. La situación es grave y se debe vaciar el cuello uterino lo más pronto posible.

Por lo general hay un hilo de sangre fresca, rojo vivo y el útero se siente blando primero y luego duro. La mujer se queja de calambres abdominales. El útero puede agrandarse. El pulso se acelera. La mujer puede ponerse pálida o desmayarse.

Sea amable con las mujeres que solicitan su ayuda. Muchas mujeres que piden ayude se les rechaza la atención o son tratadas mal. A algunas de ellas las han hecho sentirse avergonzadas o sucias. Cualquiera sean sus creencias, no trate de juzgar a las mujeres que han perdido su embarazo; trátelas en cambio, con compasión. La pérdida de un embarazo (planificado o no) es algo que una mujer nunca olvida. Muchas de nosotras podemos tener en algún momento de nuestra vida un embarazo no planificado o perder un embarazo que deseamos. Trate a otros de la misma manera que le gustaría que la trataran a usted o a su hija.[1]

---

[1] Paráfrasis de Burns et al (1997) pág. 259

La experiencia de una partera...

Me trajeron una mujer de 22 años que había dado a luz a su primer bebé en su casa hacía alrededor de dos horas. La placenta salió después del bebé. Toda su ropa estaba cubierta con sangre y tenía el aspecto de estar muy débil.

Inmediatamente palpé su útero; estaba blando y empecé a masajearlo. Le pedí a un familiar que continuara dando masaje al útero mientras yo preparaba rápidamente un suero con pitocina, me lave las manos y me puse los guantes. No controlé la PA ni el pulso porque estaba sangrando mucho. Observé y pude ver unos enormes coágulos en el cuello uterino. Cuidadosamente extraje los coágulos, mesajeé útero y limpié a la mujer.

Luego coloqué el bebé al pecho de la madre para que mamara. Me sentí confiada y competente y muy contenta de ver que el sangrado se detuvo.

Partera capacitada en DSV, Uganda

Términos médicos de uso común

Aborto – pérdida del embarazo; el feto no es viable (no puede sobrevivir fuera del útero).

Aborto completo - se han expulsado del útero todo los productos de la concepción.

Aborto espontáneo (aborto no provocado) - pérdida del embarazo; el feto no es viable; todos los productos de la concepción se han expulsado del útero sin ninguna intervención.

Aborto incompleto – pérdida del embarazo; el feto no es viable; algunos o todos los productos de la concepción (placenta o corion) permanecen en el útero.

Aborto inevitable - período del embarazo en la que es imposible que el embarazo continúe.

Aborto no provocado - aborto espontáneo.

Aborto peligroso - pérdida del embarazo causado por medicamentos o instrumentos nocivos utilizados para terminar el embarazo en condiciones no higiénicas.

Amenaza de aborto - los signos y síntomas son tan leves que es posible que el embarazo llegue a término.

Digital - con los dedos.

Evacuación - remoción o extracción.

Hemorragia posaborto - sangrado después de la pérdida del embarazo (planeado o no) con (1) mayor intensidad que una menstruación normal, (2) más de ocho días o (3) signos shock.

Hemorragia posparto - pérdida de sangre de 500 centímetros cúbicos (cc) (medio litro) o más de los órganos reproductivos después de completar la tercera etapa del trabajo de parto. Nota: A pesar de que esta es la definición oficial de la Organización Mundial de la Salud (OMS), una mujer anémica que comienza el trabajo de parto puede entrar en shock y sufrir mucho a causa de una hemorragia (pérdida de sangre) mucho menor de 500 cc.

Diagnóstico de coágulos retenidos después del parto (Posparto)

Tan pronto como vea salir sangre de la vagina, palpe el útero para verificar si está firme. Si el útero está duro, observe si hay laceraciones tal como se describe en el Módulo 4: **Episiotomías y reparación de laceraciones**. Examine la placenta y las membranas para verificar si están completas. Si no hay laceraciones y la placenta está completa, asegure que la vejiga esté vacía; utilice un espéculo vaginal para ver si hay coágulos en el cuello uterino. Vacíe la vagina, así tendrá mejor visión para extraer los coágulos del cuello uterino y detener el sangrado. Consulte **Evacuación Digital**, página 5.56.

Diagnóstico del sangrado vaginal causado por un aborto (Posaborto)

La pérdida de un embarazo es una experiencia emocional y traumática. Muchas veces, la mujer se culpa a sí misma, a una muerte en la familia o a otros acontecimientos. La partera debe tranquilizar a la mujer. A veces la interrupción de un embarazo es hecha voluntariamente, pero también es traumática. La partera no debe juzgar a la mujer, sino ayudarla a sentirse bien.

Ayúdela a comprender que hay veces que un embarazo no se desarrolla normalmente. El cuerpo de la mujer reconoce esto y sabe que el bebé no vivirá. El cuerpo causa el sangrado vaginal para expulsar el embarazo que no es normal. Explíquele que podrá tener otros embarazos y que la pérdida de un embarazo usualmente no ocurre nuevamente.

Asegúrese siempre de explicar a la mujer lo que va a hacer. Administre un analgésico como Pethidina 50 - 100 mg IM y sueros para hidratarla. Consulte el Módulo 8: **Hidratación y rehidratación. Guarde todos los coágulos y la ropa manchada con sangre** para identificar restos ovulares y estimar la pérdida de sangre.

PREGUNTE y ESCUCHE

- ¿Está embarazada? ¿Cuándo fue su última menstruación?
- ¿Tiene algún dolor? ¿Dónde le duele?
- ¿Cuándo empezó a sangrar? ¿Qué cantidad? ¿Coágulos?
- ¿Ha tenido fiebre, escalofríos, secreción de mal olor?

OBSERVE y PALPE

- Tome la presión arterial, el pulso y la temperatura.

- **OBSERVE** si hay signos de shock. Vea el Módulo 8: **Hidratación y rehidratación**.

SIGNOS DE ESTADO DE SHOCK	
Ojos	- opacos
Cara	- pálida, sudorosa
Respiración	- superficial, rápida
Pulso	- acelerado, débil
Piel	- fría, húmeda
Presión arterial	- baja

- **PALPE** para determinar si hay sensibilidad en el bajo vientre, *sensibilidad de rebote*. Para revisar la *sensibilidad de rebote*, presione el abdomen con su mano. Después retire rápidamente su mano aflojando la presión. Si al retirar su mano hay dolor o este aumenta, *existe sensibilidad de rebote,* signo de infección del peritoneo.

- **OBSERVE** si hay sangrado vaginal, coágulos o secreción de mal olor.

Destreza: Inspección con espéculo vaginal

Explique una vez más lo que va a hacer. Ayude a la madre a orinar. Una vejiga llena resulta incómoda durante el examen vaginal. Asegure privacidad a la mujer. Ayude a la mujer a acostarse y a que flecte lo más que pueda las rodillas hacia atrás (posición de litotomía). A veces es necesario usar los estribos para poder observar el cuello uterino, sin embargo es más cómodo para la mujer no utilizarlos. Pida a su asistente que prepare la luz para que usted pueda mirar.

1. Limpie la zona genital con agua y jabón.

2. Lave sus manos y póngase guantes estériles o desinfectados a alto nivel si hay disponibles.

3. Humedezca el espéculo vaginal para facilitar su introducción en la vagina.

4. Dígale a la mujer que la va a tocar. Explique que va a **OBSERVAR** para determinar que está causando el sangrado.

5. Cuidadosamente separe los labios con su pulgar y su dedo índice.

6. Pida a la mujer que respire profundamente unas cuantas veces.

7. Para poner el espéculo vaginal, manténgalo con el mango en un ángulo de 30 a 45 grados hacia el costado y con las hojas cerradas. (Vea Figura 7.)

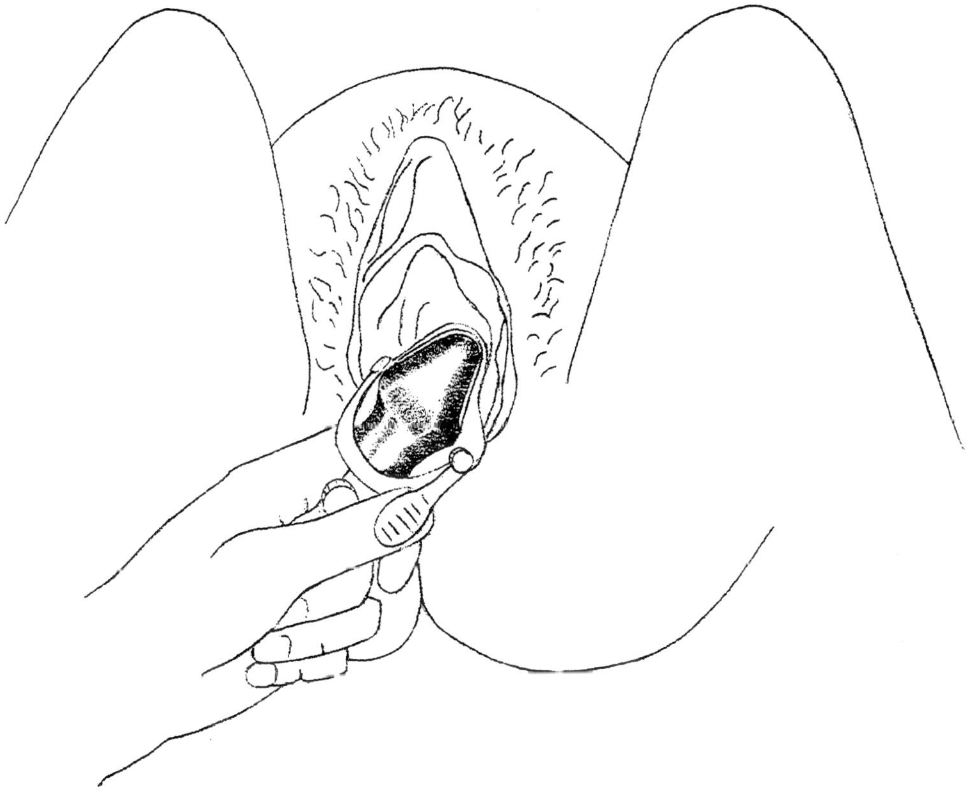

Figura 7. Inserción del espéculo vaginal en un ángulo de 30 a 45 grados.

8. Deslice el espéculo en la vagina, guiándolo hacia la espalda de la mujer.

9. Cuando el espéculo esté colocado, gire el mango hacia la línea media. (Vea Figura 8.)

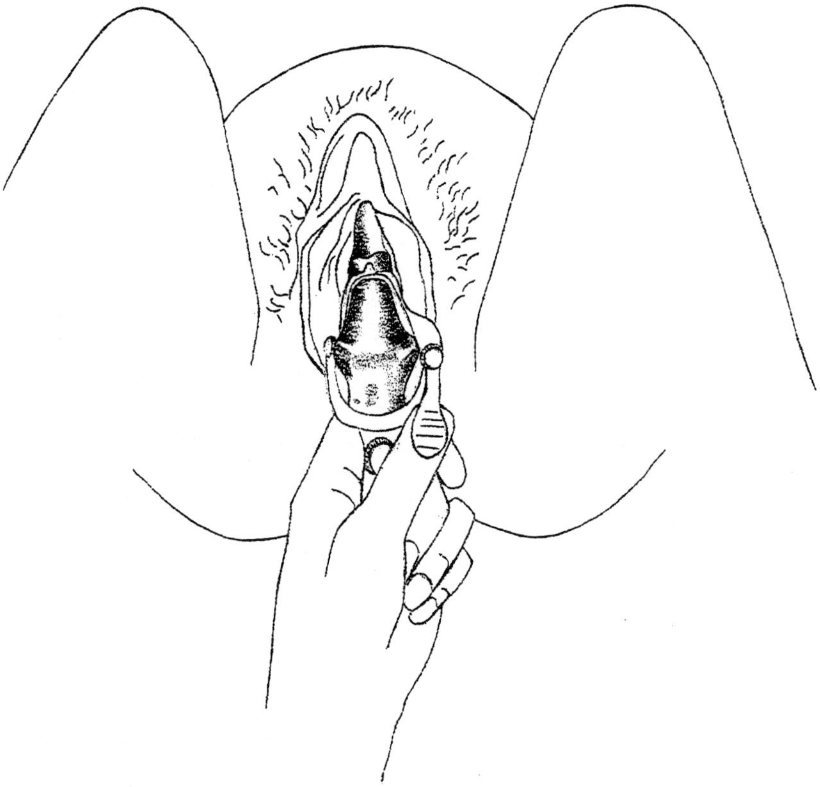

Figura 8. Espéculo en la línea media.

10. Lentamente abra las hojas hasta ver el cuello uterino.

11. Fije las hojas. Pida a su asistente que ajuste la luz para que usted pueda observar el cuello uterino.

12. **OBSERVE** si hay inflamación, secreción, desgarros, tejido, coágulos u otro material hasta **IDENTIFICAR EL PROBLEMA** y **TOMAR LA ACCION APROPIADA.** (página 5.55).

13. Cuando haya terminado, destrabe el espéculo, gire el mango hacia un costado y retírelo cuidadosamente.

14. Ponga cómoda a la mujer y explíquele sus hallazgos.

15. Registre sus hallazgos y acciones.

IDENTIFIQUE EL PROBLEMA y TOME LA ACCION APROPIADA

1. HALLAZGOS:	No ha tenido su ciclo menstrual en 6 semanas o más. Sangrado vaginal leve o no hay. Dolor y sensibilidad en el bajo vientre. Dolor de cintura. El abdomen puede estar DISTENDIDO y MUY SENSIBLE al tacto. Se palpa una masa abdominal al examen vaginal; puede haber SHOCK. Piense en un embarazo ectópico. Consulte el Apoyo al Aprendizaje 1 - Sangrado en el abdomen, página 5.62.
ACCIONES:	Refiera inmediatamente. Pida al asistente o familiares que hagan los arreglos necesarios para su transporte y para conseguir donantes de sangre. Trate de acuerdo al Apoyo al Aprendizaje 1 - Sangrado en el abdomen, página 5.62. Trate el shock como se describe en el Módulo 8: **Hidratación y rehidratación.** Acompañe a la mujer al hospital.
2. HALLAZGOS:	Menos de 16 semanas de embarazo, sangrado vaginal con o sin coágulos, tiene contracciones como calambres abdominales. No tiene o tiene muy poca sensibilidad en el bajo vientre. En el examen vaginal el CUELLO ESTA BLANDO Y CERRADO con LEVE SANGRADO VAGINAL. Asegúrese que la mujer no tenga un embarazo ectópico.
ACCIONES:	Probablemente el embarazo continuará. Informe a la mujer que debe descansar más y comer alimentos nutritivos. No debe tener relaciones sexuales hasta que se haya detenido el sangrado. Pídale que regrese si el sangrado no se ha detenido en 3 días o si comienza a sangrar nuevamente.
3. HALLAZGOS:	Menos de 16 semanas de embarazo, sangrado vaginal con o sin coágulos, contracciones como calambres abdominales. No tiene o tiene muy poca sensibilidad en el bajo vientre. Al examen vaginal el cuello uterino está blando y cerrado con SANGRADO VAGINAL DE MODERADO A PROFUSO.
ACCIONES:	Vaya con la mujer al hospital inmediatamente. Puede haber un desgarro alto en el cuello uterino o en el útero. Vigile si aparece shock y ayúdela para que esté tranquila. Si la referencia se demora, trate el shock como se describe en el Módulo 8: **Hidratación y rehidratación.**
4. HALLAZGOS:	Menos de 16 semanas de embarazo, sangrado vaginal con o sin coágulos, tiene contracciones como calambres abdominales. Sin o con muy poca sensibilidad en el bajo vientre. Al examen vaginal el CUELLO UTERINO ESTÁ BLANDO Y ABIERTO con coágulos o tejido en la vagina y en el cuello.
ACCIONES:	Administre un oxitócico para ayudar a que el útero se contraiga y complete el aborto. Haga una evacuación digital y extraiga los coágulos y/o tejido. Consulte Evacuación digital, página 5.56.

Destreza: Evacuación digital

La evacuación digital es una destreza para salvar la vida que ayuda a la mujer que tiene un sangrado severo debido a restos ovulares o coágulo(s) retenidos en el cuello y la vagina.

Equipo

Equipo y suministros para el parto
Guantes estériles o desinfectados a alto nivel (DAN)
Espéculo vaginal

Procedimiento

1. Explique a la madre y a la familia lo que va a hacer. Explique que tiene que extraer lo que haya quedado en el cuello uterino para detener el sangrado.

2. Cepíllese bien las manos y póngase los guantes, si tiene. Limpie el área genital. Cuidadosamente separe los labios e introduzca la mano examinadora. Con la otra mano sostenga el útero para que no se mueva. Presione el útero hacia abajo sobre los dedos de la mano examinadora.

3. Deslice cuidadosamente el dedo índice y el mayor más allá de los coágulos que siente. Introduzca suavemente sus dos dedos en el cuello uterino. Cuidadosamente mueva los dedos alrededor del interior de la parte más baja del útero y del cuello para despegar y juntar todos los coágulos o tejido. Extraiga los coágulos mientras suavemente va retirando su mano.

4. Si alguno de los coágulos ha quedado pegado, utilice una gasa estéril. Envuelva la gasa alrededor de su dedo y coloque suavemente su dedo más allá de los coágulos en la vagina y en el cuello. Limpie abajo y alrededor de los coágulos con su dedo engasado hasta que se desprendan. Retírelos con su dedo. Masajee el útero para ayudarlo a contraerse.

5. Administre un oxitócico para ayudar a que el útero se contraiga y deje de sangrar. Administre un antibiótico de amplio espectro, como ampicilina 1 gramo inmediatamente y 500 mg cada 6 horas por 7 días.

6. **OBSERVE** la gasa, los coágulos y la sangre que ha extraído para determinar si hay tejido o membranas. El útero se contraerá y el sangrado se detendrá **si el útero y el cuello uterino están desocupados.**

   Si tiene fiebre y flujo vaginal con mal olor, trate por infección. Vea el Módulo 7: **Prevención y manejo de la infección.**

   Si el sangrado es profuso o continúa durante más de 3 días, refiera al hospital.

   Consulte Atención en el posaborto en el Módulo 10: **Otras emergencias,** para más información.

Preguntas de repaso

¿Qué he aprendido? Vea qué ha aprendido y comprendido de esta sección del módulo respondiendo a las siguientes preguntas. Cuando termine, busque las respuestas en el módulo, en las páginas indicadas entre paréntesis ().

1. ¿Cuáles son los signos y síntomas de una hemorragia posparto causada por coágulos en el cuello uterino o en el útero? (página 5.51)

2. ¿Cómo puede determinar si la hemorragia es posparto o posaborto? (página 5.51)

3. ¿Por qué se utiliza un espéculo vaginal cuando la mujer sangra después del parto o después de un aborto? (página 5.52)

4. ¿Cuáles son los pasos de la evacuación digital? (página 5.56)

5. Cuando se extraen todos los coágulos y restos ovulares con la evacuación digital, el útero y el cuello quedan desocupados. El útero se contraerá y el sangrado usualmente se detiene. ¿Qué hallazgos serían motivo para hacer una referencia? (página 5.55)

Lista de verificación de destrezas - Inspección con espéculo vaginal

Esta lista de verificación tiene dos objetivos:

1. La partera la usa como guía para comprobar sus propios conocimientos.
2. El supervisor la usa para evaluar el desempeño de la partera.

Después de la observación/desempeño, anote una calificación: ✓ = satisfactorio o bien **X** = necesita mejorar. Agregue cualquier comentario en la sección para comentarios más abajo.

Inspección con espéculo vaginal	Fecha	Fecha	Fecha	Fecha
Prepara a la mujer: le explica que va a hacer, le pide que orine, le brinda privacidad, la ayuda a acostarse y a que flecte las piernas.				
Prepara el equipo, incluso la luz.				
1. Se lava sus manos; limpia el área genital con agua y jabón.				
2. Se lava sus manos; se pone guantes estériles o desinfectados a alto nivel si tiene disponible.				
3. Lubrica el espéculo para facilitar su introducción en la vagina.				
4. Tranquiliza a la mujer y le explica que está haciendo.				
5. Separa suavemente los labios con su pulgar e índice.				
6. Pide a la mujer que respire profundamente unas cuantas veces.				
7. Introduce el espéculo vaginal sosteniéndolo con el mango en un ángulo de 30 a 45 grados hacia un lado y con las hojas cerradas.				
8. Desliza el espéculo en la vagina, guiándolo hacia la espalda de la mujer.				
9. Con el espéculo en su sitio, gira el mango hacia la linea media.				
10. Abre lentamente las hojas hasta ver el cuello uterino.				
11. Fija las hojas para que no se cierren. Pide a su asistente que ajuste la luz para que usted pueda ver el cuello uterino.				

	Fecha	Fecha	Fecha	Fecha
12. Observa si hay inflamación, flujo, desgarros, tejidos y coágulos.				
13. Cuando ha terminado, destraba el espéculo, gira el mango hacia un lado y retira cuidadosamente el espéculo.				
14. Pone a la mujer cómoda y le explique sus hallazgos.				
15. Registra los hallazgos y sus acciones.				

Comentarios:

Lista de verificación de destrezas - Evacuación digital

Esta lista de verificación tiene dos objetivos:

1. La partera la usa como guía para comprobar sus propios conocimientos.
2. El supervisor la usa para evaluar el desempeño de la partera.

Después de la observación/desempeño, anote una calificación: ✓ = satisfactorio o bien **X** = necesita mejorar. Agregue cualquier comentario en la sección para comentarios más abajo.

	Fecha	Fecha	Fecha	Fecha
Evacuación digital				
1. Explica a la madre y a la familia:				
• Qué va a hacer.				
• Que debe extraer lo que haya quedado en el cuello uterino para detener el sangrado.				
2. Se lava las manos y se pone guantes estériles.				
3. Limpia el área genital.				
4. Separa cuidadosamente los labios.				
• Introduce su mano examinadora.				
• Sostiene el útero con la otra mano para que no se mueva.				
5. Desliza suavemente su mano examinadora más allá de los coágulos que palpa.				
6. Introduce suavemente 2 dedos en el cuello uterino.				
• Mueve sus dedos alrededor del interior de la parte más baja del útero y del cuello uterino.				
7. Extrae los coágulos mientras suavemente va retirando su mano.				
8. Utiliza una gasa estéril si algunos de los coágulos han quedado pegado.				
• Envuelve la gasa alrededor de su dedo.				
• Coloca suavemente su dedo más allá de los coágulos en la vagina y en el cuello uterino.				
• Limpia abajo y alrededor de los coágulos con su dedo engasado hasta que se desprendan.				
• Los extrae con su dedo.				

	Fecha	Fecha	Fecha	Fecha
9. Masejea el útero para ayudar a que se contraiga.				
10. Administra un oxitócico para ayudar a que el útero se contraiga y deje de sangrar.				
11. Administra un antibiótico de amplio espectro, como ampicilina 1 gramo inmediatamente y 500 mg cada 6 horas por 7 días.				
12. **OBSERVA** la gasa, los coágulos y la sangre que ha extraído.				
13. Registra la acción realizada, pérdida de sangre, resultados, medicamentos y condición de la mujer.				

Comentarios:

Apoyo al Aprendizaje 1 - Sangrado en el abdomen (Sangrado intraabdominal)

La hemorragia de una lesión a los órganos internos causada durante un *aborto provocado* es un problema que amenaza la vida de la mujer. La lesión más común es la perforación del útero (agujero en el útero). El daño también puede ser a los ovarios, a las trompas de Falopio, tejidos del peritoneo alrededor del estómago e intestino, vejiga y recto. La posibilidad de infección y muerte es muy alta.

La *rotura de un embarazo ectópico* o la *rotura de un quiste ovárico* también pueden causar una hemorragia intraabdominal. Los síntomas van a ser los mismos. La muerte puede evitarse únicamente deteniendo la hemorragia. Trate por shock y REFIERA. Consulte el Módulo 8: **Hidratación y rehidratación.**

HALLAZGOS: La mujer tiene fiebre, dolor abdominal, calambres con dolor, dolor de hombros y náuseas o vómitos. El abdomen está hinchado, duro y sensible. Puede presentar signos de shock.

ACCIÓN: La mujer está muy enferma.

1. Pida a alguien que haga los arreglos para el **traslado inmediato**, acompañe a la mujer hasta el hospital.

Mientras espera o si el transporte se demora.

2. Asegure que la vía aérea esté despejada. **NO** administre nada por boca, ya que puede necesitar cirugía.
3. Colóquela en posición de shock levantado los pies y las piernas. Cúbrala para mantenerla abrigada.
4. Si tiene fiebre, baje la fiebre con un baño de esponja y sueros. Empiece a administrar sueros IV, si tiene disponibles. Si no tiene o si no puede iniciarlos, administre los sueros por vía rectal. Vea el Módulo 8: **Hidratación y rehidratación.**
5. Administre Pethidina 5 - 100 mg IM para el dolor.
6. Tome y registre la presión arterial y el pulso cada 10 minutos. Esto le ayudará a seguir la evolución del shock o la recuperación de éste.
7. Lleve a la mujer y a la familia al médico lo más pronto posible. Recuerde mantenerla en posición de shock. Recuerde llevar los antecedentes para que el médico conozca lo máximo posible sobre la mujer. Ayude a la mujer y a la familia a entender lo que está pasando para que no tengan demasiado temor y no se pongan nerviosos.

Apoyo al Aprendizaje 2 - Anillo de constricción

El anillo de constricción (contracción) es un espasmo de un anillo de fibras musculares circulares del útero. Esta condición se presenta en 1 de 1.000 partos. Puede suceder durante cualquiera de las tres etapas del parto. Si se encuentra durante la tercera etapa se denomina contracción en reloj de arena.

Causas

La causa más común de un anillo de constricción es la manipulación uterina con procedimientos como el masaje brusco o la presión en el útero, versión interna, extracción manual de placenta, exploración manual del útero, etcétera. El espasmo puede ser causado por una disfunción uterina asociada al útero hipertónico o a una rotura prematura de las membranas que causa la irritación del útero.

PRIMERA Y SEGUNDA ETAPA DEL PARTO

HALLAZGOS: En la primera y segunda etapa, no hay avance en el descenso de la presentación. Las membranas casi siempre están rotas. El segmento superior está sensible a la palpación. El útero se estimula fácilmente cuando se lo palpa suavemente. La mujer tiene contracciones muy dolorosas con muy poca relajación del útero entre contracciones. El anillo de constricción se identifica por medio del examen vaginal o durante la cesárea. El anillo de constricción no debe confundirse con el anillo de retracción de Bandl que se palpa como un reborde transversal en el abdomen, un signo de rotura inminente (inmediata) del útero.

ACCIÓN: Aminore el espasmo, administre Demerol (Pethidina) 100 mg IM; hidrate; ayude a que la madre se relaje en una posición cómoda; explique a la madre y a los familiares qué está sucediendo; vigile a la madre y al bebé. REFIERA si hay cualquier problema de acuerdo con el Módulo 3: **Vigilancia del progreso del trabajo de parto.**

TERCERA ETAPA DEL PARTO

HALLAZGOS: En la tercera etapa, hay retención de placenta. Pudo haber rotura prematura de membranas o versión interna y extracción del bebé. La formación gradual de un anillo de constricción se puede percibir mientras se extrae la placenta manualmente.

ACCIÓN: Si la partera ya está extrayendo la placenta, puede hacer una extracción rápida, cuidadosa y completa de la placenta si tiene la experiencia necesaria. Si el espasmo es demasiado intenso y la mujer **no está sangrando** administre Pethidina 100 mg ó Sulfato de morfina 15 mg IM. Hidrate; ayude que la madre se relaje; explique a la madre y a los familiares lo que está sucediendo y controle los signos vitales y el sangrado. Dentro de 4 horas, el espasmo cederá y puede completar la extracción manual. Si el espasmo es demasiado intenso y la mujer **está sangrando**, consulte Compresión bimanual, página 5.34. REFIERA si hay cualquier problema.

Apoyo al Aprendizaje 3 - Placenta acreta

Después del nacimiento del bebé, la placenta normalmente comienza a separarse, desprendiéndose un poco más con cada contracción. Raramente la placenta está verdaderamente adherida y no se desprende. No se observa sangrado. El único tratamiento que puede salvar la vida de la madre es una histerectomía.

UNA PLACENTA RETENIDA *SIN SANGRADO* PUEDE SER UNA PLACENTA ACRETA. REFIERA SIEMPRE; NO INTENTE LA EXTRACCIÓN MANUAL.

HALLAZGOS:	Placenta retenida por más de una hora, **sin sangrado** interno o externo.
ACCIÓN:	Mientras espera una hora a que la placenta se desprenda, complete el parto examinando los genitales y reparando cualquier laceración o episiotomía. Para evitar la pérdida de sangre, controle los signos vitales; observe cuidadosamente el sangrado; observe los signos de desprendimiento de la placenta. Permanezca con la madre. REFIERA con la familia, donantes de sangre y un informe escrito sobre el parto. La partera deberá acompañar a la mujer, en caso de sangrado u otras complicaciones. Administre un suero IV y nada de comer o beber para prevenir complicaciones durante la cirugía. Tome tiempo para explicar a la madre y su familia lo que ha sucedido. Tranquilícelos y mantenga a la madre lo más cómoda posible.

Apoyo al Aprendizaje 4 - Compresión de la aorta

La hemorragia posparto por lo general es controlada con la compresión bimanual del útero y con medicamentos oxitócicos. *En casos extraordinariamente raros* es necesario estrechar (comprimir) la aorta para reducir el flujo de sangre al útero y así disminuir una hemorragia aguda del posparto. *Si el sangrado es profuso la mujer puede morir en menos de un par de horas, y si además está* ***anémica*** *puede morir en menos de una hora.* Tomando las acciones que se describen a continuación, la partera puede ayudar a salvar la vida de la mujer.

LA COMPRESIÓN DE LA AORTA SE UTILIZA ÚNICAMENTE CUANDO TODOS LOS OTROS PROCEDIMIENTOS NO HAN RESULTADO.

Si la compresión bimanual del útero y los medicamentos oxitócicos no disminuyen la hemorragia posparto y la mujer está en pre shock o shock, tome estas acciones:

1. Pida a las asistentes que continúen con la compresión bimanual del útero; coloque a la mujer en posición de shock; cúbrala con una manta o ropa tibia; mantenga un suero IV pasando; administre oxígeno y sangre si están disponibles. REFIERA.

2. Mientras espera la referencia. Presione con toda su mano el abdomen de la mujer, justo arriba del ombligo. Presione la aorta contra la columna para disminuir una hemorragia posparto. Esto es más fácil de hacer en una mujer relativamente delgada.

No se detenga hasta llegar al hospital
No deje de hacerlo.
Tranquilice a la madre y a la familia.

La experiencia de un obstétra...

> Nosotros por lo general aplicamos la compresión bimanual de las arterias uterinas para reducir el flujo de sangre al útero y disminuir una hemorragia aguda del posparto, utilizamos los bordes de nuestras manos para presionar el abdomen de la mujer, justo por encima del útero. Esto parece ser un método relativamente fácil y efectivo.
>
> Obstétra capacitado en DSV, Vietnam

Estudio de caso 1 - Método de Resolución de Problemas

El Método de Resolución de Problemas es una manera organizada de brindar atención a la mujer. Es también un modo de pensar sobre la atención que le brinda a la mujer. Este estudio de caso le ayudará a revisar el Método de Resolución de Problemas. Puede utilizar los Módulos 1 y 5 como material de referencia.

Resolvemos problemas todos los días de nuestra vida. Generalmente no pensamos acerca de los pasos mentales involucrados para resolver un problema, pese a que todos seguimos una secuencia para hacerlo. El Método de Resolución de Problemas es una herramienta que nos ayuda a seguir pasos durante la atención a las mujeres.

Lea y escriba sus respuestas a las siguientes preguntas.

¿Cuáles son los cuatro pasos del Método de Resolución de Problemas?

1.

2.

3.

4.

(Consulte el Módulo 1, página 1.22)

El Método de Resolución de Problemas es utilizado por las Parteras para identificar los problemas y tomar la acción apropiada.

PREGUNTAR y ESCUCHAR

Este es el primer paso en la atención a la mujer con el Método de Resolución de Problemas. Pregunte por qué ella ha venido a verla.

La Sra. R. P. es traída hasta Ud. por la partera tradicional, el marido y su suegro. La partera tradicional le informa que la Sra. R. P. tuvo una niña hace 8 horas. La partera tradicional tiene a la niña en sus brazos. La partera tradicional le cuenta también que la Sra. R. P. está sangrando y que tiene dolor de vientre. La Sra. R. P. se inscribió con usted en el cuarto mes de embarazo. Usted sabe que tiene un niño de 6 años y una niña de 4 años. También sabe que el embarazo se desarrolló normalmente hasta el término ya que la señora ha venido a la clínica para sus controles prenatales.

Después que ha ayudado a la partera tradicional y a la familia a ingresar a la mujer a la maternidad, usted formula las siguientes preguntas y escucha las respuestas con mucha atención. ¿Qué preguntas le hará? Escriba sus respuestas.

1.

2.

3.

4.

(Consulte el Módulo 5.)

Usted averigua que la Sra. R. P. comenzó a sangrar tan pronto nació el bebé. La partera tradicional le ha traído dos paños grandes empapados en sangre y líquido del parto. La partera tradicional le dice que la placenta no ha salido. Dice que no traccionó el cordón umbilical, pero que masajeó la matriz para mantenerla endurecida. La Sra. R. P. ha bebido un té suave con azúcar para fortalecerse. No ha tomado ningún medicamento.

Usted no pierde tiempo en escribir toda la información en este momento. Usted sabe que 8 horas es mucho tiempo para estar sangrando y debe continuar con el Método de Resolución de Problemas para averiguar la causa del sangrado y tomar la acción apropiada para detenerlo.

OBSERVAR y PALPAR

Este es el segundo paso cuando está viendo a una mujer utilizando el Método de Resolución de Problemas. Haga un examen físico a la mujer dependiendo de la información que recibió en el paso uno: **PREGUNTAR y ESCUCHAR**. ¿Qué examen le hará a la Sra. R. P.? Escriba sus respuestas.

1.

2.

3.

(Consulte el Módulo 5.)

Usted encuentra que la piel de la Sra.R. P. está caliente y seca; su pulso es de 100 y la presión arterial de 96/50. El útero está blando pero se contrae tan pronto como usted lo masajea. La vejiga está vacía. El cuello uterino y la vagina no presentan laceraciones. El cordón umbilical está en la vagina y está fluyendo sangre roja oscura por la vagina.

IDENTIFICAR LOS PROBLEMAS

Este es el tercer paso del Método de Resolución de Problemas. La partera debe identificar los problemas utilizando la información de los dos primeros pasos. Es importante que todos los problemas que identifique sean tratados; no solamente el problema que la trajo.

La Sra.R. P. vino con un PROBLEMA DE EMERGENCIA. Usted debe tomar la acción apropiada para esta EMERGENCIA primero. Después puede escribir en su registro los otros hallazgos y problemas y tomar la acción apropiada para ellos.

Identifique la causa del problema de emergencia. Usted sabe que la pérdida constante de sangre conduce al shock, coma y muerte.

¿Cuál es la causa del sangrado?

¿Cómo determinó la causa del sangrado?

(Consulte el Módulo 5.)

Con la información obtenida al **PREGUNTAR y ESCUCHAR** (dio a luz a un bebé normal, dolor abdominal, la placenta no ha salido) y al **OBSERVAR y PALPAR** (útero a veces blando, después duro, cordón de la placenta en la vagina, no hay laceraciones genitales, sangrado oscuro, presión arterial 96/50, pulso 68), usted puede **IDENTIFICAR EL PROBLEMA**: La Sra. R: P. tiene retención placentaria. No está en shock, pero se siente un poco débil.

TOMAR LA ACCIÓN APROPIADA:

Este es el cuarto paso en el Método de Resolución de Problemas. La partera debe decidir que hará para atender cada uno de los problemas. Las siguientes áreas deben ser consideradas para cada problema:

Tratamiento clínico	Referencia
Educación	Planes de seguimiento
Consejería	Registros
Exámenes de laboratorio	

La Sra. R. P. puede necesitar información sobre planificación familiar, buena nutrición después del parto, cómo aliviar el dolor de hemorroides y dónde ir para la vacunación de sus niños. La educación, consejería, plan de seguimiento y tratamiento de rutina **no son emergencias**. Estos necesitan atención, pero pueden esperar a que la Sra. R. P. se sienta mejor. Pueden ser abordados en la visita de seguimiento.

La Sra. R. P. tiene un problema que amenaza su vida. **ACTÚE INMEDIATAMENTE**. El tratamiento clínico de la emergencia, los exámenes de laboratorio, la referencia y los registros necesarios deben ser hechos ahora mismo. El problema de EMERGENCIA necesita acción inmediata. ¿Qué acción de EMERGENCIA tomará? ¿Por qué tomará cada una de ellas? Escriba sus respuestas:

(Consulte el Módulo 5.)

Las acciones de EMERGENCIA deben incluir:

1. Asegure que no está en shock porque la condición de la Sra. R. P. puede haber cambiado desde el primer registro de pulso y presión arterial; recuerde, está perdiendo sangre y tiene una retención placentaria.
2. Llame a alguien, si es posible, para que la ayude a instalar el suero, a extraer manualmente la placenta y a observar a la mujer. Reúna el equipo.
3. Explique a la Sra. R. P. y a su familia lo que está haciendo para que cooperen y no tengan miedo.
4. Administre analgésico y sedante, si tiene disponibles, para que la mujer se relaje. Comience el suero IV para reemplazar parte del volumen perdido a causa del sangrado y evitar el shock.
5. Explique a la Sra. R. P. lo que va a hacer. Ayúdela para que se acueste de espalda con las rodillas flectadas. Limpie el área genital. Si no puede orinar, cateterice y vacíe la vejiga.
6. Masajee el útero para que se contraiga. Trate de que la placenta salga. Si no puede, prepárese para extraerla manualmente.
7. Lave y cepille bien sus manos con agua; póngase los guantes.
8. Sostenga el cordón umbilical y encuentre la placenta introduciendo su mano enguantada en el útero.
9. Mantenga el útero contraído y evite que el útero se mueva.
10. Encuentre el borde de la placenta.
11. Desprenda la placenta con un suave movimiento cercenante de lado a lado.
12. Extraiga la placenta mientras da masaje al útero para que se contraiga.
13. Siga masajeando el útero hasta estar segura que está contraído.
14. Administre a la Sra. R. P un oxitócico para que ayude al útero a contraerse. Ponga el bebé al pecho.
15. Examine cuidadosamente la placenta para asegurar que toda la placenta y membranas han sido extraídas.
16. Traslade a la Sra. R. P. al hospital. Si falta parte de placenta o membranas, puede necesitar un legrado para extraer los restos retenidos.

Si la placenta y las membranas están completas y NO LA TRANSLADA O NO PUEDE TRANSFERIRLA A UN HOSPITAL, ¿qué otras acciones (cuidados) debe tomar? Escriba sus respuestas.

(Consulte el Módulo 5.)

Si es imposible transferirla, las otras acciones (cuidados) deben incluir:

1. Administre un antibiótico de amplio espectro para evitar una infección del útero.

2. Continúe con el suero IV, un total de 3 litros en 24 horas, para reemplazar el volumen perdido por el sangrado y prevenir el shock. Suspenda el suero una vez que la mujer ha comenzado a comer y beber normalmente. La nutrición, hidratación y la actividad son muy importantes para la cicatrización y recuperación.

3. Controle cada hora, el sangrado vaginal, la contracción uterina, vaciamiento vesical y signos vitales hasta que se normalicen y luego 3 veces al día por 3 días para asegurarse de que el sangrado se ha detenido. Enseñe a la madre a vigilar su útero.

4. Una vez que la mujer esté suficientemente fuerte continúe poniendo al bebé en cada pecho; administre un oxitócico oral para asegurarse que el útero se mantenga contraído si es que no le ha dado un oxitócico intravenoso.

5. Administre analgésicos para reducir el dolor abdominal y del perineo.

6. Haga cuidados al perineo por lo menos 3 veces por día; enseñe a la madre la importancia que tiene este cuidado y la necesidad de continuarlo cuando vuelva a su casa.

7. Trate la fiebre de acuerdo con sus hallazgos. Administre tabletas de hierro y controle la hemoglobina.

8. Permita que la mujer regrese a su hogar cuando haya terminado con los medicamentos. Se debería sentir suficientemente para volver a casa en 5 días después del parto. De no ser así, refiérala a un médico para asegurar que no tenga otro problema.

9. Cítela en dos semanas para una revisión de ella y el bebé.

10. Avise a la partera tradicional, para que visite semanalmente a la madre y al bebé en la casa, por lo menos durante 6 semanas.

Estudio de caso 2 - Método de Resolución de Problemas

Lea el siguiente caso y utilice el Método de Resolución de Problemas.

La Sra. U. A. acaba de dar a luz a una niña grande en su maternidad. Este es su quinto parto. La placenta salió muy pronto después del bebé. La placenta y las membranas están completas. El trabajo de parto y el parto han progresado sin problemas. Mientras está atendiendo a la Sra. U. A. usted nota que hay un flujo contante de sangre por la vagina.

Utilizando el Método de Resolución de Problemas, determine cuál es el problema y cómo debe ayudar a la Sra. U. A. Continúe leyendo y luego escriba sus respuestas.

PREGUNTE y ESCUCHE

No hay mucho para PREGUNTAR Y ESCUCHAR. Antes del parto o durante los controles prenatales en la clínica, usted se habrá informado si ha tenido problemas de sangrado después de un parto. Le puede preguntar cómo se siente. Luego, explique que está sangrando un poco más de lo normal. Tranquilícela diciéndole que necesita averiguar de dónde proviene el sangrado y detenerlo lo más pronto posible. Llame a su asistente para que le ayude.

OBSERVE y PALPE

La Sra. U. A. se siente bien pero quisiera algo de beber. Está muy contenta con su nueva niña. Pida a su asistente que ponga el bebé al pecho de la Sra. U. A. La presión arterial es de 100/66 y el pulso de 88. Tan pronto usted notó la sangre, palpó el útero para asegurarse de estuviera firme y contraído. ¿Qué más hace? Escriba sus respuestas.

(Consulte el Módulo 5.)

OBSERVA si hay signos shock (baja presión, piel fría y húmeda, pulso débil y acelerado). Revisa la vejiga y cateteriza si está llena. **OBSERVA** cuidadosamente la placenta y membranas para asegurarse que están completas. **OBSERVA** los genitales para determinar si hay desgarro en el cuello uterino o vagina. El útero todavía no está firme ni contraído.

IDENTIFIQUE EL PROBLEMA

¿Cuál es el problema de la Sra. U. A.? Escriba su respuesta.

(Consulte el Módulo 5.)

Con la información obtenida al **PREGUNTAR y ESCUCHAR** (dio a luz a un bebé normal, tiene sed), **OBSERVAR y PALPAR** (sangrado vaginal, útero no firme ni contraído, placenta y membranas completas, no hay laceraciones genitales, se ha vaciado la vejiga, presión arterial 100/66, pulso 88), usted puede **IDENTIFICAR EL PROBLEMA** que la Sra. R: P. tiene: atonía uterina. No está en shock, pero está sedienta. La atonía uterina es una emergencia y debe tomar la **ACCIÓN** apropiada tan pronto como identifique el problema. Cuando la emergencia ha pasado, puede atender otros problemas que haya encontrado.

TOME LA ACCIÓN APROPIADA

La Sra. U. A. tiene un problema que amenaza su vida. ACTÚE INMEDIATAMENTE. El problema de EMERGENCIA necesita una intervención rápida. ¿Qué acciones de EMERGENCIA realizará? ¿Por qué hará cada una de ellas? Escriba sus respuestas.

(Consulte el Módulo 5.)

Ya ha llamado a su asistente para que venga a ayudarla, ha masajeado el útero, ha controlado la vejiga, masajeado una vez más el útero, cateterizado a la mujer, la ha tranquilizado y explicado lo que le está pasando.

Usted recuerda que la atonía uterina puede causar una hemorragia posparto y debe intervenir ahora mismo. No hay tiempo para referir a la mujer al médico. Debe **ACTUAR INMEDIATAMENTE:**

1. Haga compresión bimanual externa del útero (coloque una mano sobre el abdomen detrás del útero; coloque la otra mano plana en la parte inferior del abdomen; presione con ambas manos a la vez para comprimir los vasos sanguíneos del lecho placentario en el útero y detener el sangrado).

2. Pida a su asistente que administre un oxitócico mientras usted sostiene el útero durante 10 minutos para ayudar a que se contraiga. Si no tiene asistente, explique a un familiar cómo debe sostener el útero mientras usted administra el oxitócico.

3. Observe si el sangrado está disminuyendo o se ha detenido.

   - **Si el sangrado se ha detenido,** registre los signos vitales y estime la pérdida de sangre; palpe el útero y vigile el sangrado cada 15 minutos durante una hora, después cada 30 minutos durante dos horas más para asegurarse de que el útero esté firme y contraído; ponga el bebé al pecho, primero de un lado, luego del otro, para ayudar a que el útero se contraiga, alimentar al bebé con el calostro y establecer un lazo entre la madre y su hijo.

   - **Si el sangrado no se ha detenido,** ¿qué acción de emergencia va a realizar? ¿Por qué realiza cada una de ellas? Escriba sus respuestas.

(Consulte el Módulo 5.)

- **Si el sangrado no se ha detenido** siga sosteniendo el útero e indique a su asistente que tome los signos vitales y se prepare para una compresión bimanual interna. **Si no tiene asistente, pida a la familia que la ayude**. Es probable que no tenga tiempo de tomar los signos vitales. Debe **OBSERVAR** si hay signos de shock mientras sigue atendiendo a la mujer.

1. Indique a su asistente o a algún familiar de la paciente que sostenga el útero mientras empieza un suero IV de 500 ml con 10 UI de oxitocina para el shock y ayudar a que el útero se contraiga.

2. De masaje al útero. Si no hay contracción o si el sangrado continúa, pida a su asistente o algún familiar que siga sosteniendo el útero mientras usted se pone guantes limpios o rápidamente se lava muy bien sus manos.

3. Haga una compresión bimanual interna (coloque la mano recién enguantada o muy bien lavada en la vagina, empúñela, presione el puño con firmeza contra la porción inferior del útero desplazando cualquier parte del cuello que se interponga, presione con la mano que tiene sobre el abdomen y con el puño a l a vez, manténgalas así durante 10 minutos.)

4. Vigile si el sangrado vaginal es menor o se detiene.

5. **SI EL SANGRADO SE DETIENE,** tome los signos vitales cada 30 minutos por 2 horas una vez que se haya estabilizado. Estime la pérdida de sangre; vigile el sangrado cada 15 minutos por una hora o hasta que se haya normalizado, luego cada 30 minutos durante 2 horas y finalmente 3 veces al día por 3 días. Ponga el bebé al pecho. Mantenga el suero IV durante otras 3 a 6 horas hasta que esté segura que la hemorragia está controlada. Es probable que pueda comer y beber normalmente a medida que se sienta en condiciones de hacerlo. Registre los hallazgos y las acciones efectuadas.

6. **SI EL SANGRADO SIGUE,** vuelva a revisar la placenta. Si todavía hay membranas o trozos de placenta retenidas en el útero, prepárase para una extracción manual de placenta. Prepare la transferencia a un hospital con suero IV instalado.

7. **En el camino hacia el hospital,** siga sosteniendo el útero para aminorar el sangrado, hidrate a la madre y manténgala abrigada para prevenir un shock. Si el sangrado continúa profusamente y si se sienta segura y tiene un asistente para sostener el útero, comprima la aorta abdominal para disminuir el sangrado. No se dé por vencida. Anime y tranquilice a la mujer y su familia.

PREPARACIÓN PARA UNA EMERGENCIA

Para que una partera pueda estar preparada para una emergencia, como una atonía uterina, la maternidad, unidad o sala de maternidad, deben estar siempre PREPARADAS PARA UNA EMERGENCIA.
¿Qué debe hacer para estar siempre preparada para una emergencia? Escriba sus respuestas.

(Consulte el Módulo 5.)

Para que una partera siempre esté preparada para una emergencia, debe tener dispuesto lo siguiente:

- Guantes
- Oxitócicos inyectables
- 2 litros de botellas/bolsas de sueros IV
- 2 equipos para fleboclisis
- Agujas / agujas mariposa o bránulas
- Tablilla para inmovilizar el brazo
- Cinta/tela adhesiva
- Equipo de presión arterial con estetoscopio
- Reloj con segundero o cronómetro
- Transporte de emergencia como autobús, de vecinos u otra fuente
- Partera y asistente capacitados para instalar una flebocilisis

Estudio de caso 3 - ¿Cuál es el problema?

Lea la sección de **PREGUNTE y ESCUCHE, OBSERVE y PALPE** en el siguiente estudio de caso. Después determine cuál es el **PROBLEMA** y que **ACCIÓN** necesita tomar para ayudar a la mujer. Recuerde que esta acción puede incluir tratamiento, educación, consejería, otros exámenes de laboratorio, referencia y seguimiento.

También es importante pensar en la prevención, por lo que usted se encontrará haciendo la siguiente pregunta, "¿Cómo cree que se podría haber prevenido este problema ?". A veces es difícil determinar que un problema pueda suceder antes que este ocurra. Otras veces los problemas no se pueden prevenir. En otros casos, es muy fácil determinar que hay ciertas cosas que se pueden hacer para prevenir el problema.

Cuando haya terminado, consulte la hoja siguiente para sugerencias de respuestas.

¿Cuál es el problema?

PREGUNTE y ESCUCHE

La Sra. P.T.S. llegó a la maternidad a las 10 de la mañana. Había tenido un parto de un niño a las 10:15 AM. Limpiaron la boca y nariz del niño para quitar toda las secreciones tan pronto como nació. Después de nacer el niño lloró y respiró bien. Fue secado y envuelto en una toalla seca para mantenerlo abrigado y entregado a la Sra. P.T.S. Ella puso al pecho a su tercer hijo, pero primer hijo varón, y comenzó a mamar.

OBSERVE y PALPE

A las 11:15 a.m. la placenta no había salido. Había una pequeña pérdida de sangre roja oscura. El útero estaba algo firme pero no realmente duro. Se pudo palpar la vejiga y parecía llena.

¿Cuál es el **PROBLEMA**?

¿Cuál es la **ACCIÓN**?

¿Era un **PROBLEMA** prevenible? ¿Es prevenible ahora?

RESPUESTAS – Estudio de caso 3

¿Cuál es el **PROBLEMA?** Placenta retenida con vejiga llena.

¿Cuál es la **ACCIÓN?** Pida a la Sra. P.T.S. que orine. Si no puede orinar, cateterice. Luego masajee el útero para estimular una contracción.

Haga una inspección vaginal para ver si la placenta está adherida a la vagina. Ayude a la Sra. a ponerse en posición semisentada o en cuclillas. Haga una tracción controlada del cordón mientras sostiene el útero para recibir la placenta.

¿Era un **PROBLEMA** prevenible? ¿Es prevenible ahora?

Sí. Si la vejiga se hubiese vaciado después del parto, si no hubo tiempo antes, la placenta podría haber salido.

No obstante, no sabemos qué fue lo que hizo la partera para ayudar al alumbramiento. El manejo activo de la tercera etapa podría haber prevenido el problema.

REFERENCIAS

El presente módulo se basa en la experiencia y en las siguientes referencias.

Manejo Activo de la Tercera Etapa

Bullough, C. (1996). Breast suckling or nipple stimulation: prevention of postpartum hemorrhage? European Journal of Obstetrics and Gynecology and Reproductive Medicine. 69:39.

Bullough, C.H.W, Msuku, R.S., and Karonde, L. (1989). Early suckling and postpartum haemorrhage: A controlled trial in deliveries attended by traditional birth attendants. Lancet. 2:522.

Hall, M.H, Halliwell, R., and Carr-Hill, R. (July 1985). Concomitant and repeated happenings of complications of the third stage of labour. British Journal of Obstetrics and Gynaecology. 92:732-8.

Howe, C.L. (1986). Hemorrhage during late pregnancy and the puerperium. 2nd edition. oMarch of Dimes. Washington, D. C.

Irons, D.W., et al. (1994). A simple alternative to parenteral oxytocics for the third stage of labor. International Journal of Gynecology and Obstetrics. 46:15-18.

Khan, G.Q., et al. (1997). "Controlled cord traction" versus "minimal intervention": Techniques in delivery of the placenta - a randomized controlled trial. American Journal of Obstetrics and Gynecology. January 1956.

Li, X.F., et al. (1996). The postpartum period: The key to maternal mortality. International Journal of Gynecology and Obstetrics. 54:1-10.

Mother Care Task Force (1994). Postpartum and neonate care. Unpublished document. Washington, D. C.

Mud, H.J., et al. (1987). Nonsurgical treatment for pelvic hemorrhage in obstetric and gynecologic patients. Critical Care Medicine. 15(5):534-5.

Prendiville, W., Elbourne, D., and Chalmers, I. (1988). The effects of routine oxytocic administration in the management of the third stage of labour: An overview of the evidence from controlled trials. British Journal of Obstetrics and Gynaecology. 95:3-16

Reed, B.D. (March 1988). Postpartum hemorrhage. American Family Physician. 37(3):111-120.

Thornton, S, Davison, J.M., and Gaylis, P.H. (1988). Plasma oxytocin during third stage of labour: Comparison of natural and active management. British Journal of Medicine. 16:167-9.

Varney, H. (1997). Varney's midwifery. 3rd edición. Jones and Bartlett Publishers, Boston, 513-19, 531-33.

World Health Organization. (July 1989). The prevention and treatment of postpartum hemorrhage: Report of a technical working group. Geneva, WHO/MCH/90.7.

Extracción manual de placenta

Catanzarite, V.A.,et al. (May 1996). Managing placenta previa/accreta. Contemporary OB/GYN. 66-95.

Donald, I. (1979). Placenta accreta. Practical obstetric problems. 5th edición. Lloyd-Luke PG Publishing Pte. Ltd, Singapore, 427.

Legro, R.S., et al. (1994). Nonsurgical management of placenta accreta: A case report. Obstetrics and Gynecology. 83:847.

Makkonen, M., et al. (1994). Intraumbilical oxytocin for management of retained placenta. International Journal of Gynecology and Obstetrics. 48:69-172.

Manual for Health Centres. (1986). Clinical reference. Ministry of Health, Maseru, 212.

Myles, M.F. (1989). Textbook for midwives. 11th edición. English Language Book Society/Churchill Livingstone, Edinburgh, 433-448.

Philpott R.H., Sapire K.E., and Axton, J.H.M. (1978). Obstetrics, family planning and paediatrics. University of Natal Press, Pietermaritzburg, 111.

Physicians desk reference. (1989). Medical Economics Company Inc., Oradell. 2237-8.

Varney, H. (1997). Varney's midwifery. 3rd edición. Jones and Bartlett Publishers, Boston.,513-19, 531-33.

Wingeier, R., and Griggs, R. (July/August 1991). Management of retained placenta using intraumbilical oxytocin injection. Journal of Nurse-Midwifery. 36(4):240-244.

Compresión bimanual y extracción manual de coágulos y restos ovulares

Boyd, M.E. (July 1989). Spontaneous abortion. Canadian Journal of Surgery. 32(4) 260-24.

Burns, A.A., et. al. (1997). Where women have no doctor: A health guide for women. Hesperian Foundation, Berkeley, 238-239.

Douglas, R.G., and Stromme, W.B. (1976). Operative obstetrics. 3rd edición. Appleton-Century-Crofts, New York.

Howe, C.L. (1986). Hemorrhage during late pregnancy and the puerperium. 2nd edición. March of Dimes. Washington, D. C.

Oxhorn, H. (1986). Human labor and birth. 5th edición. Appleton-Century-Crofts, Norwalk, Conn.

Veronikis, D.K., and O'Grady, J. (August 1994). What to do—or not to do—for postpartum hemorrhage. Contemporary OB/GYN.11-32.

World Health Organization. (July 1989). The prevention and management of postpartum hemorrhage: report of a technical working group Geneva. WHO/MCH/90.7

World Health Organization. (1994). Clinical management of abortion complications: A practical guide. WHO/FHE/MSM/94.1

ANOTACIONES

ÍNDICE

Los números listados en este índice indican el número de módulo. Consulte los contenidos del módulo para obtener los números de página.

MANUAL DE DESTREZAS PARA SALVAR LA VIDA DIRIGIDO A PARTERAS

3era Edición

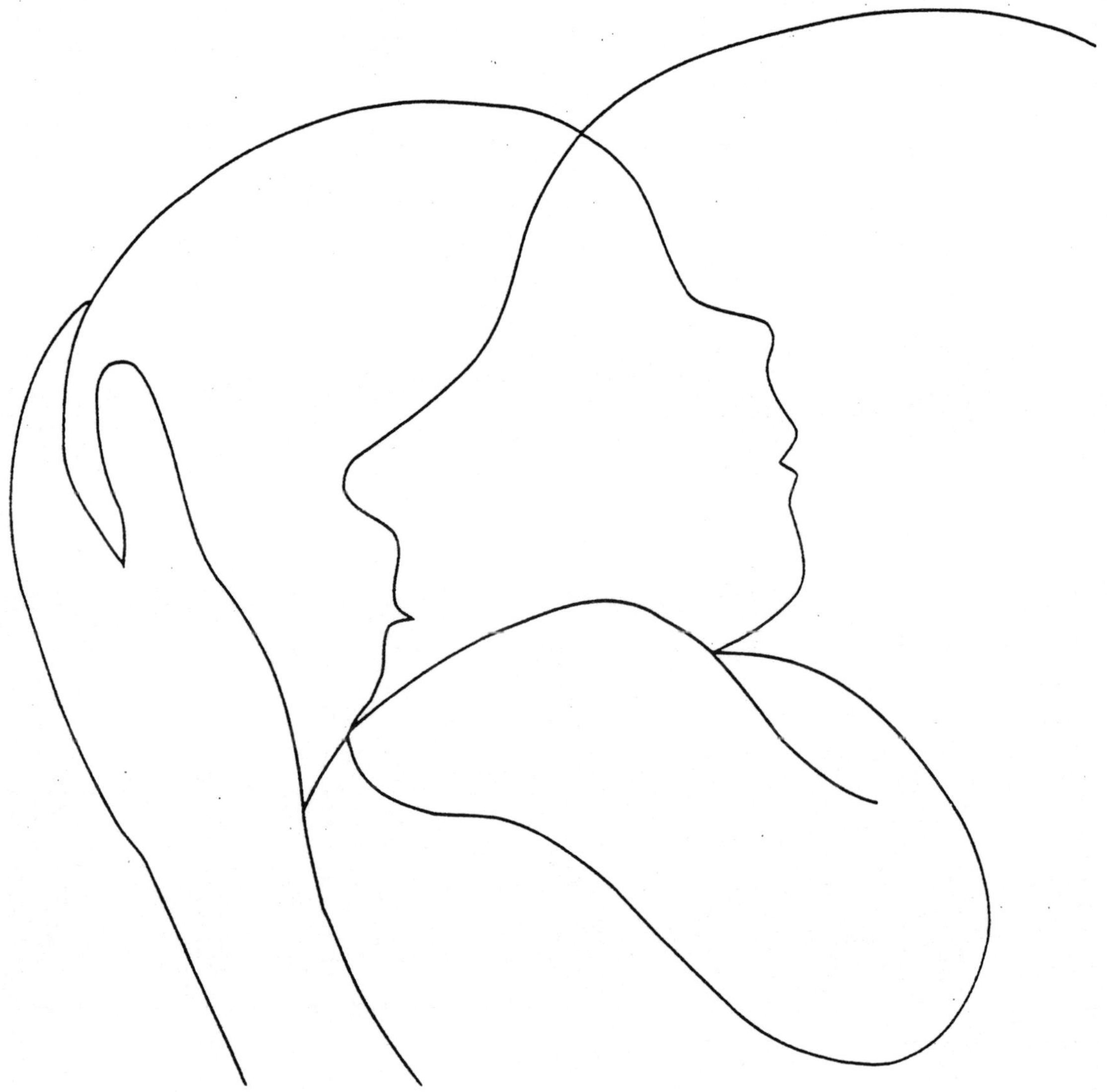

MÓDULO 6

REANIMACIÓN

MANUAL DE DESTREZAS PARA SALVAR LA VIDA DIRIGIDO A PARTERAS

Tercera Edición

Módulo 6: REANIMACIÓN

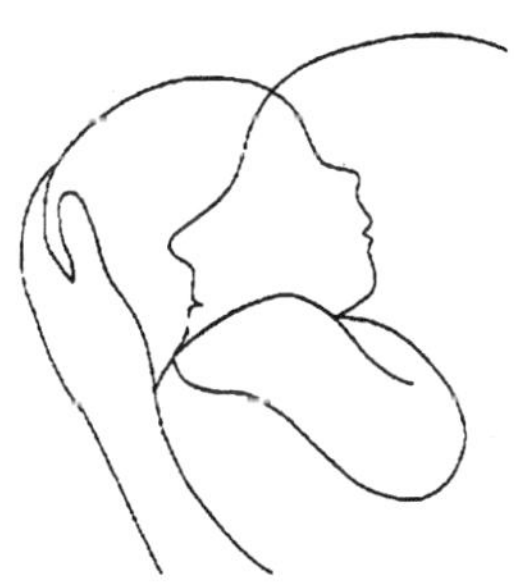

Margaret Ann Marshall, CNM, EdD, MPH
Sandra Tebben Buffington, CNM, PNP, MPH

Angeline Hale, Ilustraciones

TABLA DE CONTENIDOS

REANIMACIÓN
MÓDULO 6

Contenidos

Página

ANOTACIONES

REANIMACIÓN

REANIMACIÓN DEL RECIÉN NACIDO
(¡AYUDE A QUE EL BEBÉ VIVA!)

Meta

La partera aprenderá los principales signos y síntomas de un recién nacido que está con dificultades para sobrevivir. Aprenderá a reanimarlo.

Objetivos

La partera encargada de la atención de la madre y del bebé será capaz de:

1. describir la atención del bebé al nacer.
2. enumerar los signos y síntomas de un bebé que está con dificultades para sobrevivir.
3. describir y demostrar cómo reanimar un bebé.
4. enumerar las emergencias en el recién nacido que debe referir al médico.

Introducción

En el momento del nacimiento el bebé comienza a tener cambios. Los cambios más importantes que ocurren son la circulación y la respiración independiente. Estos dos cambios son necesarios para que el bebé pueda recibir suficiente oxígeno para vivir y crecer. La mayoría de las veces cuando el bebé nace, el corazón ya está latiendo. Para que los cambios en la circulación de la sangre ocurran, el bebé necesita comenzar a respirar por sí solo. Normalmente, esto sucede **sin ninguna complicación o apoyo.** La respiración es muy importante, porque una vez que el bebé nace deja de depender del cuerpo de la madre para su oxígeno, calor y comida.

En esta sección usted revisará la atención del bebé en el momento de nacer y aprenderá a reanimar al recién nacido que no está respirando y tiene latidos cardíacos débiles. Esta información le ayudará a responder las preguntas de repaso y de los estudios de casos y a aplicar las destrezas en su trabajo. Utilice las listas de verificación de destrezas como guías cuando realice la reanimación de un recién nacido. Encontrará más información en los Apoyos al Aprendizaje. Algunos de estos le ayudarán a repasar lo que ya conoce, mientras que otros le proporcionarán nueva información que deberá aprender. También encontrará ejemplos de gráficos de reanimación y para valoración de APGAR. Si ya tiene gráficos de reanimación y de APGAR, quizá prefiera compararlas y adaptarlas a su situación. Si no tiene estos gráficos, puede utilizar la información de este manual para confeccionar sus propios gráficos.

La experiencia de una partera...

Aspiré las secreciones del bebé, lo sequé y mantuve abrigado. Noté que no respiraba y no sentí el latido del corazón. Lo acosté, limpié su cara, soplé en su boca y le hice una reanimación cardiopulmònar. En poco tiempo, ¡el corazón empezó a latir... y un ratito después, empezó a respirar! ¡Sabía que lo había logrado!

Partera capacitada en DSV Indonesia

Términos médicos de uso común

Aceleración (conducción) - incrementar o acelerar, como por ejemplo aceleración del trabajo de parto.

Aspiración - aspirar o succionar secreciones como meconio, mucosidad o líquidos de las vías aéreas (tráquea o pulmones).

Distocia de hombro - los hombros del bebé quedan atrapados durante el parto, no pueden rotar. (Consulte el Módulo 10: **Otras emergencias**, página 10.12)

Emergencia - momento donde se debe actuar de inmediato para salvar la vida de una persona; por ejemplo, si alguien no está respirando, debe ayudarla a respirar inmediatamente para que esa persona no muera.

Inducción - hacer que suceda, provocar para lograr algo. Inducir el trabajo de parto o provocar el trabajo de parto.

Meconio - una sustancia verdosa oscura, deposición pegajosa (heces) en el intestino de un bebé a término. Esta es la primera deposición. Si el feto no tiene suficiente oxígeno durante el embarazo, el trabajo de parto o parto, evacuará parte del meconio. La partera puede ver la deposición que sale de la vagina de la madre. Esto le indicará que el feto está teniendo problemas. El meconio puede estar mezclado con líquido amniótico y ser de color amarillento o verdoso claro.

Oligoamnios – poca o deficente cantidad de líquido amniótico. Se encuentra asociado con malformaciones fetales y crecimiento lento del feto en el útero (retardo del crecimiento intrauterino).

Polidramnios - gran cantidad o exceso de líquido amniótico. A menudo se observa en diabetes materna, anormalidades congénitas y gemelar.

Reanimación – consiste en despejar las vías aéreas, hacer llegar aire (oxígeno) al bebé insuflando en las vías aéreas (reanimación respiratoria) y haciendo presión suave sobre el corazón (reanimación cardíaca) hasta que el bebé respire por sí mismo y el corazón comience a latir por sí solo.

Atención del bebé al nacer: Cinco pasos de la atención inmediata

Tan pronto como vea la cabeza del bebé, limpie la boca y la nariz. Aspire **si hay** mucosidad o meconio en las vías aéreas del bebé. Usted está **OBSERVANDO** el color y la respuesta del bebé.

Cuando el bebé ha nacido, **hay 5 cosas que la partera siempre debe hacer para ayudar a que el bebé** empiece a respirar y continúe respirando por sí solo. **INMEDIATAMENTE** debe **secar, abrigar, posicionar, aspirar** y **estimular** al bebé para que pueda respirar. Mientras esté haciendo todo esto, usted está **OBSERVANDO** la *respiración, color, respuesta* y *tono muscular.* Cada una de las siguientes acciones son muy importantes para ayudar a que el bebé respire por primera vez y continúe viviendo.

1. **SECAR:** Limpie la boca y la nariz del bebé tan pronto asomen durante el parto. Una vez que haya nacido el bebé, *séquelo completamente* desde la cabeza a los pies con una toalla o paño, hasta que haya sacado lo más posible el líquido amniótico. Cambie la toalla o paño mojado por una toalla seca.

2. **ABRIGAR:** Inmediatamente después de quitar la toalla mojada, cubra al bebé con una toalla o manta seca o coloque al bebé piel a piel con la madre, cubra la cabeza del bebé. Después cubra a ambos para evitar la pérdida de calor del cuerpo.

3. **POSICIONAR:** Coloque al bebé con la cabeza más baja para drenar las secreciones desde las vías aéreas. Puede hacerlo sobre el cuerpo de la madre o sobre la cama. (Vea Figura 1.)

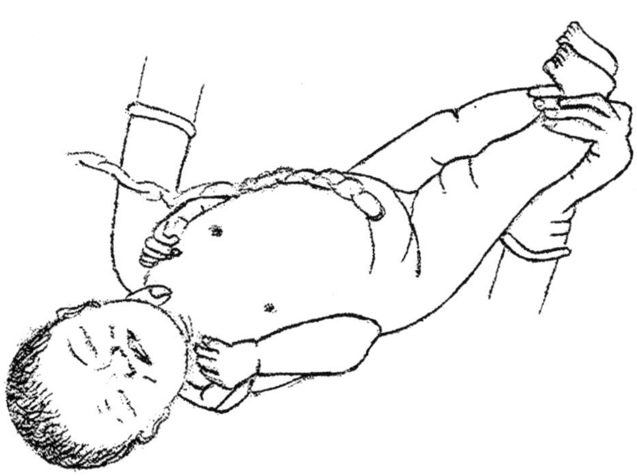

Figura 1. Posición para drenar secreciones

4. **ASPIRAR:** Limpie la boca y nariz con su dedo o una gasa, para retirar las secreciones. ***Si todavía quedan secreciones*** *y tiene una perilla de aspiración (de goma) o extractor de mucosidad, utilícelo para limpiar las vías aéreas.*

Para utilizar la perilla de aspiración, *primero* apriete la perilla y luego introduzca el extremo de la misma en la *boca* del bebé. Afloje la presión de la perilla y retire de la boca. Exprima la perilla para sacar las secreciones. Después introduzca la perilla en cada fosa nasal y repita todo el proceso hasta que haya extraído todas las secreciones y líquido de la boca y nariz. (Vea Figura 2.)

PRIMERO APRIETE LA PERILLA DE GOMA

LUEGO INTRODUZCA EL EXTREMO EN LA BOCA Y EN CADA FOSA NASAL

AFLOJE LA PERILLA Y RETIRE. EXPRIMA LAS SECRECIONES DE LA PERILLA DE GOMA. REPITA EL PROCESO PARA EXTRAER TODAS LAS SECRECIONES

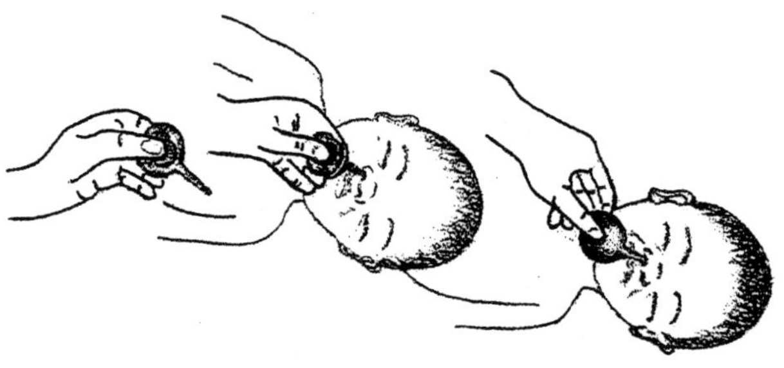

Figura 2. Aspiración de boca y nariz con perilla de goma

5. **ESTIMULAR**: La mejor manera de **estimular al bebé es frotar suavemente su espalda** con la mano. Puede hacerlo mientras el bebé está envuelto en una toalla, paño o manta. La estimulación favorecerá la regularidad de su nueva función respiratoria y también a incrementar la frecuencia cardíaca.

Cuando el bebé está respirando bien y el corazón está latiendo a más de 100 latidos por minuto, ligue y corte el cordón umbilical. Ponga el bebé al pecho para estimular las contracciones uterinas, facilitar el inicio del amamantamiento y proveer energía. Continúe observando al bebé mientras se prepara para recibir la placenta.

Precaución: Nunca dé una palmada fuerte en los pies o en la espalda del bebé. **Nunca** lo ponga en agua caliente o fría. **Nunca** friccione o manipule bruscamente al bebé. Un bebé recién nacido puede resultar con huesos rotos o lesiones en el tejido blando a raíz de palmadas, fricciones o trato brusco. El agua caliente puede quemar la piel del bebé. El agua fría puede bajarle la temperatura, con riesgo de muerte. Aspírelo con cuidado. Investigaciones han mostrado que la aspiración vigorosa de la garganta puede demorar el inicio de la respiración.

RECUERDE: SECAR, ABRIGAR, POSICIONAR, ASPIRAR (si es necesario) Y ESTIMULAR

Problemas de la madre - Estar preparada para los problemas del bebé

La mayoría de las veces, los recién nacidos comienzan a vivir sin dificultades fuera de la protección del cuerpo de sus madres. Muchos bebés sólo necesitan el apoyo de una partera profesional o de una partera empírica para comenzar esta nueva parte de su vida. No obstante, otras veces, las acciones de las parteras marcan la diferencia entre la vida y la muerte para el bebé que acaban de traer al mundo. Es muy importante que la partera esté preparada para cualquier emergencia que pueda tener el recién nacido.

Se deberá determinar un lugar en la sala de parto para la reanimación con todo el equipo necesario disponible en ese lugar. Si la partera asiste partos en domicilio, debe incluir en su maletín de parto todo el equipo necesario para la reanimación.

Si la partera prevee la emergencia, va a estar preparada para enfrentarla. Hay muchos factores que afectan a la madre y que advierten a la partera que el bebé **puede tener problemas** antes de nacer o al momento de nacer. Estos incluyen:

Cardiopatía
Cesárea
Diabetes
Distocia de hombro
Embarazo múltiple
Enfermedad renal
Hipertensión inducida por el embarazo
Inducción / aceleración
Oligoamnios
Ingreso a la maternidad en expulsivo
Malformaciones congénitas
Meconio en el líquido amniótico
Polihidramnios
Presentación distócica
Rotura prematura de membranas
Sangrado del embarazo
Sin control prenatal
Sufrimiento fetal
Trabajo de parto prematuro
Trabajo de parto prolongado

Nunca se puede recalcar lo suficiente que una vigilancia minuciosa del bebé durante el trabajo de parto puede ayudar a la partera a reconocer cuando el bebé está teniendo problemas con la oxigenación, situación que hará muy probable la necesidad de una reanimación. Para más información, consulte el Módulo 3: **Vigilancia del progreso del trabajo de parto**.

Los cuatro pasos de la reaninación

Una situación anormal o de emergencia causa diferentes reacciones. No puede haber pánico en una emergencia. Una partera bien preparada y adiestrada tiene calma y una mano segura. Una partera con destrezas recuerda los pasos que debe seguir para salvar la vida (los cuatro pasos de la reaninación) de un bebé que tiene dificultades para sobrevivir.

1. **VÍAS AÉREAS** – asegurar que las vías aéreas estén despejadas.
   - Ponga el bebé en la posición adecuada.
   - Aspire la boca y nariz y si hay meconio, la faringe (parte posterior de la garganta).

2. **RESPIRACIÓN** - asegurar que el bebé está respirando.
   - Estimule para iniciar la respiración.
   - Haga respiración boca a boca o con bolsa de Ambú, según sea necesario.
   - Administre oxígeno si tiene disponible.

3. **FUNCIÓN CARDÍACA** - asegurar que el corazón esté latiendo.
   - Estimule al bebé.
   - Haga compresión del tórax cuando sea necesario.

4. **SHOCK** - asegurar que el bebé esté seco y con calor.
   - Seque al bebé.
   - Abrigue al bebé con una manta o colóquelo bajo una luz o junto al cuerpo de la madre.

INFORMACIÓN IMPORTANTE PARA LA PARTERA: la madre puede tener una enfermedad y usted desconocerlo, como hepatitis, herpes, gonorrea o SIDA. Existe la posibilidad que el bebé le contagie la enfermedad. Esto puede suceder si la sangre, secreciones o líquidos del bebé penetran en su boca mientras hace la respiración boca a boca. El peligro es mayor si usted tiene una cortadura o lesión en la boca.

Si usted tiene alguna cortadura o lesión en la boca, pida a otra persona que le ayude a hacer la respiración boca a boca. Asegúrese de limpiar siempre la cara del bebé alrededor de la boca con agua y jabón antes de hacer la respiración boca a boca, utilice una gasa o paño si tiene disponible. Si algo entra en su boca mientras está dando la respiración, lávese la boca con agua jabonosa y enjuague con agua apenas pueda hacerlo.

Destreza: Reanimación del recién nacido

El propósito de la reanimación del recién nacido es mantenerlo con calor y seco, la boca y nariz despejada, los pulmones respirando y el corazón latiendo para que la sangre pueda transportar el oxígeno a través del cuerpo del bebé. Esta es hecha por la partera y/o su asistente durante el parto. **Esta es una destreza para salvar la vida.**

La reanimación debe comenzar tan pronto como la partera identifica la necesidad de hacerlo. Se debe iniciar si el bebé no está respirando o si la frecuencia cardíaca es menor de 100 y despúes que la partera lo ha **secado, abrigado, posicionado, aspirado y estimulado**. El bebé no sobrevivirá a menos que la partera actúe **inmediatamente.** Como se mencionó anteriormente, los antecedentes de la madre y el examen físico realizado durante el trabajo de parto pueden alertar a la partera de una probable necesidad de reanimación. La frecuencia cardíaca del feto también puede indicar si será necesario reanimar al recién nacido.

Equipo

Perilla de aspiración (pera de goma)
Catéter/sonda de aspiración (DeLee)
Paño o gasa limpia
Superficie plana (como una mesa)
Ropa limpia y seca para mantener abrigado al bebé
Oxígeno, si tiene disponible

Procedimiento

OBSERVE, PALPE, ESCUCHE – Respiración y frecuencia cardíaca

Mientras hace los *5 pasos de la atención inmediata*, usted está **OBSERVANDO** la **respiración** del bebé y CONTANDO la **frecuencia cardíaca**.

NOTA: La frecuencia cardíaca del bebé puede ser fácil y rápidamente estimada contando los latidos durante 6 segundos y agregando un 0 a la derecha del número contado. Por ejemplo: si cuenta 12 latidos en 6 segundos, coloque un cero detrás del 12 y el resultado es 120 latidos por minuto. Si cuenta 3 latidos en 6 segundos, al agregar un 0 después del 3, usted obtiene 30 latidos por minuto y así sucesivamente.

IDENTIFIQUE EL(OS) PROBLEMA(S) Y ACTÚE

HALLAZGOS I :

Vías aéreas:	Permeables y despejadas
Respiración:	Presente (puede ser irregular, superficial o quejumbrosa), no hay llanto
Función cardíaca:	Frecuencia cardíaca sobre 100
Shock:	Puede estar flácido, tener la piel azulada o pálida

ACCIONES I:

Secar y abrigar:	Siga manteniendo al bebé con calor
Posicionar:	Continúe en la posición para mantener las vías aéreas despejadas.
Estimular:	Continúe estimulando según sea necesario.
Oxígeno:	Administre oxígeno[1], si tiene disponible

Recuerde vigilar la respiración (que esté presente) y la frecuencia cardíaca (sobre 100) para asegurar que se mantengan.

Cuando el bebé esté rosado, haga que la madre lo ponga a su pecho para que le provea energía.

[1] **Se debe administrar oxígeno a razón de 10 litros por minuto.** Es mejor darlo por la nariz del bebé mediante un solo tubo o una máscara facial porque los bebés respiran por la nariz y no por la boca. Cuando use oxígeno con la reanimación, póngalo en la boca del bebé mientras le da las respiraciones. Su respiración llevará el oxígeno a los pulmones del bebé. Cuando el bebé comience a respirar por su cuenta, mueva el oxígeno a la nariz.

HALLAZGOS II :

Vías aéreas:	Permeables y despejadas
Respiración:	Ausente - no respira
Función cardíaca:	Frecuencia cardíaca bajo 100
Shock:	Flácido, piel azulada

ACCIONES II: ¡Debe comenzar la reanimación respiratoria!

Secar y abrigar: Continúe manteniendo al bebé abrigado.

Posicionar: Continúe con la posición para mantener las vías aéreas despejadas de manera que la cabeza esté ligeramente extendida facilitando así la inspiración. Esta es la mejor posición para mantener las vías aéreas permeables. (Vea Figura 3.)

Estimular: Continúe con la estimulación según sea necesario.

Oxígeno: Administre oxígeno[2], si tiene disponible.

Respiración: Comience la respiración colocando su boca sobre la boca y nariz del bebé. Insufle (sople) 1 vez **utilizando únicamente el aire contenido en su boca.**

OBSERVE: **OBSERVE** y verifique si el tórax se eleva (expande) con su soplo.

Si el tórax no se eleva, reposicione al bebé, aspire nuevamente y trate otra respiración, observando si hay expansión del tórax.

Si el tórax se eleva, OBSERVE si el bebé intenta respirar por sí solo.

- SI EL BEBÉ **ESTÁ RESPIRANDO:** Continúe apoyándolo con calor, estimulación y oxígeno hasta que el bebé esté rosado y llorando. Recuerde vigilar la respiración (que esté presente) y la frecuencia cardíaca (sobre 100) para asegurar que se mantienen bien. Cuando el bebé ya esté rosado, haga que la madre trate de ponerlo al pecho para continuar con el calor, estimulación, amor y energía.

---

[2] **Se debe administrar oxígeno a razón de 10 litros por minuto. Para obtener más información al respecto, lea la nota al pie de página 6.8.**

- SI EL BEBÉ **NO ESTÁ RESPIRANDO:**

Respiración: Sople 5 veces con una respiración corta, rápida y suave para el bebé. (Vea Figura 3.)

OBSERVE: **OBSERVE** si el bebé está respirando y **PALPE/ESCUCHE** los latidos del corazón.

Respiración: Repita estos 2 pasos hasta que el bebé respire por sí solo y la frecuencia cardíaca sea mayor de 100.

Continúe apoyando con calor y oxígeno hasta que el bebé esté rosado y llorando (frecuencia cardíaca mayor de100 y respirando) o lo suficientemente fuerte para REFERIRLO si es posible.

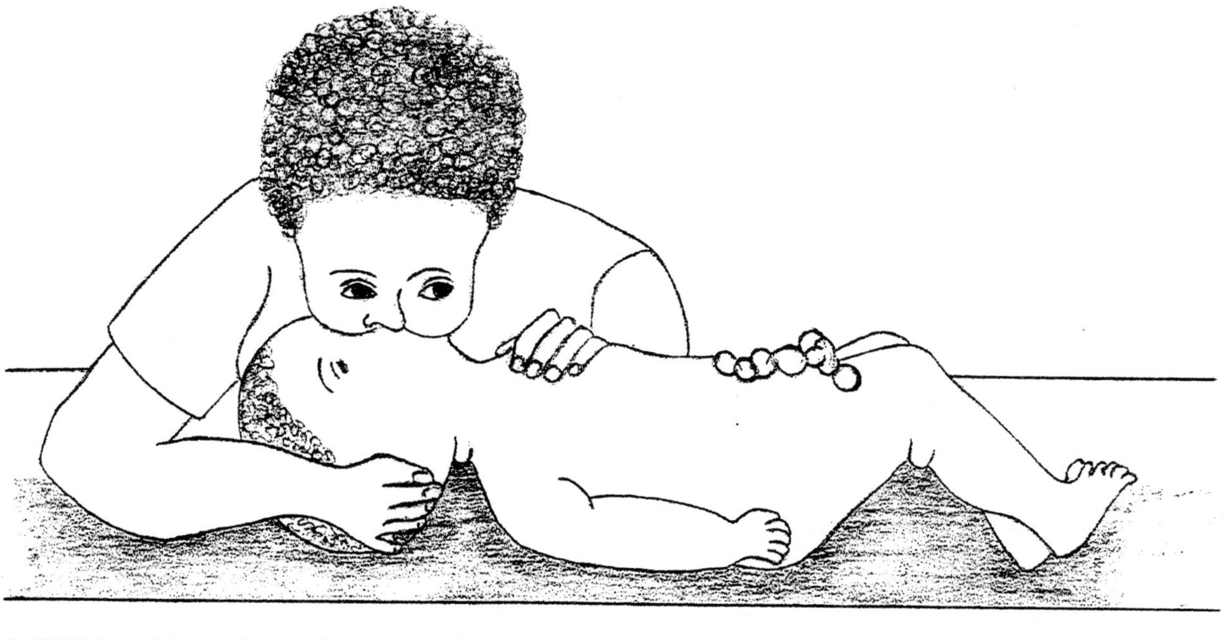

Figura 3. Bebé acostado sobre una superficie plana con la cabeza ligeramente extendida. Respire en la boca del bebé a través de una gasa, tela o un protector de las vías aéreas, si dispone de alguno.

HALLAZGOS III:

Vías aéreas: Permeables y despejadas
Respiración: Ausente - no respira
Función cardíaca: Ausente o bajo 80.
Shock: Flácido, piel azulada, frío

ACCIONES III: Reanimación cardiopulmonar completa (RCP)

Secar y abrigar: Siga manteniendo al bebé con calor.

Posicionar: Continúe con la posición para mantener las vías aéreas despejadas de manera que la cabeza esté ligeramente extendida para facilitar la inspiración
Esta es la mejor posición para mantener las vías aéreas permeables. (Vea Figura 3.)

Estimular: Continúe con la estimulación según sea necesario.

Oxígeno: Administre oxígeno[3], si tiene disponible.

Respiración: Comience a respirar colocando su boca sobre la boca y nariz del bebé. Sople una vez, **utilizando únicamente el aire contenido en su boca.**

OBSERVE: **OBSERVE** y verifique si el tórax se eleva con su respiración.

Si el tórax no se eleva, reposicione al bebé, aspire nuevamente y trate otro soplo, observando si hay expansión del tórax.

Si el tórax se eleva: coloque sus dedos índice y medio en el centro del tórax del bebé justo por debajo de la línea del pezón (una línea imaginaria entre los pezones del bebé). De esta manera, sus dedos estarán sobre el corazón del bebé. (Vea Figura 4.)

Presione sobre el tórax 1,5 cm (½ a ¾ pulgada) en una frecuencia de 100 -120 latidos por minuto, contando 1 y 2 y 3 y 4 y 5 y...

Al 6to. conteo debería haber una respiración, de manera que el orden será: 1 y 2 y 3 y 4 y 5 y sople y así sucesivamente... **No levante sus dedos del tórax.**

RECUERDE: No presione sobre el tórax mientras está insuflando. Esto podría lesionar los órganos internos.

---

[3] **Se debe administrar oxígeno a razón de 10 litros por minuto. Para obtener más información al respecto, lea la nota al pie de página .**

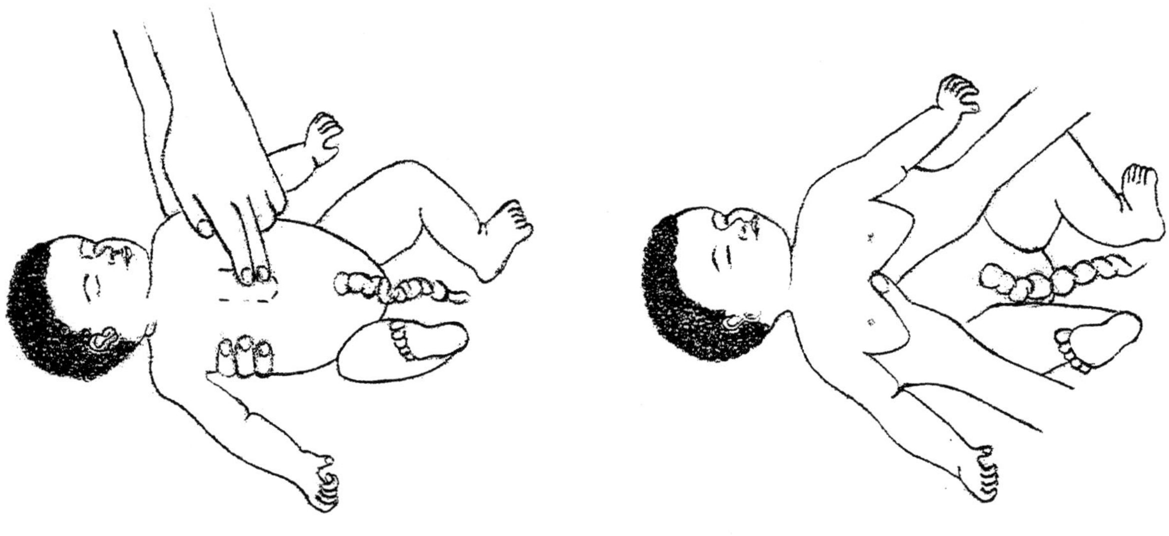

Método de los dos dedos Método del pulgar

Figura 4. Masaje cardíaco - Utilice el método de los dos dedos o del pulgar.

UN CICLO DE RCP
es 5 compresiones (masaje cardíaco) y 1 respiración (soplo).

Debe hacer el **CICLO DE RCP completo 5 veces** (es decir, haga 5 compresiones del corazón y 1 respiración y continúe repitiendo este **CICLO DE RCP** hasta que lo haya hecho cinco veces); después reevalúe la respiración y frecuencia cardíaca del bebé.

- SI AÚN **NO HAY FRECUENCIA CARDÍACA O RESPIRACIÓN:**
  Continúe con la RCP durante 15 a 30 minutos **o bien** hasta que la frecuencia cardíaca del bebé sea mayor de 80, cualquiera sea lo que se presente primero.

- SI **HAY UNA FRECUENCIA CARDÍACA mayor de 80:**
  Suspenda los masajes al corazón (compresiones). Continúe con las respiraciones (consulte ACCIONES II, página 6.9) hasta que el bebé esté respirando por sí solo y la frecuencia cardíaca sea mayor de 100 latidos por minuto.

  Continúe apoyando al bebé con calor, oxígeno y estimulación hasta que esté rosado.

  REFERIRLO SI ES POSIBLE.

HALLAZGOS IV:

Meconio en el líquido amniótico al nacer en cualquier bebé sin considerar su condición.

ACCIONES IV:

Cuando nace la cabeza y antes de la salida del tórax:

- Aspire el meconio de las vías aéreas superiores antes que el bebé respire por primera vez. Lo mejor es un catéter para secreciones (DeLee). Si no tiene disponible, limpie con una tela o gasa o con una perilla de goma.

  Primero aspire la boca.

  Después aspire la nariz. **Es importante aspirar la nariz al final ya que estimula al bebé a repirar.**

- Después de nacido el bebé:

  Aspire la boca nuevamente.

  Aspire la nariz hasta el estómago si es posible.

  Siga la **ACCIONES** apropiadas de acuerdo con sus **HALLAZGOS.**

Apoyo al Aprendizaje 1 – Reanimación Neonatal

ATENCIÓN INMEDIATA Y CONTÍNUA:
LAS VÍA AÉREAS SE MANTIENEN DESPEJADAS CON LA POSICIÓN, ASPIRACIÓN Y ESTIMULACIÓN.
EL SHOCK SE PREVIENE MANTENIENDO AL BEBÉ SECO Y CON CALOR

HALLAZGOS	**I**	**II**	**III**
RESPIRACIÓN:	SÍ	NO	NO
FRECUENCIA CARDÍACA	SOBRE 100	80 A 100	NO HAY ó BAJO 80
ACCIÓN ➔	➔MANTENGA EL BEBÉ ABRIGADO. ➔ POSICIÓN ADECUADA. ➔ESTIMULE. ➔OXÍGENO, si tiene ➔VIGILE: RESPIRACIÓN FRECUENCIA CARDÍACA SOBRE 100 ➔ENTREGUE EL BEBÉ A LA MADRE CUANDO ESTÉ ROSADO	➔OXÍGENO, si tiene ➔INSUFLE 1 VEZ. **¿SE ELEVÓ EL TÓRAX? NO,** REPOSICIONE, ASPIRE. ➔INSUFLE NUEVAMENTE **¿SE ELEVÓ EL TÓRAX? SÍ** ➔INSUFLE (5 RESPIRACIONES CORTAS,RÁPIDAS) ➔**OBSERVE** SI ESTÁ RESPIRANDO. ➔CONTINÚE INSUFLANDO / OBSERVANDO HASTA QUE RESPIRE Y LA FRECUENCIA CARDÍACA SEA MAYOR DE 100. ➔ENTREGUE EL BEBÉ A LA MADRE CUANDO ESTÉ ROSADO Y LLORANDO O ACTIVO.	➔OXÍGENO, si tiene ➔INSUFLE 1 VEZ. **¿SE ELEVÓ EL TÓRAX? NO**, REPOSICIONE, ASPIRE. ➔ INSUFLE NUEVAMENTE **¿SE ELEVÓ EL TÓRAX? SÍ** ➔ COMIENCE LA RCP: 3 CICLOS (1 CICLO = 5 COMPRESIONES DE CORAZÓN, 1 INSUFLACIÓN) ➔**VIGILE** LA RESPIRACIÓN Y FRECUENCIA CARDÍACA. ➔**CONTINÚE LA RCP hasta que:** **LA FRECUENCIA CARDÍACA SEA MAYOR DE 80;** **SI HAY RESPIRACIÓN, suspenda la reanimación respiratoria.** ➔ENTREGUE EL BEBÉ A LA MADRE CUANDO ESTÉ RESPIRANDO y LA FRECUENCIA CARDÍACA SEA MAYOR DE 100. ➔REFIERA SI ES POSIBLE.

Apoyo al Aprendizaje 2 - Tabla de valoración de APGAR

El sistema de valoración de APGAR, desarrollado por la Dra. Virginia Apgar, es una prueba muy simple que la ayudará a determinar el estado del bebé al nacer. Tan pronto vea la cabeza del bebé, limpie la boca y la nariz. Usted ya está **OBSERVANDO** el color del bebé. INMEDIATAMENTE después que el bebé ha nacido debe **secar, abrigar, posicionar, aspirar** y **estimular** al bebé para que pueda respirar. Mientras esté haciendo todo esto, también está **OBSERVANDO** la respiración del bebé. Aspire al bebé ***si tiene*** secreciones o meconio en las vías aéreas.

Durante todo este tiempo, usted está **OBSERVANDO** la respiración, color, respuesta y tono muscular del bebé. Si el color es rosado o azulado **y** el bebé **está** respirando, puede continuar con la valoración de APGAR.

Si el bebé necesita reanimación, la valoración de APGAR le indicará como va respondiendo. Haga la pueba observando al bebé al minuto de haber nacido y nuevamente a los 5 minutos.

OBSERVE, ESCUCHE y PALPE:

A - **A**pariencia o color del bebé
P - **P**ulso o frecuencia cardíaca del bebé
G - **G**estos en la cara o respuesta del bebé cuando le toca los pies (reflejos)
A - **A**ctividad o tono muscular de los brazos y piernas
R - **R**espiración del bebé

El APGAR más alto para un bebé recién nacido saludable es 10; el más bajo es 0, en cuyo caso el bebé está muerto. Determine la valoración del bebé otorgando 0 puntos, 1 punto o 2 puntos a cada una de los 5 parámetros de la prueba: apariencia, pulso, gesto, actividad y respiración. La suma de los puntos es la valoración de APGAR del bebé.

Un bebé que tiene problemas respiratorios o cuyo corazón no está latiendo bien necesita ayuda **inmediata.** Cualquier bebé con una valoración menor de 7 puntos, cinco minutos después de nacido debe ser trasladado a un médico / hospital si es posible.

Procedimiento del APGAR - OBSERVE y PALPE

A - **A**pariencia (color). Observe el color de la piel del bebé.

P - **P**ulso (frecuencia cardíaca). Ausculte con un estetoscopio, si tiene disponible, los latidos del corazón del bebé o tome el pulso con sus dedos. Cuente la cantidad de latidos en un minuto.

G - **G**estos (reflejos al estímulo). Frote hacia arriba y hacia abajo la planta de los pies del bebé con uno de sus dedos. Observe la reacción en la cara del bebé. O bien, observe la reacción del bebé cuando le aspira las secreciones de la boca y garganta.

A - **A**ctividad (tono muscular). Observe cómo el recién nacido mueve sus manos y piernas. O bien, aleje suavemente un brazo o una pierna del cuerpo del bebé. Observe como los brazos y las piernas se mueven en respuesta al estímulo.

R - **R**espiración (movimientos respiratorios). Observe el tórax y el abdomen del recién nacido. Observe la respiración del bebé.

Sume los puntos de la valoración de **APGAR.** Registre la valoración en el formulario de parto de la madre.

Signos normales (Valoración de 7 a 10)
Signos anormales (Valoración de 0 a 6)

	2 puntos	1 punto	0 puntos
Apariencia (color)	Cuerpo y cara totalmente rosados	Cuerpo rosado, brazos y piernas azulados	Cuerpo y cara pálidos o azulados
Pulso (frecuencia cardíaca)	Más de 100 latidos por minuto, latídos cardíacos firmes	100 latidos por minuto o menos, latidos débiles	No hay latidos
Gesto (reflejos al estímulo)	Llanto, tos, estornudo	Gestos o arrugas en la cara	No hay respuesta
Actividad (tono muscular)	Movimiento activo, de brazos y piernas; flexión	Algo de movimiento, algo de flexión	Brazos y piernas flácidos; no hay flexión; no hay movimiento
Respiración (movimientos respiratorios)	Llanto fuerte, respiración normal	Respiración lenta, irregular; retracción de la pared torácica; quejido o llanto débil	No hay respiración, no hay llanto

Apoyo al aprendizaje 3 - Examen físico del recién nacido

La apariencia de un bebé dice mucho sobre su salud. **OBSERVE, ESCUCHE y PALPE** todo el bebé. **Asegúrese de usar guantes** mientras hace el examen y brinda la atención. Evite la pérdida de calor del bebé durante el examen. Explique a la madre y a la familia todo lo que está haciendo.

La respiración, el latido del corazón y la temperatura le pueden indicar el estado del bebé. El bebé debe respirar sin dificultad. Durante las primeras horas después del nacimiento, la respiración puede ser rápida, pero debiera disminuir a medida que el bebé se acostumbra a respirar. El bebé tendría que respirar de 40 a 60 veces por minuto mientras descansa. La temperatura axilar de un bebé es por lo general entre 36 ºC y 37,2 ºC (97 ºF y 99 ºF). La frecuencia cardíaca es entre 120 y 160 latidos por minuto.

Tome el peso y mida la talla del bebé, si tiene el equipo correspondiente. Un bebé por lo general pesa entre 2,5 y 4 kilos (5,5 y 8,8 libras). Mida la talla desde la parte superior de la cabeza hasta la planta de los pies. La mayoría de los bebés miden entre 45 y 53 cm (18 a 21 pulgadas).

1. Cabeza: **OBSERVE y PALPE** las fontanelas, el amoldamiento y cualquier tipo de edema o inflamación.
2. Columna: **OBSERVE y PALPE** si hay inflamación, hendiduras, o aperturas.
3. Ojos: **OBSERVE** si hay edema o secreción.
4. Nariz y boca: **OBSERVE** los labios y el paladar (parte superior interna de la boca). **OBSERVE** el reflejo de succión cuando el bebé está mamando. **OBSERVE** cómo respira por la nariz.
5. Caderas, piernas y pies: **OBSERVE y PALPE** las extremidades para verificar movilidad, indemnidad (que no tenga huesos rotos) y simetría (que ambas piernas tengan la misma longitud).
6. Piel: **OBSERVE** color, protuberancias o marcas de nacimiento (manchas).
7. Los reflejos son las reacciones naturales del cuerpo a un estímulo. **OBSERVE** si tiene el reflejo de moro: por lo general el bebé extiende los brazos y manos cuando lo mueven repentinamente o cuando escucha un ruido fuerte (como golpear las manos).
8. Genitales: En un niño, **PALPE** ambos testículos en el escroto y **OBSERVE** el aspecto del pene para comprobar que sea normal. En una niña, **OBSERVE** si son normales.
9. Ano y uretra. **OBSERVE** si tienen sus aberturas. Para estar segura de que funcionan, pida a la madre que le informe cuando el bebé defeque u orine.
10. Cordón umbilical. **OBSERVE** y asegúrese que no sangre. Ligue nuevamente si ve sangre fresca.

EMERGENCIAS: Un bebé que tenga cualquiera de estos problemas debe referirse a un hospital.

- respiración irregular que continúa 12 horas después del nacimiento
- labios azulados (cianosis) o palidez
- ictericia en las primeras 24 a 36 horas
- llanto anormal o muy irritable o duerme todo el tiempo
- deposición líquida o verde oscura con mucosidad o sangre
- movimientos anormales; como poner los ojos en blanco, rigidez, convulsiones
- no se alimenta bien o no succiona
- fiebre (hipertermia)
- está frío o la temperatura axilar es inferior a 36 °C (97 °F) (hipotermia)
- secreción ocular
- vómitos frecuentes o vómitos con distención abdominal
- no ha defecado al tercer día (ano imperforado)
- debilidad, flacidez o parece que no puede despertar (letargia)
- bebé prematuro con un peso inferior a 2000 gramos (4,4 libras)

Apoyo al Aprendizaje 4 – Cuidados generales del recién nacido

El bebé ha vivido durante nueve meses en un lugar limpio, cálido y protegido, donde todas sus necesidades fueron satisfechas incluyendo su nutrición. Ahora la madre y la familia deben mantenerlo abrigado, limpio y protegido. El bebé debe succionar adecuadamente para recibir los nutrientes que necesita. Para hacer todo esto, el bebé debe estar sano y fuerte. Asegúrese de usar guantes cuando esté atendiendo al recién nacido.

1. El **cordón umbilical** se debe mantener lo más seco posible. Para mantenerlo limpio se pueden hacer tocaciones con una tórula impregnado de alcohol o con agua y jabón. Puede cubrirlo o dejarlo al descubierto, depende de lo que se acostumbre en su zona. **Es importante mantenerlo muy limpio.** Explique a la madre que debe informarle inmediatamente si observa cualquier secresión o mal olor proveniente del cordón umbilical. Explíquele que el cordón, por lo general, se cae entre los 5 y 10 días de nacido.

2. Limpie los **ojos** con una tela de algodón limpia o con una gasa. Esto previene la infección por gérmenes que pueden causar ceguera. Si usted acostumbra a utilizar gotas para los ojos, coloque la solución o el ungüento en los extremos de los ojos tan pronto como pueda hacerlo después del nacimiento.

3. La **piel** es normalmente rosada o rosada oscura. Al nacer el bebé tiene sobre su piel una crema grasosa llamada vernix. Las opiniones sobre la remoción del vernix son variadas. Pude ser retirado suavemente con un poco de aceite al segundo día. Puede ser dejado para que se vaya saliendo gradualmente con el baño.

   La piel se debe mantener limpia. Se puede lavar unas 12 horas después del nacimiento con agua limpia y tibia y secar con palmaditas suaves. Se puede bañar, una vez que el cordón se ha caído y cicatrizado. Asegúrese que el bebé no se enfríe.

   Alrededor del tercer o cuarto día de nacido, un leve color amarillento de la piel es normal (ictericia fisiológica). Desaparece en menos de una semana. No se debe confundir con la forma más severa de ictericia, que comienza durante el primer o segundo día y se observa en los ojos, planta de los pies y palma de las manos. Un bebé con ictericia severa debe ser llevado al médico inmediatamente. La ictericia es a menudo un signo precoz de sepsis o incompatibilidad sanguínea.

4. La primera **deposición** del bebé es de color negruzco. La deposición cambia a color amarillo a los 2 ó 3 días.

   Si las deposiciones son líquidas, verde oscura, con mucosidad o explosivas (gases), el bebé está muy enfermo y debe ir al médico inmediatamente. Consulte el Módulo 8: **Hidratación y rehidratación,** para informarse acerca de los cuidados durante el traslado.

5. Los bebés tienen diferentes tamaños. Un bebé que **pesa** menos de 2,5 kg (5,5 libras) debe ser tratado como un bebé pequeño. Los bebés prematuros y pequeños necesitan más atención para mantener su calor. Necesitan recibir suficiente leche materna. Ayude a las madres con bebés pequeños y prematuros a que vayan al médico / hospital para estos cuidados extras.

6. Ponga el bebé al **pecho** de la madre lo más pronto posible después de su nacimiento. Permita que la madre sostenga a su bebé cerca de su cuerpo para mantenerlo abrigado. Este es un buen momento para que el bebé aprenda a succionar. El bebé puede estar muy alerta y tener un buen reflejo de succión o puede necesitar que lo ayuden a succionar. Es normal que un bebé pierda unos pocos gramos en los primeros 4 a 6 días de vida; por lo general este peso se recupera gradualmente.

   El amamantamiento inmediato después del parto ayuda a contraer el útero. La succión estimula la producción de oxitocina, que ayuda al alumbramiento y a prevenir el exceso de sangrado. La puesta al pecho inmediatamente después del nacimiento favorece en la madre el amor y cuidado a su bebé (apego). De esta manera, es probable que el bebé se alimente de leche materna durante más tiempo. Si hay una demora aunque sea de unas pocas horas, la lactancia materna puede fracasar.

   Durante los primeros días, el pecho de la madre secreta *calostro,* un líquido incoloro y espeso. A medida que el bebé comienza a succionar, va recibiendo protección contra las infecciones. El bebé que se alimenta del calostro de la madre tiene menos infecciones durante los primeros 6 meses de vida. El calostro es rico en proteínas y anticuerpos que la madre le traspasa al recién nacido. Protege al bebé contra las infecciones. Es importante que el bebé beba este líquido enriquecido y protector. Enseñe a la madre y a la familia la importancia del calostro para ayudar a proteger al bebé y a eliminar el meconio (primera deposición).

   El bebé debe alimentarse a medida que lo necesite desde el nacimiento. Debe hacerlo durante todo el tiempo que lo desee. Deje que la madre esté con su bebé y lo alimente cuando llore y sienta la necesidad de hacerlo. Esto se llama alimentación a libre demanda. La succión frecuente estimula la producción de prolactina, que ayuda a que la leche baje más rápido. La alimentación a libre demanda evita muchos problemas, como la congestión mamaria. Recomiende a la madre que alimente al bebé de ambos pechos en cada alimentación, empezando siempre por el último que terminó la mamada anterior.

   LA LACTANCIA TIENE LAS SIGUIENTES VENTAJAS

   - Ayuda a estimular la producción de leche.
   - Hace que el útero se contraiga y disminuye el sangrado.
   - Protege al bebé contra las infecciones, ESPECIALMENTE EL CALOSTRO.
   - Es una buena manera para que la madre y el bebé comiencen a conocerse.
   - Consuela al bebé.
   - Ayuda a la madre a relajarse y a sentirse bien con su bebé.
   - Puede evitar un embarazo durante los 6 meses de posparto cuando se cumplen todas las condiciones del Método de Lactancia y Amenorrea (MELA)[4].

---

[4] Beck et al (1996). Tema 6 - Posparto

Preguntas de repaso

¿Qué he aprendido? Compruebe lo que ha aprendido y comprendido de esta sección del módulo respondiendo a las siguientes preguntas. Cuando termine, busque las respuestas en el módulo, en las páginas indicadas entre paréntesis ().

1. Describa la atención inmediata del recién nacido. (páginas 6.3 – 6.4)

2. Enumere y describa los cuatro pasos de la reanimación. (página 6.6)

3. Describa la acción que debe tomar cuando nace un bebé que tiene meconio en el líquido amniótico. (página 6.13)

4. ¿Qué acciones tomará con un recién nacido con estos hallazgos: Respiración - ausente; Frecuencia cardíaca - 80 a 100 latidos por minuto? (página 6.9)

5. ¿Qué acciones tomará con un recién nacido con estos hallazgos: Respiración - ausente; Frecuencia cardíaca - ausente? (página 6.11)

6. Enumere las emergencias en el recién nacido que la partera debe referir al médico. (página 6.18)

Estudio de caso 1 - Método de Resolución de Problemas

El Método de Resolución de Problemas es una forma organizada de brindar atención a la mujer. Es también un modo de pensar sobre la atención que brinda a la mujer. Este estudio de caso le ayuda a revisar y a aprender a modificar el Método de Resolución de Problemas en el caso de la reanimación neonatal.

Los cuatro pasos del Método de Resolución de Problemas son:

1.

2.

3.

4.

Revise sus respuestas; consulte el Módulo 1, página 1.22.

El propósito de la reanimación neonatal es ayudar a mantener la boca y nariz del recién nacido despejadas, los pulmones respirando y el corazón latiendo para que la sangre pueda transportar el oxígeno por todo el cuerpo del bebé. **Esta es una destreza para salvar la vida.**

La reanimación debe comenzar tan pronto como la partera identifique la necesidad de hacerla. Si el bebé no está respirando y ya se limpiaron las secreciones de la boca y nariz ó si el bebé nació flácido y sin respirar, el problema debe ser identificado. El bebé no sobrevivirá a menos que la partera actúe **inmediatamente.** Recuerde que la vigilancia cuidadosa de la frecuencia cardíaca fetal del bebé durante el trabajo de parto puede advertir a la partera sobre la posible necesidad de una reanimación.

PREGUNTE Y ESCUCHE

Acaba de asistir a La Sra. I.R. en el nacimiento de una niña. Tuvo una fase latente de 7 horas, una fase activa de 10 horas y una episiotomía.

Para este caso, deberá modificar el Método de Resolución de Problemas. Usted obtuvo información al **PREGUNTAR y ESCUCHAR** (historia clínica) durante el trabajo de parto y parto. De allí que es muy importante conseguir siempre la información lo más precozmente posible en la atención a la madre. En caso de una emergencia, no tiene que volver y hacer preguntas.

Usted sabe que la Sra. I.R. es primípara y que tuvo un trabajo de parto prolongado. Necesitó una episiotomía para poder dar a luz. También sabe que hubo meconio antes del parto, lo que indica que el bebé tuvo algún problema debido al trabajo de parto prolongado. Durante el trabajo de parto el tono cardíaco fetal se mantuvo firme y parejo.

OBSERVE y PALPE

¿Qué hizo cuando nació la cabeza del bebé? ¿Inmediatamente después del parto? ¿Qué fue lo que **OBSERVÓ y PALPÓ**?

Consulte el Módulo 6, páginas 6.3 – 6.4.

Limpia las vías aéreas con un paño limpio o perilla de aspiración apenas nace la cabeza pero antes de la salida de los hombros; cuando nace todo el cuerpo, usted la seca, abriga, posiciona y estimula. Después **OBSERVA** y nota que la respiración es irregular; la niña se queja y no hay llanto. Usted **PALPA** los latidos cardíaco en una frecuencia de 120 latidos por minuto. **OBSERVA** el color de la bebé y nota que está azulada.

IDENTIFIQUE EL PROBLEMA

¿Qué problemas tiene la bebé?

Consulte el Módulo 6, páginas 6.8 y 6.14.

Usted determina que la bebé tiene problemas con la respiración (irregular, quejumbrosa y no hay llanto); pero la niña tiene una buena frecuencia cardíaca de 120, está azulada.

TOME LA ACCIÓN APROPIADA

¿Qué acción toma?

Consulte el Módulo 6, páginas 6.8 y 6.14.

Continúa estimulando y manteniéndola abrigada. Administra oxígeno 10 litros por minuto, si tiene disponible y regularmente controla la frecuencia cardíaca y la respiración para asegurar que se mantengan estabilizadas hasta que la niña esté rosada y llorando. Usted recuerda que nunca debe darle palmadas fuertes en los pies o en la espalda, que no debe ponerla en agua fría o caliente, ni friccionarla o moverla bruscamente.

Siente alivio al ver que la niña está respirando por sí sola. Piensa en lo que habría hecho si la bebé no hubiera respirado después de nacer.

TOME LA ACCIÓN APROPIADA

Si la bebé no hubiera respirado, ¿qué acción hubiera tomado?

Cónsulte Modulo 6, páginas 6.9 y 6.14.

¡Debe comenzar con la reanimación respiratoria! Mantenga a la niña abrigada. Asegure que esté en la posición adecuada para mantener las vías aéreas despejadas. Coloque una toalla pequeña o paño debajo de los hombros de la bebé de manera que la cabeza quede ligeramente extendida. Esta es la mejor posición para mantener las vías aéreas permeables. (Vea Figura 2.) Continúe estimulando según sea necesario. Si tiene, administre oxígeno. Empiece a insuflar en la bebé.

Poco más tarde, haga un examen físico a la bebé.

¿Qué problemas podría encontrar que determinarían la referencia de la bebé al hospital?

Cónsulte Modulo 6, páginas 6.17 y 6.18.

Estudio de caso 2 - ¿Cuál es el problema?

Lea las secciones **PREGUNTE y ESCUCHE** y **OBSERVE y PALPE** del siguiente estudio de caso. Después determine cuál cree usted es el **PROBLEMA** y que **ACCIÓN** necesita tomar para ayudar a la mujer. Recuerde que esta acción puede incluir tratamiento, educación, consejería, otras pruebas de laboratorio, referencia y seguimiento.

También es importante pensar en la prevención. Por lo tanto encontrará una pregunta sobre como podría haber prevenido este problema. A veces es muy difícil prevenir un problema antes que ocurra. Otras, en cambio, es muy fácil saber que acción puede prevenirlo. Otras no es posible prevenirlo.

Cuando haya terminado, consulte la hoja siguiente para sugerencias de respuestas:

PREGUNTE y ESCUCHE

La madre llegó a su maternidad y dio a luz a un niño apenas ingresó a la unidad de parto. La placenta salió inmediatamente después del bebé y la madre no estaba sangrando.

OBSERVE y PALPE

El bebé estaba pálido. Estaba respirando y la frecuencia cardíaca era de 120.

¿Cuál es el **PROBLEMA**?

¿Cuál es la **ACCIÓN** ?

¿Es prevenible este **PROBLEMA**? En caso afirmativo, ¿cómo?

RESPUESTAS - Estudio de caso 2

¿Cuál es el **PROBLEMA**?

En realidad, no hay problema; un recién nacido normal por lo general está un poco azulado o pálido, respira y tiene una frecuencia cardíaca arriba de 100.

¿Cuál es la **ACCIÓN** ?

Cuando vea la cabeza, limpie la boca y nariz.

Tan pronto como el bebé ha nacido, séquelo y abríguelo envolviéndole en una toalla o paño.

Acuéstelo de manera que las vías aéreas queden permeables; si es necesario, friccione suavemente la espalda a través de la tela para estimularlo. Si tiene secreciones en la boca o nariz, aspire con una perilla de goma.

Manténgalo abrigado hasta que esté rosado y llorando.

Vigile la respiración y la frecuencia cardíaca para asegurar que se mantienen estabilizadas.

¿Es prevenible este **PROBLEMA**? En caso afirmativo, ¿cómo?

En realidad, no hubo problema; no obstante, puede sugerir a la madre que la próxima vez que esté en trabajo de parto, acuda a la clínica con más anticipación.

Estudio de caso 3 - ¿Cuál es el problema?

Lea las secciones **PREGUNTE y ESCUCHE** y **OBSERVE y PALPE** del siguiente estudio de caso. Después determine cuál cree usted es el **PROBLEMA** y que **ACCIÓN** necesita tomar para ayudar a la mujer. Recuerde que esta acción puede incluir tratamiento, educación, consejería, otras pruebas de laboratorio, referencia y seguimiento.

También es importante pensar en la prevención. Por lo tanto encontrará una pregunta sobre como podría haber prevenido este problema. A veces es muy difícil prevenir un problema antes que ocurra. Otras, es muy fácil saber que acción puede prevenirlo. Otras no es posible prevenirlo.

Cuando haya terminado, consulte la hoja siguiente para sugerencias de respuestas:

PREGUNTE y ESCUCHE

Una niña nace en la clínica después de un expulsivo de 60 minutos. El cordón umbilical era corto.

OBSERVE y PALPE

Inmediatamente se da cuenta que la piel de la niña está pálida. No está respirando. Usted ausculta latidos cardíacos firmes (más de 100).

¿Cuál es el **PROBLEMA**?

¿Cuál es la **ACCIÓN**?

¿Es prevenible este **PROBLEMA**? En caso afirmativo, ¿cómo?

RESPUESTAS- Estudio de caso 3

¿Cuál es el **PROBLEMA**?

El bebé no ESTÁ RESPIRANDO

¿Cuál es la **ACCIÓN**?

Cuando vea la cabeza, limpie la boca y nariz. Cuando el bebé ha nacido, séquelo y envuélvalo en una toalla o tela para abrigarlo. Cuando observa que el bebé no respira, masajee suavemente la espalda para estimularlo y al mismo tiempo colóquelo de manera que las vías aéreas estén permeables. Aspire con una perilla de goma.

Si el bebé no comienza a respirar, usted lo estimula una vez más; le administra oxígeno para la respiración y cuenta la frecuencia cardíaca; insufla una vez en el bebé y **OBSERVA** si el tórax se expande.

Si el bebé no comienza a respirar, lo vuelve a poner en la posición adecuada y aspira otra vez. Entonces, insufla 5 veces (corto, rápido y suave) y **OBSERVA** si está respirando.

Si el bebé comienza a respirar, lo mantiene abrigado, continúa administrando oxígeno; **OBSERVA** la respiración y cuenta la frecuencia cardíaca para asegurarse que la respiración y la frecuencia cardíaca se mantienen bien.

¿Es prevenible este **PROBLEMA**? En caso afirmativo, ¿cómo?

Es muy difícil determinar cómo se podría haber evitado este problema. A veces la frecuencia cardíaca del feto indica que no hay problema y no hay salida de meconio. No había manera de saber que el cordón umbilical era corto y que la segunda etapa duraría 60 minutos.

Cuando la partera se dio cuenta que el expulsivo estaba siendo un poco más largo, se pudo preparar para la reanimación del bebé.

Lista de verificación de destrezas – Reanimación del recién nacido

Esta lista cumple dos propósitos:

1. La partera la utiliza como guía para verificar sus propios conocimientos.
2. El supervisor la utiliza para evaluar el desempeño de la partera.

Luego de la observación/desempeño, anote una calificación: ✓ = satisfactorio o bien **X** = necesita mejorar.

Agregue cualquier comentario en la sección para comentarios más adelante.

	Fecha	Fecha	Fecha	Fecha
Cuando brinda atención a un bebé al nacer				
1. Tiene listo el equipo para la reanimación del recién nacido.				
2. Busca un asistente para que le ayude.				
3. SECA: Tan pronto sale la cabeza, limpia las secreciones de la boca y nariz del bebé con sus dedos, paño o gasa.				
• Seca con una toalla desde la cabeza a los pies.				
4. ABRIGA: Retira la toalla mojada.				
• Cubre con un paño seco o coloca al bebé piel a piel con su madre. Cubre a ambos para evitar la pérdida de calor.				
5. POSICION DEL BEBÉ: Lo sitúa con la cabeza más baja que el cuerpo para facilitar el drenaje de las secreciones desde las vías aéreas;				
• Lo sostiene o acuesta en la cama o con su madre;				
• Con la cabeza ligeramente extendida s para mantener permeables las vías aéreas.				
6. ASPIRA: Limpia la boca, garganta y nariz con dedo, tela o gasa; usa perilla de goma, si la tiene:				
• Antes de la salida del cuerpo.				
• Después del nacimiento.				
• Aspira correctamente.				
7. ESTIMULA: Masajea **suavemente** con la mano la espalda del bebé mientras lo está secando.				
8. Después de **secar, abrigar, posicionar, aspirar y estimular** al bebé, **OBSERVA, PALPA y ESCUCHA:**				
• Respiración				
• Frecuencia cardíaca				

	Fecha	Fecha	Fecha	Fecha
9. **HALLAZGOS I:** piel azulada, hay respiración, frecuencia cardíaca sobre 100.				
ACCIONES I: REANIMACIÓN				
• Continúa con la estimulación.				
• Administra oxígeno, si tiene disponible.				
• Controla respiración y frecuencia cardíaca.				
• Cuando la piel está rosada, pone al bebé al pecho de la madre.				
10. **HALLAZGOS II:** piel azulada o pálida, no respira, frecuencia cardíaca menor de 100.				
ACCIONES II: REANIMACIÓN RESPIRATORIA				
• Mantiene las vías aéreas despejadas (cabeza ligeramente extendida).				
• Administra oxígeno, si tiene disponible.				
• Coloca una gasa sobre la boca e insufla en el bebé.				
- Coloca su boca sobre la nariz y boca del bebé.				
- Insufla 1 vez, usando **únicamente** el aire contenido en su boca y observa si el tórax se eleva.				
- Si el tórax no se eleva, reposiciona, aspira nuevamente y sopla una vez más, despúes reevalúa la respiración.				
• Cuando el tórax se expande, **OBSERVA** si el bebé está tratando de respirar por sí solo.				
• Si el bebé **está respirando**: continúa dándole calor, estimulando y administrando oxígeno hasta que esté rosado y llore. • Si el bebé **no está respirando**:				
- Insufla 5 veces (corto, rápido y suave) en el bebé.				
- **OBSERVA** si comienza a respirar.				
- **PALPA / ESCUCHA** el latido del corazón.				

	Fecha	Fecha	Fecha	Fecha
- Continúa hasta que el bebé respira y los latidos son más de 100 en un minuto.				
- Continúa hasta que el bebé está rosado o llorando o lo suficientemente fuerte para REFERIR.				
11. **HALLAZGOS III:** ausencia de respiración, frecuencia cardíaca ausente o menos de 80 latidos en un minuto.				
ACCIONES III: REANIMACIÓN CARDIOPULMONAR COMPLETA (RCP)				
• Mantiene las vías aéreas despejadas (cabeza ligeramente extendida).				
• Administre oxígeno, si tiene disponible.				
• Coloca una gasa sobre la boca del bebé y comienza a respirar por el bebé.				
- Coloca su boca sobre la boca y nariz del bebé.				
- Insufla 1 vez, usando **únicamente** el aire contenido en su boca y **OBSERVA** si el tórax se eleva.				
- Si el tórax no se expande, reposiciona, aspira nuevamente, y da otro soplo. **OBSERVA** si el tórax se eleva.				
• Cuando el tórax se eleva:				
- Coloca el índice y el dedo mayor sobre el corazón (centro del tórax, justo por debajo de la línea de los pezones).				
- Presiona 1,5 cm (½ a ¾ pulgada), contando 1 y 2 y 3 y 4 y 5 y...				
- Hace una insuflación al 6º número. **Mientras respira, no levanta los dedos del tórax del bebé.**				
- Completa el **ciclo de la RCP** de 5 compresiones y 1 insuflación, 5 veces y controla nuevamente la respiración del bebé y la frecuencia cardíaca.				
• Si todavía no hay **latidos de corazón o respiración,** continúa con la RCP durante por lo menos 15 ó 30 minutos o hasta que el bebé tiene una frecuencia cardíaca mayor de 80 o hasta que respire.				

	Fecha	Fecha	Fecha	Fecha
• Si la frecuencia cardíaca está **sobre 80**:				
- Detiene las compresiones al corazón.				
- Continúa con las respiraciones hasta que el bebé respira por sí solo.				
- Continúa brindándole calor, oxígeno y estimulando hasta que está rosado.				
• REFIERE.				
12. Hace la valoración de APGAR al 1 y 5 minutos.				
• **A**pariencia – OBSERVA				
• **P**ulso - PALPA y ESCUCHA				
• **G**esto - PALPA y OBSERVA				
• **A**ctividad - OBSERVA y PALPA				
• **R**espiración – OBSERVA				
• SUMA EL PUNTAJE Y LO REGISTRA				
13. Brinda los cuidados al cordón umbilical.				
14. OBSERVA el estado del bebé.				
• Lo mantiene con calor.				
- Hace que el bebé duerma con su madre.				
- Cubre el bebé con un paño seco .				
• Limpia las vías aéreas.				
- Aspira las secreciones.				
- Lo pone de lado para que duerma.				
• Nutrición – calostro obtenido por succión o extracción.				

Comentarios:

REANIMACIÓN DEL ADULTO

Meta

La partera aprenderá a reconocer los signos y síntomas de dificultades para sobrevivir en una persona adulta. Aprenderá destrezas para salvar la vida y ayudar a que la persona viva.

Objetivos

La partera que brinda la atención será capaz de:

1. describir y demostrar las acciones que tomará para ayudar a una persona que no está respirando pero tiene latidos cardíacos.
2. enumerar los signos y síntomas de una persona que no tiene latidos cardíacos y no está respirando.
3. demostrar las acciones apropiadas para salvar la vida de una persona que no tiene latidos cardíacos y no está respirando.

Introducción

La reanimación es una destreza muy importante para salvar la vida. La partera puede necesitar emplear sus destrezas para reanimar a una mujer que presenta una hemorragia, sepsis, shock anafiláctico o una convulsión. (El manejo de estas situaciones se analiza en otros módulos.) La reanimación es necesaria cuando una persona no puede respirar y/o su corazón no está funcionando. Las destrezas pueden emplearse para ayudar a cualquier adulto cuya vida está en peligro a causa de este tipo de problemas. Puede encontrarse con una persona que necesite reanimación en el mercado, en la calle, en su maternidad o consultorio.

En esta sección, aprenderá las destrezas para reanimar a un adulto. Las preguntas de repaso y los estudios de casos le ayudarán a aprender y a utilizar la información. La lista de verificación de destrezas la guiará mientras ejecuta las destrezas. También hay Apoyos al Aprendizaje con información adicional, que puede ya conocer o necesitar repasar o aprender.

La experiencia de una partera...

> Me despertaron una mañana muy temprano. Una empleada de aduana que trabajaba en turno de noche empezó a sentirse mareada y se desmayó. La trajeron de urgencia a mi consultorio sin respiración y sin pulso. Cuando me di cuenta que no estaba respirando, la acosté en el suelo sobre una sábana. La habitación estaba llena de gente que quería ver lo que pasaba. Hasta habían algunos asomados en las ventanas. Les pedí que se retiraran, la mujer necesitaba aire para respirar. Le practiqué RCP. Revivió. Empezó a mover los brazos y piernas sin control. Pedí a sus amigos que organizaran el traslado. La acompañé. Rumbo al hospital tuvo una convulsión y murió. A pesar de ello me sentí contenta de tener las destrezas necesarias para tratar de salvar la vida de esta mujer. Sus amigos estuvieron también satisfechos conmigo (por haberlo intentado).
>
> Partera capacitada en DSV, Ghana

Términos médicos de uso común

Ahogo - un bloqueo de las vías aéreas o la sensación de estrechamiento en el cuello. El bloqueo no permite respirar y el oxígeno no puede llegar al cerebro ni a los otros órganos vitales. El bloqueo de las vías aéreas también puede deberse a un espasmo de la laringe producido por un gas irritante o a un objeto extraño como un hueso o un trozo de comida.

Apéndice xifoides – la parte más baja del del esternón, es un cartílago. Es el punto de inserción de algunos músculos abdominales.

Ataque al corazón - cuando el músculo del corazón necesita más sangre (oxígeno) de la que está recibiendo. Por lo general, se debe a un severo estrechamiento o bloqueo completo de la arteria coronaria, lo que determina la muerte del músculo cardíaco por falta de oxígeno. El signo o síntoma más común de un ataque al corazón es una presión o dolor en el tórax que dura 2 minutos o más. Esta presión o dolor no mejora cuando la persona se detiene a descansar. Otro término que se utiliza para ataque al corazón es infarto del miocardio.

Emergencia - momento en que se debe tomar una acción inmediata para salvar la vida de una persona; por ejemplo, si una persona no está respirando, debe ayudarla de inmediato a respirar, evitando así que muera.

Laringe - el segmento superior de la tráquea detrás de la parte posterior de la lengua. Es el órgano de la voz.

Reanimación - asistencia para revivir, introduciendo aire (oxígeno) mediante una respiración asistida (reanimación respiratoria) y estimulando el corazón (reanimación cardíaca) hasta que la persona pueda respirar por sí sola y hasta que el corazón funcione regularemente.

Tráquea - conducto que comunica la laringe con los dos conductos bronquiales de los pulmones.

Razones para hacer reanimación en un adulto

No respira: Hay muchas razones por las cuales **un adulto no puede respirar,** incluyendo:

1. Bloqueo de las vías aéreas. Si las vías aéreas están completamente bloqueadas, el aire (oxígeno) no puede llegar a los pulmones y a la sangre. En un par de minutos después que los pulmones dejan de trabajar, el corazón se detendrá.

2. Daño cerebral. Las lesiones causadas por un accidente (automovilístico, caída, etc.), drogadicción o sobredosis de drogas, paro cardíaco o shock agudo pueden deprimir el centro respiratorio en el cerebro y hacer que deje de trabajar.

3. Lesión torácica. Las lesiones por accidentes pueden dañar los pulmones y costillas. Los pulmones pueden colapsar (neumotórax).

4. Fármacos. Algunos tipos de fármacos pueden deprimir el centro respiratorio en el cerebro y detener la respiración. Muchos de los fármacos utilizados en pacientes psiquiátricos, como los narcóticos, tienen este efecto colateral.

5. Electrocución, ahogamiento o asfixia. La electrocución puede paralizar los músculos respiratorios. El ahogamiento o la asfixia bloqueará la entrada del oxígeno a los pulmones.

6. Paro cardíaco (ataque al corazón, infarto del miocardio).

No hay latidos: Existen muchas razones por la cuales el corazón **podría dejar de latir** y por lo tanto no haber circulación sanguínea en el cuerpo, incluyendo:

1. Paro cardíaco (ataque al corazón, infarto del miocardio).

2. Shock agudo debido a una hemorragia importante.

3. Daño cardiaco.

4. Fármacos que disminuyen las contracciones del corazón como efecto colateral.

5. Paro respiratorio. La respiración se detiene por cualquiera de las razones enumeradas más arriba. El corazón se detendrá después de un par de minutos. El músculo cardíaco muere lentamente por falta de oxígeno.

Destreza: Reanimación de un adulto

Un adulto que no puede respirar o mantener su corazón funcionando está en una situación de emergencia. Si no recibe ayuda inmediatamente, morirá. **En 4 minutos comienzará el daño cerebral. En 10 minutos se morirá.** Una partera adiestrada recuerda los pasos para salvar la vida (los 4 pasos de la reanimación) y ayudar a una persona que tiene problemas para respirar.

Vías aéreas - asegurar que las vías aéreas estén despejadas
Respiración - asegurar que la persona esté respirando
Función cardíaca - asegurar que el corazón esté latiendo
Shock - asegurar que la persona se mantenga con calor

Equipo

Usted es todo lo que se necesita.

Procedimiento

Vías aéreas – asegurar que las vías aéreas estén despejadas

1. Hable con la persona. **PREGUNTE,** "¿Está bien?" De esta manera puede comprobar que solamente no está dormida. Si hay alguien cerca, pida ayuda.

2. Muévala para acostarla de espalda sobre una superficie dura (suelo). Si la persona está sobre un colchón u otra superficie blanda, las compresiones al corazón no serán efectivas. Si la persona ha tenido un accidente, puede tener una lesión en la columna, cuello o cabeza, por lo que es importante que la movilice como un todo (es decir, debe mover o dar vuelta todo el cuerpo al mismo tiempo). Pida ayuda a alguien que esté cerca.

3. Mire en la boca para asegurar que las vías aéreas estén despejadas.

4. Con sus dedos limpie la nariz y boca de cualquier objeto que pueda ver o sentir.

5. Coloque la cabeza en una posición que evitará que la lengua se vaya hacia la garganta y obstruya el paso del aire (oxígeno) a los pulmones. Para esto, coloque una mano en la frente de la persona y presione firmemente hacia atrás. Con la otra mano, presione con los dedos debajo de la mandíbula cerca del mentón; levante el mentón hasta que los dientes estén casi cerrados. Esta posición mantendrá la lengua fuera de la garganta. (Vea Figura 5.) **Recuerde que los esfuerzos para reanimar no darán resultado hasta no haber limpiado las vías aéreas de toda materia extraña.** Si la persona tiene dentadura postiza, retíresela.

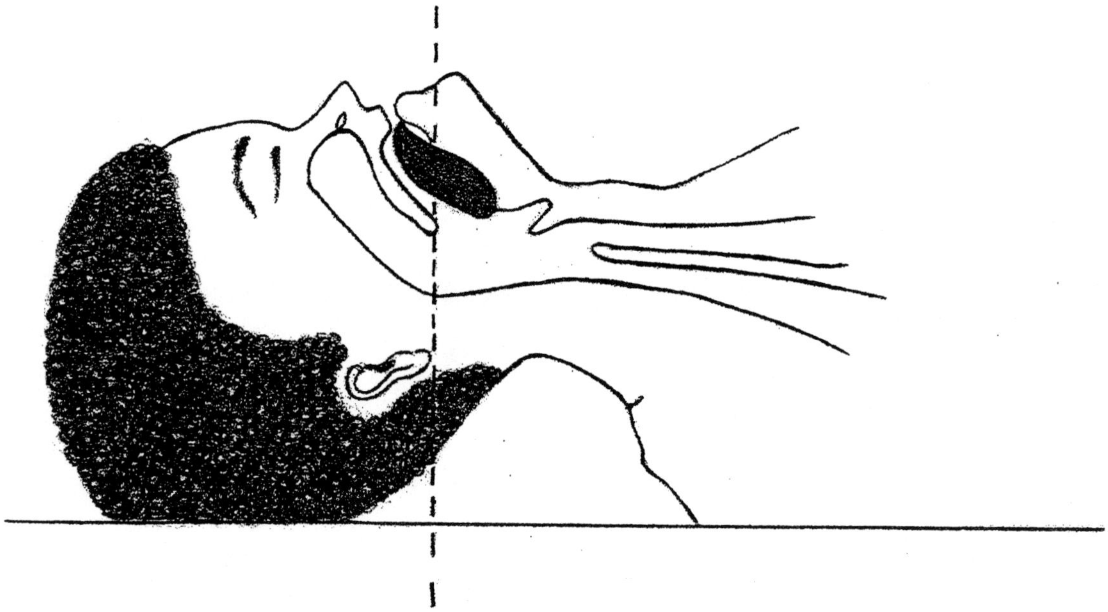

Figura 5. Posición correcta de la cabeza para que las vías aéreas estén abiertas.

RESPIRACIÓN – asegurar que la persona está respirando.

6. Observe el tórax de la persona. Ahora que la cabeza está en una posición en que la lengua no bloquea las vías aéreas, la persona puede empezar a respirar por sí sola.

RECUERDE
LA CAUSA MÁS COMÚN EN LA OBSTRUCCIÓN DE LA VÍA AÉREA ES LA PROPIA LENGUA DE LA PERSONA. QUIZÁS DEBA REPOSICIONAR LA CABEZA VARIAS VECES PARA DESPEJAR LA VÍA AÉREA.

7. Si no está respirando, rápidamente arrodíllese a su lado. Limpie la boca y cara. Coloque una boquilla, máscara, gasa o tela sobre la boca de la persona antes de iniciar las insuflaciones. Esto disminuye su riesgo de contraer el VIH (SIDA), hepatitis, tuberculosis y otras enfermedades. (Para más información, consulte el Apoyo al Aprendizaje 6 - Dispositivos para la respiración, página 6.44.) Apriete la nariz con sus dedos para cerrarla e iniciar la ventilación en su boca. ¿Entra fácilmente el aire al tórax? (Vea Figura 6.)

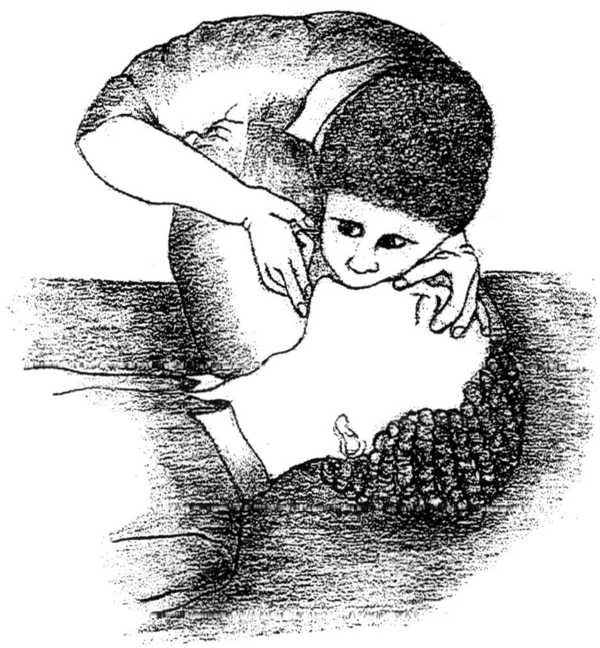

Figura 6. Posición para la reanimación boca a boca

8. ¿Entra el aire fácilmente al pecho? Si el tórax no asciende, *lo más probable es que el aire no esté entrando al tórax.* Las vías aéreas aún están obstruidas.

   OBSERVE nuevamente en la boca. Use sus dedos para despejar la nariz y la boca de cualquier objeto que pueda ver o sentir. Acomode la cabeza en la posición y pruebe nuevamente.

   ¿Entra el aire fácilmente al tórax? Si no es así, pruebe la Maniobra de Heimlich para extraer cualquier objeto que pueda estar bloqueando la garganta. Consulte **Maniobra de Heimlich**, página 6.52, para aprender los pasos precisos de este procedimiento. Trate de insuflar una vez más en la persona. Debería ver el ascenso del tórax cada vez que usted introduce aire con su soplo.

FUNCIÓN CARDÍACA – asegurar que el corazón esté latiendo.

9. Después de 2 insuflaciones rápidas, revise si el corazón está latiendo. *Palpe* el pulso (latido cardíaco) en el cuello en el pulso carotídeo. Este es el pulso más fácil de tomar. Es posible sentirlo aún cuando la persona está en shock y los pulsos periféricos (brazo y pierna) ya no se sienten.

   PALPE el pulso carotídeo. Ubique el tiroides (manzana de Adán) en el cuello de la persona. Desplace sus dedos hacia los lados del tiroides hasta el espacio entre éste y los músculos del cuello. En este lugar se puede sentir el pulso de la carótida.

10. **Si la persona tiene pulso, *no haga* compresiones cardíacas (tórax).** Las compresiones cardíacas pueden lesionar seriamente un corazón que está latiendo.

11. Si la persona *tiene pulso* (latido cardíaco), pero *no está respirando,* **haga solamente reanimación respiratoria.** Insufle en la boca de la persona aproximadamente 12 veces por minuto (una vez cada 5 segundos).

12. Si la persona no tiene un pulso *y no está respirando,* **tendrá que hacer ambos procedimientos, ventilar y estimular el latido cardiaco.** Debe realizar una reanimación cardiopulmonar (respiración y compresiones).

13. Palpe el tórax de la persona para encontrar la parte más baja de su caja torácica. Deslice sus dedos a lo largo del borde inferior de la caja torácica hasta encontrar la apertura en el centro (segmento inferior del esternón, el apéndice xifoides). Coloque la palma (base) de su mano arriba de la parte inferior de la caja torácica. La colocación correcta de las manos es muy importante para que las compresiones del tórax sean efectivas y evitar dañar los órganos internos.

    La base de la palma de la mano está sobre la mitad inferior del esternón. Coloque la otra mano sobre esta mano (ya sea haciendo un puño o con sus dedos extendidos). Mantenga sus brazos rectos y no doble los codos

    Presione hacia abajo sobre sus manos. Si los brazos no están rectos y la presión se ejerce en ángulo, las compresiones al corazón no serán efectivas y usted se cansará fácilmente. No se balancee mientras hace las compresiones. (Vea Figura 7.)

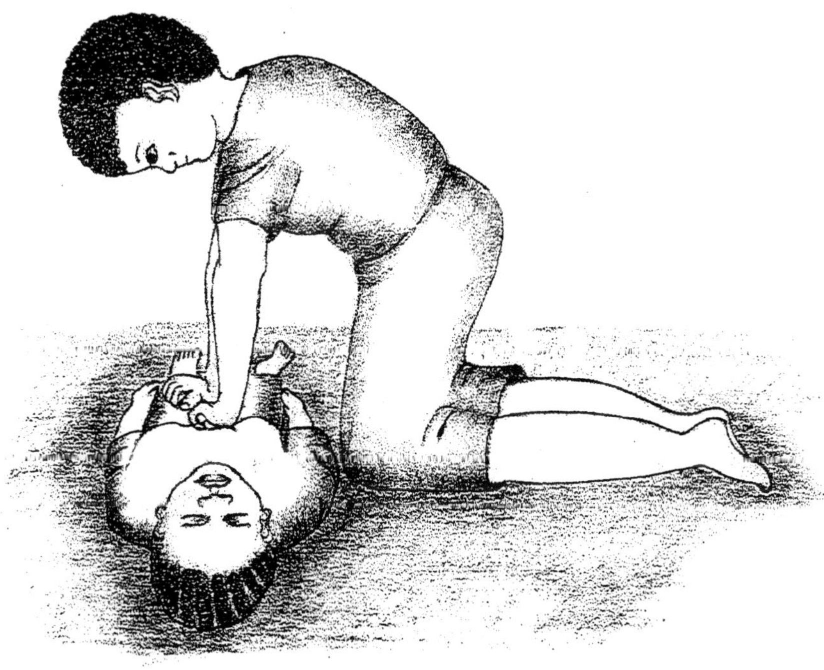

Figura 7. Posición para hacer compresiones del tórax, con una mano sobre la otra

14. Al inclinarse hacia adelante, presione el tórax entre 4 y 5 cm (1½ a 2 pulgadas). El tiempo para presionar y soltar la presión debe ser igual. Establezca un ritmo. No se detenga (no haga pausa) entre compresiones.

    No levante sus manos del tórax. Esto le hará perder tiempo y podría cambiar la posición de sus manos y lesionar órganos internos. Los movimientos deben ser suaves y regulares. Los movimientos espasmódicos a sacudidas o irregulares en la pared torácica puede causar daño y no permiten una compresión efectiva.

Comprima el corazón a razón de 80 a 100 latidos por minuto. Cuente 1 y 2 y 3 y 4 y 5 hasta 15. Esto le ayudará a establecer su propio ritmo en un periodo de tiempo.

15. Después de 15 compresiones del corazón, pare e insufle 2 veces en la persona. Recuerde que debe cerrar la nariz y mantener la cabeza levemente inclinada hacia atrás para que la lengua no bloquee la vía aérea. (Vea Figura 6.)

16. Después de 2 insuflaciones, ponga nuevamente las manos sobre el tórax y haga 15 compresiones más. Siga repitiendo el ritmo de 15 compresiones seguidas por 2 insuflaciones. Debe realizar entre 4 y 5 ciclos completos en un minuto.

17. Después de más o menos un minuto, pare y controle nuevamente el pulso carotídeo. Si tiene latidos, observe si está respirando por sí sola.

    Si **no hay latidos ni respiración,** continúe con el ciclo de **15 compresiones y 2 insuflaciones.**

    Si **hay latido pero no hay respiración,** continúe con la **respiración a razón de 12 veces por minuto.**

    RECUERDE: PUEDE CAUSAR UNA GRAVE LESIÓN AL CORAZÓN SI HACE COMPRESIONES AL CORAZÓN QUE ESTÁ LATIENDO POR SÍ SÓLO.

18. La reanimación cardiopulmonar (respiración y compresiones) requiere mucho esfuerzo. En poco tiempo se cansará. Si hay otra persona capacitada para efectuar este procedimiento, pídale que la releve. Pida a alguien que se encargue del transporte. Una vez que haya reanimado a la persona, deberá acompañarla al hospital para los cuidados siguientes.

19. Continúe con la reanimación hasta que logre resultados o esté tan cansada que no puede seguir haciéndolo. Puede hacer la reanimación en la parte de atrás de un camión rumbo al hospital o en una ambulancia. Necesita hacerlo sobre una superficie dura. Si la persona está sobre un colchón u otra superficie blanda, las compresiones al corazón no serán efectivas.

20. La persona está en **SHOCK.** Asegure mantenerla con calor. Envuélvala en una manta o con ropa seca mientras la reanima. Esto es importante si está mojada o tiene frío.

Apoyo al Aprendizaje 5 - Tabla de referencia para la RCP[5]

Esta tabla resume la reanimación en el adulto y en el recién nacido/ niño. Observe las diferencias.

TABLA DE REFERENCIA PARA RCP	Adulto	Niño / recién nacido
Respiración de rescate: la víctima tiene pulso – Dé 1 insuflación cada...	5-6 segundos	3 segundos
No hay pulso: localice el sitio de compresión	Ubique en la linea de las costillas la abertura del centro,coloque un dedo sobre el esternón	Un dedo por debajo de la línea de los pezones
Practique las compresiones con...	2 manos, una sobre la otra, la base de una mano en la mitad inferior del esternón	2 ó 3 dedos en el esternón
Cantidad de compresiones por minuto	80 – 100	por lo menos 100
Profundidad de la compresión	4 - 5 cm (1½ a 2 pulgadas)	1,5 cm (½ a ¾ pulgada)
Relación de compresiones e insuflaciones, con sólo una reanimadora	15 compresiones y 2 insuflaciones	5 compresiones y 1 insuflación

5 Adaptada de Effron (1992).

Apoyo al Aprendizaje 6 - Dispositivos auxiliares para la respiración[6]

Los dispositivos auxiliares se mencionan para superar las objeciones al contacto directo de boca a boca. Sin embargo, la partera no puede depender totalmente de estos dispositivos, ya que alguien puede necesitar reanimación y estos dispositivos no estar disponibles.

1. Usando la boca sobre la mascarilla de oxígeno (o máscara de anestesia) para la respiración de boca a vía aérea.

   a. Incline la cabeza ligeramente hacia atrás .
   b. Cubra la boca y nariz con una mascarilla del tamaño adecuado.
   c. Evite la fuga de aire; presione firmemente los lados de la mascarilla contra la cara para que selle correctamente.
   d. Coloque la boca en la abertura donde se conecta la manguera.
   e. Siga todos los otros pasos de la reanimación boca a boca.

2. Usando una bolsa y mascarilla

   La mascarilla viene con una bolsa autoinflable y con una válvula especial que permite que la bolsa se llene nuevamente. La persona puede exhalar sin necesidad de quitarse la mascarilla de la cara. Un problema muy común es que a veces la persona que sostiene la mascarilla no la sujeta firmemente contra la cara y **por lo que no sella correctamente.** Asegure que la mascarilla sea del tamaño **adecuado.**

   a. Con una mano sostenga la mascarilla firmemente contra la cara de la persona.
      - Presione con el pulgar el borde de la máscara.
      - Coloque el índice sobre la parte del mentón.
      - Utilice sus dedos medio, anular y meñique para levantar firmemente el mentón y empujarlo hacia atrás. **Nunca empuje la mascarilla hacia abajo sobre el mentón de la persona, pues podría doblar el cuello y bloquear el paso del aire.**

   b. Mientras sostiene la mascarilla con una mano (como se describe arriba), con la otra mano apriete la bolsa alrededor de una vez cada 5 segundos.
      - Apriete hasta que el tórax ascienda.
      - Suelte la bolsa para permitir que la persona exhale. Al soltar la bolsa, se abre la entrada de aire en la parte inferior de la bolsa permitiendo que se llene de aire nuevamente. La válvula en la mascarilla impide la recirculación del aire administrado.
      - Suelte la bolsa rápidamente para permitir que las válvulas funcionen.

   c. Si escucha una fuga, sujete la máscara con más firmeza y apriete la bolsa nuevamente.

   d. Vigile que no haya signos de vómito. El vómito puede entrar en el paso de aire causando aspiración de éstos o bloqueo.

---

6 Consulte reanimación boca a boca para recién nacidos en página 6.9 y para adultos en la página 6.37.

3. Usando el tubo en "S".

   Esta boquilla para la vía aéreas evita el contacto directo de boca a boca. Se puede utilizar **SI** la partera ha sido capacitada en el uso del tubo en "S", **SI** el tubo en "S" es del tamaño correcto y **SI** tiene a su disposición un tubo en "S". Es más difícil de usar que la máscara.

   a. Incline la cabeza ligeramente hacia atrás.
   b. Introduzca la boquilla en boca a vía aérea faríngea, como se describe más abajo.
   c. Cierre la nariz y presione firmemente el reborde sobre la boca para evitar que se produzca una fuga de aire.
   d. Sostenga el mentón hacia arriba para que la parte delantera del cuello esté extendida. Esta posición mantiene recto el pasaje de aire.
   e. Siga el resto de los pasos de la reanimación boca a boca.

4. Usando una cánula de boca a faringe (cánula orofaríngea) para la ventilación por boca. Es más difícil de usar que el dispositivo de boca a tubo en "S".

   a. Use una mano, cruzando el pulgar y el índice para abrir la boca.
   b. Utilice la otra mano para introducir la cánula. Comience con la curva hacia atrás.
   c. A medida que lo inserta más profundamente, gire la cánula hasta colocarla en la posición correcta (sobre la lengua). El movimiento giratorio evita que la lengua se deslice hacia atrás en la garganta. Si tiene problemas con la lengua, sujétela hacia adelante con el dedo índice.
   d. Cierre la nariz y sujete firmemente el maxilar para evitar una fuga de aire.
   e. Continúe como en la reanimación boca a boca.

Cuando se utiliza un dispositivo, la VÍA ÁEREA DEBE ESTAR DESPEJADA y debe formarse un SELLO HERMÉTICO alrededor del dispositivo o mascarilla.

Preguntas de repaso

¿Qué he aprendido? Vea qué es lo que ha aprendido y comprendido de esta sección del módulo respondiendo a las siguientes preguntas. Cuando termine, busque las respuestas en el módulo, en las páginas indicadas entre paréntesis ().

1. ¿Cuáles son los cuatro pasos de la reanimación? (página 6.37)

2. ¿Cómo se toma el pulso carotídeo? (página 6.40)

3. ¿Por qué antes de comenzar la reanimación se coloca a la persona sobre una superficie dura? (página 6.37)

4. ¿Qué pasos seguirá si la persona no tiene pulso? (páginas 6.40 – 6.42)

5. ¿Cuál es la posición correcta de las manos para las compresiones del tórax? (página 6.41)

6. ¿Por qué nunca se deben hacer compresiones del tórax en una persona que tiene pulso? (página 6.40)

Lista de verificación de destrezas – Reanimación de un adulto

Esta lista cumple dos propósitos:

1. La partera la utiliza como guía para verificar sus propios conocimientos.
2. El supervisor la utiliza para evaluar el desempeño de la partera.

Luego de la observación/desempeño, anote una calificación: ✓ = satisfactorio o bien **X** = necesita mejorar.
Agregue cualquier comentario en la sección para comentarios más adelante.

	Fecha	Fecha	Fecha	Fecha
Vía aérea – asegura que la vía aérea está despejada				
1. Habla con la persona.				
• **PREGUNTA:** "¿Está bien?"				
• Pide ayuda.				
2. Habla con la persona.				
• **PREGUNTA**: "¿Está bien?" La moviliza hasta acostarla de espalda.				
• La moviliza como una unidad de manera que todo el cuerpo se mueva al mismo tiempo.				
• Pide ayuda a alguien que esté cerca.				
3. Habla con la persona.				
• **PREGUNTA** "¿Está bien?" Mira en la boca para asegurar que la vía aérea está despejada.				
4. Usa los dedos para limpiar la nariz y la boca de cualquier objeto que pueda ver o sentir.				
5. Coloca la cabeza en una posición que evita que la lengua caiga en la garganta.				
• Coloca una mano en la frente de la persona y presiona firmemente hacia atrás.				
• Con la otra mano, coloca los dedos bajo el maxilar cerca del mentón; levanta el mentón hasta que los dientes están casi cerrados.				
• Si la persona tiene dentadura postiza, se la retira.				

	Fecha	Fecha	Fecha	Fecha
Respiración – asegura que la persona está respirando.				
6. Observa el tórax de la persona. Ahora que la cabeza está en una posición en que la lengua no bloquea la vía aérea, la persona puede empezar a respirar por sí sola.				
7. Si no está respirando, rápidamente se arrodilla a su lado.				
• Aprieta la nariz con los dedos para cerrarla e insufla en la boca.				
• Si el aire no entra, acomoda la posición de la cabeza y prueba nuevamente.				
• ¿Entra fácilmente el aire al tórax?				
• En caso negativo, hace la Maniobra de Heimlich.				
• Limpia nuevamente la boca y la nariz, acomoda la cabeza e insufla otra vez.				
• Trata de insuflar una vez más en la persona.				
• Toma aire después de cada insuflación que ha hace en la persona.				
Función cardíaca – asegura que el corazón esté latiendo.				
8. Después de 2 insuflaciones rápidas, revisa si el corazón está latiendo. *Toma* el pulso (latidos cardíacos) sobre el cuello en el pulso carotídeo.				
9. ***No hace* compresión cardíaca si la persona tiene pulso.**				
10. Si la persona tiene pulso, pero **no está respirando**, hace solamente reanimación respiratoria. Insufla en la boca de la persona aproximadamente 12 veces por minuto (una vez cada 5 segundos).				
11. Si la persona no tiene pulso, le hace reanimación respiratoria **y** compresiones cardíacas.				
12. Palpa el tórax para encontrar la parte inferior de la caja torácica (parte inferior del esternón o apéndice xifoides).				
• Coloca la palma (la base) de la mano arriba de la parte inferior de la caja torácica.				

	Fecha	Fecha	Fecha	Fecha
• La base de la mano está en la mitad inferior del esternón.				
• Coloca la otra mano sobre la parte inferior de esta mano (ya sea con los dedos extendidos o haciendo un puño).				
• Mantiene los brazos rectos y no dobla los codos.				
• Hace presión sobre las manos.				
13. Al inclinarse, presiona el tórax entre 4 y 5 cm (1½ a 2 pulgadas).				
• Presiona y suelta la presión en tiempos iguales (establece un ritmo).				
• No se detiene (no hace pausa) entre compresiones.				
• No levanta las manos del tórax.				
• Hace compresiones al corazón a razón de 80 a 100 latidos por minuto.				
• Cuenta 1 y 2 y 3 y 4 y 5 hasta 15.				
14. Después de 15 compresiones, se detiene y hace 2 insuflaciones en la persona.				
• Aprieta la nariz y mantiene la cabeza ligeramente hacia atrás.				
15. Después de 2 insuflaciones, ubica nuevamente las manos sobre el tórax y comprime el corazón 15 veces más.				
• Sigue repitiendo el ritmo de 15 compresiones seguidas por 2 insuflaciones.				
• Practica entre 4 y 5 ciclos completos en un minuto.				
16. Después de más o menos un minuto, se detiene y controla nuevamente el pulso carotídeo.				
• Si tiene latido, observa si está respirando por sí sola.				
• **Si no hay latido y no hay respiración, continúa con el ciclo de 15 compresiones y 2 insuflaciones.**				

	Fecha	Fecha	Fecha	Fecha
• **Si hay latido pero no hay respiración, continúa con las insuflaciones a razón de 12 veces por minuto.**				
17. Pide a alguien que la releve.				
• Pide a alguien que se encargue del transporte.				
• Acompaña a la persona al hospital.				
18. **Shock – asegura que la persona se mantenga con calor.**				
• La envuelve en una manta o con ropa seca mientras la reanima.				

Comentarios:

PREVENCIÓN DE LA MUERTE POR AHOGO (MANIOBRA DE HEIMLICH)

Meta

La partera aprenderá los signos y síntomas de ahogo en un adulto, niño o lactante y cómo salvar su vida usando la Maniobra de Heimlich.

Objetivos

La partera que brinda atención a una persona que se está ahogando será capaz de:

1. enumerar los signos y síntomas de una persona que se está ahogando.
2. describir y demostrar las acciones apropiadas para ayudar a una persona que se está ahogando.

Introducción

La manera más común de ahogo en adultos es con un trozo de comida. Puede ser porque inhalan o ríen a la vez que comen. Un pedazo de comida se atasca en la vía aérea. Los niños se pueden ahogar con comida de la misma manera. Muchas veces se ahogan con nueces, espinas de pescados, semillas de frutas, pedazos de juguetes o pequeños objetos que encuentran en la casa. Los lactantes pueden ahogarse con leche mientras succionan de un biberón. Muchas veces se ahogan cuando, sin supervisión, toman el biberón acostados de espalda.

Si un cuerpo extraño está bloqueando la vía aérea (tráquea o laringe) puede ser removido usando la Maniobra de Heimlich. Esta acción puede ser hecha en un adulto, niño o lactante. Es posible hacerlo en una persona que está inconsciente o que aún está consciente.

Si usted está con la persona cuando comienza a ahogarse, observará que se lleva las manos a la garganta. **La persona no puede hablar. Comienza a agitarse y a mover los brazos sin control. La cara se pone morada. Gradualmente va perdiendo el conocimiento y a estar en riesgo de morir por falta de oxígeno en el cerebro.**

Términos médicos de uso común

Ahogo - un bloqueo de las vías aéreas o la sensación de estrechamiento del cuello. El ahogo paraliza la respiración e impide que el oxígeno llegue al cerebro y a los otros órganos vitales. El bloqueo de la vía aérea también puede deberse a un espasmo de la laringe provocado por un gas irritante.

Apéndice xifoides – la parte más baja del esternón, es un cartílago. Es el punto de inserción para algunos de los músculos abdominales.

Laringe - el extremo superior de la tráquea debajo de la parte posterior de la lengua. Es el órgano de la voz.

Maniobra de Heimlich – una acción que se realiza para evitar la muerte de una persona que se está ahogando . El objeto atrapado en la garganta es empujado hacia la boca mediante una presión en el abdomen debajo del apéndice xifoides.

Tráquea - conducto que conecta la laringe con los dos conductos bronquiales de los pulmones.

Equipo

¡Sus dos manos son todo lo que necesita!

Procedimiento

PREGUNTE y ESCUCHE

Pregunte a la persona si puede hablar. Si sacude su cabeza indicando que no, o hace ruidos agudos cuando trata de respirar o se lleva las manos a la garganta, puede estar ahogándose.

Si la persona está tosiendo o haciendo ruidos agudos al respirar, la vía aérea puede estar sólo parcialmente obstruída (bloqueada).

Si la persona ha perdido el conocimiento, no pierda tiempo tratando de hablarle.

OBSERVE y PALPE

Si la persona está inconsciente, abra la boca y mire adentro. **PALPE** con sus dedos y extraiga cualquier objeto alojado en la boca.

Si usted no estaba presente cuando la persona perdió el conocimiento, controle también el pulso. Quizás deba hacer una reanimación cardiopulmonar completa. Consulte la sección **Reanimación de un adulto**, página 6.34, para una revisión sobre como hacerlo.

IDENTIFIQUE EL PROBLEMA

Es importante que usted reaccione rápidamente. No pierda tiempo hablando con la familia o vecinos para obtener antecedentes. Salve la vida de la persona. Más tarde puede averiguar la causa del ahogo.

TOME LA ACCIÓN APROPIADA

Persona con ahogo y conciente

1. Si la persona está consciente, pídale que tosa y saque el objeto por sí misma. Si la obstrucción es parcial y se debe a la espina de un pescado o a otro objeto pequeño, pídale a la persona que trague o que coma algo. Si esto no ayuda a desalojar el objeto, refiérala a un hospital/ médico para su extracción.

2. Si la persona está consciente pero no puede hablar, párese detrás de dónde esté sentada o parada. Hágale saber que usted va a ayudarla. Esto la ayudará a controlar sus sentimientos de pánico.

3. Coloque sus brazos alrededor de la persona, juntando sus manos en la parte superior del abdomen y justo debajo del apéndice xifoides y arriba del ombligo.

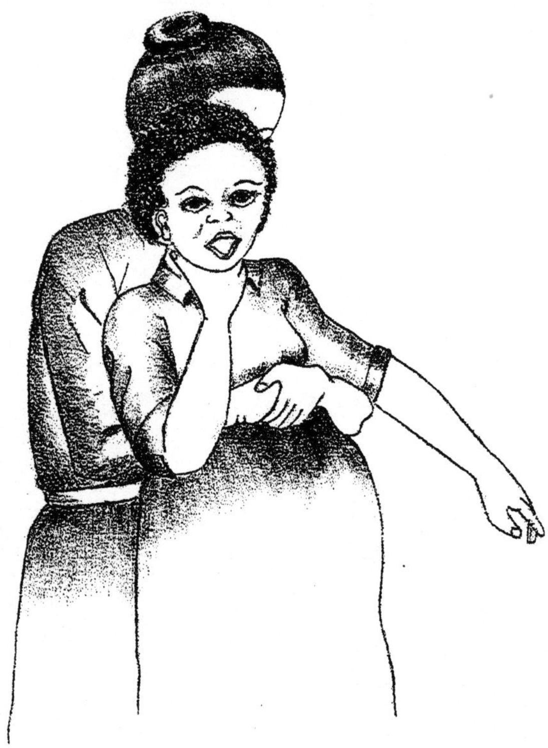

Figura 8. Haga un puño.

4. Haga un puño con la mano contra el abdomen.

5. Sostenga el puño con la otra mano.

6. Presione el puño contra el abdomen de la persona con un rápido apretón hacia adentro y arriba. Observe que este **movimiento se hace con sus manos,** no con sus brazos presionando la caja torácica de la persona.Si las manos se colocan correctamente, la posibilidad de lesionar costillas u órganos internos es mínima.

7. Continúe haciendo apretones rápidos con el puño hasta que haya liberado el objeto de la garganta.

8. Si la persona pierde el conocimiento, ayúdela a acostarse en el suelo de espalda.

Persona con ahogo e inconciente

1. Abra la boca de la persona y mire lo que está bloqueando la garganta, si es que puede hacerlo. Limpie la boca con sus dedos y trate de extraerlo.

2. Coloque la cabeza de la persona hacia atrás con el mentón hacia adelante. Esto prevendrá que la lengua bloquee las vías aéreas. (Vea Figura 9.)

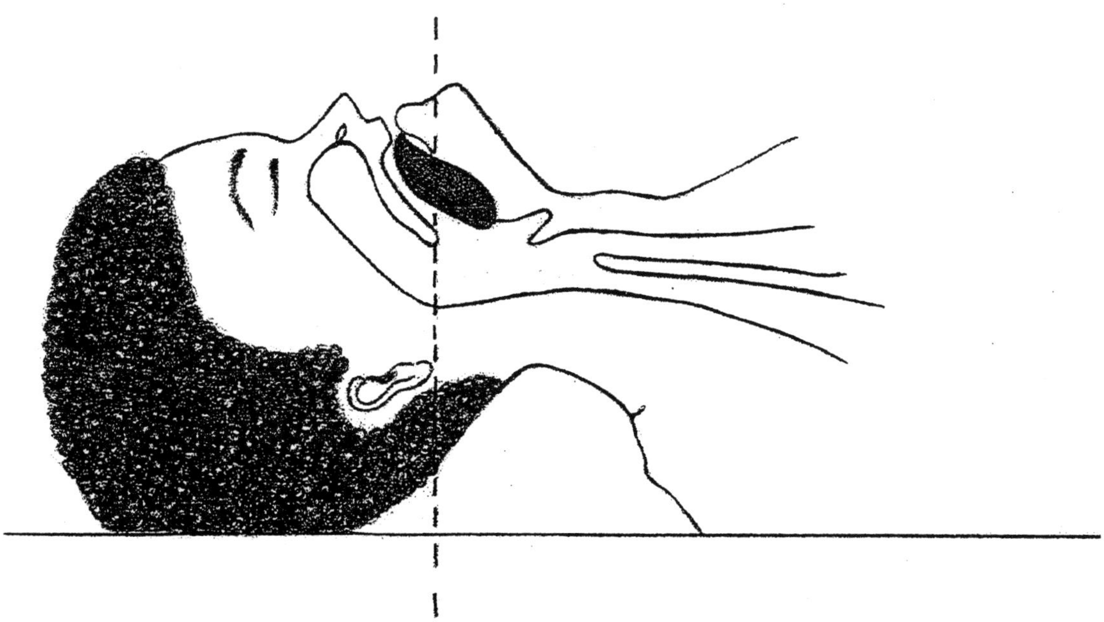

Figura 9. Posición de la cabeza para mover la lengua fuera de la vía aérea

3. Arrodíllese a los pies de un niño pequeño o a ambos lados de los muslos de un adulto, mirando hacia la persona. (Vea Figura 10.)

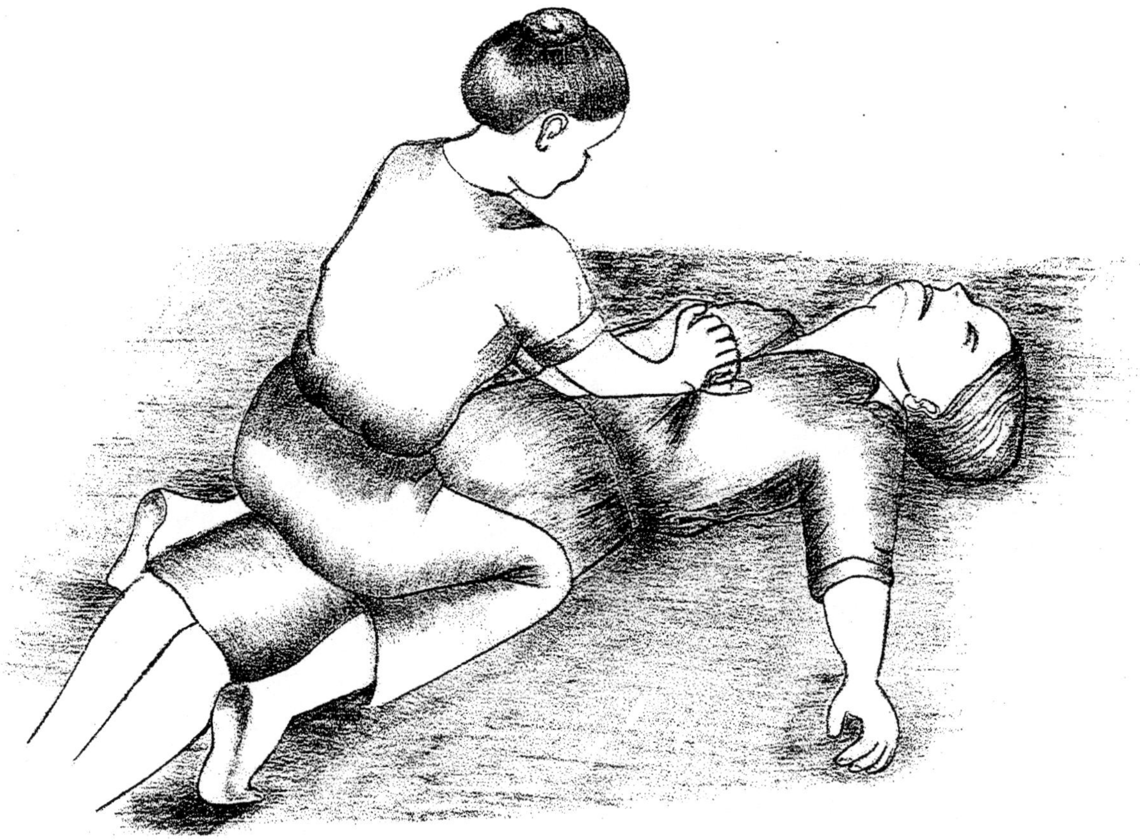

Figura 10. Posición de las manos y rodillas

4. Coloque una mano encima de la otra. Presione con la base (palma) de la mano de abajo sobre la mitad del abdomen y un poco por encima del ombligo. En una mujer embarazada, coloque sus manos más arriba del abdomen que del útero.

ADVERTENCIA : ASEGÚRESE QUE SUS MANOS *NO ESTÉN* COLOCADAS DEMASIADO ARRIBA, DONDE PODRIA ESTAR PRESIONANDO EL EXTREMO DE LA APÉNDICE XIFOIDES O EN LAS COSTILLAS.

5. Presione rápidamente sobre el abdomen y hacia arriba. La fuerza de la presión debe estar justo en el centro del cuerpo. Esto forzará aire desde los pulmones hacia la tráquea y laringe, empujando aire contra el objeto que está bloqueando la vía aérea y de esta manera expelerlo.

6. Si es necesario, deberá empujar (presionar hacia adentro y hacia arriba) 6 a 10 veces, una después de la otra. La presión debe ser más suave para un lactante o niño.También puede colocar al niño boca abajo para aflojar el bloqueo en la garganta. Hay veces en que es necesario dar golpes suaves en el centro de la espalda con la palma de la mano.También puede colocar a la persona de costado y darle varias palmadas en el centro de la espalda.

7. Puede que la persona esté tosiendo o haciendo un ruido agudo al respirar. Haga que escupa el objeto, si puede. Mire otra vez en la boca y vea si puede extraer el objeto. Si la persona continúa haciendo ruidos agudos (bloqueo parcial de la vía aérea) o no responde, repita las presiones.

RECUERDE:

La *vía aérea debe estar despejada* antes de hacer la reanimación cardiopulmonar.

El procedimiento no dará resultado si intenta hacer reanimación cardiopulmonar antes de haber despejado las vías aéreas. No se puede introducir aire en vías aéreas bloqueadas. Recuerde los cuatro pasos de la reanimación .

Preguntas de repaso

¿Qué he aprendido? Vea qué es lo que ha aprendido y comprendido de esta sección del módulo respondiendo a las siguientes preguntas. Cuando termine, busque las respuestas en el módulo, en las páginas indicadas entre paréntesis ().

1. Enumere los signos y síntomas de una persona que se está ahogando. (página 6.52)

2. ¿Cómo hará la maniobra de Heimlich si la persona está consciente? . (páginas 6.54 – 6.55)

3. ¿Cómo hará la maniobra de Heimlich si la persona ha perdido el conocimiento? (páginas 6.55 – 6.57)

4. ¿Por qué debe tener la vía aérea despejada antes de hacer la reanimación cardiopulmonar en una persona? (página 6.57)

Lista de verificaión de destrezas - Maniobra de Heimlich

Esta lista cumple dos propósitos:
1. La partera la utiliza como guía para verificar sus propios conocimientos.
2. El supervisor la utiliza para evaluar el desempeño de la partera.

Luego de la observación/desempeño, anote una calificación: ✓ = satisfactorio o bien **X** = necesita mejorar.
Agregue cualquier comentario en la sección para comentarios más adelante.

	Fecha	Fecha	Fecha	Fecha
A. En una persona consciente:				
1. Se para detrás de la persona que está sentada o parada. Le explica que la está ayudando. La ayuda a controlar los sentimientos de pánico.				
2. Coloca los brazos alrededor de la persona, juntando las manos en la parte superior del abdomen, justo debajo de la apéndice xifoides y arriba del ombligo.				
3. Hace un puño con la mano contra el abdomen.				
4. Sostiene el puño con la otra mano.				
5. Presiona el puño contra el abdomen de la víctima con un apretón rápido hacia adentro y hacia arriba.				
6. Continúa con estos movimientos hasta que ha desalojado el objeto de la garganta.				
7. Si la persona pierde el conocimiento, la acuesta de espaldas en el suelo.				

Comentarios:

	Fecha	Fecha	Fecha	Fecha
B. En una persona que ha perdido el conocimiento:				
1. Abre la boca de la persona y mira qué bloquea la garganta. Limpia la boca y trata de extraer el objeto.				
2. Coloca la cabeza hacia atrás para mantener la lengua fuera de la vía aérea.				
3. Se arrodilla a los pies si es un niño pequeño o a ambos lados de los muslos si es un adulto.				
4. Coloca una mano arriba de la otra. Presiona con la base (palma) de la mano que está más abajo sobre la mitad del abdomen y un poco por arriba del ombligo.				
• Se asegura que las manos no estén colocadas demasiado altas, donde puedan presionar sobre el apéndice xifoides o en las costillas.				
5. Presiona con un movimiento rápido en el abdomen hacia adentro y arriba. La fuerza de la presión debe estar justo en el centro del cuerpo.				
6. Empuja (presione hacia adentro y arriba) de 6 a 10 veces, una después de la otra. La presión es más suave en un lactante o niño.				
7. Ahora puede que la persona esté tosiendo o haciendo un ruido agudo al respirar. La ayuda a que escupa el objeto. Abre la boca nuevamente para ver si puede extraer el objeto.				
8. Si la persona continúa haciendo ruidos agudos al respirar (bloqueo parcial de la vía aérea) o no responde, repite la serie de presiones.				

Comentarios:

REFERENCIAS

El presente módulo se basa en la experiencia y en las siguientes referencias.

Reanimación de un recién nacido

Apgar, V., et al. (13 December 1958). Evaluation of the newborn infant - second report. Journal of American Medical Association. 168 (15).

Beck, D., Buffington, S.T., and McDermott, J. (1996). Healthy mother and healthy newborn care. ACNM/MotherCare, South Kalimantan, Indonesia.

Bloom, R.S., and Crowley, C. (1994). Neonatal resuscitation. American Heart Association and American Academy of Pediatrics, Elk Grove Village.

Effron, D.M. (1992). Cardiopulmonary resuscitation CPR. 4th edición. CPR Publishers Inc., Tulsa.

Frontier Nursing Service. (1980). Medical directives. Frontier Nursing Service Incorporated, Hyden, Kentucky. 326-9.

Gomez, G.E., and Hord, E.V. (1988). Fundamentals of clinical nursing skill. John Wiley & Sons, New York, 426-7.

Goodwin, T.M. (1997). Role of the Apgar score in assessing perinatal asphyxia. Contemporary OB/GYN. June: 80-92.

Grant, H., and Murray, R. (1971). Emergency care. Robert J. Brady Company, Washington D.C. 278-9.

Kanto Jr., W.P. (October 1977). Dealing with respiratory distress. Emergency Medicine. 9(10) 67-75.

Kaufman, C.A. (1996). LSS training of trainers IBI/DEPKAS/ACNM/MC: Infant resuscitation chart. Unpublished document. American College of Nurse-Midwives, Washington, D.C.

Manual for Health Centres. (1986). Clinical reference. Ministry of Health, Maseru, 275-282.

Milner, A.D. (1991). Resuscitation of the newborn. Archives of Disease in Childhood. 66:66-69.

Myles, M.F. (1981). Textbook for midwives. Churchill Livingstone, Edinburgh, 546,640.

Shah, P.M. (1990). Birth asphyxia: A crucial issue in the prevention of developmental disabilities. Midwifery. 6:99-107.

Shah, P.M. (1990). Risk factors for birth asphyxia and brain damage in pregnancy and labour. Midwifery. 6:155-164.

Silverman, W.A., and Parke, P.C. (1965). The newborn: Keep him warm. American Journal of Nursing. 65, (10):81-84.

Tonkin, S.L., et al. (1995). Nasal route for infant resuscitation by mothers. Lancet. 1353-1354.

Varney, H. (1997). Varney's midwifery. 3rd edición. Jones and Bartlett Publisher, Boston, 569-581.

World Health Organization. (1988). Anesthesia at the district hospital. Ginebra.

Reanimación de un adulto y Maniobra de Heimlich

Albarran-Sotelo, R., Flint, L.S., and Kelly, K.J. (Eds.) (1992). Healthcare providers manual for basic life support. American Heart Association.

Effron, D.M. (1992). Cardiopulmonary resuscitation CPR. 4th edición. CPR Publishers, Inc., Tulsa.

ANOTACIONES

ÍNDICE

Los números listados en este índice indican el número de módulo. Consulte los contenidos del módulo para obtener los números de página.

MANUAL DE DESTREZAS PARA SALVAR LA VIDA DIRIGIDO A PARTERAS

3era Edición

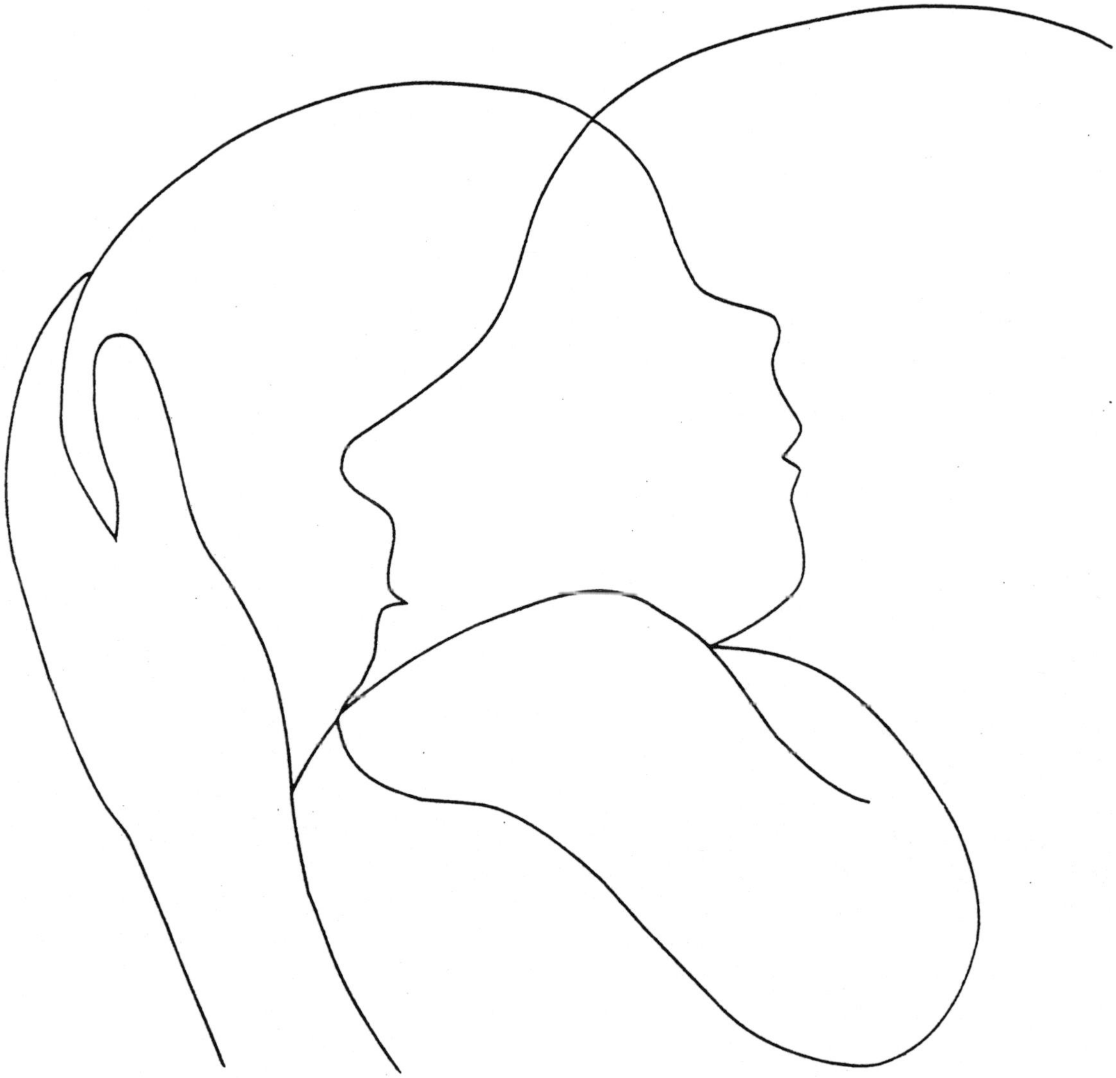

MÓDULO 7

INFECCIÓN

MANUAL DE DESTREZAS PARA SALVAR LA VIDA DIRIGIDO A PARTERAS

Tercera Edición

Módulo 7: PREVENCIÓN Y MANEJO DE LA INFECCIÓN

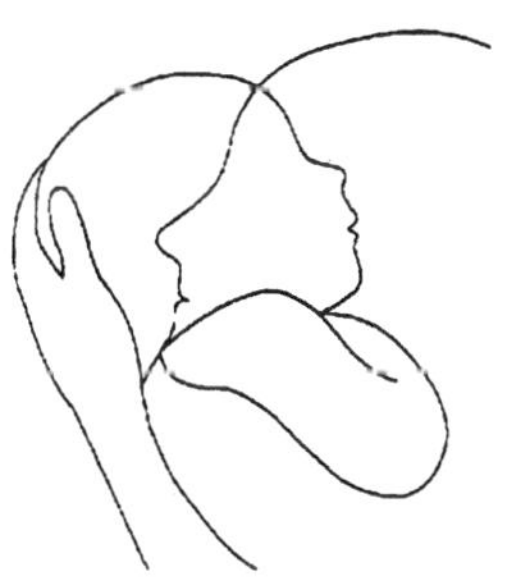

Margaret Ann Marshall, CNM, EdD, MPH
Sandra Tebben Buffington, CNM, PNP, MPH

Angeline Hale, Ilustraciones

MotherCare™

John Snow, Inc.

USAID

TABLA DE CONTENIDOS
Manual de destrezas para salvar la vida dirigido a parteras

PREVENCIÓN Y MANEJO DE LA INFECCIÓN
MÓDULO 7

Contenidos

ANOTACIONES

PREVENCIÓN Y MANEJO DE LA INFECCIÓN

Meta

La partera conocerá los signos y síntomas de una mujer o un bebé con infección. Aprenderá destrezas para salvar la vida que le permitan ayudar a que la madre y/o el bebé vivan, así como maneras de reducir el riesgo de transmisión de gérmenes o de enfermedades transmitidas por la sangre, como el SIDA y la hepatitis B.

Objetivos

La partera que atiende a mujeres y bebés durante y después del embarazo será capaz de:

1. definir infección materna y neonatal.
2. obtener los antecedentes (**PREGUNTAR y ESCUCHAR**) y hacer un examen físico (**OBSERVAR y PALPAR**), según los signos y síntomas de la madre y/o el bebé.
3. reconocer los signos y síntomas de corioamnionitis, infecciones posparto, e infecciones posparto asociadas a la pérdida del embarazo.
4. reconocer los signos y síntomas de infección y tétanos, en el recién nacido y en la madre.
5. tomar la acción para ayudar a que la madre y/o el bebé vivan, incluyendo acciones de prevención, tratamiento y referencia a un médico cuando sea necesario.
6. usar en todo momento, las precauciones universales para la prevención de infecciones.

Introducción

En los países en desarrollo, la infección constituye la principal causa de muerte entre las madres. La infección puede producir shock, insuficiencia renal y muerte. Si la mujer sobrevive, la infección puede ser causa de infección pélvica crónica, embarazo ectópico e infertilidad. Las muertes fetales y neonatales hacia el final del embarazo, nacimiento y en la primera semana de vida, son frecuentemente resultado de una infección. Las prácticas no higiénicas durante e inmediatamente después del nacimiento, así como el cuidado inapropiado del recién nacido, son causas comunes de muerte debida a infección en los niños. Muchos bebés mueren poco después que sus madres.

Este módulo enfatiza los métodos mediante los cuales las parteras pueden salvar la vida de madres y bebés, evitando y tratando la infección. Se utilizará el Método de Resolución de Problemas para identificar el problema y tomar la acción apropiada. Los procedimientos de las destrezas, las preguntas de repaso y los estudios de casos le ayudarán a aprender y a usar la información. Las listas de verificación de destrezas la guiarán mientras está realizando las destrezas. Los Apoyo al Aprendizaje proporcionan información adicional. Algunos de estos apoyos le servirán para revisar sus conocimientos, mientras que otros tienen nuevas ideas que usted necesitará aprender. Algunos son procedimientos que posiblemente no realice muy a menudo, pero que ayudan a salvar una vida.

La experiencia de una partera...

Esta partera se encuentra entre 13 horas a 3 días de distancia de un hospital de referencia, dependiendo del clima y la disponibilidad de transporte. Ella es la única persona capacitada en salud en millas a la redonda. Ella es la encargada de brindar la atención y confían en ella.

Una gran multípara de 11 y 43 años de edad, llega quejándose de un fuerte dolor en el bajo vientre desde hace días. Había tenido sangrado levemente oscuro, mareos y no podía caminar. PA 110/50, pulso 160, temperatura 38,6ºC (102ºF) y el abdomen sensible al tacto. Afortunadamente para mí, era Martes, día de mercado (por lo que había transporte disponible) y a juzgar por su edad y paridad, pensé que podía tratarse de una apendicitis o una infección. La PA no me daba ningún indicio de embarazo ectópico. Sin embargo, decidí referirla de inmediato al hospital. La suerte no estaba de mi lado. El único médico estaba de viaje. Según la paciente, se demoraron en atenderla para darle unas tabletas que debía tomárselas en su casa al día siguiente.

Regresó a verme el jueves con una PA de 60/0. Preparé un suero IV de Dextrosa al 5%, le administré un antibiótico e hice los arreglos para que un bote la llevara por el río hasta el hospital. Esta paciente prefería morir en mi clínica si no la acompañaba yo misma al hospital, por miedo de no encontrar un médico y no saber que hacer, y porque creía que mi presencia serviría para que la atendieran pronto. De modo que conseguimos un bote, cuyo boleto costó casi mi sueldo de un mes. Tan pronto como llegamos, se le hizo una transfusión de sangre, para la cual yo doné medio litro de sangre. Regresé a mi posta al tercer día. Había perdido toda la esperanza y sabía que esta paciente iba a morir. Pero sobrevivió... Tuve otro caso similar hace dos años. Debimos viajar toda la noche en canoa de remos. A esta mujer hubo que operarla y también sobrevivió.

Partera capacitada en DSV Ghana

Términos médicos de uso común

Aborto séptico – asociado con la pérdida del embarazo (aborto), sangrado vaginal de mal olor, cólicos abdominales y/o dolor de espalda después de la pérdida del embarazo durante los primeros dos trimestres de gestación. Estos síntomas son seguidos por fiebre, escalofríos y posibles signos de shock séptico, incluyendo pulso rápido, presión arterial baja, frío y piel sudorosa. Los gérmenes pueden invadir uno o varios órganos.

Amnios – la capa interna de las membranas (bolsa de las aguas) que reviste el lado fetal de la placenta y el corion.

Corioamnionitis - inflamación (edema y enrojecimiento) del corion y del amnios. Es la inflamación del saco amniótico completo (bolsa de las aguas).

Corion - la capa externa (lado materno) de la placenta y las membranas (bolsa de las aguas) que sostiene al líquido amniótico y al bebé.

Descontaminación - proceso por el cual los objetos que son manejados por el personal, se hacen más seguros antes de ser desinfectados. Los objetos que se descontaminan incluyen superficies grandes (como mesas de examen pélvico o de operaciones), instrumental quirúrgico, guantes y otros elementos contaminados con sangre o líquidos corporales.

Desinfección de alto nivel (DAN) - proceso que elimina todos los gérmenes, excepto algunas endosporas bacterianas. Los métodos utilizados son ebullición, vapor, o enjuague en químicos especiales.

Embarazo ectópico - embarazo en el que el óvulo fecundado se implanta (adhiere) fuera del útero. También se conoce como embarazo extrauterino (fuera del útero). El óvulo fertilizado se adhiere en la cavidad abdominal, un ovario o una trompa de Falopio.

Esterilización - proceso que mata a todos los microorganismos incluso las endosporas, mediante vapor o calor seco.

Infección pélvica crónica – una infección que ha permanecido en el tracto reproductivo durante largo tiempo; produce inflamación, dolor, congestión y secreciones de mal olor. A veces esta infección no ha sido tratada adecuadamente o con la duración suficiente. Una infección de largo tiempo de duración o crónica hará que la mujer esté muy débil, desnutrida y que no sea capaz de llevar una vida normal. Una infección crónica es muy peligrosa y puede provocar una infertilidad. Puede transformarse en un cuadro agudo y producir la muerte.

Infección posparto (sepsis puerperal) - infección que produce inflamación, dolor, congestión y secreciones de mal olor en el tracto reproductivo durante el trabajo de parto o después del parto. Los gérmenes (usualmente bacterias), se introducen al cuerpo a través de la vagina o de una lesión (herida). Los gérmenes pueden pasar del tracto reproductivo infectado a través de la vía linfática o del torrente sanguíneo y producir infección en las mamas, trompas de Falopio, ovarios, peritoneo, vasos sanguíneos y en todo el cuerpo.

Infertilidad - imposibilidad de que una pareja conciba, a pesar de tener relaciones sexuales con regularidad y sin protección durante un período de al menos un año.

Limpieza - el proceso que remueve físicamente todo vestigio de sangre, líquidos, secreciones y otras materias extrañas, como polvo o suciedad.

Mastitis - Infección de la mama.

Microorganismos (gérmenes) - organismos vivientes muy pequeños (micro) que pueden verse sólo con un microscopio. Cuando los gérmenes bacterianos invaden el cuerpo de una persona y se multiplican (aumenta su número), causan enfermedades como la sepsis puerperal, tuberculosis o tétanos. Los organismos que producen el tétanos son *endosporas*, los microorganismos más difíciles de eliminar.

Precauciones universales – acciones para prevenir las infecciones destinadas a prevenir la transmisión de enfermedades transmitidas por la sangre, tanto entre proveedores de salud como entre pacientes.

Sepsis - una infección grave que ocurre cuando entran gérmenes en el cuerpo humano y se multiplican (aumenta de número), produciendo enfermedad. La fiebre (temperatura por encima de 100,4°F ó 38,0°C) y los escalofríos son signos de sepsis. Otros signos y síntomas que pueden presentarse son el dolor y la congestión en el lugar del cuerpo donde los gérmenes se localizan y multiplican. Por ejemplo, si están en el útero, la mujer podría tener dolor o cólicos y secreciones vaginales de mal olor.

Shock séptico - infección de la sangre muy grave y que produce fiebre alta, presión arterial baja, aceleración de la frecuencia cardíaca y respiración rápida. El shock séptico no tratado conduce al coma y muerte.

Técnica aséptica o asepsia - pasos destinados a impedir que los gérmenes entren en cualquier parte del cuerpo y puedan provocar una infección. El objetivo de la asepsia consiste en **reducir a un nivel seguro**, o **eliminar** el número de gérmenes.

Tétanos - infección causada por una endospora bacteriana (bacilo) que produce un veneno mortal. Esta bacteria crece en condiciones de suciedad. La bacteria del tétanos puede ser transportada en las manos y equipo sucios. Un recién nacido puede contraer tétanos si el cordón umbilical se corta con un instrumento sucio (cuchillo, hoja, tijeras, vidrio) o se manipula con manos sucias o cubiertas con material sucio. Esta infección produce fiebre, convulsiones repetidas y muerte en dos semanas.

Tracto reproductivo - la pelvis femenina, incluidos los huesos pélvicos, el piso pelviano, la vulva, la vagina, el útero, las trompas de Falopio y los ovarios.

Virus - gérmenes muy pequeños, los cuales no son visibles con un microscopio regular y viven en nutrientes dentro de las células.

REVISIÓN SOBRE LA INFECCIÓN

La mayoría de las enfermedades e infecciones, son producidas por gérmenes. Estos son organismos vivientes muy pequeños e invisibles. Pueden ser transmitidos a la mujer por la partera el bebé o la familia. O bien, la familia, el bebé o la mujer pueden transmitir los gérmenes a la partera. Esta puede reducir el riesgo de transmisión o de ser contagiada por otros, mediante la limpieza y el uso de técnicas adecuadas de asepsia en su desempeño. La partera puede enseñar a las madres y sus familias, así como a las parteras tradicionales cómo prevenir la propagación de gérmenes durante el embarazo, el parto y el posparto.

Causas de la Infección

Los gérmenes que producen infección frecuentemente son:

1. gérmenes que normalmente se encuentran en la parte inferior del tracto genital o en el intestino;
2. de la nariz, boca o manos de los que atienden a la madre y al niño; o
3. de la sangre y fluidos corporales.

La infección puede ocurrir en cualquier momento en que los gérmenes entran al cuerpo de la mujer o del recién nacido. Puede ocurrir en cualquiera oportunidad en que se toque una abertura del cuerpo con manos, instrumentos, paños, medicamentos, hierbas, etc., que no estén limpios. La abertura puede ser una herida (lesión), una abertura natural del cuerpo (vagina, útero o vejiga), o una inyección. La abertura puede ser también el cordón umbilical, la circuncisión o la escarificación (incisión muy superficial) del recién nacido.

La Infección Puede Prevenirse

La infección puede ocurrir si hay:

- rotura de membranas prolongada o prematura (precoz).
- trabajo de parto prolongado.
- episiotomía, laceración o parto traumático.
- técnica de lavado de manos deficiente.
- exámenes vaginales frecuentes o no aséptico.
- cuidado perineal inadecuado durante o después del embarazo.
- un parto en condiciones no higiénicas.
- **introducción de algo** en el canal vaginal, como las manos, instrumentos o medicamentos.
- **algo que se ha puesto** en el perineo después de haberse roto las membranas.
- relaciones sexuales después de haberse roto las membranas.
- retención de tejidos placentario, membranas o un aborto (provocado o espontáneo).
- hemorragia.
- enfermedad en la madre, como anemia, tuberculosis o infección vaginal.
- **algo sucio** puesto en el cordón umbilical, circuncisión o escarificación del recién nacido, antes que haya cicatrizado totalmente.

Prevenga la infección utilizando normas de limpieza:

- Use procedimientos muy limpios o estériles para hacer un examen vaginal.
- Haga un examen vaginal **solamente cuando sea necesario**.
- Lávese muy bien las manos antes y después de atender a **cada** mujer o niño.
- Mantenga limpia la región perineal.
- Oriente a todas las mujeres embarazadas para que acudan a la partera tan pronto como se rompan las membranas.
- Enseñe a las mujeres embarazadas que no deben tener relaciones sexuales después de la rotura o pérdida de líquido de las membranas.
- Enseñe a las mujeres cómo hacer un buen cuidado del perineo antes y después del parto.
- Dé el ejemplo y enseñe a la gente buenos hábitos de higiene. Es muy importante que las Enséñeles cómo mantener limpio el cordón y sobre la inmunización contra el tétanos.
- Parteras instruyan a los demás acerca de la importancia de la limpieza para prevenir la infección. Vea la sección sobre **Prevención de infecciones,** página 7.25.

Trate la infección

La infección puede ser tratada. Los medicamentos (antibióticos) que destruyen los gérmenes ayudarán a que la persona se mejore. La hidratación bajará la fiebre. Puede ser necesaria una cirugía para vaciar el útero o drenar abscesos. Muchos casos de infección deben ser referidos a un médico o al hospital. La partera debe ayudar a hacer los arreglos de transporte y acompañar a la mujer y/o el bebé. Es muy importante tratar la infección lo más pronto posible. Recuerde que la infección puede ocasionar la muerte. Incluso con tratamiento, la infección puede producir serios problemas.

DETERMINANDO LA CAUSA DE FIEBRE EN LA MADRE

Usted debe **PREGUNTAR y ESCUCHAR**, **OBSERVAR y PALPAR**, **IDENTIFICAR EL PROBLEMA** y **TOMAR LA ACCIÓN APROPIADA**.

- Cuando una madre acude a usted con fiebre, **OBSERVE** primero si está en **shock**.
- **No pierda tiempo**: usted no sabe hace cuánto tiempo esta mujer ha tenido fiebre, antes de acudir a usted. Podría estar próxima a un shock.
- **OBSERVE** si hay **signos de shock**. Si la mujer está en o próxima a un shock, la **OBSERVARÁ** agitada y nerviosa (ansiosa). Tendrá:
  - presión (PA) baja (inferior a 90/60)
  - pulso débil y rápido (sobre 90 latidos por minuto)
  - respiración superficial y rápida (más de 40 por minuto)
  - piel fría y húmeda
- Actúe y trátela por shock. Revise la información sobre shock en el Módulo 8; **Hidratación y rehidratación,** página 8.4.

¡EL SHOCK ES UNA EMERGENCIA!

Después que usted ha tratado a la mujer por shock y está estabilizada (PA sobre 90/60, pulso y respiración más lenta, piel tibia y seca), siga los pasos de la resolución del problema para identificar el problema y **TOME LA ACCIÓN APROPIADA**. Si la mujer no hizo un shock, debe resolver cómo atenderla y ayudar a conseguir un médico lo más pronto posible. Consulte Antecedentes y Examen Físico en el Módulo 3: **Vigilancia del progreso del progreso del parto**.

PREGUNTE y ESCUCHE (Antecedentes)

Cuando atiende por primera vez a una mujer, **PREGUNTE** lo siguiente y **ESCUCHE** las respuestas:

- ¿Desde cuánto su cuerpo está caliente (fiebre)? ¿Tiene escalofríos? ¿Cree usted que tiene malaria (paludismo)?

- ¿Siente dolor? Muéstreme dónde le duele.

- ¿Cuándo fue su última menstruación (regla)? ¿Fue una menstruación normal?
- ¿Ha perdido algún líquido, secreción o pus (flujo) por la vagina? ¿Ha perdido sangre? ¿Ha tenido mal olor?
- ¿Cuándo perdió su embarazo? ¿Cuándo se rompieron las membranas o empezó a sentir que perdía líquido?
- ¿Salió la placenta? Si es aborto, ¿Perdió algún tejido o coágulos?
- ¿Utilizó algún medicamento o hierbas? ¿Qué usó? ¿Qué pasó después de usarlas?
- ¿Orina con frecuencia? ¿Siente dolor cuando orina? ¿Tiene lumbago o dolor de espalda?
- ¿Tiene dolor, inflamación, sangrado o secreción de los pechos?
- ¿Le duelen las piernas o muslos?
- ¿Tiene catarro (congestión nasal), tos o dolor de garganta?

OBSERVE Y PALPE (Examen físico)

- Examine a la mujer utilizando la información que ella le proporcionó (**OBSERVE Y PALPE**).
- ¿Está caliente la piel? Tome la temperatura (temperatura bucal sobre 38,0°C ó 100,4°F).
- **PALPE** la temperatura, sensibilidad e inflamación de las mamas, **OBSERVE** si hay enrojecimiento.
- **PALPE** el útero.
    - Si la mujer *no ha dado a luz,* **PALPE** si hay sensibilidad, **PALPE** la actividad del bebé y **ESCUCHE** la frecuencia cardíaca del bebé.
    - Si *ya dio a luz* o *tuvo un aborto espontáneo*, **PALPE** el tamaño y sensibilidad del útero, compruebe si está contraído.
- **PALPE** si hay sensibilidad en el bajo vientre.
- **PALPE** la parte inferior de las piernas para verificar si están sensibles.

- Percuta la espalda en la zona de los riñones y verifique si hay sensibilidad. (Vea Figura 1). Si la mujer siente dolor cuando usted le da golpecitos sobre la región renal, es un signo de infección de los riñones.

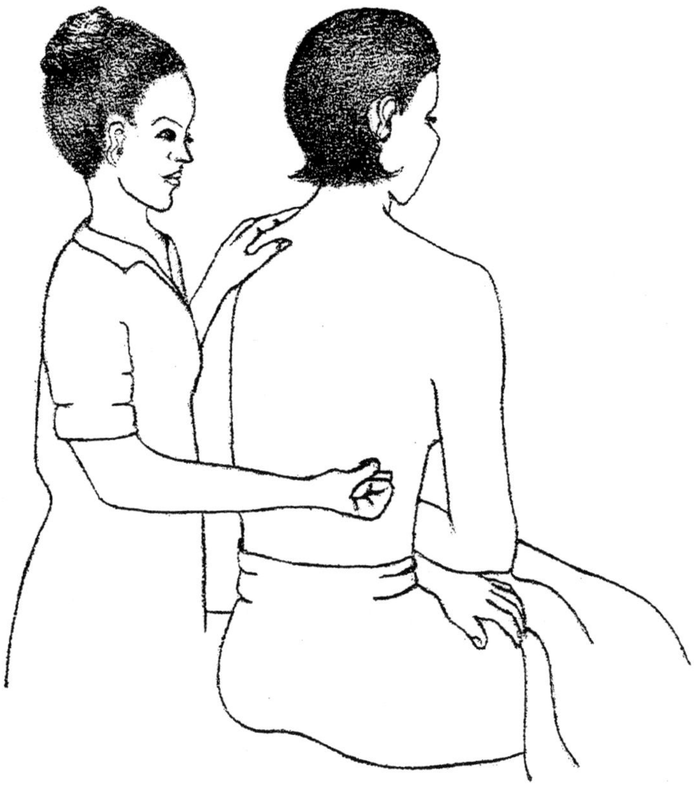

Figura 1. Puño percusión en la región lumbar sobre cada riñón.

- **OBSERVE** los genitales
  - Si *no ha dado a luz,* **OBSERVE** si hay secreción vaginal de mal olor o líquido amniótico de mal olor. **PALPE** el cuello uterino y determine si hay dilatación.
  - Si *ya dio a luz*, **OBSERVE** si hay sangrado, secreción vaginal maloliente o desgarros en el perineo, vagina o cuello uterino.
- **OBSERVE** muy cuidadosamente, si la mujer recién ha dado a luz, la placenta/tejido para verificar que la placenta y membranas estén completas.

IDENTIFIQUE EL PROBLEMA Y TOME LA ACCIÓN DE INMEDIATO

- Encuentre la causa de la fiebre y actúe
- Hable con la mujer mientras la atiende. Ayúdela a sentir que usted está tratando de mejorar la situación. Si es posible, procure que un familiar permanezca con ella.

Infección asociada al aborto (completo o incompleto)

HALLAZGOS: La mujer tiene fiebre, el pulso débil y acelerado (sobre 100 latidos por minuto), ha expulsado tejido gestacional antes de las 28 semanas de embarazo, hay sensibilidad uterina, dolor en el bajo vientre y secreción vaginal de mal olor. El cuello uterino puede estar abierto o cerrado, con o sin sangrado vaginal.

ACCIONES: La mujer está muy enferma. Pídale a alguien que haga arreglos para transportarla y acompáñela al hospital. Podría necesitar una intervención quirúrgica; remueva los restos de tejido del útero. Mientras espera o si el transporte se demora:

1. Baje la fiebre administrando líquidos y dándole un baño de esponja. Vea el Módulo 8: **Hidratación y rehidratación** para información sobre como hidratar a la mujer.

2. Administre un oxitócico (como Ergometrina, 0,5 miligramos [mg] por vía intramuscular [IM], Sintocinón o Pitocina 10 UI IM) para ayudar a que el útero se contraiga.

3. **Administre antibióticos de amplio espectro**, como ampicilina 1 gramo (g) (1.000 mg) de inmediato y 500 mg cada 6 horas **y** estreptomicina 1 g IM diario durante 7 días.
   Si no tiene ampicilina, puede usar penicilina benzatina 2.4 millones de unidades IM cada 4 horas por 24 horas. A las 24 horas, administre penicilina procaína 1,2 millones **y** estreptomicina 1 g IM diario por 7 días.
   Si no tiene estreptomicina puede usar otro antibiótico de amplio espectro que tenga a mano, como doxiciclina 100 mg dos veces al día por 14 días, cotrimoxazol 800 mg diarios por 10 días, cloramfenicol 500 mg 4 veces al día por 14 días, ó tetraciclina 500 mg 4 veces al día por 14 días.

4. **Administre también** metronidazol (Flagyl) 500 mg de inmediato y cada 6 horas por 7 días para tratar la infección puerperal asociada al aborto.

5. **OBSERVE** si hay shock, sangrado y anemia, mientras espera el transporte y durante el trayecto hacia al hospital. Controle los signos vitales y la cuantía del sangrado. Administre líquidos de acuerdo con la condición.

   Vea el Módulo 8: **Hidratación y Rehidratación**, para revisar signos y manejo del shock, el Módulo 5: **Prevención y tratamiento de hemorragias**, para revisar evacuación digital o el Módulo 10: **Otras emergencias**, atención posaborto, para revisar como extraer cualquier tejido retenido en el cuello o en el útero que esté causando hemorragia o infección.

6. Recuerde acompañar a la mujer al medico/hospital. Es muy importante que usted observe la condición de la mujer y la ayude durante el trayecto. También puede ayudar a la mujer y su familia a mantener la calma durante el viaje.

PREVENCIÓN de la infección posparto asociada al aborto:

Un embarazo no planificado o no deseado puede suceder cuando (1) la mujer y su pareja no saben cómo ocurre el embarazo, (2) los proveedores de salud consideran que algunas mujeres son muy jóvenes para usar anticonceptivos, (3) las mujeres son forzadas a tener relaciones sexuales o, (4) no disponen de métodos de planificación familiar, no los utilizan correctamente, o fallan. Cuando una mujer se embaraza muy seguido o muchas veces, puede no estar en condiciones suficientes para sobrellevar el embarazo y perder el bebé (aborto). Existe el riesgo que no esté lista o preparada para el embarazo.

Siempre que una mujer pierde un embarazo, atraviesa una seria experiencia tanto física como emocional. *El sangrado y la exposición a la infección pueden ser causa de enfermedad.* Tener hijos muy seguidos o muchos, también puede ser causa de enfermedad y muerte en la mujer. Es necesario disponer de servicios de atención aceptables, de bajo costo y accesibles para prevenir la pérdida de vidas, el cansancio excesivo y la enfermedad en la mujer.

Durante o después de un aborto (provocado o espontáneo), la madre está en riesgo de una infección y anemia. Recuerde que si bien la infección puede ser tratada para evitar la muerte, a veces puede causar una infección pélvica crónica, un futuro embarazo ectópico o infertilidad.

Hasta que el organismo de la mujer esté recuperado, las parejas pueden evitar el embarazo con métodos de planificación familiar. Oriente a la gente en la comunidad sobre planificación familiar. Haga educación en salud y consejería sobre reproducción humana y métodos de planificación familiar,

Información de planificación familiar para una mujer que ha sido tratada por un aborto.

1. Está en riesgo de embarazarse nuevamente en dos semanas después del aborto.

2. Existen métodos anticonceptivos seguros que puede usar de inmediato para evitar el embarazo.

3. Dónde y cómo obtiene servicios de planificación familiar.

Ayude a sus clientes a protegerse a sí mismas y a sus bebés contra infecciones y anemia. Enseñe a las madres la importancia de mantener limpio su cuerpo, su ropa y su entorno para prevenir enfermedades. Recomiende el uso de condones y las relaciones con una sola pareja. Aconseje que acudan a verla tan pronto sientan cualquier sangrado o secreción vaginal anormal.

Ayude a proteger a sus clientes de las infecciones. Procure que su maternidad, su casa y su entorno sean un ejemplo de limpieza. Mantenga en su maternidad, todo limpio y listo para usar.

Protéjase contra la exposición a infecciones, incluido el SIDA, reduciendo los mecanismos por los cuales los gérmenes pueden contagiarla. Lávese las manos antes y después de atender a cada persona. Mantenga su piel en muy buenas condiciones. Mantenga las uñas cortas y trate de inmediato cualquier corte pequeño o herida. Cuando utilice guantes, asegúrese que no tengan ninguna perforación y que hayan sido esterilizados o desinfectados a alto nivel entre cada paciente. Si no tiene guantes, puede utilizar para cubrir sus manos, bolsas plásticas (de polietileno) limpias, que hayan sido descontaminadas y lavadas.

Corioamnionitis (infección intrauterina)

HALLAZGOS: La mujer tiene fiebre, pulso acelerado (sobre 90 latidos por minuto); sensibilidad uterina; líquido amniótico purulento (pus) y maloliente. El bebé tiene los latidos cardíacos acelerados (sobre 160 latidos por minuto).

ACCIONES: La mujer debe ser atendida por un médico lo más pronto posible. La mujer y su bebé están en peligro de muerte. El parto debe producirse tan pronto como sea posible. Esté preparada para el parto durante el trayecto al hospital. El bebé estará muy enfermo y puede necesitar reanimación. Esté lista para hacerlo. Consiga transporte rápidamente. Revise el Módulo 6: **Reanimación.**

Baje la fiebre administrando sueros intravenosos (IV), con un baño de esponja y abanicándola.

Administre un antibiótico de amplio espectro (1 g de ampicilina inicialmente y 500 mg cada 6 horas por 7 días) para tratar la corioamnionitis.

OBSERVE signos de shock mientras llega el transporte y durante el trayecto al hospital.

PREVENCIÓN: La rotura prematura de membranas es la rotura o rasgadura de la bolsa de las aguas antes del comienzo de las contracciones uterinas regulares. El cuello uterino está un poco abierto debido al líquido que sale del útero. El peligro es que el líquido y las membranas que quedan en el útero se infecten y a su vez, infecten la placenta, al bebé y a la madre. La corioamnionitis es muy grave y en lo posible debe ser prevenida. Si las membranas están rotas, el embarazo no está de término y no hay contracciones, **no haga examen vaginal.**

Si *el trabajo de parto no comienza* o la madre *no ha dado a luz* en **12 horas después de la rotura de las membranas**, trátela con un antibiótico de amplio espectro (como ampicilina 1 g de inmediato y 500 mg cada 6 horas por 7 días). Vigile si aparece fiebre o signos de shock en la madre. Vigile cuidadosamente la frecuencia cardíaca del bebé (más de 160 latidos por minuto). Si encuentra alguno de estos signos, coordine un transporte y lleve a la madre a un médico inmediatamente. Esté preparada para atender el parto y reanimar al bebé durante el trayecto.

Si la mujer tiene fiebre o líquido amniótico de mal olor, administre de inmediato una dosis de 1 g de ampicilina y vaya con ella al médico. Esté preparada para el parto y reanimar al bebé.

Oriente a todas las mujeres embarazadas para que soliciten atención apenas pierdan líquido (rotura de membranas) o flujo (infección de transmisión sexual) por lo genitales. Ayúdelas a comprender que si se demoran, tanto ellas como sus bebés pueden enfermar gravemente.

Infección posparto

HALLAZGOS: La mujer recién dio a luz y tiene fiebre; pulso acelerado (sobre 90 latidos por minuto; si es sobre 120 latidos por minuto, la mujer está gravemente enferma); dolor en el bajo vientre con sensibilidad uterina y secreción vaginal de mal olor, sanguinolenta y a veces, purulenta (pus). Tiene escalofríos y parece muy enferma.

ACCIONES:

1. Pida a alguien que consiga transporte y acompáñela al médico.
2. Mientras llega el transporte, ayúdela a descansar en posición semisentada.
3. Manténgala semisentada para ayudar a que salgan las secreciones del útero y de la vagina.
4. Administre un antibiótico de amplio espectro (como ampicilina 1 g de inmediato y 500 mg cada 6 horas por 7 días).
5. Baje la fiebre e hidrátela dándole a beber, como mínimo, un vaso (8 onzas) de agua u otro líquido cada hora. Si está demasiado enferma, posiblemente no pueda tomar tanta agua. Si no puede hacerlo o está vomitando instale un suero IV.
6. **OBSERVE** si aparecen signos de shock mientras la lleva al médico. Recuerde que la infección posparto (sepsis) sin tratamiento puede propagarse desde el útero al abdomen. Puede formarse un absceso en el abdomen. La infección puede invadir el torrente sanguíneo, produciendo shock séptico (shock debido a la infección) y la muerte. Vea el Módulo 8: **Hidratación y rehidratación** para el manejo del shock.

La infección posparto (sepsis) sin tratamiento puede producir shock séptico y causar la muerte.

PREVENCIÓN: La infección posparto puede comenzar con la rotura prematura (precoz) de membranas, durante un parto prolongado o traumático o después del parto. Recuerde **la importancia de la limpieza y del lavado de manos**. Evalúe el progreso del parto haciendo el mínimo posible de exámenes vaginales. Revise el Módulo 3: **Vigilancia del progreso del trabajo de parto.**

Si usted mantiene limpio su equipo, su entorno y usa técnicas asépticas antes y durante un parto, evitará casi todos los casos de infección posparto.

Enseñe a los demás acerca de los gérmenes y las infecciones. Incluya en su capacitación las razones por las cuales:

1. Toda embarazada o parturienta debe estar limpia.
2. Todas las personas que atiendan a una embarazada deben estar limpias y lavar sus manos frecuentemente.
3. Todo el equipo y los materiales que se empleen para atender a una embarazada deben estar muy limpios.
4. Quienes usen prácticas tradicionales para atender partos deben utilizar esta información para ayudar a evitar infecciones en las mujeres.

Otras Causas de Fiebre Posparto

Deshidratación

Es la pérdida de agua del cuerpo. La fiebre se debe a la disminución del ingreso de líquidos durante el trabajo de parto, especialmente si éste se prolonga.

HALLAZGOS: Fiebre baja (99,6°F ó 38,0°C) después del parto; la boca y los labios pueden estar secos; la orina puede ser oscura, con fuerte olor (concentrada) y escasa.

ACCIONES: Dé a beber un vaso (8 onzas) o más de agua, u otros líquidos localmente disponibles, cada hora. Vea el Módulo 8: **Hidratación y rehidratación**, si la mujer no puede tomar líquidos. **OBSERVE** signos de infección.

PREVENCIÓN: Dé agua u otros líquidos localmente disponible durante el trabajo de parto.

Malaria (paludismo)

Se trata de una enfermedad grave con escalofríos, fiebre, anemia e inflamación del bazo, causada por la picadura de un mosquito Anófeles infectado. La malaria puede infectar la placenta de una mujer embarazada. La malaria es causa de bajo peso al nacer y muerte neonatal e infantil.

HALLAZGOS: Escalofríos, sudoración, fiebre alta (104°F ó 40°C), dolor de cabeza o síntomas parecidos a los de la gripe.

ACCIONES: Trate como un ataque agudo de malaria. Esté segura de usar un protocolo actualizado, ya que las investigaciones continúan generando nueva información sobre este tratamiento. Verifique **la cantidad de miligramos** de cloroquina (cloroquina base) que tienen sus existencias disponibles para estar segura de administrar la dosis correcta. La Organización Mundial de la Salud (OMS) recomienda el siguiente esquema: iniciar con una dosis alta de 1 g = 600 mg de cloroquina base; una segunda dosis en 6 horas de 500 mg = 300 mg de cloroquina base; y continuar por 2 días con una dosis diaria de 500 mg = 300 mg de cloroquina base.

Se requiere un total de 1.500 mg de cloroquina base en tres días para un tratamiento efectivo de la malaria no resistente a la cloroquina. Si no hay una mejoría después de 24 horas, ayude a la mujer a ir a un médico/hospital. Podría tener un tipo de malaria resistente a la cloroquina y necesitar una medicina diferente.

PREVENCIÓN: La profilaxis de la malaria es muy importante para prevenir la malaria aguda durante el embarazo, parto y posparto. Siga las normas para el manejo de la malaria en su país y capacite a toda mujer embarazada y su familia sobre la importancia de prevenirla.

Capacite a la gente de su comunidad en la adopción de medidas de protección para reducir el contacto con los mosquitos, especialmente cuando éstos se alimentan. Explíqueles que, durante la noche, las personas deben permanecer en áreas bien resguardadas, usar mosquiteros para dormir y llevar ropas que les cubran el cuerpo si deben salir. Los proveedores de atención sanitaria pueden dar el ejemplo de cómo protegerse del riesgo de contraer malaria. Si hay un programa de mosquiteros impregnados con insecticidas para las camas, aconseje a la gente que aproveche sus ventajas.

Mastitis

Es importante prevenir la mastitis. También es importante tratar un absceso mamario oportunamente. Un absceso mamario es una infección de la mama. La infección (sepsis) es una de las causas principales de mortalidad materna. Debemos evitar que las madres se infecten y mueran por esta causa.

El absceso mamario se evita tratando la infección de la mama. Esta infección puede producirse cuando la leche queda retenida en la mama (éstasis), debido al vaciamiento incompleto de la mama después de amamantar o, por contusiones del tejido mamario debido a una extracción brusca o prolongada de leche. Un pezón agrietado también permitirá la entrada de gérmenes a la mama.

HALLAZGOS: fiebre leve al comienzo pero puede subir a 104°F (40°C). Pulso acelerado (sobre 90 latidos por minuto), escalofríos, dolor de cabeza, habitualmente dolor en una sola mama, área de la mama endurecida, enrojecida, inflamada y *muy* sensible.

ACCIONES: Prevenir el absceso mamario con un tratamiento oportuno.

1. Administre un antibiótico (como penicilina V 500 mg ó eritromicina 400 mg 4 veces al día por 10 días ó cotrimoxazol 2 tabletas dos veces al día por 7 días).

2. Aplique compresas húmedas y tibias en la región adolorida durante 30 minutos, cuatro veces al día.

3. Indique el uso de un sostén, sujetador o venda holgada.

4. Si dar de mamar al bebé es demasiado doloroso para la madre, indique esperar 24 horas después de iniciado el tratamiento con antibióticos hasta tratar de amamantar nuevamente. Explique a la madre que la leche del pecho agrietado no es dañina para el bebé.

5. Si tiene fiebre alta durante 48 horas y un área central amarilla y blanda en la mama, indicando que hay un absceso lleno de pus, drene la pus. Consulte el Apoyo al Aprendizaje 4 - Incisión y drenaje de abscesos mamarios, página 7.45.

6. Continúe con el antibiótico y dé analgésicos para el dolor.

7. Tranquilice a la madre diciéndole que el dolor va a disminuir con el tratamiento.

PREVENCIÓN: es el mejor tratamiento para la infección mamaria. Enseñe a la madre la forma de tomar al bebé para amamantarlo y a hacerlo cuando ella sienta la necesidad de alimentarlo. Esto es **alimentación de libre demanda**. Al principio los bebés se alimentan con mucha irregularidad. Pueden hacerlo con mucha frecuencia durante uno o dos días, o pocas veces al día durante unos pocos días. Cada bebé es diferente, pero la mayoría adquiere una rutina después de una o dos semanas. La succión frecuente estimula la producción de prolactina, lo que contribuye a que la leche baje más pronto. La alimentación de libre demanda evita la congestión y ayuda al vaciamiento de la mama. La posición adecuada para amamantar evita que los pezones se fisuren o agrieten.

Prevenga la infección de la mama con un buen lavado de manos con jabón, un adecuado cuidado de la mama incluyendo suavidad, limpieza con especial atención al pezón, adecuado soporte de las mamas y, vigilando la piel, los ojos y el cordón del bebé.

Experiencia de una partera...

La mujer tenía 29 años y 4 embarazos. Amiga mía. Vino a mi casa a las 3 a.m. Tan pronto como la vi, recordé que había dado a luz hacía apenas tres semanas, en el primer día del Ramadán. El trabajo de parto y el parto fueron normales. Pude ver que estaba con un terrible dolor. No habló, sólo se desabrochó el vestido y me mostró el pecho izquierdo.

La mama estaba muy inflamada y enrojecida. Había un centro amarillo blando. Le puse una inyección para el dolor, le di antibióticos y le puse una compresa húmeda y tibia. Le preparé un té azucarado y traté de tranquilizarla. Después de 30 minutos, le drené 600 cc de pus de la mama. Le dejé un drenaje en la incisión, le puse vendas, y coloqué al bebé en el otro pecho. Le aseguré que el dolor disminuiría. Le pedí que volviera la noche siguiente para cambiarle las vendas y comprobar que el bebé estaba mamando suficiente leche. Recordé que una de las causas de muerte en los niños es la mala salud de la madre. Debo ayudar a esta madre para que se sienta bien y pueda continuar alimentando y protegiendo a su bebé de enfermedades, dándole exclusivamente leche materna. Debo estar segura que esta madre reciba los servicios de planificación familiar adecuados.

Coautora del Manual de DSV

Tromboflebitis

Durante el embarazo ocurren cambios hormonales que hacen que los vasos sanguíneos se relajen. La sangre no circula adecuadamente a través de los vasos lo que favorece la formación de coágulos o se produzca infección en los vasos sanguíneos.

HALLAZGOS: Fiebre, dolor y sensibilidad en la parte inferior de la pierna o el muslo.

ACCIONES: Ayude a la mujer para que la vea un médico. Dé 625 mg de aspirina para aliviar el dolor y disminuir la posibilidad coágulos (trombosis). Envuélvale toda la pierna con una venda o paño. Comience el vendaje alrededor del pie y continúe hasta la ingle usando una tensión pareja para dar un poco de soporte a las venas. **No ponga la venda muy apretada; tenga cuidado que no se produzca edema o detención de la circulación.**

PREVENCIÓN: Enseñe y recomiende a la madre hacer ejercicios durante el embarazo, el trabajo de parto y el posparto. Aconséjele que mantenga los pies más altos cuando esté sentada. La partera deberá prevenir el agotamiento, la deshidratación y la hemorragia en la mujer durante su trabajo de parto. Si es necesario utilizar estribos durante el parto, evite comprimir las piernas y que se produzcan hematomas.

Infección respiratorias alta

Una infección respiratoria alta puede provocar fiebre. La mayoría de estas infecciones (resfrío común) son causadas por un virus y son contagiosas. *Los antibióticos no ayudan en un resfrío común producido por un virus.*

HALLAZGOS: Dolor de cabeza, fiebre, tos no productiva (seca), dolor de garganta y congestión nasal.

ACCIONES: El Paracetamol o Tylenol y un jarabe para la tos hará que la mujer se sienta mejor. Recomiende que tome mucho líquido. Si la tos es productiva con esputo purulento, trátela con un antibiótico de amplio espectro (como ampicilina 500 mg 4 veces al día por 10 días).

PREVENCIÓN: La madre puede continuar amamantando con muy poco riesgo para el bebé. La madre debe lavarse las manos con agua y jabón antes de tomar al bebé. Si la partera u otra persona tiene un resfrío, dolor de garganta, tos, fiebre o gripe, deberán tratar de permanecer alejados del lugar del parto y del bebé o usar mascarilla.

Infección del tracto urinario

La infección del tracto urinario es producida generalmente por gérmenes externos que se introducen en la uretra.

HALLAZGOS: Fiebre, micción frecuente y dolorosa, habitualmente con sensibilidad en el bajo vientre y en la espalda.

ACCIONES:

1. Comience a administrar un antibiótico de amplio espectro (ampicilina 500 mg 4 veces al día por 10 días) o cotrimoxazol - una tableta de doble potencia cada 12 horas por 10 días).

2. Haga que la mujer tome un vaso (8 onzas) de agua u otros líquidos, como mínimo 8 veces en 24 horas.

3. Aconseje a la mujer que orine cada 2 horas.

4. Si no empieza a sentirse mucho mejor en 1 o 2 días, refiérala a un médico.

PREVENCIÓN: Limpieza durante el embarazo, el trabajo de parto y el parto.

Enseñe a las mujeres la importancia de un buen cuidado perineal después del parto, incluyendo la manera correcta de limpiarse después de ir al baño. La mujer debe limpiarse siempre de adelante hacia atrás para no arrastrar gérmenes desde el ano a la uretra.

Trate de evitar la cateterización a menos que sea estrictamente necesario. Si es necesaria, utilice una técnica aséptica.

DETERMINANDO LA CAUSA DE ENFERMEDAD EN EL BEBÉ

La muerte de un niño es una experiencia común para millones de padres. Cada año mueren 5 millones de bebés durante el primer mes de vida (Nurture, 1996). Muchas de las muertes neonatales que ocurren en las primeras 4 semanas de vida son el resultado o están asociadas a infecciones. La partera puede salvar la vida a un bebé mediante la identificación oportuna del problema, la acción apropiada y la prevención de infecciones.

Oftalmía neonatal

La oftalmía neonatal es una infección de los ojos causada por varios tipos de gérmenes, incluyendo clamidia y gonococo. El más peligroso es el gonococo porque produce ceguera. Una mujer embarazada que tiene gonorrea, infectará a su bebé durante el parto.

HALLAZGOS: Secreción espesa, verdosa o amarillenta, habitualmente en ambos ojos del bebé; los párpados pueden estar hinchados y rojos.

ACCIONES:

1. Hierva medio litro (500 centímetros cúbicos, cc) de agua con una pizca de sal, si tiene. Enfríe la solución. Utilice una jeringa llena de solución para lavar los ojos del bebé. Lave los ojos desde el extremo nasal en dirección hacia la oreja. Lávelos hasta que desaparezca la secreción. Limpie los ojos con un algodón o gasa seca.

2. Ponga un antibiótico en gotas o en ungüento (tetraciclina o penicilina G) en ambos ojos. **Nunca use medicamentos que contengan esteroides porque pueden causar ceguera en el bebé.**

3. Lave los ojos y aplique el medicamento antibiótico cada 15 minutos durante la primera hora. Luego repita el procedimiento cada hora durante 24 horas. Se requiere un tratamiento frecuente porque la secreción remueve rápidamente el medicamento del ojo. Después de las primeras 24 horas continúe tratando los ojos, 3 veces al día por 3 o más días, hasta que los ojos estén sanos.

4. Administre un antibiótico IM, como penicilina G cristalina (acuosa), en dosis de 50.000 unidades por kilo (kg) de peso cada 12 horas por 7 días; **o** eritromicina, 50 mg/kg/día vía oral dividida en 4 dosis por 14 días: **o**, una dosis única de ceftriaxona 125 mg IM. Ponga la inyección intramuscular en la parte lateral anterior (frontal) del muslo. Este es el músculo más grande y más desarrollado en niños menores de 2 años de edad.

5. Examine a ambos padres del niño para ver si tienen gonorrea y trate de acuerdo a su rutina.

Recuerde lavar sus manos antes y después de atender al bebé. El bebé requiere de un trato muy cuidadoso. En todo caso, la complicación de ceguera de por vida es prevenible.

Por ejemplo...

Tratamiento con antibióticos
Un bebé pesa 3 kg . Administre 50.000 unidades de penicilina G cristalina por kg de peso. Usted calcula 3 x 50.000 = 150.000 unidades. Aplique de inmediato 150.000 unidades de penicilina cristalina IM. Si puso la primera dosis a las 12 del día, inyecte nuevamente 150.000 unidades a las 12 de la noche. Recuerde que los bebés de diferentes pesos requieren de diferentes dosis. Calcule la dosis requerida para cada bebé. A las 12 del día del segundo día inyecte 150.000 unidades de penicilina cristalina IM. Continúe inyectando cada 12 horas por 7 días.

Cuidado de los ojos
Después de administrar la primera dosis de penicilina G cristalina, limpie los ojos con la solución tibia, seque y aplique el ungüento oftálmico. Ayude a la madre a amamantar al bebé y a mantenerlo cómodo. Limpie los ojos y aplique el ungüento a las 12:15, 12:30, 12:45 y 1:00 p.m.

Transcurrida la primera hora, limpie los ojos del bebé y aplique el ungüento oftálmico cada hora por 24 horas.

PREVENCIÓN: Las infecciones del tracto reproductivo producidas por clamidia, gonorrea, y otras, pueden prevenirse educando sobre los peligros de estas infecciones.

Enseñe a las mujeres, sus familias y amigos, acerca de la importancia del cuidado durante el embarazo de manera que toda enfermedad pueda ser tratada antes del parto.

El uso rutinario de nitrato de plata al 1% evitará la oftalmía neonatal debida a gonorrea. Ponga 2 gotas en cada ojo del bebé después del parto. Si no tiene nitrato de plata, puede usar ungüentos oftálmicos antibióticos (eritromicina o tetraciclina).

Explique a los padres la importancia de limpiar los ojos y usar los medicamentos. Enseñe la necesidad del lavado de manos y de no tocar sus propios ojos.

Septicemia

La septicemia es una infección de todo el cuerpo del bebé. Es producida por gérmenes en la sangre. Los gérmenes pueden infectar al bebé cuando las membranas se rompen prematuramente. El contagio del bebé puede ser a través del cordón umbilical, las vías respiratorias, circuncisión o escarificación. El bebé puede enfermarse gravemente y morir.

HALLAZGOS: La madre puede decirle que el bebé no está mamando (succionando) bien, que ha estado vomitando o que lo ve enfermo. La temperatura puede estar sobre o bajo lo normal. El bebé puede estar débil, somnoliento, irritable, tener manchas hemorrágicas en la piel, ictericia, piel de color grisáceo o convulsiones. Puede haber mal olor y pus en el cordón. La circuncisión o escarificación puede estar inflamada y purulenta. El bebé puede tener tos y aleteo nasal.

ACCIONES:

1. Explique a los familiares que el bebé está muy enfermo y necesita atención médica. Pida que alguien consiga un transporte de inmediato.

2. Administre antibióticos de inmediato. Aplique ampicilina IM 50 mg/kg, o penicilina G cristalina 25.000 unidades/kg cada 6 horas **Y** gentamicina 5 mg/kg/día IM, dividida en 2 dosis.

3. Mantenga abrigado al bebé si está con temperatura bajo lo normal. Los bebés con septicemia habitualmente tienen dificultad para mantener su temperatura. Si tiene fiebre, dé un baño de esponja.

4. Mantenga la alimentación del bebé. Si está muy débil para succionar, ayude a la madre a extraerse la leche. Dé la leche con una cuchara o con una sonda nasogástrica si no puede tomar de la cuchara. Un recién nacido necesita de 40 a 50 cc de líquidos cada 3 horas. Si la madre no tiene suficiente leche, trate de conseguir leche extraída de otra madre que esté amamantando.

5. Vaya con la familia al médico. Este prescribirá antibióticos al bebé por 10 días o más.

PREVENCIÓN: La septicemia puede producirse cuando los gérmenes entran al muñón umbilical. Asegure que el área de parto esté limpia. Enseñe a todos los que atienden partos a ligar el cordón con cordel muy limpio, a cortarlo con un instrumento muy limpio y a mantenerlo lo más limpio posible. El cordón debe estar al aire para mantenerse seco. Enseñe a la madre a limpiar el cordón con agua y jabón 2 veces al día. También puede usar alcohol, si tiene disponible.

Si en su localidad se hace circuncisión y escarificación, enseñe la importancia de usar instrumentos muy limpios y los cuidados posteriores del bebé.

Observe al bebé que haya tenido un nacimiento muy difícil o sea de bajo peso. Los bebés nacidos después de 12 horas de membranas rotas tienen más probabilidad de desarrollar una infección que otros bebés.

Tétanos posparto: En el bebé y en la madre

El tétanos posparto es una infección que puede producirse tanto en el bebé (tétanos neonatal) como en la madre. Los gérmenes del tétanos infectan al bebé generalmente a través del cordón umbilical, circuncisión, escarificación o perforación del lóbulo de la oreja. Los gérmenes entran a la madre habitualmente por el tracto genital. El tétanos es producido casi siempre al usar instrumentos sucios para cortar el cordón, hierbas sucias o estiércol para envolver el cordón.

El bebé que nace o es atendido en un lugar sin la limpieza adecuada tiene más probabilidad de contraer tétanos. La madre puede adquirirlo si se introducen manos, paños, hierbas o instrumentos que no están limpios en sus genitales.

EL TÉTANOS ES UNA ENFERMEDAD MORTAL

Experiencia de una partera...

Una madre atemorizada y llorosa trae a su bebé de 2 semanas de nacida. Dice que la niña ha estado vomitando desde temprano. La bebé estuvo sana hasta hace unos 3 días, cuando la madre notó que tenía la piel caliente. La noche anterior, la niña tuvo una convulsión que duró 5 minutos. No está mamando bien y ya ha vomitado dos veces en el día.

La madre tuvo un parto de término en su casa. Está sola con la bebé. Vi que la bebé estaba muy débil. Abracé a la madre y le dije que la ayudaría. Ella tenía mucho miedo y yo también. Le pedí que me dejara ver qué tenía su bebé.

Al tomarla en mis brazos, su piel casi me quemó las manos. Se veía muy mal y no se movía. La apoyé sobre mis piernas y la puse sobre mis faldas, rápidamente observé y palpé (como aprendí en DSV). Tenía la fontanela anterior abultada, las mucosas estaban rosadas y secas y el abdomen hinchado (distendido). El ombligo tenía una secreción purulenta. Estaba húmedo y rojo.

Le apliqué paños húmedos, le puse penicilina cristalina 100.000 unidades intramuscular, limpié el ombligo y expliqué a la madre que debíamos ir al hospital de inmediato. Mandamos al jardinero a informar a los familiares. Mientras llegaba el transporte, extrajimos leche materna y se la dimos a la bebé con cuchara. Cuando llegamos al hospital la fiebre le había bajado.

Partera capacitada en DSV, Uganda

HALLAZGOS : La madre indica generalmente que el bebé no puede mamar. El bebé tiene espasmo muscular generalizado y rigidez en el cuello y la mandíbula, no puede tragar. Los espasmos y la rigidez se extienden a todos los músculos del cuerpo. La queja más frecuente es la rigidez (contractura) de la mandíbula.

ACCIONES: La acción más importante para prevenir el tétanos es asegurar que toda mujer embarazada reciba inmunizaciones (vacunas) de toxoide tetánico durante el embarazo. Esta vacuna protegerá tanto a la madre como al bebé de la infección del tétanos.

1. Lleve a la madre y al bebé al médico/hospital inmediatamente.

2. **Sedación**. Mientras llega el transporte, **si el bebé tiene tétanos**, administre un sedante IM (como diazepam 1 mg o amobarbital sódico 15 mg cada 4 horas) para disminuir el riesgo de convulsiones tetánicas.

3. **Si la madre tiene tétanos**, administre un **sedante** IM para los espasmos tetánicos, como diazepam (Valium) 20 mg o amobarbital sódico 200 mg, para reducir el riesgo de convulsiones tetánicas.

   En algunos casos el niño o la madre tendrán convulsiones tetánicas (tetania) antes de la sedación. Administre un sedante para disminuir el riesgo de convulsiones continuas. No espere que todas las convulsiones cesen; serán menos frecuentes y no tan intensas. Recuerde que la luz, tocar o mover al bebé o a la madre pueden hacer que aumenten las convulsiones tetánicas. Mantenga las vías respiratorias despejadas. Mantenga al bebé o a la madre de lado de modo que cualquier líquido de la boca pueda salir, impidiendo que se ahogue. Acompañe a la familia rápidamente a un médico/hospital rápidamente.

4. **Infección:** Limpie el foco de infección (generalmente es el cordón umbilical en el recién nacido) con agua y jabón.

   Administre al *bebé* con tétanos penicilina G cristalina 50.000 unidades/kg IM cada 6 horas, hasta que el bebé pueda ser visto por un médico.

   Si la *madre* tiene tétanos, administre penicilina cristalina IM 2,4 millones de unidades cada 4 horas por 24 horas. Continúe con penicilina procaína IM 1,2 millones de unidades y estreptomicina 1 g IM hasta que la madre pueda ver a un médico.

5. El tétanos es una enfermedad muy difícil de tratar. **Es esencial que la partera lleve al bebé y a la madre a un médico u hospital** para la atención. El paciente con tétanos necesitará alimentación; vigilancia de la temperatura; cuidado de las vías urinarias e intestinos; cambio de posición; baño; protección contra la luz directa, el ruido, la manipulación innecesaria y protección durante las convulsiones tetánicas severas. Esta atención requiere de la ayuda de un médico.

6. **Alimentación:** Muchos pacientes con tétanos mueren porque aspiran durante la alimentación. Nunca los fuerce a comer con la mano o una cuchara. Generalmente se pueden alimentar a través de una sonda nasogástrica.

Es muy importante estar segura que la sonda nasogástrica está en el estómago del bebé antes de empezar a alimentarlo. Puede comprobarlo tratando de obtener líquido del estómago. Si no lo logra, cambie de posición al bebé y mueva levemente la sonda. Si aún no logra obtener ningún contenido gástrico, coloque el estetoscopio justo debajo del apéndice xifoides (sobre el estómago). Introduzca unos 5 cc de aire. Si escucha un sonido de flujo (paso de aire), quiere decir que la sonda está permeable y se encuentra en el estómago.

7. **Cuidados.** La temperatura debe tomarse siempre en la axila. Las convulsiones tetánicas fuertes pueden romper un termómetro en la boca o en el recto. Los adultos con tétanos generalmente son cateterizados. Los bebés deben mantenerse limpios y secos después de orinar. El enema puede ayudar a mantener el funcionamiento intestinal. Es importante bañar y cambiar de posición frecuentemente al paciente para evitar escaras y ulceras en al piel. El paciente debe permanecer en un lugar oscuro y tranquilo. Planifique efectuar todos los procedimientos de atención al mismo tiempo, de modo que no necesite tocar al paciente muy a menudo. Cada vez que toque a un paciente con tétanos puede estimular una convulsión tetánica.

PREVENCIÓN: Administre a todos los recién nacidos la vacuna DPT (difteria, pertussis y tétanos). Administre toxoide tetánico a las adolescentes y mujeres embarazadas. El toxoide tetánico protege a la madre y al bebé. Para lograr un 80% de protección se requieren por lo menos 2 dosis.

ESQUEMA DE INMUNIZACIÓN CON TOXOIDE TETÁNICO DE LA OMS

DOSIS	CUÁNDO ADMINISTRARLO	PORCENTAJE DE PROTECCIÓN	DURACIÓN DE LA PROTECCIÓN
TT-1	al primer contacto o lo antes posible durante el embarazo	Cero	Ninguna
TT-2	al menos 4 semanas después de la TT-1	80	3 años
TT-3	al menos 6 meses después de la TT-2 o durante el siguiente embarazo	95	5 años
TT-4	al menos un año después de la TT-3 o durante el siguiente embarazo	99	10 años
TT-5	al menos un año después de la TT-4 o durante el siguiente embarazo	99	A través de los años reproductivos

La experiencia ha demostrado que las embarazadas que reciben una inyección de toxoide tetánico tienen más probabilidades de sobrevivir cuando se infectan. **Todo proveedor de salud tiene la responsabilidad de asegurar que cada niña y cada mujer esté inmunizada contra el tétanos.** La inmunidad no se adquiere mediante la infección con tétanos; por lo tanto, es necesario administrar a la paciente una dosis completa de toxoide tetánico después que se recupere. Enseñe a toda aquella persona que atiende partos, ayude a asistirlos o haga circuncisiones o escarificación, a lavarse las manos cuidadosamente y a utilizar equipo muy limpio.

PREVENCIÓN DE INFECCIONES[1]

Antecedentes

Cuando se atiende a mujeres y bebés durante y después del embarazo, existe el riesgo (posibilidad) de que tanto éstos como los proveedores y otro personal tengan contacto con sangre y otros fluidos corporales infectados con enfermedades transmitidas por la sangre, como la hepatitis B y el SIDA. A fin de reducir el riesgo, se deben cumplir las **precauciones universales** (precauciones con sangre y fluidos corporales), siempre que se atienda a un paciente, se utilice equipo y se eliminen los desechos. Las prácticas preventivas aquí descritas pueden ser adoptadas en cualquier país o centro de salud.

Barreras De Protección

Al usar "algo" (cosas físicas como guantes; dispositivos mecánicos como tapas para agujas o substancias químicas como agua y jabón) entre los gérmenes y la persona, ya sea la clienta o el proveedor de salud, se crea una barrera que evita la diseminación de la enfermedad.

Las barreras de protección para prevenir infecciones, incluyen:

- lavado de manos (retirando anillos, reloj, brazaletes, etc.)
- uso de guantes (en ambas manos) cuando se atiende a madres y bebés o manipulan desechos contaminados o instrumental sucio.
- uso de soluciones antisépticas, incluyendo agua y jabón, en la preparación de la piel para un procedimiento.
- uso de sabanilla durante los procedimientos quirúrgicos.
- uso de ropa protectora si es posible (anteojos protectores, mascarilla, bata y botas) al estar en contacto con sangre o fluidos corporales (al romper las membranas, lavar instrumentos, etc.).
- descontaminación, limpieza y esterilización o desinfección de alto nivel de instrumentos, guantes y otros artículos.

Las barreras de protección ayudarán a evitar la diseminación de la infección desde:

- persona a persona
- equipo, instrumentos y superficies (paredes, suelo, muebles, etc.) a las personas.

[1] Esta sección, Prevención de infecciones, ha sido adaptada con la autorización de Winkler, et al. (1995).

Todos los proveedor de salud deben utilizar barreras de protección como guantes, batas, uniformes, mascarillas y anteojos protectores para evitar la exposición de la piel y mucosas al contacto con sangre y otros fluidos corporales. Deben cambiarse el uniforme o la ropa que llevan puesta al atender pacientes antes de irse al terminar su jornada, para prevenir la transmisión de gérmenes del lugar de trabajo a sus casas.

Lavado de Manos

Todas las parteras deben lavarse las manos **antes** de tener contacto directo con una mujer, **antes** de ponerse guantes estériles o desinfectados a alto nivel, inmediatamente **después** de cualquier contacto con sangre, fluidos corporales o mucosas y, **después** de quitarse los guantes. Lávese siempre las manos inmediatamente después de atender a cada mujer o bebé. Generalmente es suficiente un lavado de manos con jabón simple durante 15 a 30 segundos, seguido de un enjuague con agua limpia y que esté corriendo.

Los gérmenes se desarrollan y multiplican en la humedad y en agua estancada. Por lo tanto:

- Si utiliza jabón en barra, use barras pequeñas y jaboneras para evitar la humedad.
- Evite introducir repetidamente las manos en lavamanos o recipientes que contengan agua detenida, aún cuando se haya añadido un agente antiséptico como Dettol® y Savlon®.
- Cuando no disponga de agua corriente, utilice un recipiente con una llave de paso que pueda cerrarse. Lave sus manos con jabón y abra la llave nuevamente para enjuagarse o pida a alguien que le vierta agua mientras se enjuaga o use un alcohol para fricción de manos que no requiera agua.
- Seque las manos con una toalla limpia o al aire; las toallas compartidas con otros están contaminadas.
- Recoja el agua usada en un recipiente y tírela en el desague o en la letrina.

Uso de guantes

Guantes para exámenes desechables, si dispone de ellos, pueden ser usados para exámenes pélvicos, atención de partos normales y procedimientos no quirúrgicos. Utilice un nuevo par de guantes para cada procedimiento; este tipo de guantes no puede ser reutilizado porque son muy delgados para ser procesados.

Si se usan **guantes quirúrgicos**, lo ideal es que sean nuevos. Si ya han sido usados, deberán estar descontaminados, limpiados y desinfectados a alto nivel o esterilizados. Debe revisar si tienen fisuras, grietas, perforaciones o roturas. Todos los guantes con cualquier signo de uso deben desecharse. Vea el Apoyo al Aprendizaje 2 para información sobre el cuidado de guantes quirúrgicos.

Use **guantes de goma gruesos,** quirúrgicos o de examen desechables que estén limpios y descontaminados para las tareas de limpieza. Estas tareas incluyen la descontaminación y los procedimientos de limpieza de instrumentos. Los guantes gruesos de goma pueden ser descontaminados y vueltos a usar; sin embargo, deberán desecharse aquellos que estén rotos o rajados.

Preparación de la piel

Las infecciones transmitidas a través de procedimientos quirúrgicos menores, como la aspiración manual endouterina (AMEU) o una episiotomía, pueden ser causadas por los gérmenes de la piel, el cuello uterino, vagina o de las manos del proveedor de salud. Lávese las manos antes y después de cada procedimiento. Lavar la región perineal de la mujer antes de un procedimiento es una importante medida de prevención para las infecciones. Vea el Módulo 10: **Otras emergencias** para información sobre la preparación de la mujer para una AMEU.

Muchos productos químicos son antisépticos seguros para la piel. Las siguientes soluciones antisépticas están habitualmente disponibles en diferentes partes del mundo:

- Gluconato de clorohexidina (4%) (por ejemplo: Hibiclens®, Hibiscrub®, Hibitane®)
- Gluconato de clorohexidina y cetrimida, en distintas concentraciones (por ejemplo: Savlon)
- Yodóforos, en distintas concentraciones (por ejemplo: Betadine®)

Para la preparación quirúrgica vaginal y cervical, utilice agua con un antiséptico, como un yodóforo o gluconato de clorohexidina. No use alcohol ni preparaciones que contengan alcohol, como por ejemplo Dettol o tintura de yodo. El alcohol quema; todos ellos secan e irritan la mucosa, lo que fomenta la proliferación de gérmenes. Tampoco utilice hexaclorofeno (PhisoHex®), ya que causa daño neurológico y es absorbido por las mucosas.

Los antisépticos no tienen el mismo poder germicida que los químicos usados en la desinfección de alto nivel (DAN). Las soluciones antisépticas **nunca** deben ser utilizadas para la desinfección de alto nivel de los instrumentos.

Técnica de no contacto

En procedimientos como la extracción manual de placenta, reparación de laceraciones cervicales o aspiración manual endouterina (AMEU), los gérmenes pueden ser introducidos al útero y causar una infección grave. A fin de prevenir las infecciones, las parteras y los médicos deben utilizar siempre la técnica de no contacto durante todo el procedimiento y usar únicamente guantes e instrumentos que estén esterilizados o desinfectados a alto nivel.

Utilizar la técnica de no contacto significa que la parte de los guantes o de cualquier otro instrumento que se introduce en el cuello uterino o en el útero no debe tocar nada antes de su inserción. Durante los procedimientos, separe los labios para permitir que la mano enguantada tenga muy poco contacto con la vulva antes de llegar al útero. La pinza de cuello, cánula, etc., no deben tocar partes no estériles, guantes o paredes vaginales antes de ser introducidas en el cuello. Las parteras y los médicos deben tomar los instrumentos únicamente por las partes que no tocan a la mujer. Recuerde que el canal cervical debe manipularse lo menos posible. Esto reduce el riesgo de contaminación del útero.

Procesamiento del equipo

A fin de reducir al mínimo el riesgo de transmisión de una infección tanto en mujeres como en parteras, los instrumentos y los guantes necesitan ser descontaminados, limpiados y esterilizados o desinfectados a alto nivel. Las superficies como mesas de exámenes o las camas también deben ser descontaminadas y limpiadas, después de atender a cada mujer.

Para que el proceso de esterilización o DAN sea efectivo, los artículos deben primero ser descontaminados y lavados a fondo.

Pasos para la prevención de infecciones

PASO 1: El primer paso para prevenir infecciones es la **descontaminación** de pisos, camas, instrumental, equipos, sábanas, guantes, agujas, jeringas y otros artículos utilizados para atender a mujeres y bebés. La descontaminación tiene por objeto remover la sangre u otras substancias para reducir la posibilidad de transmisión por sangre. **Use siempre guantes durante este paso.**

Descontaminación:

- Póngase guantes y delantal. Prepare una solución de cloro al 0,5%. Vea el Módulo 10: **Otras emergencias,** página 10.62.
- Coloque en esta solución los guantes, instrumentos, agujas, jeringas, todos los artículos de goma y las sábanas de modo que queden completamente sumergidos.
- Asegure que las jeringas, agujas y sondas queden sumergidos y se llenen con la solución. Cerciórese de que los instrumentos estén totalmente abiertos.
- Mantenga en remojo durante 10 minutos.

PASO 2: La limpieza es el segundo paso para la prevención de infecciones. Lave todos los artículos con agua y jabón. Enjuague y retire completamente el jabón. La limpieza elimina la sangre, suciedad y otras materias. La limpieza aumenta la efectividad del tercer paso. **Use siempre guantes limpios en este paso.**

Después de la descontaminación, limpie:

- los **guantes,** lavándolos con agua y jabón, dándolos vuelta para asegurar que ambos lados queden limpios. Vea el Apoyo al Aprendizaje 2 - Cuidado de los guantes quirúrgicos, página 7.35.

- los **instrumentos, agujas y jeringas**, desarmándolos y abriéndolos completamente para asegurar que no quede sangre, suciedad u otras materias incluso en las uniones, ranuras y partes no visibles. Un cepillo resulta útil para limpiar instrumentos. Asegúrese de lavar y enjuagar bien por dentro las sondas y agujas.

- las **sábanas** con agua y jabón. Déjelas secar al sol. Dependiendo de su situación, una lavandería podría encargarse del lavado de las sábanas.

PASO 3: La **Desinfección de Alto Nivel (DAN)** o la **Esterilización** se usan como el tercer paso en la prevención de infecciones. La **desinfección de alto nivel** sirve para destruir todos los virus, bacterias, parásitos, hongos y algunas endosporas en las clínicas y maternidades con un número pequeño de clientes. Antes de hacer una DAN, todo deberá estar **descontaminado** (vea Paso 1) y **limpio** (vea Paso 2). Los instrumentos deben estar abiertos y las jeringas desarmadas. Lave por dentro todas las sondas.

El hervido y el vapor son los dos métodos más sencillos y más confiables de desinfección de alto nivel. También pueden usarse algunos desinfectantes químicos. Los instrumentos, agujas, jeringas y guantes que son desinfectados a alto nivel por ebullición, vapor o con químicos deben usarse en una semana. Si transcurre más de una semana desde la desinfección, deberán desinfectarse nuevamente antes de ser usados.

Nota: el Eusol, Hibitane, Savlon, Dettol, PhisoHex, Lysol, Zefirol, violeta de genciana, cetrimide, fenol y los compuestos de mercurio, no son apropiados para la desinfección de alto nivel (DAN) o la esterilización.

Métodos de Desinfección de Alto Nivel (DAN)

1. Asegure que todo haya sido descontaminado y limpiado y que todo el instrumental esté abierto y las jeringas desarmadas. Lave por dentro todas las sondas.
2. No agregue ningún otro equipo después de haber tapado el recipiente.
3. Las tres formas de DAN son:

Hervido

- Cubra el equipo completamente con agua.
- Ponga el agua a hervir.
- Tape la olla y hierva durante 20 minutos.
- Saque el equipo de la olla con una pinza de transferencia desinfectada con DAN.
- Póngalo a secar al aire o al sol en un recipiente tapado y desinfectado con DAN.
- Guarde todo en un recipiente tapado y desinfectado con DAN.

Desinfección al vapor

- Coloque el equipo en una vaporera con una olla de agua hirviendo.
- Cubra la olla e hierva al vapor durante 20 minutos.
- Saque de la olla la vaporera que contiene el equipo.
- Ponga a secar el equipo al aire o al sol en la vaporera cubierta y desinfectada con DAN.
- Guarde todo en un recipiente cubierto y desinfectado con DAN.

Desinfección química

- Coloque el equipo en un recipiente.
- Cubra el equipo por completo y remójelo en: glutaraldehído al 2-4% (Cidex) durante 10 horas, o bien formaldehído al 8% durante 24 horas.
- Enjuague con agua hervida después de haberlo remojado.
- Deseche la solución que usó para remojar.
- Seque al aire o al sol en un recipiente cubierto y desinfectado con DAN.
- Guarde todo en un recipiente cubierto y desinfectado con DAN.

El **recipiente y las pinzas de transferencia desinfectados con DAN** pueden prepararse con hervido, al vapor o remojo durante 20 minutos en una solución descontaminante recién preparada. Si utiliza una solución descontaminante, enjuague con agua hervida después del remojo. Seque al aire o al sol. Cubra con una tapa desinfectada con DAN. Las pinzas de transferencia desinfectadas con DAN también pueden guardarse en un recipiente tapado y desinfectado con DAN.

La esterilización se emplea en los hospitales y se prefiere para el equipo quirúrgico. Destruye todos los microorganismos, incluidas las endosporas. Asegure que todo esté **descontaminado** y **lavado.** Todos los instrumentos deberán estar abiertos y las jeringas desarmadas.

Para más información sobre procedimientos para la prevención de infecciones, vea los Apoyo al Aprendizaje 2, página 7.35, y Apoyo al Aprendizaje 3, página 7.42. Vea también el Módulo 10: **Otras emergencias**, Apoyo al Aprendizaje 4, página 10.60.

Manejo de agujas y jeringas

Tome precauciones para prevenir lesiones causadas por el uso de instrumental cortopunzante que pudieran estar contaminados con hepatitis B o VIH/SIDA. Estas lesiones pueden suceder durante procedimientos de cirugía, mientras limpia el instrumental, al desechar agujas o manipular instrumentos cortopunzantes después de los procedimientos. Si bien algunas personas consideran que el procesamiento de agujas y jeringas usadas constituye una **indebida reutilización de artículos desechables**, en algunas circunstancias es la única opción disponible. Si hay disponibilidad de jeringas y agujas desechables, se recomienda usarlas en toda la atención a pacientes y procedimientos quirúrgicos. Sin embargo, el problema de las lesiones causadas por pinchazos con agujas está siempre presente.

Si dispone de agujas y jeringas desechables utilice cada una de ellas una sola vez. No rompa las agujas después de usarlas. No retire las agujas de las jeringas si las va a destruir. No **vuelva a colocar la cubierta** (tapa) sobre la aguja después de haberla usado, podría pincharse accidentalmente con la aguja. Deseche las agujas y jeringas en un recipiente resistente a punciones. Puede quemar o enterrar las agujas y jeringas usadas.

Si no dispone de agujas desechables, debe evitar volver a tapar la aguja (colocarle nuevamente la cubierta). Una vez preparada la inyección, deberá administrarla de inmediato. De este modo no hay necesidad de volver a tapar la aguja. Esto impedirá que se pinche accidentalmente.

Si existe la práctica de volver a tapar la aguja, deberá hacerse empleando la técnica de "una sola mano":

1. Coloque la cubierta sobre una mesa, mostrador o superficie plana.
2. Sostenga la jeringa y aguja en una sola mano.
3. Introduzca la aguja dentro de la cubierta, sin tocarla. **No toque la cubierta hasta que la aguja se encuentre adentro.**
4. Cuando la aguja haya entrado **completamente** en la cubierta, empuje y ajuste la cubierta en la aguja.

La eliminación **segura** de agujas y jeringas puede no ser fácil. Las agujas y jeringas usadas son peligrosas para niños y adultos. Cuando las encuentran, les gusta jugar con ellas, venderlas o usarlas. Es muy importante que las parteras y otros proveedores de salud se aseguren de eliminar todos los desechos de una **manera segura.** Piense como puede hacerlo en su lugar de trabajo.

Eliminación de desechos

Después de terminar un procedimiento y mientras aún tiene los guantes puestos, deseche toda la gasa, algodón y otros materiales contaminados en un recipiente o bolsa plástica que no se filtre y debidamente rotulada. Los desechos deben ser eliminados ya sea quemándolos o enterrándolos.

Deseche las **agujas y jeringas** y otros artículos cortopunzantes en un recipiente distinto, que sea resistente a las punciones. *Si no lo tiene,* use una bolsa plástica gruesa. Envuelva **cuidadosamente** todos los objetos cortopunzantes en papel, plástico, hojas o cualquier otra cosa que pueda botar, **luego envuélvalos bien firmes** dentro de una bolsa plástica. **Rotule la bolsa,** así todos sabrán que contiene artículos cortopunzantes. Las agujas y jeringas deben desecharse quemándolas o enterrándolas.

La eliminación de **sangre, placenta o tejidos**, debe hacerse cuidadosamente a fin de reducir la posibilidad de transmisión de enfermedades transportadas por la sangre a proveedores de salud, otros pacientes o a la comunidad. Luego de terminar un procedimiento y haber revisado la sangre, placenta o tejidos, éstos deben ser desechados cuidadosamente. Si es posible, vierta los desechos líquidos en un inodoro (retrete) en el que se pueda cambiar el agua (jalar la cadena) que vacíe a un sistema de desague en el alcantarillado, letrina o recipiente tapado. Tenga cuidado de no salpicar. Si no hay sistema de alcantarillado, los desechos deberán eliminarse quemándolos o enterrándolos. Envuélvalos bien en una bolsa plástica antes de enterrarlos. Entierre la bolsa a una profundidad suficiente para que los animales no puedan encontrarla.

Si se acostumbra en el lugar, puede entregar la placenta a la familia. Si los familiares se la llevan a casa, indíqueles cómo protegerse de la exposición a la sangre. La placenta puede ser desechada quemándola o enterrándola. Deberá estar bien envuelta en una bolsa plástica y ser enterrada a una profundidad suficiente para que los animales no la encuentren. La placenta puede colocarse en una fosa con una cubierta pesada (tapa), siempre que ésta haya sido excavada con suficiente profundidad (1 metro como mínimo).

Pautas para la prevención de infecciones

La partera es responsable de asegurar que todo lo que use para atender a una mujer o bebé esté adecuadamente limpio y desinfectado a alto nivel. La partera es responsable de que la eliminación de desechos sea correcta y segura. Seguirá los pasos para la prevención de infecciones en la eliminación de sangre y fluidos corporales del entorno y equipamiento y en la preparación de éstos para el próximo cliente. Además deberá usar guantes durante todos los procedimientos. Si desee revisar los Pasos para la prevención de infecciones, página 7.28

- Los **derrames** deben ser descontaminados durante 10 minutos vertiendo una solución descontaminante sobre éste. Luego el derrame y la solución se limpian con un paño. Toda el área debe limpiarse con agua y jabón.

- Las **sábanas** deben ser remojadas en una solución descontaminante durante 10 minutos, y luego lavadas con agua y jabón, enjuagadas con agua limpia, secadas al sol y almacenadas en un lugar limpio.

- Los **guantes, artículos de goma y de plástico** incluyendo perillas de aspiración, sondas de aspiración de secreciones, sondas rectales y vesicales además de los catéteres de aspiración, deben ser remojados en solución descontaminante durante 10 minutos, lavados con agua y jabón, enjuagados con agua limpia y revisados para descartar aquellos que tiene perforaciones. Deben secarse por ambos lados, desinfectados a alto nivel o esterilizados y almacenados en un recipiente tapado.

- El **instrumental y el equipo** utilizado en el parto, rotura artificial de membranas, inyecciones, episiotomía, aspiración manual endouterina, etc., deben ser descontaminados, limpiados, desinfectados a alto nivel o esterilizados y almacenados en recipientes tapados.

- Las **personas** que asisten un parto o que ayudan durante un procedimiento deben lavarse las manos en los momentos adecuados y usar ropa limpia y protectora. La partera es responsable de enseñar a los que la rodean--asistentes de partos, empleados de limpieza, encargados de la basura, familiares y otros--cómo protegerse a sí mismos. La partera es responsable de supervisar el manejo de la sangre y fluidos corporales en su lugar de trabajo y en su comunidad.

Apoyo al Aprendizaje 1 - Historia de la infección puerperal

La infección puerperal (posparto) ha sido bien conocida a lo largo de la historia. Hipócrates, por ejemplo, escribió que la infección puerperal se debía a que la secreción vaginal era más lenta durante las semanas después del parto. No se supo su verdadera causa sino hasta que Luis Pasteur descubrió los gérmenes (bacterias) por medio de un microscopio. A pesar de que sabemos cómo prevenir las infecciones, la infección puerperal sigue siendo una causa común de mortalidad materna.

En 1847, el Dr. Ignaz Semmelweiss trabajando en una maternidad en Viena, observó que la mortalidad (las muertes) debida a infección puerperal en la sala atendida por parteras era bastante baja, comparada con la alta mortalidad observada en la sala atendida por médicos. Después de disecar cadáveres, los médicos iban directamente a atender a las mujeres que acababan de dar a luz. Concluyó que los médicos estaban diseminando esta mortal infección en sus manos sin lavar. Pudo comprobarlo realmente cuando uno de sus colegas murió de septicemia, después de haberse cortado accidentalmente con un bisturí utilizado en la autopsia de una mujer que había muerto de infección puerperal. Debido a este accidente, Semmelweiss exigió a su personal lavarse las manos con solución antiséptica, antes de examinar a las pacientes en la maternidad.

Durante el primer año en que los médicos se lavaron las manos, la mortalidad por infección puerperal disminuyó abruptamente de cerca de 12% a 3,8% en el hospital de Semmelweiss. Pero incluso con esta demostración, la mayoría de los médicos no creyó que bacterias invisibles pudieran producir algo semejante. No fue sino hasta veinte años después, tras los estudios de Pasteur con el microscopio y la investigación de Lister con métodos asépticos, que los médicos se convencieron de lo que Semmelweiss les había estado diciendo.

Apoyo al Aprendizaje 2 – Cuidado de los guantes quirúrgicos[2]

El peligro de reutilizar los guantes quirúrgicos es la mayor probabilidad de perforaciones o rasgaduras invisibles respecto de los nuevos. Por lo tanto, los guantes que se reutilizan pueden dar menos protección a la partera. El tratamiento de los guantes en autoclave (esterilización) y la desinfección de alto nivel (con vapor o agua hirviendo) puede esterilizarlos si se hace correctamente. El uso de doble guante brinda una mayor protección durante los procedimientos de alto riesgo. El procesamiento de los guantes es una **adecuada reutilización de elementos desechables**.

Cómo *descontaminar* y *limpiar* los guantes quirúrgicos antes de la esterilización o desinfección de alto nivel (DAN)

PASO 1: Antes de sacarse los guantes sucios, ponga brevemente sus manos enguantadas en un recipiente lleno de solución descontaminante (una solución de cloro al 0,5%).

PASO 2: Sáquese los guantes dándolos vuelta al revés y remójelos en la solución de cloro durante unos 10 minutos. Los **pasos 1 y 2** permiten descontaminar el interior y exterior de los guantes.

PASO 3: Limpie los guantes lavándolos en agua jabonosa por dentro y por fuera. (Use siempre guantes para efectuar los pasos 3 al 6.)

PASO 4: Enjuague los guantes en agua limpia hasta retirar todo el jabón. El jabón que queda en los guantes puede interferir con la esterilización o desinfección de alto nivel.

PASO 5: Revise si los guantes tienen perforaciones. Para ello, sople aire en cada guante, sosteniéndolo desde 10 a 20 cm (4 a 8 pulgadas) de su boca y cierre el puño del guante. Luego ponga el guante dentro del agua. Si tiene perforaciones, aparecerán burbujas.

PASO 6: Seque suavemente los guantes por dentro y por fuera antes de proceder a la esterilización o DAN. **Si los guantes permanecen húmedos por un largo período, absorben agua y se ponen pegajosos.**

PASO 7: Cuando los guantes van a ser esterilizados con vapor, empaquételos (vea la página siguiente) antes de continuar el proceso.

Nota: Se sugiere descartar los guantes después de procesarlos 3 veces, porque pueden aparecer rasgaduras invisibles con el uso y el reprocesamiento. Si no es posible, use doble guante en los procedimientos de alto riesgo.

---

[2] Esta sección, Cuidado de los guantes quirúrgicos es una adaptación original de Winkler y otros (1995).

Cómo *esterilizar* los guantes quirúrgicos

Después de descontaminar, limpiar y secar los guantes, deben envolverse en tela o papel antes de esterilizarlos en el autoclave.

Los puños deben plegarse de modo que después de la esterilización sea posible ponerse los guantes sin contaminarlos. Ponga gasa o papel dentro de cada guante y bajo el pliegue del puño para evitar que se peguen. Puede usar talco para guantes si hay disponible. Envuélvalos como se muestra en la Figura 2. No ponga la amarra muy apretada ni envuelva los paquetes de guantes con banda de goma. Por último, ponga los paquetes de guantes a lo largo en la bandeja metálica, para una óptima penetración del vapor. Si los guantes están en pilas, la penetración del vapor bajo los puños puede ser insuficiente. Póngalos en el autoclave a 121°C (250°F) durante 30 minutos, a una presión de 106 kPa [3] (15 lb/pulgada^2). Temperaturas y presiones superiores a las recomendadas destruyen los guantes.

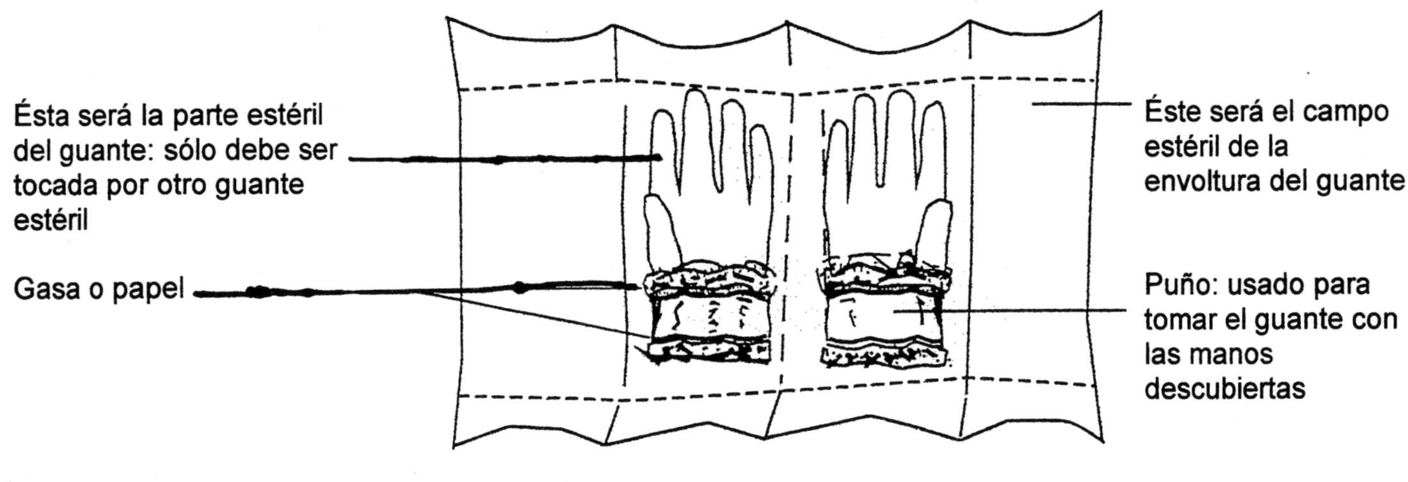

Figura 2. Preparación de los guantes para el autoclave
Fuente: Oficina de Asia sudoriental/Organización Mundial de la Salud (1988)

Inmediatamente después de someterlos al autoclave, los guantes son extremadamente frágiles y se desgarran fácilmente. No los use inmediatamente. Espere 24 a 48 horas para que recuperen la elasticidad y evitar que se pegoteen.

[3] kPa, kilopascal, unidad de medida de la presión.

Cómo desinfectar a alto nivel con vapor los guantes quirúrgicos

Una vez que los guantes han sido descontaminados y bien lavados están listos para la desinfección de alto nivel con vapor.

PASO 1: Doble los puños de los guantes de manera que puedan ponerse fácilmente y sin contaminación después de la desinfección de alto nivel.

PASO 2: Ponga los guantes en una cacerola (o recipiente) vaporera. Puede ser de metal, bambú o cualquier otro material. Es mejor un recipiente plano. Si va a hacer su propio recipiente, haga los agujeros de arriba hacia debajo de manera que los bordes ásperos de los agujeros quedan debajo. Para sacar más fácilmente los puños de la cacerola, éstos deben colocarse hacia afuera, en el borde de la cacerola (Figura 3). Se pueden poner de 5 a 15 pares en cada cacerola dependiendo del tamaño (diámetro) de ésta.

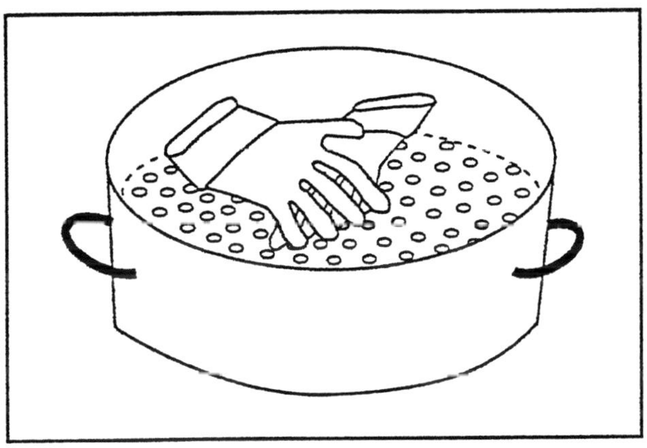

Figura 3. Guantes en una cacerola vaporera
Fuente: Tietjen y otros (1995).

PASO 3: Si usted usa una cacerola vaporera insertada en otra, repita el proceso hasta llenar 3 vaporeras con guantes. Apile las vaporeras sobre una cacerola con suficiente agua para hervir durante 20 minutos. Debe ponerse una segunda cacerola (vacía) sin agujeros sobre el mostrador próximo a la fuente de calor (vea el **Paso 9**).

Asegure que haya suficiente agua en la cacerola para producir vapor durante 20 minutos.

PASO 4: Ponga una tapa sobre la vaporera de arriba. Haga hervir el agua hasta que **borbotee**. Cuando el agua solamente está a punto de hervir se produce poco vapor y la temperatura puede no ser suficientemente alta para matar a los microorganismos.

PASO 5: Disminuya el calor de manera que el agua se mantenga hirviendo y borboteando. Cuando el agua hierve demasiado fuerte, se evapora rápidamente y se desperdicia combustible.

PASO 6: Cuando el vapor comienza a salir de entre las cacerolas, ponga a funcionar un cronómetro o anote la hora y registre la duración en el libro de desinfección de alto nivel o en un papel.

PASO 7: Vaporice los guantes durante 20 minutos.

PASO 8: Si está usando cacerolas apiladas, saque la vaporera de arriba y ponga la tapa a la cacerola que queda arriba de todas. Si está usando una sola vaporera, sáquela. Escurra suavemente el exceso de agua de los guantes que están en la vaporera que acaba de sacar.

PASO 9: Ponga la cacerola que contiene los guantes sobre la que puso próxima a la fuente de calor en el paso 3 (vea **Paso 3**). Repita hasta que todas las cacerolas que contengan guantes estén reapiladas sobre la cacerola vacía. Este paso permite que los guantes se enfríen y sequen sin contaminarse. Nunca ponga las cacerolas de los guantes recién vaporizados directamente sobre una mesa, mostrador u otra superficie porque se contaminarán.

No coloque las cacerolas que contengan guantes sobre una mesa, mostrador u otra superficie porque los guantes se contaminarán.

PASO 10: Deje que los guantes se enfríen unos 5 a 10 minutos, antes de usarlos "húmedos". Si es posible, los guantes deben usarse antes de 30 minutos. Después de este lapso, los dedos del guante se pegan entre sí y es difícil ponérselos, pese a estar húmedos. Los guantes sacados de las vaporeras para usarlos "húmedos" y que no se utilicen durante la sesión clínica deben ser reprocesados antes de usarlos.

PASO 11: Otra opción es dejar que los guantes se sequen al aire en la vaporera tapada durante 4 a 6 horas. Usando guantes desinfectados a alto nivel, dé vuelta los guantes para que se sequen por ambos lados. Usando una pinza roma desinfectada a alto nivel traslade los guantes secos por ambos lados a un recipiente seco, desinfectado a alto nivel y que tenga una tapa hermética. Para procedimientos posaborto, puede guardarlos hasta por una semana. Para procedimientos durante el embarazo. Los guantes también pueden guardarse en la vaporera o vaporeras apiladas y tapadas.

Para preparar un recipiente desinfectado a alto nivel, hierva o llene el recipiente con una solución descontaminante, deje en remojo por 20 minutos, enjuáguelo con agua hervida y séquelo al aire. La solución de cloro puede entonces pasarse a otro recipiente y volverse a usar.

Cómo desinfectar a alto nivel con ebullición los guantes quirúrgicos

Después que los guantes quirúrgicos han sido descontaminados y bien lavados, están listos para ser desinfectados a alto nivel en agua hirviendo durante 20 minutos. En procedimientos posaborto, los guantes quirúrgicos serán hervidos **solamente** si van a usarse inmediatamente (es decir, se van a usar "húmedos" después de hervirlos y enfriarlos). Para procedimientos prenatales, secar al aire después de hervirlos y, guardarlos en un recipiente tapado y desinfectado a alto nivel .

PASO 1: Ponga los guantes en una bolsa de plástico o malla de nylon.

PASO 2: Ponga un peso en la bolsa para que los guantes y la bolsa misma queden por lo menos 2,5 cm (1 pulgada) debajo de la superficie del agua.

PASO 3: Póngale la tapa a la cacerola y haga hervir bien el agua, hasta que **borbotee**. (Cuando el agua solamente está a punto de hervir, se produce poco vapor y la temperatura puede no ser suficientemente alta para matar a los microorganismos.)

PASO 4: Reduzca el calor de manera que el agua siga hirviendo y borboteando. Cuando el agua hierve demasiado fuerte, se evapora rápidamente y se desperdicia combustible. **Asegure que la cacerola tenga suficiente agua para cubrir los artículos durante los 20 minutos de hervor.**

PASO 5: Cuando el agua emplece a borbotear, empiece a contar el tiempo, anotando la hora en un papel o cuaderno. **No debe agregar objetos o agua después que haya empezado a contar.**

PASO 6: Hierva los guantes durante **20 minutos**. Si el agua no es suficiente, agregue más agua, hágala hervir hasta que borbotee y empiece a contar nuevamente los 20 minutos.

PASO 7: Después de los 20 minutos saque la bolsa de guantes con una pinza seca y **desinfectada a alto nivel**. Nunca deje objetos hervidos en el agua cuando ha dejado de hervir. A medida que el agua se enfría y se condensa el vapor, entra aire y partículas de polvo al recipiente que podrían contaminar los guantes. **Nunca deje los objetos hervidos en el agua que ha dejado de hervir.**

PASO 8: Escurra el exceso de agua de los guantes (sacuda suavemente la bolsa). Ponga la bolsa en un recipiente desinfectado a alto nivel, tápelo y déjelo enfriar (de 5 a 10 minutos) antes de usarlo.

PASO 9: Para desatar la bolsa, use guantes desinfectados a alto nivel. Saque los guantes del recipiente usando pinzas romas desinfectadas a alto nivel. Los guantes que se usen "húmedos" pueden haberse debilitado y quedado menos elásticos. Por lo tanto, póngase los guantes "húmedos" con mucho cuidado. **Nota:** Después de hervirlos, los guantes deben usarse dentro de 30 minutos si es posible. Después de este tiempo, los dedos de los guantes se pegan entre sí y es difícil ponérselos a pesar de que están húmedos.

PASO 10: Los guantes que queden en la bolsa (sin usar) después de finalizar la sesión clínica deberán ser reprocesados porque no se secarán completamente (ni por dentro ni por fuera).

En procedimientos durante el *trabajo de parto, parto y posparto* en centros de salud, maternidades y clínicas con poco volumen de pacientes, las parteras pueden usar guantes **desinfectados a alto nivel** secados al aire por dentro y por fuera, que mantengan guardados en un recipiente tapado y desinfectado a alto nivel.

Al usar los guantes, la partera se lava las manos antes de ponérselos. Como estos guantes han sido secados al aire, la partera debe lavarse sus manos enguantadas antes de atender a la paciente. *Si los guantes han estado guardados durante un mes y el recipiente ha sido abierto*, la partera debe lavar los guantes guardados con agua y jabón y, desinfectarlos con alto nivel nuevamente, antes de usarlos para atender pacientes.

Formas de evitar problemas con los guantes	
PROBLEMA: GUANTES PEGAJOSOS	
Causa probable	**Solución recomendada**
Residuos de jabón líquido.	Reducir la cantidad de jabón líquido o de detergente usado para lavar los guantes. Enjuagar los guantes por lo menos tres veces en agua limpia.
Fueron calentados a alta temperatura durante demasiado tiempo.	Esterilizar durante **30 minutos** a 121°C (250°F) y sacarlos del esterilizador tan pronto haya finalizado el ciclo.
Los guantes fueron esterilizados con otros artículos.	Esterilizar por separado.
Los guantes no se secan completamente después del vapor.	Usarlos "húmedos" dentro de 30 minutos o déjelos secar 4 a 6 horas antes de usarlos.
Talco insuficiente.	Usar talco absorbible para guantes y seguir las indicaciones del fabricante para que quede una capa de talco en todas las superficies de los guantes.
Las superficies de los guantes se tocan entre sí.	Insertar una gasa o papel entre la palma y el dorso de la mano de cada guante; entre la mano del guante; y el puño doblado. Eso permite que el vapor entre en contacto con todas las superficies durante la esterilización e impide que las superficies se adhieran entre sí.
La goma o látex del guante se ha deteriorado. (Los guantes de goma se deterioran cuando están guardados, aunque no hayan sido usados. Se reblandecen, se vuelven pegajosos y se inutilizan.)	Almanecerlos en un lugar seco y fresco. No se deben guardar bajo la luz directa del sol.
PROBLEMA: SE RASGAN O ROMPEN EXCESIVAMENTE	
Los guantes fueron usados demasiado pronto después de la *esterilización*.	**No usar** los guantes dentro de las 24 a 48 horas después de la esterilización. Eso les permite recobrar la elasticidad antes de usarlos.

Fuente: Tomlinson (1991)

Contaminación accidental de guantes esterilizados o desinfectados a alto nivel

Hay varias maneras de contaminar guantes esterilizados o desinfectados a alto nivel, incluyendo:

- Rasgando o pinchando el guante;
- Tocando algún objeto no esterilizado con el guante esterilizado;
- Tocando el exterior de un guante esterilizado con la mano sin enguantar.

Las parteras que estén usando guantes esterilizados o desinfectados a alto nivel, deberán tener mucho cuidado de no contaminar accidentalmente, al tocar con sus manos enguantadas objetos no esterilizados, piel no desinfectada o mucosas.

Cambio de guante después de contaminarlo

Para cambiarse un guante después de contaminarlo durante un procedimiento, sáquelo por el puño y póngalo en una solución de cloro para descontaminarlo (si lo va a reutilizar) o en un recipiente de basura. El procedimiento para ponerse otro guante dependerá si el guante está esterilizado o desinfectado a alto nivel.

Guante esterilizado

Pida a su asistente que abra un paquete de guantes estériles, poniendo el paquete sobre una superficie limpia. Póngase el guante de reemplazo de la manera habitual.

O

Pida a un asistente con *guantes puestos* que abra el paquete de guantes estériles, saque uno y lo sostenga abierto por el puño. Introduzca su mano en el guante sin tocar su exterior. Ajústese el guante una vez que el asistente haya soltado el puño.

Guante desinfectado a alto nivel

Pida a su asistente que tome un guante de reemplazo con una pinza desinfectada a alto nivel. Tome el guante de reemplazo por el puño plegado. Póngaselo de la manera habitual.

O

Pida al asistente que saque un guante de repuesto del recipiente desinfectado a alto nivel con una pinza y lo sostenga abierto por el puño. Introduzca su mano en el guante sin tocar su exterior.

Apoyo al Aprendizaje 3 – Técnica e insumos estériles

La técnica estéril se usa para prevenir la contaminación. Por ejemplo, al hacer una cesárea o una sinfisiotomía se emplea una técnica estéril, para evitar que los gérmenes entren en la incisión (corte). Toda el área y cualquier cosa que toque el área de la incisión debe estar estéril (sin gérmenes).

Reglas generales

1. Todo lo que toque la piel para incindirla, que se use para cortar (como tijeras) o atraviese la piel (como una aguja) debe estar estéril.

2. Los artículos estériles envueltos (como algodón, gasas, guantes, instrumentos) se desesterilizan si:
   - hay orificios en las envolturas; los orificios dejan entrar los gérmenes a la envoltura;
   - están mojados o húmedos; los gérmenes pueden entrar a través de los sitios húmedos;
   - se caen al piso; el piso siempre está muy contaminado.

3. Las manos enguantadas estériles y los objetos estériles (insumos y equipos) deben siempre estar a la vista o mantenerse sobre el nivel de la cintura. Se considera que el área bajo la cintura o de la superficie de una mesa no está estéril. Por esa razón, no deje colgar sus manos enguantadas estériles. Siempre mantenga sus manos enguantadas estériles por encima del nivel de sus codos.

4. Un artículo estéril se desesteriliza cuando es tocado por algo no esterilizado.

5. **No es dañino contaminar algo. Saber que un área o un objeto está contaminado y no corregir la situación sí es muy dañino.**

6. Un equipo no está estéril si:
   - está en un recipiente estéril destapado;
   - es tocado con manos, instrumentos o material no estériles.

Lavado de manos es la mejor manera de prevenir la transmisión de gérmenes. Los gérmenes son transportados en sus manos cuando toca cosas. Los gérmenes están en sus manos y bajo sus uñas.

1. El lavado de manos debe ser la actividad más frecuente de la partera.

2. Hay que lavarse las manos:
   - al comenzar y dejar el trabajo;
   - antes y después de efectuar cualquier procedimiento, como una cateterización, poner una inyección, bañar un bebé, etc.
   - después de hacer exámenes de orina y hemoglobina.

3. Mantenga sus uñas cortas y limpias. Use agua y jabón. Seque sus manos en una toalla limpia y seca o al aire.

Lavado quirúrgico de manos debe efectuarse durante 3 minutos antes de cualquier procedimiento en la sala de operaciones. Necesita un cepillo (quirúrgico o esponja de uso local), un palillo para limpiarse las uñas, jabón o solución antiséptica y agua para lavarse las manos. También debe usar guantes estériles cuando tenga disponible.

Primer cepillado

1. Lave sus manos con agua y jabón.
2. Humedezca sus manos y antebrazos.
3. Ponga jabón en sus manos y luego en sus brazos hasta los codos.
4. Mantenga sus manos lo más posible por encima del nivel de los codos. Las manos siempre están más limpias que sus brazos durante y después de un cepillado quirúrgico. El agua siempre deberá correr de las puntas de sus dedos a sus codos.
5. Límpiese las uñas con un palillo o con una lima para uñas.
6. Enjuáguese las manos y brazos (manteniendo sus manos por encima de sus codos) con agua corriendo de un grifo o mientras la vierte un asistente.

Si no tiene un asistente, deberá tener tres recipientes con agua. Use uno para humedecerse y hacer espuma jabonosa. Use el segundo para enjuagarse dos veces y, el tercer recipiente para un enjuague final. Enjuáguese poniendo en el agua primero sus manos y luego, en un movimiento continuo, ponga sus brazos (hasta los codos). Mantenga siempre sus manos más arriba de sus codos, de manera que el agua escurra desde la punta de sus dedos hacia los codos.

Segundo cepillado

1. Lávese las manos y brazos con agua y jabón.
2. Restriegue cada mano y brazo con un cepillo o esponja de uso local. Asegure cepillar todos los lados de sus dedos. Restriegue entre los dedos. Tenga cuidado de no cepillarse tan fuerte que pueda dañarse la piel.
3. Enjuáguese las manos y los brazos con agua corriente.
4. Acuérdese de mantener sus manos por encima de sus codos en todo momento.

Tercer cepillado

1. Restriegue nuevamente con un cepillo y enjuáguese de nuevo con agua corriente. Séquese al aire.
2. Puede usar una toalla estéril si se va a poner guantes estériles.
3. Acuérdese de mantener sus manos por encima de sus codos en todo momento.

Practique la técnica del lavado quirúrgico de manos bajo la supervisión de una compañera de trabajo. Practique hasta que no necesite medir el tiempo que demora. Con la práctica se hará un lavado quirúrgico de manos en **3 minutos**. El tiempo es muy importante en una emergencia. Es necesario que las parteras tengan práctica en el lavado quirúrgico de manos para evitar la contaminación cuando entran a la sala de operaciones.

Los **insumos estériles** como instrumental, algodón, gasas, toallas, suturas, etc., están protegidos de la contaminación por su envoltura de papel o tela estéril. Los insumos esterilizados en autoclave o en una olla a presión pueden protegerse en tambores o recipientes de acero inoxidable tapados. Recuerde que es el interior de cualquier recipiente o paquete el que está esterilizado.

Hay una manera especial de usar los recipientes estériles. Un asistente con las manos limpias puede abrirlos, tocando sólo su exterior. Si tienen tapa y necesita sacarla, hágalo siempre de manera que el lado estéril **no toque nada.** Con sus manos enguantadas esterilizadas, puede tocar el interior del recipiente. Los suministros estériles pueden sacarse de un recipiente o paquete con una pinza de transferencia.

Métodos de esterilización

1. Asegure que todo esté **descontaminado y limpio**, los instrumentos abiertos y las jeringas desarmadas. Lave todas las sondas incluso por dentro.

2. Dos formas de esterilizar son:

   El **calor húmedo** (autoclave) es el método preferido para los instrumentos, agujas, jeringas y guantes reutilizables. Opere el autoclave de acuerdo con las instrucciones, a 121°C (250°F) equivalente a una presión de 101 kPa (15 lb/pulgada cuadrada) durante un mínimo de 20 minutos. Si el equipo está envuelto, se necesitarán 30 minutos.

   El **calor seco** requiere que el equipo se caliente a 170°C (340°F) durante 2 horas. El horno de una cocina común es satisfactorio para esterilizar con calor seco. El calor seco NO debe usarse para equipos de goma o plástico.

3. Si están envueltos, los equipos deben guardarse en un lugar limpio y seco. Si no están envueltos para la esterilización, deben guardarse dentro de un recipiente esterilizado con tapa.

Para mayor información, revise los fundamentos de enfermería para los procedimientos de esterilización.

Apoyo al Aprendizaje 4 – Incisión y drenaje de abscesos mamarios

Un absceso mamario es una acumulación de pus localizada, al principio es una inflamación dolorosa, enrojecida y dura en la mama. Con el tiempo o aplicación de compresas calientes, la inflamación se ablanda y forma un centro amarillo blando. La inflamación (absceso) está lista para ser abierta (incindida) y drenar el pus para ayudar sanar y a aliviar la presión y el dolor.

Equipo

Bisturí, con hoja 11 en lo posible
Jabón y agua
Guantes estériles o pinza hemostática
Apósitos pequeños de gasa y vendas
Analgésicos/anestesia
Recipiente para basura

Procedimiento

1. Comience a administrar un antibiótico de amplio espectro como penicilina V 500 mg, o eritromicina 400 mg 4 veces al día por 10 días ó cotrimoxazol en comprimidos 800 mg dos veces al día por 7 días.

2. Tenga listo todo el equipo.

3. Dígale a la mujer lo que va a hacer. Ayúdela a sentarse en una silla con su pecho descansando sobre una mesa.

4. **Muy suavemente** lave la mama con agua y jabón. **OBSERVE y PALPE** para localizar el área donde está el pus (blanda, más dolorosa y sensible al tacto).

5. Ponga analgesia intramuscular (IM) (como Petidina 50 mg, Talwin 50 mg) o anestesia local (rocíe cloruro de etilo en la parte blanda y doloroso de la mama).

   Si no tiene un analgésico o anestésico, continúe con la incisión y el drenaje. La mujer no podrá relajarse. Tendrá dolor y estará incómoda. Explíquele que hay que sacarle el pus de la mama para que pueda amamantar a su bebé. Ayúdela a comprender que el pus en la mama se podría extender a otras partes de su cuerpo y empeorar su situación.

6. Lávese las manos. Póngase guantes estériles si tiene.

7. Haga un corte en el absceso con la punta del bisturí. Asegure que el corte sea lo suficientemente grande para poner su dedo en la abertura. Haga todo el corte de una vez. Corte en línea recta hacia el pezón. Por lo común de la abertura drenará pus espesa, de mal olor, amarillenta verdosa mezclada con sangre.

8. Si está usando guantes estériles, haga presión suavemente con su dedo en la abertura para romper las cavidades (secciones) del absceso y el pus drenará. Vea Figura 4.

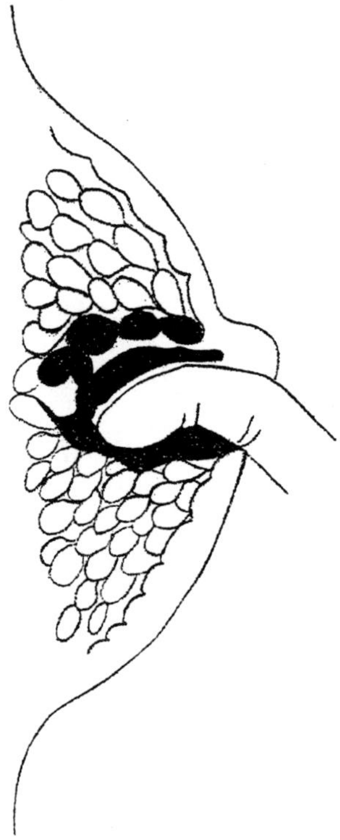

Figura 4. Rotura de las cavidades del absceso

Si no tiene guantes estériles, introduzca suavemente la pinza hemostática en la abertura. Abra la pinza para romper las cavidades del absceso y permita el drenaje. Deje que el pus drene hasta que se detenga. **No presione ni apriete** la mama porque causaría mucho dolor a la mujer.

9. Abra un apósito de gasa estéril de 4 x 4. Comience con una esquina de la gasa introduciéndola suavemente en la abertura tan adentro como se pueda. Deje un poco de la gasa fuera de la abertura. Esta gasa ayudará a drenar el pus.

10. Cubra la abertura con gasa y envuélvala con un vendaje. Ayude a la mujer a ponerse un sostén holgado. Si no tiene, use un cabestrillo u otro tipo de soporte de tela para sostener la mama.

11. Cambie el vendaje todos los días. Retire un poco de la gasa cada día para ayudar al drenaje de pus. Sáquela totalmente en 4 días. Continúe administrando los antibióticos durante 10 días. La madre puede seguir amamantando con la mama no afectada. Si suspendió la lactancia, puede reiniciarla tan pronto como la mujer pueda tolerarlo; vea Prevención de la mastitis en página 7.15.

12. Siga vigilando a la mujer hasta que el pus deje de drenar y la abertura se haya cerrado.

Preguntas de repaso

¿Qué he aprendido? Vea qué es lo que ha aprendido y comprendido de esta sección del módulo respondiendo a las siguientes preguntas. Cuando termine, busque las respuestas en el módulo, en las páginas indicadas entre paréntesis ().

1. Defina infección. (página 7.4)

2. Indique 5 maneras en que los gérmenes pueden infectar a una mujer embarazada o su bebé recién nacido. (página 7.5)

3. ¿Cómo usted, la partera, puede prevenir una infección? (página 7.5)

4. Enumere 4 hallazgos que la ayudarán a determinar si una mujer tiene una infección posparto después de un aborto completo. (página 7.9)

5. ¿Qué acciones tomará para ayudar a una mujer que tiene una infección posparto después de un aborto completo? (página 7.9)

¿Qué acciones de una partera pudieran haber evitado la infección de esta mujer? (páginas 7.10 – 7.11)

6. Enumere los hallazgos que le ayudarán a determinar si una mujer tiene una corioamnionitis. (página 7.12)

7. ¿Cómo determinará que un absceso mamario está listo para ser abierto y drenado? (página 7.15)

8. ¿Cómo se infecta de tétanos un recién nacido? (página 7.22)

9. ¿Cómo puede evitar el tétanos en un recién nacido? (página 7.24)

10. La septicemia es una infección generalizada del bebé, causada por gérmenes en la sangre. ¿Cómo pueden esos gérmenes introducirse en la sangre de un recién nacido? (página 7.21)

11. ¿Qué acciones tomará para ayudar a un bebé con septicemia? (página 7.21)

12. La oftalmía neonatal puede causar la ceguera en un bebé recién nacido. Describa que acciones tomará para atender a un bebé con oftalmía neonatal. (página 7.19)

13. Enumere y explique cada una de los pasos para prevenir infecciones en el equipamiento y suministros. (página 7.28 – 7.30)

14. Describa el proceso de desinfección de alto nivel con vapor para los guantes. (páginas 7.37 – 7.38)

Estudio de caso 1 – El Método de Resolución de Problemas

El Método de Resolución de Problemas es una manera organizada de atender a las pacientes. Es también un modo de pensar acerca de la atención que usted les da. Este estudio de caso la ayudará a revisar el Método de Resolución de Problemas.

Todos resolvemos problemas a diario. Generalmente no pensamos qué pasos son necesarios para resolverlos, aunque todos seguimos ciertos pasos con este fin. El Método de Resolución de Problemas es una manera de ayudarnos a seguir pasos en la atención de las mujeres.

Los cuatro pasos del Método de Resolución de Problemas son los siguientes:

1.

2.

3.

4.

Verifique sus respuestas viendo del Módulo 1, página 1.22.

La partera tradicional la ve en el mercado y le pide que visite a la Sra. P.I. que dio a luz hace 5 días. Esta mañana se siente muy acalorada y no tiene ánimo para bañarse ni comer.

PREGUNTE Y ESCUCHE

¿Qué **PREGUNTA** a la partera tradicional de camino a ver a la mujer?

Usted averigua que la Sra. P.I. recibió atención prenatal en el hospital; este es su segundo parto; la bebé está succionando, se mueve y se ve saludable; el trabajo de parto duró medio día; el perineo está intacto; la placenta y las membranas salieron completas.

¿Qué **PREGUNTA** a la Sra. P.I.?

Usted se informa que tiene dolores abdominales, una secreción vaginal sanguinolenta y de mal olor y escalofríos. Ha tomado un poco de té, pero no siente deseos de comer nada. No ha tomado ninguna medicina.

Antes de **OBSERVAR Y PALPAR**, piense en la información que ha recibido. Por ejemplo, la Sra. P.I. tiene escalofríos; por lo tanto, usted necesita determinar si tiene fiebre.

OBSERVE y PALPE

¿Qué examen hace (**OBSERVA Y PALPA**) a la Sra. P.I., basándose en la información obtenida al **PREGUNTAR y ESCUCHAR**?

Consulte el módulo 7, página 7.6.

Usted la siente muy caliente al tocarla; su pulso es de 108 latidos por minuto; está colorada, se ve enferma, y tiene una secreción vaginal maloliente, purulenta y sanguinolenta. El útero está firme, contraído y muy sensible.

IDENTIFIQUE EL PROBLEMA

Basándose en la información obtenida al **PREGUNTAR y ESCUCHAR** y **OBSERVAR y PALPAR**, ¿cuál es el problema de la Sra. P.I.?

Consulte el módulo 7, página 7.13.

Usted **IDENTIFICA EL PROBLEMA,** la Sra. P.I. tiene una infección en el útero. Usted sabe que una infección (sepsis) posparto no tratada puede propagarse del útero al abdomen. Se puede formar un absceso en el abdomen. La infección puede pasar al torrente sanguíneo, causando un shock séptico (shock debido a la infección) y la muerte.

TOME LA ACCIÓN APROPIADA

¿Qué **ACCIÓN** tomará para ayudar a la Sra. P.I.?

Consulte el módulo 7, página 7.13.

Usted explica a la partera tradicional, a la mujer y su familia, que la mujer está muy enferma y que debe ir al hospital lo antes posible. Le pide a los familiares que consigan transporte y que acompañen a la madre y su bebé al hospital. Mientras aguarda el transporte, ayuda a la mujer a descansar en una posición semisentada. Mantenga su pelvis baja para facilitar el drenaje de las secreciones del útero y la vagina.

Como a usted la llamaron cuando estaba en el mercado, probablemente no llevaba consigo antibióticos. **SI** los tiene, administre la mujer un antibiótico de amplio espectro, como ampicilina 1 g por vía oral.

Baje la fiebre e hidrátela dándole por lo menos un vaso (8 onzas) de agua u otro líquido cada hora. Si está muy enferma, dé el líquido con una cuchara. Si empieza a vomitar, espere un poco y empiece nuevamente a darle líquidos. Tranquilícela y explíquele que el líquido la ayudará a sentirse mejor y que debe tratar de tomarlo.

Si es posible conseguir sueros IV desde su maternidad, ¿qué sueros le administra y en qué cantidad?

Consulte el Módulo 8, páginas 8.17 y 8.18, para sueros IV y la forma de marcar las horas en la bolsa o matraz.

Administre Ringer lactado cuando una mujer está en shock o próxima al shock. Si no tiene, administre dextrosa al 5% en agua o cualquier otro líquido que usted tenga.

Administre 500 ml de líquido tan rápido como sea posible. Usted debe permanecer al lado de la mujer mientras el líquido IV pasa tan rápidamente. Tome presión arterial y pulso cada 5 minutos. Cuando la presión arterial empiece a subir y el pulso a bajar, disminuya la velocidad del suero. Administre 100 ml cada hora. Marque la bolsa o el matraz de suero con la hora cada 100 ml. Observe como pasa la solución para poder regularla a 100 ml por hora.

Esté siempre atenta a la aparición de hinchazón alrededor de la aguja cuando está administrando una solución IV. Si aparece, disminuya la administración de la solución y observe atentamente a la mujer. Si la hinchazón aumenta, suspenda la solución IV y retire la aguja. Trate de poner el suero en otra parte.

Observe signos de shock cuando lleve a la mujer al médico.

¿Cuáles signos de shock **OBSERVARÁ** mientras lleva a la mujer al médico?

Consulte el Módulo 8, página 8.4.

Si la Sra. P.I. está en shock o próxima al shock, la **OBSERVARÁ** agitada y nerviosa (ansiosa). La respiración será superficial y rápida (más de 40 por minuto). El pulso estará rápido (más de 90 por minuto) y difícil de detectar (débil). La presión arterial estará baja (menos de 90/60). **PALPARÁ** la piel fría y húmeda. Si la fiebre es muy alta, las manos y los pies se sienten fríos y todo el cuerpo húmedo.

¿Qué hará al llegar al hospital?

Ayude al personal del hospital a movilizar y poner cómoda a la Sra. P.I. Presente el personal a la familia y dígales que ahora ellos la van a atender. Escriba y explique al personal todo lo que ha hecho a la Sra. P.I., incluyendo todos los medicamentos administrados. Pida a la familia que le avisen cuando la Sra. P.I. vuelva a su casa, así puede visitarla y hacer el seguimiento de su anemia.

Estudio de caso 2 – Recién nacido: ¿cuál is el problema?

PREGUNTE Y ESCUCHE

Le traen una bebé de ocho días a su clínica. La madre le dice que la bebé no succiona y que está muy caliente. La madre también le cuenta que su bebé tiene un espasmo cada vez que la toca.

OBSERVE y PALPE

La bebé está caliente al tacto. La mandíbula se aprieta con el espasmo y el cuerpo está rígido.

¿CUÁL ES EL PROBLEMA?

¿ CUÁL ES LA ACCIÓN A TOMAR?

¿Es un PROBLEMA prevenible? Si su respuesta es sí, ¿Cómo?

RESPUESTAS – Estudio de caso 2

¿Cuál es el PROBLEMA? Probablemente es tétanos, pero considere también la posibilidad de una sepsis.

¿ CUÁL ES LA ACCIÓN A TOMAR? REFIERA lo antes posible. Administre 150.000 unidades de penicilina para prevenir infecciones y un sedante como Valium 1 mg de o amobarbital sódico 15 mg. Administre ambos por vía intramuscular. Si la referencia toma tiempo, ayude a la madre a extraerse la leche y alimente el bebé con una cuchara o una sonda nasogástrica, si tiene. Aplique compresas frías para la fiebre; trate de no tocar el bebé más de lo necesario para evitar las convulsiones.

¿Es un PROBLEMA prevenible? Si su respuesta es sí, ¿cómo? Sí, es un problema prevenible. Administre a la madre 2 inyecciones de toxoide tetánico durante el embarazo, con un intervalo de por lo menos 4 semanas. Enseñe a los que asisten partos y a las madres a lavarse bien las manos y a usar equipos hervidos o esterilizados en los partos. Enséñeles que el cordón umbilical se liga con un hilo esterilizado o hervido y se corta con un cuchillo esterilizado o hervido o una hoja de afeitar nueva. Enseñe a los que efectúan circuncisiones a usar instrumentos hervidos o esterilizados. Enséñeles a lavar el área de la incisión con agua y jabón, todos los días y cada vez que el niño *orina o defeca*.

Estudio de caso 3 – Recién nacido: ¿cuál es el problema?

PREGUNTE Y ESCUCHE

La madre le dice que los ojos de su bebé de tres días están enrojecidos e hinchados. El bebé fue dado a luz en la casa y no le hicieron tratamiento a los ojos. La madre tiene una secreción vaginal desde el embarazo.

OBSERVE y PALPE

Los ojos del bebé están hinchados. Al levantar los párpados se observa una secreción muy espesa y verdosa.

¿CUÁL ES EL PROBLEMA?

¿ CUÁL ES LA ACCIÓN A TOMAR?

¿Es un PROBLEMA prevenible? Si su respuesta es sí, ¿Cómo?

RESPUESTAS – Estudio de caso 3

¿Cuál es el PROBLEMA? Conjuntivitis, probablemente gonocócica.

¿ CUÁL ES LA ACCIÓN A TOMAR? Usando una jeringa, lave los ojos con agua hervida tibia con una pizca de sal en medio litro de agua. Lave desde el extremo nasal del ojo hacia afuera en dirección a la oreja. Lave hasta que haya sacado toda la secreción. Aplique gotas o ungüento antibiótico oftálmico. Lave los ojos y aplique el antibiótico oftálmico, cada 15 minutos por una hora, cada hora por 24 horas. Después de 24 horas, 3 veces al día hasta que los ojos estén normales. Administre un antibiótico IM. Si no es posible hacer un examen, trate a ambos padres por gonorrea. Explique a los padres que el bebé se infectó en el canal vaginal durante el parto.

¿Es un PROBLEMA prevenible? Si su respuesta es sí, ¿Cómo? Sí, enseñe a los que asisten partos y a las mujeres próximas a ser madres que con la aplicación de un antibiótico en los ojos al nacer se puede evitar esta enfermedad. Enseñe a las madres en la clínica prenatal que las secreciones vaginales pueden ser tratadas y que la gonorrea puede prevenirse mediante el uso de condones.

Estudio de caso 4 – Madre: ¿cuál es el problema?

PREGUNTE Y ESCUCHE

La madre se queja de fiebre, escalofríos y de una secreción vaginal maloliente. Dio a luz hace 5 días.

OBSERVE y PALPE

La temperatura es de 39°C (102,6°F); el pulso es de 104. Cuando **PALPA** el bajo vientre está sensible. **OBSERVA** una secreción sanguinolenta, purulenta y de mal olor. Cuando hace un examen vaginal (**PALPA)**, el útero está blando y muy sensible al tacto.

¿CUÁL ES EL PROBLEMA?

¿ CUÁL ES LA ACCIÓN A TOMAR?

¿Es un PROBLEMA prevenible? Si su respuesta es sí, ¿Cómo?

RESPUESTAS – Estudio de caso 4

¿Cuál es el PROBLEMA? Infección posparto.

¿ CUÁL ES LA ACCIÓN A TOMAR? REFIERA a la madre y a su bebé. Mientras tanto, póngala en una posición semisentada y administre un antibiótico de amplio espectro. Ayude al bebé a tomar el pezón y a mamar.

Hidrate por vía oral, por lo menos un vaso de líquido cada hora. Si la madre se siente demasiado mal para beber o está vomitando, administre un suero intravenoso. Tranquilícela y explíquele a ella y a su familia la situación.

¿Es un PROBLEMA prevenible? Si su respuesta es sí, ¿Cómo? Es difícil saberlo en este caso, ya que no sabemos dónde la madre dio a luz ni las condiciones del entorno de su parto. En todos los partos siempre se debe usar una limpieza general, equipo y guantes estériles/hervidos. Es muy importante el lavado de manos antes de realizar un examen y lavar el área genital materna antes de hacer un examen vaginal y antes del parto.

Estudio de caso 5 – Madre: ¿cuál es el problema?

PREGUNTE Y ESCUCHE

La madre se queja de una hinchazón dolorosa en su pecho izquierdo. También tiene fiebre y escalofríos.

OBSERVE y PALPE

Su temperatura es de 38,6°C (102°F); su pulso es de 92; la mama izquierda está tibia y sensible al tacto. Una parte está dura y enrojecida.

¿CUÁL ES EL PROBLEMA?

¿ CUÁL ES LA ACCIÓN A TOMAR?

¿Es un PROBLEMA prevenible? Si su respuesta es sí, ¿Cómo?

RESPUESTAS – Estudio de caso 5

¿Cuál es el PROBLEMA? Un absceso mamario.

¿ CUÁL ES LA ACCIÓN A TOMAR? Dígale a la madre que continúe amamantando de ambos pechos. Esto ayudará a que el pecho sane y no le hará mal al bebe. Dígale que se ponga compresas tibias y húmedas en el área afectada durante treinta minutos, cuatro veces al día. Dé un antibiótico oral como ampicilina. Si en la zona enrojecida se forma un centro amarillo blando, será necesario drenar el absceso.

¿Es un PROBLEMA prevenible? Si su respuesta es sí, ¿Cómo? Este absceso mamario podría haberse evitado. La infección de la mama puede ser causada por retención de leche, vaciamiento incompleto después de la mamada o, contusión del tejido mamario a consecuencia de una extracción brusca o prolongada de leche. Un absceso puede originarse en una grieta en los pezones. Las grietas en los pezones son causadas a veces porque el bebé no toma debidamente el pezón. Enseñe a la madre cómo sostener a su bebé de modo que todo el pezón y la areola estén en su boca, esta posición evitará el dolor en los pezones. Los pezones adoloridos producen grietas y las grietas forman un absceso. Ayude a la madre a aprender a vaciar su pecho, ya sea haciendo que el bebé mame o mediante una extracción manual suave de la leche después de amamantar.

Evite las infecciones de los pechos mediante un buen lavado de manos con jabón, un adecuado cuidado de los pechos incluyendo suavidad, limpieza con especial atención a los pezones, adecuado sostén y, observando si hay signos de infección en la piel, ojos o cordón umbilical del bebé.

Lista de verificación de destrezas – Incisión y drenaje de un absceso mamario

Esta lista de verificación tiene dos objetivos:

1. La partera la usa como guía para comprobar sus propios conocimientos.
2. El supervisor la usa para evaluar el desempeño de la partera.

Después de la observación/desempeño, anote una clasificación: ✓ = satisfactorio o bien **X** = necesita mejorar. Agregue cualquier comentario en la sección para comentarios más abajo.

	Fecha	Fecha	Fecha	Fecha
Cuando hace una incisión y drenaje de un absceso mamario:				
1. Comienza a administrar un antibiótico de amplio espectro a la paciente.				
2. Junta todo el equipo.				
3. Prepara a la paciente y la explica lo que va a hacer.				
• La ayuda a sentarse en una silla, con su pecho descansando en una mesa.				
4. Lava la mama suavemente.				
5. **OBSERVA y PALPA** el sitio blando en la mama.				
6. Da analgesia o anestesia si tiene.				
7. Se lave las manos y se pone guantes desinfectados a alto nivel o estériles.				
8. Hace un corte en el absceso:				
• Usa la punta del bisturí. Corta en línea recta hacia el pezón.				
• Hace un corte de tamaño suficiente para introducir un dedo.				
• Hace el corte de una sola vez.				
9. Rompe las cavidades del absceso.				
• Usando el dedo enguantado o la pinza hemostática.				
• **NO COMPRIME NI APRIETA LA MAMA.**				
10. Mantiene el corte abierto para que drene el pus:				
• Abre un apósito de gasa de 4 x 4.				
• Comienza con una esquina.				
• Introduce la gasa dentro de la abertura.				

	Fecha	Fecha	Fecha	Fecha
• Deja afuera de la abertura un poco de gasa.				
11. Cambia el vendaje todos los días hasta que haya dejado de salir pus.				
• Retira un poco la gasa cada día.				
• Retira completamente la gasa al 4° día.				
12. Seguimiento:				
• Continúa administrando antibióticos por 10 días.				
• Continúa vigilando a la mujer hasta que no sale pus del corte y la abertura se ha cerrado.				
• Ayuda a la mujer con el amamantamiento si lo hubiera interrumpido.				
13. Registra lo que ha hecho.				

Comentarios:

Lista de verificación de destrezas – Prevención de infecciones

Esta lista de verificación tiene dos objetivos:

1. La partera la usa como guía para comprobar sus propios conocimientos.
2. El supervisor la usa para evaluar el desempeño de la partera.

Después de la observación/desempeño, anote una clasificación: ✓ = satisfactorio o bien **X** = necesita mejorar. Agregue cualquier comentario en la sección para comentarios más abajo.

	Fecha	Fecha	Fecha	Fecha
1. Uso de ropa y guantes protectores.				
• Se pone un delantal o bata para el parto y lo hace antes de lavarse las manos.				
• Se cambia zapatos en el área del parto, antes de lavarse las manos. No debe andar descalza ni con sandalias.				
2. Se lava las manos durante 3 minutos.				
• Tiene listo el jabón, agua limpia y una toalla seca.				
• Se saca cualquier joya que tenga en las manos y antebrazos.				
• Se moja las manos y antebrazos, se enjabona y lava. Se limpia las uñas. Se enjuaga con agua corriente.				
• Se enjabona las manos y los antebrazos nuevamente: - usa un cepillo si lo tiene; - se lava entre medio de cada dedo				
• Se enjuaga las manos y los antebrazos con agua corriente.				
• Se lava con agua y jabón y se enjuaga.				
• Recuerda mantener las manos más altas que los codos.				
3. Usa guantes cuando:				
• Toca cualquier cosa que tenga sangre o fluidos corporales;				
• Tiene una cortadura en su mano;				
• Lava lo siguiente después del parto: - equipos; - instrumental; - muebles o suelo de la sala de partos.				

	Fecha	Fecha	Fecha	Fecha
4. Evita las salpicaduras:				
• Cuando rompe membranas;				
• Al exprimir el cordón del bebé antes de cortarlo (para movilizar la sangre fuera del área de corte).				
5. Evita las pinchaduras con agujas; pone las agujas usadas en un recipiente adecuado.				
6. Usa el proceso de prevención de las infecciones:				
• **Descontaminación -** Prepara la solución correctamente.				
- Abre los instrumentos como por ejemplo las tijeras.				
- Llena y lava las jeringas y sondas con solución.				
- Pone la tapa y los deja en remojo durante 10 minutos.				
• **Limpieza –** Lava con agua y jabón.				
- Usa un cepillo en los instrumentos.				
- Limpia las articulaciones de los instrumentos.				
- Lava las sondas y jeringas.				
- Enjuaga con agua.				
• **Desinfección de alto nivel.**				
- **Con hervido,** cubre completamente con agua los instrumentos abiertos. Tapa el recipiente.				
Hace que el agua hierva; la mantiene hirviendo durante 20 minutos.				
Saca una pinza de transferencia; la usa para sacar los otros instrumentos.				

	Fecha	Fecha	Fecha	Fecha
Los pone en un recipiente tapado y desinfectado con alto nivel.				
- **Con vapor**, hierve el agua.				
Pone los instrumentos abiertos en la vaporera con agua hirviendo. Le pone una tapa.				
La deja al vapor durante 20 minutos.				
Saca la vaporera con los instrumentos. Abre levemente la tapa.				
Deja que los instrumentos se sequen al aire.				
Saca los instrumentos con pinzas de transferencia desinfectadas con alto nivel.				
Pone los instrumentos en un recipiente tapado y desinfectado con alto nivel.				
• **Esterilización**				
- Prepara el autoclave. - Prepare el calor seco.				

Comentarios:

Lista de verificación de destrezas – Cuidado de guantes quirúrgicos

Esta lista de verificación tiene dos objetivos:

1. La partera la usa como guía para comprobar sus propios conocimientos.
2. El supervisor la usa para evaluar el desempeño de la partera.

Después de la observación/desempeño, anote una clasificación: ✓ = satisfactorio o bien **X** = necesita mejorar. Agregue cualquier comentario en la sección para comentarios más abajo.

	Fecha	Fecha	Fecha	Fecha
1. Antes de sacarse los guantes, pone las manos en una solución descontaminante (cloro al 0,5%), enjuagando toda la suciedad de los guantes.				
2. Se saca los guantes dándolos vuelta al revés, los pone en remojo en la solución de cloro por 10 minutos.				
3. Se pone guantes limpios para lavar los guantes usados con agua y jabón.				
• Enjuaga los guantes con agua limpia.				
• Verifica si los guantes están perforados llenándolos de agua.				
• Elimina los guantes con perforaciones.				
• Los seca al aire.				
4. **Al esterilizarlos,** pliega los puños.				
• Empaca gasa o papel dentro de cada guante para que no se pegue.				
• Envuelve los guantes.				
• Los esteriliza en autoclave durante 30 minutos.				
5. **Si los somete a desinfección de alto nivel:**				
• Pliega los puños de los guantes.				
• Pone los guantes en la vaporera de manera que puedan sacarse fácilmente sin contaminarlos.				
• Pone la vaporera sobre la cacerola con el agua hirviendo.				
• Pone una tapa sobre la vaporera.				
• Expone al vapor por 20 minutos (con el agua borboteando al hervir).				
• Saca la vaporera con los guantes – escurre para quitarle el agua.				

	Fecha	Fecha	Fecha	Fecha
• Pone la vaporera con guantes en una olla vacía desinfectada con DAN; - Le pone una tapa; - La deja enfriar; usa guantes húmedos y frescos para los procedimientos posaborto; - Seca al aire por ambos lados; usa guantes secados al aire en los procedimientos prenatales en maternidades y clínicas de bajo volumen (se lave las manos enguantadas, antes de atender a la paciente).				
• Los guarda en un recipiente tapado y desinfectado con DAN.				
• Repite el proceso si no son usados: - en un mes (procedimientos para el embarazo en maternidades y clínicas de bajo volumen); - durante una sesión clínica (procedimientos posaborto).				
• Pone al vapor sólo la cantidad de guantes con DAN requeridos para un mes (o una sesión clínica) y así evitar exponerlos repetidamente al vapor y no desgastarlos.				

Comentarios:

REFERENCIAS

El presente módulo se basa en la experiencia y en las siguientes referencias .

Benson, Edward A. (1989), Management of breast abscess, World Journal of Surgery, 13:53-759.

Boyd, M.E. (1989), Spontaneous abortion, Canadian Journal of Surgery. 32(4):260-264.

Cox, Helen (1971), Midwifery manual. McGraw-Hill for Eastern Publishers (S) Ltd, Jurong, Singapore,110-130.

Foster, S. (1996), Malaria in the pregnant African woman: Epidemiology, practice, research, and policy. American Journal of Tropical Medicine and Hygiene. 55(1):1.

Ledger, William J. (1989, April). Infection and premature labor, American Journal of Perinatology. 6(2):234-236.

Lee, Wesley, et al (1989, June). Management of septic shock complicating pregnancy. Obstetrics and Gynecology Clinics of North America. 16(2):431-447.

Manual for Health Centres. (1986). Clinical reference. Ministry of Health, Maseru. 188-236.

Martens, Mark G., et al (1990, April). Ampicillin/Sulbactam versus clindamycin in the treatment of postpartum endometritis. Southern Medical Journal. 83(4): 408-413.

Medex Primary Health Care Series. (1983). Maternal and child health problems of women, diseases of infant and children. Health Manpower Development Staff, John A. Burns School of Medicine, University of Hawaii, Honolulu, 63-70.

Myles, M.F. (1981). Textbook for midwives, Churchill Livingstone, Edinburgh. 27, 472.

Nurture/Center to Prevent Childhood Malnutrition. (1996). Healthy mothers: Children's first line of defense. Washington, D.C., 1-11.

Protocols for patient care. (1989). Frontier Nursing Service, Hyden, Kentucky, 318-335.

Stekette, R.W., et al. (1996). The problem of malaria and malaria control in pregnancy in sub-Saharan Africa. American Journal of Tropical Medicine and Hygiene. 55(1): 2-7, 8-16, 17-23, 33-41, 61-65.

Stekette, R.W., et al. (1996), Objectives and methodology in a study of malaria treatment and prevention in pregnancy in rural Malawi: The Mangochi Malaria Research Project. American Journal of Tropical Medicine and Hygiene, 55(1):816.

Stekette, R.W., et al. (1996), Comparability of treatment groups and risk factors for parasitemia at the first antenatal clinic visit in a study of malaria treatment and prevention in pregnancy in rural Malawi. American Journal of Tropical Medicine and Hygiene, 55(1):17-23.

Stekette, R.W., et al. (1996), The effect of malaria and malaria prevention in pregnancy on offspring birthweight, prematurity, and intrauterine growth retardation in rural Malawi. American Journal of Tropical Medicine and Hygiene, 55(1):33-41.

Stekette, R.W., et al. (1996). The effect of placental malaria infection on perinatal mortality in rural Malawi. American Journal of Tropical Medicine and Hygiene, 55(1):61-65.

Varney, H. (1987). Nurse-midwifery. Blackwell Scientific Publications, Boston, 25, 517.

Varney, H. (1987). Varney's midwifery. 3rd edition. Jones and Bartlett, Boston, 470, 673-679, 687-688.

Winkler, J. et al. (1995). Postabortion care: A reference Manual for improving quality of care. Postabortion Care Consortium, USA.

World Health Organization. (1990, May). AIDS Prevention: Guidelines for MCH/FP programme managers: AIDS and Maternal and Child Health. WHO/MCH/GPA/90.2.

World Health Organization. (1991). Essential obstetric functions at first referral level. Geneva, WHO.

World Health Organization. (1994). Chemical management of abortion complications. Geneva, WHO/FHE/MSM/94.1.

World Health Organization. (1995). The prevention and management of puerpal sepsis. Geneva, WHO/FHE/MSM/95.4.

Referencias para atención posaborto, Un manual de referencia para mejorar la calidad de la atención

Bagg, J., Jenkins, S., and Barker, G.R. (1990). A laboratory assessment of the antimicrobial effectiveness of glove washing and re-use in dental practice. Journal of Hospital Infection 15(1): 73-82.

Centers for Disease Control (CDC). (1989). Guidelines for prevention of transmission of human immunodeficiency virus and hepatitis B virus to health care and public-safety workers. Morbidity and Morality Weekly Report. 38:5-6.

Centers for Disease Control. (1989). Recommendation for prevention of HIV transmission in health care settings. Morbidity and Mortality Weekly Report. 36:2S.

Department of Health and Mental Hygiene. (1990, December). Occupational exposure to human immunodeficiency virus. Communication Disease Bulletin. State of Maryland.

Garner, J.S., and Favero, M. S. (1986). CDC guideline for handwashing and hospital environment control. Infection Control. 7(4): 231-243.

Larson, E. L., et al. (1988). Guideline for use of topical antimicrobial agents. American Journal of Infection Control. 16:253-66.

Larson, E. L., et al. (1990). Alcohol for surgical scrubbing? Infection Control and Hospital Epidemiology. 11(3): 139-143.

Martin, M. V. et al. (1988). A physical and microbial evaluation of the re-use of non-sterile gloves. British Dental Journal. 165(9):321-24.

McIntosh, N. et al. (1994). Practical method for high-level disinfection of surgical gloves. Paper presented at American Public Health Association Annual Meeting. Session 2285, Washington, D.C.

Perkins, J. J. (1983). Principles and methods of sterilization in health sciences. 2nd edition. Springfield, Ill., Charles C. Thomas.

Sorensen, K. C. and Luckman, J. (1979). Basic nursing: A psychophysiologic approach. WB Saunders Co., Philadelphia, Pa., pp. 934-938.

South East Asia Office (SEARO)/World Health Organization. (1988). A manual on infection control in health facilities. SEARO Regional Health Papers No. 18, New Delhi.

Tietjen, L., et at. (1995). Infection prevention for family planning service programs, 2nd edition. JHPIEGO, Baltimore, MD.

Tomlinson, M. (1991). Personal communication. Erie, Pa. Chosen Mission Project.

Wenzel, R. P. (ed.). (1993). Prevention and control of nosocomial infections, 2nd edition. Williams and Wilkins, Baltimore, MD.

ANOTACIONES

ÍNDICE

Los números listados en este índice indican el número de módulo. Consulte los contenidos del módulo para obtener los números de página.

MANUAL DE DESTREZAS PARA SALVAR LA VIDA DIRIGIDO A PARTERAS

3era Edición

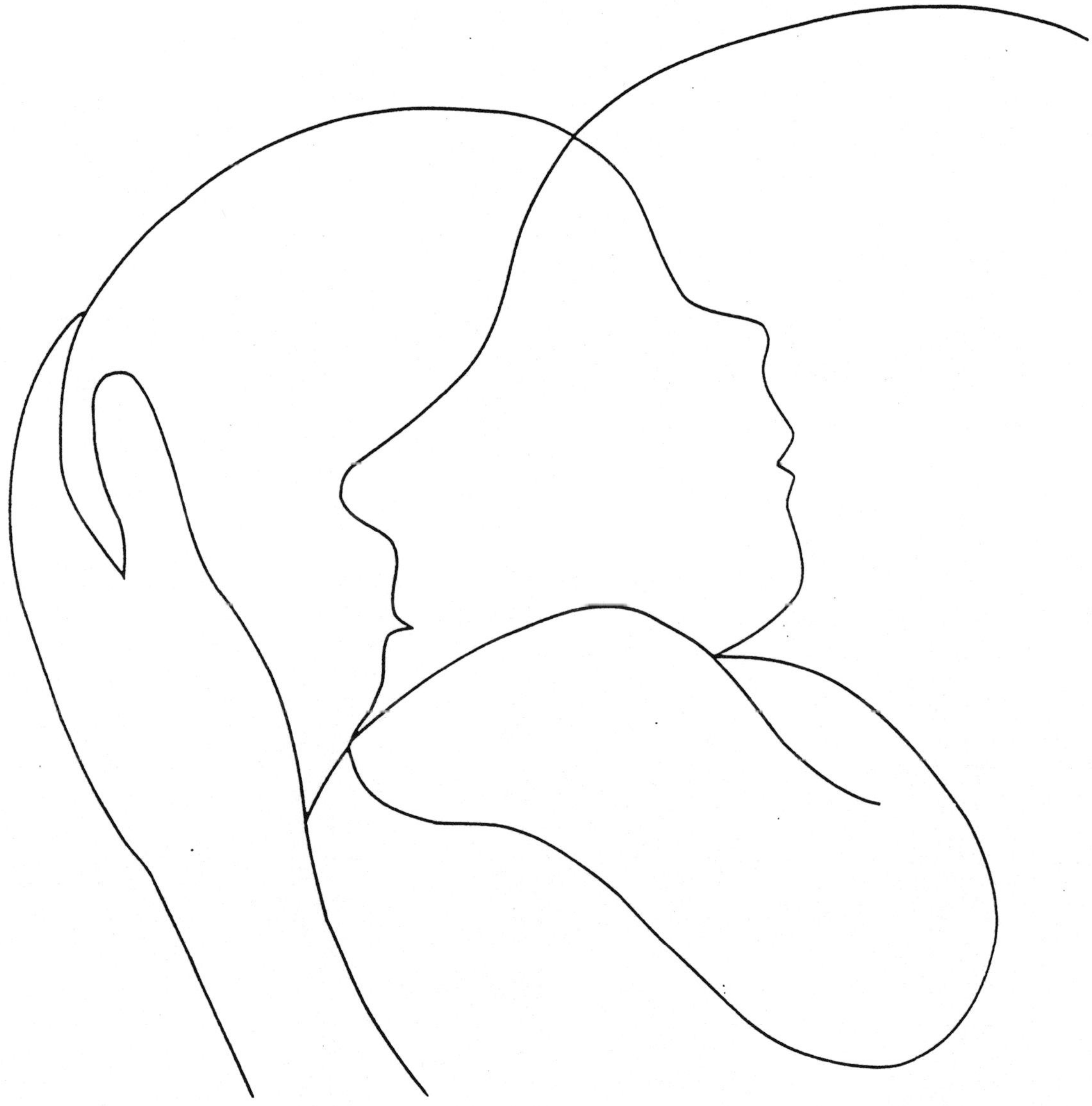

MÓDULO 8

REHIDRATACIÓN

MANUAL DE DESTREZAS PARA SALVAR LA VIDA DIRIGIDO A PARTERAS

Tercera Edición

Módulo 8: HIDRATACIÓN Y REHIDRATACIÓN

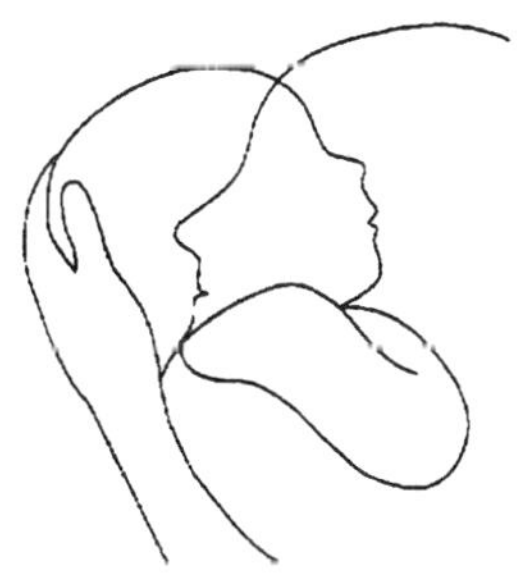

Margaret Ann Marshall, CNM, EdD, MPH
Sandra Tebben Buffington, CNM, PNP, MPH

Angeline Hale, Ilustraciones

MotherCare™

JSI John Snow, Inc.

USAID

Manual de destrezas para Salvar la Vida dirigido a Parteras

TABLA DE CONTENIDOS

HIDRATACIÓN Y REHIDRATACIÓN
MÓDULO 8

Contenidos

Página

ANOTACIONES

HIDRATACIÓN Y REHIDRATACIÓN

Meta

La partera aprenderá a vigilar la ingesta de líquidos en la madre y a determinar cuándo necesita más líquidos, especialmente si está en riesgo de shock. La partera aprenderá a administrar líquidos apropiados por vía oral, intravenosa, rectal e intraperitoneal, según sea necesario.

Objetivos

La partera que atienda a madres será capaz de:

1. describir la necesidad diaria normal de líquidos.
2. definir *shock* y *deshidratación.*
3. identificar las causas comunes de shock y de deshidratación en las madres.
4. llevar un registro de sus observaciones sobre el estado de hidratación.
5. identificar los signos que indican la necesidad de una referencia de emergencia.
6. identificar la mejor solución intravenosa para una determinada situación de emergencia y la cantidad a ser administrada.
7. enumerar los peligros potenciales de administrar líquidos por vía intravenosa.
8. describir y demostrar cómo administrar líquidos intravenosos (IV).
9. describir y demostrar cómo administrar líquidos en el recto.
10. escribir y demostrar cómo administrar líquidos intraperitoneal (IP).
11. describir y demostrar cómo preparar una solución de rehidratación oral (SRO) y administrar una terapia de rehidratación oral (TRO).

Introducción

Las personas ingieren el agua y las sales que su cuerpo necesita a través de los alimentos que comen y los líquidos que beben. El cuerpo elimina el agua y las sales a través de las heces, la orina, la respiración y el sudor. Cuando una persona está sana, el agua y las sales pasan de los intestinos a la sangre. Cuando hay enfermedad, los intestinos no trabajan normalmente y pasa menos agua y sales a la sangre. Cuando la persona tiene fiebre, vómitos, hemorragia o diarrea, puede perder una cantidad de líquidos y sales mayor de la normal. Si una persona trabaja fuerte físicamente, pierde agua y sales más rápidamente a través del sudor y la respiración.

La pérdida superior a la normal de agua y sales del cuerpo es causa de **deshidratación**. Esta condición se presenta cuando el volumen eliminado de agua y sales es mayor al volumen de agua y sales ingerido. Dicha pérdida puede deberse a una enfermedad, trabajo pesado o a una reducida ingestión de líquidos.

La madre durante el trabajo de parto hace mucho esfuerzo y pierde agua y sales rápidamente. La partera debe ayudar a la madre a comer y beber para que tenga la energía, las sales y el agua que necesita. La partera deberá asegurar que beba, como mínimo, un vaso de agua por hora. Durante el trabajo de parto, deberá llevar un registro de la cantidad de líquidos que toma la madre. Consulte el Módulo 3: **Vigilancia del progreso del trabajo de parto,** página 3.34 para saber dónde registrar la ingesta de líquidos de la madre.

A fin de prevenir la deshidratación, la madre deberá tomar líquidos abundantes durante el embarazo y el principio del trabajo de parto. Recomiéndele que beba los líquidos que haya en la localidad, como agua de arroz, jugos de fruta, té liviano o agua potable. Durante el inicio del trabajo de parto ayúdela a tomar líquidos, para que se rehidrate y tenga energía. Los líquidos, como jugos de fruta y té liviano con azúcar, son buenos. Conozca los líquidos que les gusta tomar a las mujeres en su localidad al comienzo del trabajo de parto para tener fuerza y energía. Si la madre en trabajo de parto está vomitando y no puede tomar un vaso de líquido completo, haga que tome unos sorbos después de cada contracción.

Los problemas de **deshidratación** y **shock** están estrechamente relacionados. En el presente módulo, usted aprenderá los pasos para Salvar la Vida en la prevención del shock y, las acciones que salvarán la vida de una mujer en shock, incluyendo la **rehidratación**. Aprenderá también, cómo instalar una infusión intravenosa en una vena periférica, cómo administrar fluidos rehidratantes en el recto y en la cavidad peritoneal y, cómo rehidratar a la madre que está en condiciones de beber, usando una terapia de rehidratación oral. Las preguntas de repaso le ayudarán a medir sus conocimientos. Los Apoyo al Aprendizaje proveen información sobre soluciones IV, SRO, y la atención de una mujer con convulsiones. Las listas de verificación de destrezas la guiará mientras practica sus destrezas.

Experiencia de una partera...

Una primigesta de 20 años de edad atendida en una clínica de atención prenatal fue aconsejada de dar a luz en el hospital porque tenía pre-eclampsia. Dio a luz en su casa y la trajeron a mi clínica junto con su recién nacido. Tenía hemorragia, estaba fría y era difícil tomarle el pulso. Le pedí a alguien que continuara hablándole. La cubrí y puse sus piernas y nalgas más arriba que la cabeza (posición de shock), mientras le daba masaje al útero. La mujer también había expulsado la placenta en su casa. La abuela me dijo que empezó a sangrar después de haber expulsado la placenta. Les tomó 4 horas traerla a mi clínica.

Le mostré a la abuela cómo darle masaje en el útero y comencé una infusión con Pitocina. La hemorragia disminuyó un poco. PA 70/40; pulso 110; temperatura 36.8°. Le indiqué a la familia que debíamos llevarla al hospital. La familia no tenía dinero para hacerlo. Tuvimos que llevar a la madre y al bebé durante una hora hasta el río. La infusión se había infiltrado durante el trayecto. La mujer estaba muy agitada. En la canoa pude encontrarle nuevamente una vena. Nos llevó tres horas llegar hasta el camino al hospital. El taxi tomó 30 minutos más en llegar y la infusión se volvió a infiltrar. Al llegar al hospital, la llevaron de inmediato al quirófano (sala de operaciones). Me puse tan contenta que empecé a llorar. La madre y su bebé permanecieron en el hospital durante 5 días. Me sentí confiada y competente como partera capacitada en DSV.

Partera capacitada en DSV. Vietnam

Términos médicos de uso común

Cavidad peritoneal - área (saco) revestida de una membrana que cubre todos los órganos abdominales excepto los riñones.

Deshidratación - sequedad del cuerpo cuando la eliminación o pérdida de agua y sales es mayor que el ingreso.

Hemorragia - el sangrado anormal (excesivo), por lo general proveniente de un vaso sanguíneo roto (desgarrado). El sangrado anormal puede ser externo (fuera del cuerpo, como el sangrado anormal de vagina), interno (dentro del cuerpo, como el sangrado anormal en la cavidad abdominal), dentro de la piel (un hematoma) o, en otros tejidos (como en un músculo, causando un hematoma profundo).

Infiltración - liquido que entra al tejido (como sucede cuando el suero IV entra al tejido bajo la piel en vez de a la vena).

Infusión – un liquido que entra al cuerpo a través de una vena para tratamiento médico.

Intraperitoneal - en la cavidad (área) peritoneal.

Intravenoso - en una vena.

Rehidratación – dar agua y sales para reemplazar el agua y sales perdidas en el proceso de deshidratación.

Shock - una emergencia en la que la circulación no funciona normalmente y los órganos como el corazón y los pulmones no funcionan bien debido a la falta de oxígeno. Por ejemplo, cuando una mujer está sangrando mucho, no hay suficiente sangre para transportar el oxígeno a los órganos vitales del cuerpo. Éstos dejan de funcionar o funcionan menos de lo normal como cuando el corazón no puede bombear suficiente sangre, lo que produce un descenso de la presión sanguínea.

Shock anafiláctico – una reacción causada por la entrada al cuerpo de una substancia a la cual la persona es alérgica, como la toxina (veneno) de una picadura de abeja, la mordedura de serpiente o un medicamento. Algunas personas, por ejemplo, son alérgicas a la penicilina y reaccionarán con un shock anafiláctico si se la administra.

Tromboflebitis - infección de la pared de las venas debida a una irritación en la pared de ellas.

Venas periféricas - vasos alejados del centro del cuerpo (como las venas de los brazos y las piernas).

Pasos para Salvar la Vida Previniendo el shock

Por lo general, cuando la madre necesita más líquidos es porque está muy enferma. Puede estar en shock o próxima al shock. Las causas más comunes del shock son la pérdida excesiva de sangre (hemorragia), la pérdida de líquidos (diarrea), la pérdida de oxígeno (interrupción de la respiración), las infecciones (shock séptico), un ataque cardíaco o una reacción alérgica (shock anafiláctico).

El shock es más frecuencia durante la tercera etapa del parto, cuando la madre sangra demasiado (consulte el Módulo 5: **Prevención y tratamiento de hemorragias**). Cuando la pérdida de sangre es rápida y excesiva, la madre puede morir. La partera deberá actuar con rapidez para evitar que esto suceda. Un recién nacido con una valoración de APGAR baja, también puede tener un shock (consulte el Módulo 6: **Reanimación,** página 6.15).

¡El shock es una emergencia con peligro de muerte! Antes de tratar de determinar la causa del shock, usted deberá asegurarse de mantener viva a la mujer. Es esencial comprender que la responsabilidad inmediata de la partera consiste en identificar los signos de shock (presión arterial baja y/o pulso débil y acelerado, y/o piel húmeda y fría) y **actuar inmediatamente.** Siga estos pasos para Salvar la Vida y ayudar a la mujer:

Pasos para Salvar la Vida

1. **Vías aéreas** - asegure que la boca y la nariz estén abiertas y libres de obstáculos. Acueste a la paciente de lado, con la cabeza inclinada hacia atrás para mantener abiertas las vías aéreas. (Consulte el Módulo 6: **Reanimación,** página 6.37).

2. **Respiración** - haga respiración boca a boca, si no está respirando. (Consulte el Módulo 6: **Reanimación,** página 6.37).

3. **Corazón** - si el corazón está latiendo y la mujer está perdiendo sangre, detenga la hemorragia. (Consulte el Módulo 5: **Prevención y tratamiento de hemorragias,** páginas 5.5 – 5.7) Si el corazón ha dejado de latir, haga reanimación cardíaca. (Consulte el Módulo 6: **Reanimación,** página 6.40.)

4. **Shock** - cubra a la mujer y manténgala abrigada. Levante los pies y las piernas unos 10 centímetros (4 pulgadas). No le dé nada de comer o beber. Manténgala calmada. Cuando pueda tranquilice a la mujer y a su familia. Trátela cuidadosamente ya que el movimiento del cuerpo puede empeorar los síntomas del shock (taquicardia, presión arterial baja).

5. **Administre fluidos** - no espere hasta que el shock se agudice porque la paciente morirá. Empiece una infusión intravenosa, si tiene disponible (véase la página 8.7). Si no tiene o no puede comenzar un suero IV, administre líquidos en el recto (véase la página 8,13). No dé nada por boca hasta que disminuyan los signos de shock.

6. **Tome la presión y el pulso** - pídale a su asistente que tome y registre la presión arterial y el pulso cada 10 minutos. Estos datos le servirán para seguir la evolución del shock o la recuperación de la mujer.

7. **Transporte -** lleve a la mujer a un médico tan pronto como pueda. Manténgala abrigada, pero no demasiado que la haga transpirar y pierda más líquidos. Manténgale los pies y las piernas un poco más elevadas que la cabeza. Continúe con la infusión IV si es posible. Recuerde llevar consigo la ficha clínica de la mujer, de modo que el médico cuente con la mayor información posible. Ayude a la mujer y su familia a comprender lo que está sucediendo para que no estén demasiado asustados y nerviosos.

Identifique la causa del shock

A fin de contrarrestar el shock, usted deberá determinar cuál es su causa y decidir qué hacer. Deberá **PREGUNTAR y ESCUCHAR, OBSERVAR y PALPAR, IDENTIFICAR EL PROBLEMA, y TOMAR LA ACCION APROPIADA.** Dependiendo de su situación, es posible que usted no tenga tiempo para determinar la causa del shock. Por ejemplo, usted podría sólo tratar de detener la hemorragia vaginal y ayudar a llevar a la mujer a un médico; o, si piensa que la mujer es alérgica a algún medicamento, podría darle algún antihistamínico y ayudarla a conseguir un médico. Los siguientes Pasos de la Resolución de Problemas, le ayudarán a aprender las acciones apropiadas que son necesarias en caso de haber una demora en el traslado de la mujer a la clínica del médico.

PREGUNTE y ESCUCHE

PREGUNTE cómo se siente. Si está en shock o próxima al shock, podría contestarle que se siente débil, nerviosa o atemorizada. Puede tener sed. Podría decirle que le falta aire (le falta el aliento). Puede decirle que siente picazón en la piel. **PREGUNTE** si siente dolor en el pecho. Puede estar demasiado enferma para contestarle. Puede estar inconsciente.

OBSERVE y PALPE

Si está en shock o próxima al shock, **OBSERVARÁ** que la mujer está agitada y nerviosa (ansiosa). Su respiración será superficial y rápida (arriba de 40 por minuto). Podría ser difícil tomarle el pulso (débil), o estar acelerado (100 o más latidos por minuto). La presión arterial habitualmente está baja (por debajo de 90/60). **PALPARÁ** la piel fría y húmeda (sudorosa). La piel puede tener zonas levantadas (irritadas) y ella podría estar rascándose la piel. Las uñas y los labios pueden parecer pálidos.La cara y los labios pueden estar hinchados. **OBSERVE** si hay hemorragia. **PALPE** el útero para asegurar que esté contraído.

SIGNOS Y SÍNTOMAS DE SHOCK	
Ojos	-sin brillo
Cara	- pálida, sudorosa
Respiración	- rápida, superficial
Pulso	- débil, acelerado
Piel	- fría, húmeda
PA	-baja (menos de 90/60)
Otros	- náusea, debilidad, vómitos, ansiedad, agitación o sed

IDENTIFIQUE EL PROBLEMA Y ACTÚE DE INMEDIATO

IDENTIFIQUE la causa del shock y **ACTÚE**

Hable con la mujer mientras la está atendiendo. Ayúdela a sentir que usted está tratando de mejorar la situación. Trate de mantener la calma y de demostrar que sabe lo que está haciendo. Esto ayudará a que la mujer no se sienta demasiado atemorizada. Haga que un miembro de la familia permanezca a su lado si es posible.

Si la mujer tiene hemorragia vaginal, trate de detenerla, dé líquidos y refiérala lo más pronto posible. Si el transporte demora y la presión arterial sigue disminuyendo, envuelva bien las piernas, desde los pies hasta los muslos, con una venda u otro paño y mantenga las piernas elevadas para derivar más sangre al cerebro, corazón y pulmones. (Consulte el Módulo 5: **Prevención y tratamiento de hemorragias,** página 5.7)

Si la mujer está perdiendo líquidos por una diarrea, reemplace los líquidos rápidamente y refiera. Consulte los Apoyos al Aprendizaje 1, 2 y 3 en este módulo.

TRATAMIENTO DEL SHOCK
Mantenga la vía aérea abierta. Mantenga respirando a la mujer. Mantenga el corazón latiendo. Vigile la posición de shock. Controle la hemorragia. Mantenga hidratada a la mujer. Muévala cuidadosamente. Evite la pérdida del calor del cuerpo. NO LE DÉ NADA POR BOCA. Conserve la calma y tranquilice a los demás.

Si la mujer tiene una infección aguda (podría tener secreción vaginal de mal olor, fiebre, etc.) administre líquidos lentamente y refiera. (Consulte el Módulo 7: **Prevención y manejo de la infección,** página 7.13.)

Si el shock es causado por un ataque cardíaco (la mujer podría tener un dolor agudo subesternal que le dura 15 minutos o más, piel sudorosa, náusea, vómitos, dificultad para respirar); dé 2 aspirinas de inmediato para ayudar a reducir el daño al corazón. Inyecte también, si tiene disponible un analgésico intramuscular (IM) como Morfina sulfato 1/6 de grano, Demerol 50 miligramos (mg); o Tylenol o codeína por vía oral y refiera.

Si la mujer tiene una reacción alérgica (dificultad para respirar, estertores, desvanecimiento, inflamación, sarpullido, náusea, etc.), administre una inyección subcutánea de solución de epinefrina 1:1000 (0,5 cc para adultos y niños sobre 40 kg. de peso). Si persisten los signos de shock, repita la inyección en 5 minutos. Si hay inflamación y picazón en la piel, administre un antihistamínico (tal Benadryl 25 mg IM, o Fenergan 25 mg IM). Administre fluidos y refiera.

Es importante que la partera acompañe siempre a la mujer al médico u hospital. La partera puede atender a la mujer durante el trayecto. Puede ayudar a que la mujer y su familia no se asusten demasiado. La partera es la persona *más indicada* para informarle al médico que problema tiene la mujer.

DESTREZA: Instalación de una infusión intravenosa en una vena periférica

Esta destreza para instalar una aguja en una vena e introducir un flujo continuo de líquido en el torrente sanguíneo puede ayudar a prevenir el shock y la muerte. Comience una infusión intravenosa cuando la mujer esté perdiendo fluidos corporales debido a hemorragia, infección, deshidratación o shock. **Esta es una destreza para Salvar la Vida.** Use el Apoyo al Aprendizaje 1, página 8.17, como una guía para seleccionar el tipo y la cantidad de fluido intravenoso que va a administrar.

Equipo

Cinta adhesiva (esparadrapo)
Tablilla acolchada para apoyar el brazo
Tubo intravenoso estéril (equipo de fleboclisis)
Presilla (llave de paso) para el tubo
Sueros intravenosos
Solución antiséptica (por ejemplo: alcohol, Savlon, o agua y jabón)
Algodón, gasa o tela
Aguja estéril (calibre 20 ó la que tenga)
Torniquete de goma
Portador de suero intravenoso o un clavo en la pared
Guantes limpios

Procedimiento

1. Reúna el equipo. Colóquelo donde sea fácilmente accesible.

2. Corte una tira de cinta adhesiva de 3 cm y otra de 8 cm. Péguelo en su ropa u otro lugar donde lo pueda encontrar cuando lo necesite.

3. Lávese las manos con agua y jabón.

4. Explique a la mujer lo que va a hacer.

5. **PIDA** a la mujer que se acueste en una posición cómoda

6. Conecte el suero al tubo.

7. Sostenga el suero del colgador o el clavo.

8. Llene el tubo con suero del matraz o bolsa para asegurar que no haya aire en el tubo. Cierre el tubo con la presilla. No retire el extremo plástico estéril del tubo hasta que esté lista para usarlo.

9. **BUSQUE** una vena. La ubicación de las venas es algo diferente en cada persona. Las venas más fáciles de ver son las del dorso de la mano, el antebrazo y el tobillo. (Vea Figuras 1 y 2). Deberá **BUSCAR** una vena lo más alejada posible del corazón. A continuación, si falla en su intento, puede seleccionar un nuevo lugar un poco más arriba del brazo o la pierna. No use una vena que cruce una articulación (como la muñeca o el codo) porque una aguja colocada sobre una articulación o en la misma, se moverá cada vez que esa articulación se mueva y puede salirse. Siempre que sea posible use las venas de los brazos en vez de las de las piernas.

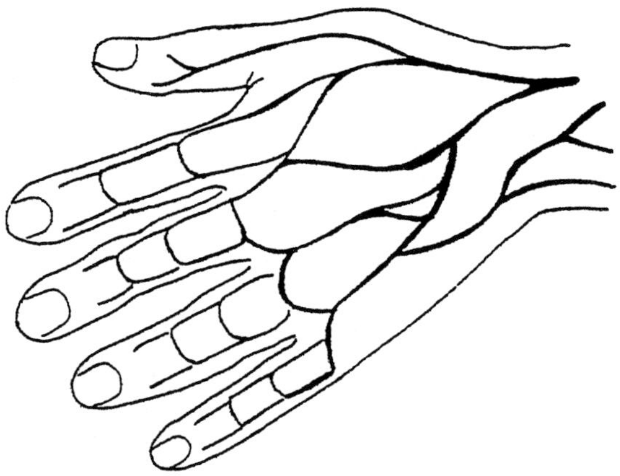

Figura 1. Las venas de la mano

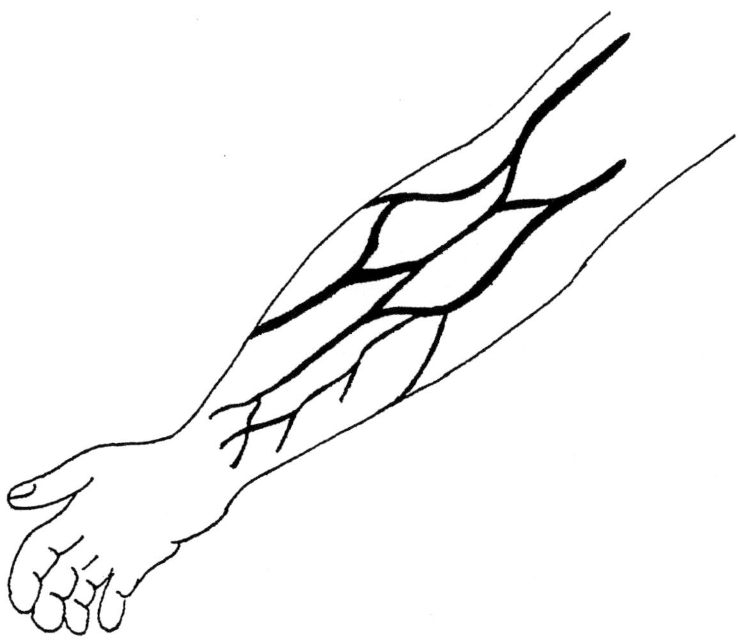

Figura 2. Las venas del antebrazo

10. Si continúa teniendo dificultad para ver las venas, coloque un torniquete de goma alrededor de la parte de arriba del brazo. (Vea Figura 3.) Puede usar también el manga para tomar la presión, un guante de goma o pedirle a una asistente que apriete el brazo de la mujer rodeándolo con ambas manos para detener el flujo sanguíneo. Las venas sobresaldrán. Si la mujer tiene la presión muy baja o está perdiendo demasiada sangre, tal vez no pueda **PALPAR** las venas. Coloque un paño tibio sobre las venas y dé golpecitos leves sobre esa región para que las venas se llenen.

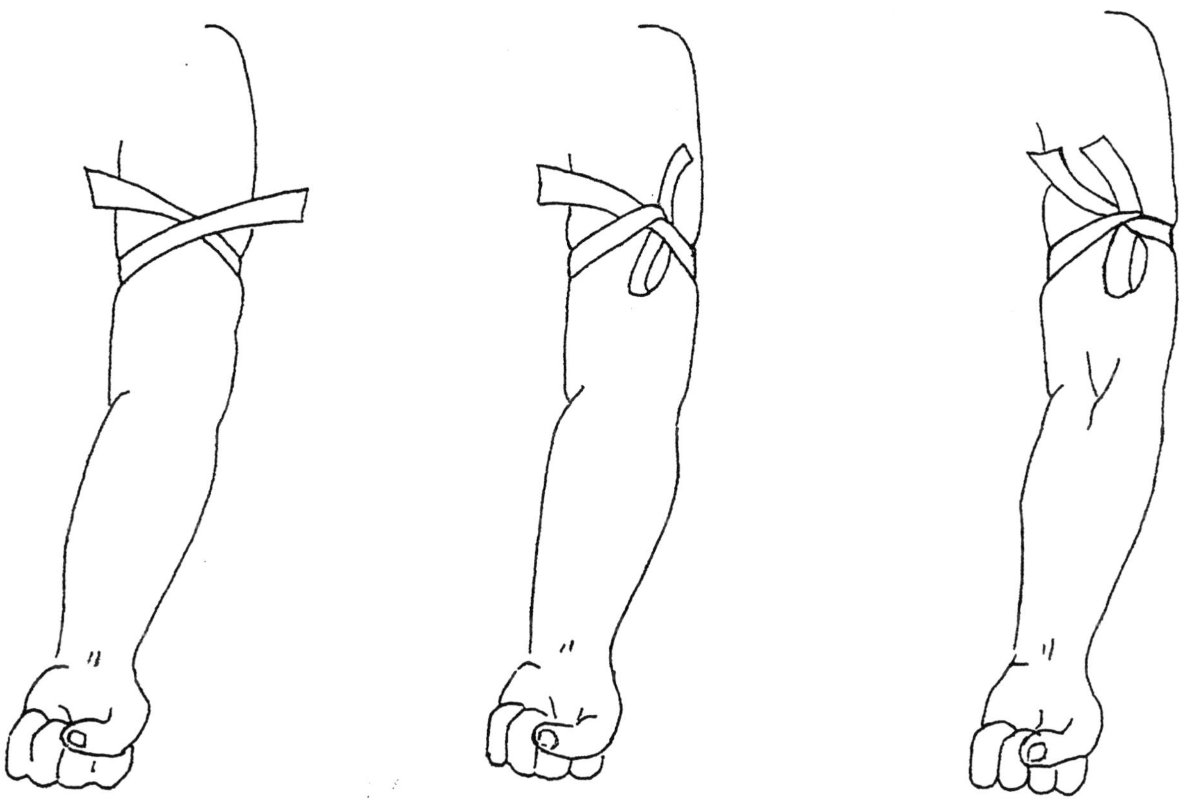

Figura 3. Aplicación del torniquete para encontrar una vena

11. Una vez que haya encontrado una vena, afloje el torniquete. Lávese las manos. Póngase los guantes para protegerse contra los gérmenes que pudiera contener la sangre.

12. Limpie la piel del lugar donde encontró la vena, utilizando para ello agua y jabón o solución antiséptica.

13. Vuelva a colocar el torniquete en el brazo.

14. Asegure que la piel esté seca para evitar el arrastre de jabón y solución antiséptica a la vena.

15. Sostenga la aguja en la mano que utiliza para poner la inyección.

16. Use el pulgar de la otra mano para jalar o estirar suavemente la piel sobre la vena e inmovilizar el brazo. (Vea Figura 4.) De este modo evita que la mujer se mueva y la piel estirada fijará la vena para que tampoco se mueva. Recuerde que no debe tocar la región que ha limpiado.

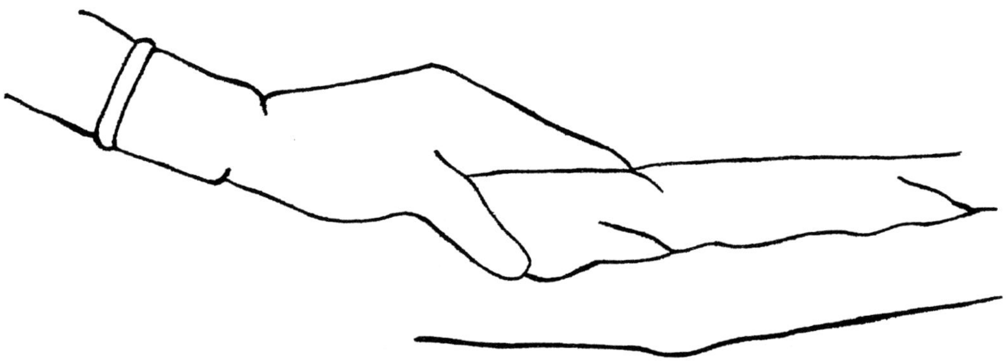

Figura 4. Estirando la piel

17. Inserte la aguja a través de la piel, alrededor de 1 cm más abajo del punto donde desee que entre en la vena. (Vea Figura 5.) Posicione la aguja a lo largo de la vena.

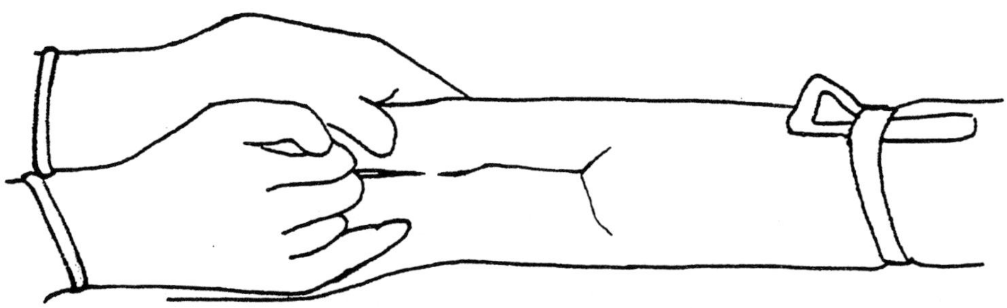

Figura 5. Inserte la aguja a través de la piel

18. Introduzca cuidadosamente la aguja en de la vena. Use una presión rápida y sostenida. La sangre deberá entrar en la aguja. Si no ve sangre, gire cuidadosamente la aguja o introdúzcala un poco más adentro de la vena.

19. Cuando vea sangre, afloje cuidadosamente el torniquete. Conecte el tubo intravenoso a la aguja.

20. Compruebe que la aguja esté dentro de la vena dejando que entre lentamente el suero. Si se hincha la región que rodea a la aguja, suspenda el flujo del suero y saque la aguja. Aplique presión con un algodón sobre el lugar donde estaba la aguja. Siga haciendo presión hasta que deje de sangrar. Inicie nuevamente el procedimiento más arriba del brazo o en otro lugar.

21. Si la piel alrededor de la aguja no se hincha, use los 3 cm de cinta adhesiva para sujetar la aguja en el lugar en que se encuentra insertada en la piel.

22. Pase la tira de cinta adhesiva de 8 cm por debajo de la aguja, con el lado adhesivo hacia arriba. Doble los extremos de la cinta en diagonal por encima de la aguja para sostenerla en su lugar. (Vea Figura 6.)

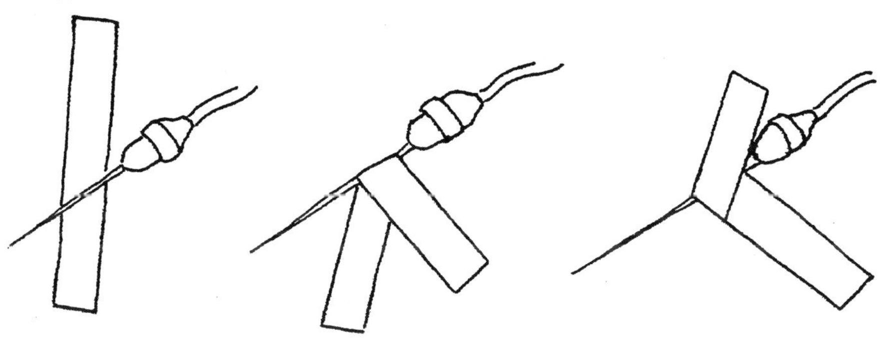

Figura 6. Fijación de la aguja con cinta adhesiva

23. Compruebe nuevamente que la aguja sigue en su lugar. Limpie la sangre que pudiera haber salido de la aguja antes de conectarla al tubo.

24. Utilice una tablilla para evitar que se mueva la articulación más cercana. Sujete el brazo o pierna a la tablilla poniendo cinta adhesiva por arriba y por debajo de la articulación. Pegue los extremos de la cinta a la tablilla. No envuelva cinta alrededor de toda la extremidad. Asegure que la tablilla no detenga la circulación. Haga una o dos asas con el tubo. Fije el tubo al brazo o pierna.

25. Regule el flujo (Consulte el Apoyo de Aprendizaje 1, página 8.17). Revise la aguja cada hora para comprobar que el fluido esté entrando a la vena. Baje el matraz de suero a un nivel inferior de la posición de la mujer. Verá que entra sangre al tubo. Esto significa que la aguja se encuentra todavía dentro de la vena. Mire cuidadosamente si hay hinchazón. Podría haber una fuga de fluido de la aguja o la aguja podría haberse salido de la vena.

26. Asegure que la mujer esté cómoda y que alguien esté con ella por si necesita ayuda.

27. Limpie todo el equipo y prepárelo para la próxima vez que lo necesite. En caso de emergencia, es importante realizar todos estos pasos con la mayor rapidez. Dedique tiempo a revisar y practicar esta destreza periódicamente.

Peligros de administrar fluidos por la vena

Los peligros de la terapia IV pueden ser locales (en el lugar de la inyección) o generalizados (en todo el cuerpo).

Los más frecuentes son los problemas locales y deben tratarse de inmediato para evitar serios problemas. La irritación de las paredes de una vena puede causar infección en la vena (tromboflebitis). Para prevenir esta infección: (a) trate de reducir al mínimo el número de pinchazos en la vena, (b) evite las venas de las extremidades inferiores (piernas) y (c) evite las venas pequeñas y torcidas. Si la región que rodea la aguja se torna adolorida, inflamada o caliente al tacto, cierre el flujo del tubo y retire la aguja inmediatamente. Instale la infusión intravenosa en otra parte del cuerpo.

Otro problema local es la infiltración del fluido intravenoso. Esto sucede cuando el líquido entra al tejido porque se produjo un corte en la vena o porque la aguja se ha movido. La infiltración puede prevenirse examinando cuidadosa y frecuentemente tanto la aguja como el suero. Si hay hinchazón en la región de la inyección, cierre el flujo del tubo y retire la aguja inmediatamente. Reinstale el suero intravenoso en otra parte del cuerpo.

Los problemas generalizados son un peligro más serio para la vida de la mujer. Ocurren con menos frecuencia que los problemas locales, pero la partera debe conocerlos y vigilar cuidadosamente para prevenirlos.

La infección de la sangre se produce cuando se ha permitido que entren gérmenes en la corriente sanguínea. Esto **debe** prevenirse utilizando agujas, tubos y fluidos intravenosos estériles.

La administración de un volumen excesivo de líquidos a un ritmo demasiado rápido puede hacer que el corazón se debilite (insuficiencia cardíaca) y que los pulmones se llenen de líquidos (edema pulmonar). Esto puede prevenirse administrando el fluido intravenoso de acuerdo a los requerimientos. (Vea el Apoyo de Aprendizaje 1, página 8.17). Al administrar fluidos intravenosos, la partera debe también acordarse de ver que no haya edema en la cara y en los párpados. Estos son signos de exceso de líquido.

DESTREZA: Administración de líquidos por el recto

Si la partera por alguna razón, no pudiera administrar líquidos intravenosos, puede hacerlo por el recto. La mujer con hemorragia severa estará deshidratada y su cuerpo absorberá el líquido. En caso de emergencia debida al shock, no es recomendable dar líquidos por la boca aunque la mujer tenga sed porque podría vomitar y aspirar el vómito. Los líquidos que se le administren por el recto podrían salvarle la vida. Esta es una destreza para Salvar la Vida.

Equipo

Recipiente para enema con tubo
600 cc o mililitros (ml) de agua potable tibia o SRO o suero intravenoso
Un paño que sirva como almohadilla debajo de las nalgas
Agua y jabón para lavarse las manos
Guantes

Procedimiento

1. Reúna el equipo.

2. Dígale a la mujer lo que va a hacer.

3. Lávese las manos.

4. **PÍDALE** o ayude a la mujer a acostarse en su lado **izquierdo,** si es posible. Esto ayuda a que el agua fluya al colon sigmoide y descendente, facilitando la absorción del líquido. Por el shock, usted ya la ha acomodado con la parte inferior del cuerpo un poco más elevada que la cabeza. Ponga una almohadilla de paño bajo las nalgas para enjugar el líquido que pudiera salir.

5. Lubrique el extremo del tubo con agua para poder deslizarlo por el ano sin causar irritación.

6. Póngase guantes limpios.

7. Deje correr agua hasta el extremo del tubo rectal y ciérrelo. Inserte el tubo rectal en el ano lento y suavemente. Pídale a la mujer (si está consciente) que respire hondo y exhale el aire lentamente. Esto la hará relajarse y no empujar el tubo rectal.

8. Introduzca el tubo rectal unos 10 cm (4 pulgadas) en el recto.

9. Sostenga el recipiente para enema solo lo suficientemente alto como para que el agua entre a la mujer. El agua deberá pasar muy lentamente, de modo que la mujer no sienta retortijones o la necesidad de expeler el agua. La entrada del líquido generalmente toma 30 minutos.

10. Cuando hayan entrado 600 ml, retire cuidadosamente el tubo rectal.

11. Ayude a la mujer a respirar hondo y a relajarse. Recuérdele que no trate de sacar el agua. El agua se absorberá pronto y ya no sentirá ganas de pujar o ir al baño.

12. Quítese los guantes.

13. Limpie y seque a la paciente.

14. Limpie el equipo.

15. Lávese las manos.

16. Anote el liquido administrado.

La experiencia de las autoras es que una vez que se absorbe el liquido rectal, generalmente es posible iniciar una infusión IV.

17. Si no es posible mantener una infusión intravenosa y hay demora en la referencia, la infusión rectal puede repetirse cada 2 horas.

18. Haga todo lo posible por conseguir transporte y llevar a la mujer a un médico para la continuidad de la atención.

DESTREZA: Administración de liquidos en la cavidad peritoneal (intraperitoneal)

Si la partera no puede administrar líquidos por la vena ni el recto o, si la mujer no es capaz de retener el liquido en el recto, los fluidos intravenosos pueden administrarse en la cavidad peritoneal. No es aconsejable dar líquidos por boca, aún cuando la mujer sienta sed. Podría vomitar y aspirar el vómito. La terapia de rehidratación oral podría iniciarse una vez que haya absorbido parte del líquido desde la cavidad peritoneal y los signos de shock estén atenuados. (Vea el Apoyo de Aprendizaje 2, página 8.19) El liquido intravenoso administrado en la cavidad peritoneal puede salvar la vida de la mujer. Esta es una destreza para Salvar la Vida. **Emplee este método únicamente si la mujer ha dado a luz y si está en shock y si no puede administrar fluidos por la vena ni el recto.** ***No utilice este método en una mujer embarazada.***

Experiencia de una partera...

En la madrugada trajeron a una gran multípara. Había dado a luz en su casa y tenía una hemorragia posparto severa. No pudimos sentir el pulso ni tomar la presión. Fue imposible instalar un goteo (suero IV).

Tomé la aguja más grande que encontré y se la inserté en la cavidad peritoneal. Le pasé un litro de líquido tan rápido como pude. Varios minutos después, ya pude instalar un suero intravenoso en el brazo. Le salvamos la vida.

Recuerdo que hace muchos años se administraban líquidos en el peritoneo. No sé por qué dejamos de usar este procedimiento para Salvar la Vida. Yo lo he usado dos veces desde mi capacitación (en Destrezas para Salvar la Vida) y en ambos casos la paciente sobrevivió.

Partera capacitada en DSV, Nigeria

Equipo

Antiséptico o agua y jabón
Cinta adhesiva (esparadrapo)
Cuadrados de gasa (2x2)
Guantes
Fluido intravenoso a temperatura ambiente
Tubo IV estéril, con presilla (llave de paso)
Aguja estéril (las más indicadas son las de calibre 18 o 19; con agujas más pequeñas la entrada de líquido tomará más tiempo.)

Procedimiento

1. Reúna el equipo.

2. Dígale a la mujer lo que va a hacer.

3. Lávese las manos.

4. Conecte el tubo con la aguja al matraz de suero IV. Deje que el liquido llene el tubo y la aguja. Cierre el tubo. Cubra cuidadosamente la aguja con su tapa para mantenerla estéril.

5. Ayude a la mujer a acostarse de espaldas. Póngase guantes.

6. Limpie bien el abdomen de la mujer con antiséptico o con jabón y agua.

7. **PALPE** el abdomen para asegurar que esté depresible. **Si el abdomen se siente duro o sensible al tacto, no administre liquido en la cavidad peritoneal porque puede no absorberse.**

8. Tome la piel del abdomen con dos dedos (pellizque), inmediatamente bajo del ombligo en la línea media, utilizando la mano que no va a usar para inyectar.

9. Inserte la aguja **horizontalmente a través de la piel.**

10. Pídale a su asistente que abra la presilla del tubo para que el liquido fluya tan pronto como la aguja entre a la cavidad peritoneal.

11. Firme y gradualmente, empuje la aguja **verticalmente en la cavidad peritoneal**. Tan pronto la aguja haya entrado, el liquido fluirá y empujará los órganos internos fuera del alcance de la aguja.

12. Sujete la aguja al abdomen con cinta adhesiva para que no se mueva.

13. Deje entrar 500 ml de suero IV a la cavidad peritoneal tan rápido como pueda avanzar (usualmente toma entre 10 y 15 minutos). El liquido será absorbido a través de los intestinos y pasará a la corriente sanguínea a un ritmo lento. Como usted está inyectando el fluido en la cavidad peritoneal donde la absorción es controlada por el cuerpo, el flujo puede ser rápido.

14. Retire la aguja, después que hayan entrado 500 ml en la cavidad peritoneal.

15. Cubra el sitio de punción con una venda de gasa seca.

16. Ayude a la mujer a ponerse cómoda, podría tener sueño.

17. Limpie su equipo.

El riesgo de una peritonitis en la mujer es muy bajo, comparado con el riesgo de morir por deshidratación o shock. Es muy importante que la partera utilice equipo estéril y una adecuada técnica aséptica. Consulte el Módulo 7: **Prevención y manejo de la infección,** página 7.25.

Este procedimiento *puede repetirse cada 4 horas, si usted no puede instalar un suero intravenoso y la mujer no puede tomar SRO por boca.* Deberá hacerse todo lo posible por conseguir un médico para la continuidad de esta atención.

Apoyo al Aprendizaje 1 - Soluciones intravenosas: tipos y dosis

Las soluciones intravenosas se inyectan a través de una vena y sirven para reemplazar los líquidos que ha perdido el cuerpo. Utilice la solución intravenosa recomendada para un problema identificado. Si no tiene la solución recomendada, escoja Dextrosa al 5% en agua o cualquier otra que tenga. Trate de mantener varios tipos de solución en existencia para casos de emergencia, de modo que pueda administrar el tratamiento adecuado a la mujer. Cualquier otra solución que su médico puede necesitar que usted use, deberá ser agregada a la siguiente lista.

1. Dextrosa al 5% en agua
   Indique esta solución para suministrar energía y agua al cuerpo. Administre 2500 *ml (mililitros) en 24 horas a personas con un peso de entre 45 y 70 kilogramos (kg) (99 a 154 lb).*[1]

2. Dextrosa al 5% en ½ solución salina normal
   Indique esta solución para suministrar energía al cuerpo y ayudar a mantener el balance de líquidos y sales. Administre 2500 ml en 24 horas a una persona que pese entre 45 y 70 kg.[1]

3. Solución salina normal (Cloruro de sodio al 0.9%, solución salina isotónica)
   Indique esta solución para reemplazar la sangre perdida o los líquidos perdidos debido a diarrea o cuando la mujer no esté en condiciones de beber suficientes líquidos de rehidratación oral. Administre primero 1000 ml de solución salina normal y luego 1500 ml de dextrosa al 5% en agua. Administre los 2500 ml en 24 horas a personas que pesen entre 45 y 70 kg.[1]

4. Ringer Lactato
   Indique esta solución para contrarrestar la pérdida de líquidos debida a diarrea o cuando la paciente esté en shock. Administre primero 1000 ml de Ringer lactato seguido por 1500 ml de dextrosa al 5% en agua. Administre los 2500 ml en 24 horas a personas que pesen entre 45 y 70 kg.[1]

Recuerde que *demasiada solución intravenosa infundida demasiado rápido* puede causar insuficiencia cardíaca porque hay demasiado líquido en los vasos sanguíneos. Asegure que el fluido pase a la velocidad (alta o baja) que usted necesita.

Si la paciente (cualquiera que sea su peso) está próxima al shock o sangrando demasiado, pase 500 ml de fluido en la vena tan rápido como sea posible. Esté pendiente de que no haya hinchazón alrededor del punto de inserción de la aguja. Usted deberá permanecer al lado de la paciente mientras el suero intravenoso esté entrando rápidamente. Tómele la presión arterial y el pulso cada 5 minutos.

---

[1] Si la **persona pesa menos de 45 kg o más de 70 kg, calcule 50 ml por kg a lo largo de 24 horas.** Por ejemplo, si una persona pesa 40 kg (88 lb), multiplique 50 ml por 40 kg, que es igual a 2000 ml en 24 horas; usted deberá administrar 80 ml por hora.

Una vez administrados los primeros 500 ml, baje la velocidad del fluido. Administre los 2000 ml restante a razón de 100 ml por hora para una persona entre 45 y 60 kg de peso. Marque en el matraz de suero IV las horas en que deben ir pasando 100 ml, como se ilustra en la Figura 7. Se pude pegar sobre el matraz un pedazo de papel con las horas escritas en él. Observe la velocidad a la que está entrando la solución de modo que pueda regularla a 100 ml por hora.

Siempre que esté administrando solución intravenosa, asegure bien que no haya hinchazón, especialmente alrededor del sitio donde está insertada la aguja. Si hay hinchazón, disminuya el flujo de solución intravenosa y vigile a la mujer muy cuidadosamente. Si la hinchazón aumenta, suspenda el flujo de solución.

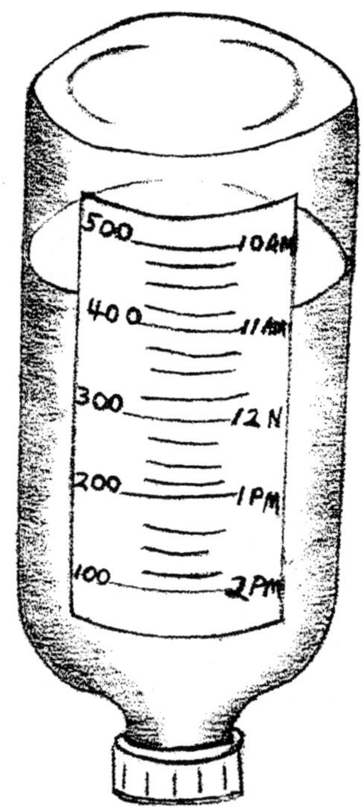

Figura 7. Marque en el matraz las horas en que deben ir pasando 100 ml.

Apoyo al Aprendizaje 2 - Preparación de Solución de Rehidratación Oral (SRO) de sobre

OBSERVE su sobre de solución de rehidratación oral. Lea las instrucciones. Averigue la cantidad de agua potable que deberá medir en un recipiente limpio. Utilice el agua potable más limpia que tenga disponible.

Vierta todo el polvo de un sobre de SRO en el agua y mezcle bien hasta que el polvo esté completamente disuelto. Pruebe la solución antes de dársela a la mujer. Recuerde que **la solución nunca debe ser más salada que las lágrimas.**

Prepare una nueva solución de rehidratación oral cada día, en un recipiente limpio.

Un adulto deberá tomar un mínimo de 2000 ml (2 litros) de solución al día. Aconseje al adulto beber toda la cantidad de otros líquidos o SRO que desee diariamente por encima de 2000 ml.

Algunas veces cuando pone un suero, la mujer le pedirá algo de tomar. La SRO es la bebida ideal cuando una paciente se está recuperando de una deshidratación, porque ella necesita sales y agua.

Si a la mujer no le gusta el sabor de la solución, añádale un poco de jugo cítrico (naranja, lima o limón) para cambiarle el sabor. Si la mujer vomita la SRO mientras tiene el suero puesto, dé cualquier líquido del lugar que esté disponible y que quiera tomar (como agua de coco, sopa liviana, té simple o el agua que queda después de cocinar almidones, como arroz, ñame, patata, papa o maíz, etc.).

Explique a la mujer y a sus familiares la importancia y la necesidad para ella de beber líquidos y evitar la deshidratación. Muéstreles cómo preparar la SRO. Explíqueles que esta solución sirve para reemplazar el líquido que se pierde a causa de la diarrea.

Anote la hora y la cantidad de líquidos ingeridos.

Apoyo al Aprendizaje 3 - Preparación de solución de azúcar y sal, con ingredientes localmente disponibles

Hay veces en que está en condiciones de beber líquidos y usted no tiene ninguna bebidas local disponible o sobres de SRO. Usted puede preparar una solución de azúcar y sal para darle de beber a la mujer. Hay distintas maneras de preparar esta solución. Si la manera en que usted la prepara no está anotada en este módulo, agréguela al pie de la página. La solución puede ser utilizada para fines de hidratación y rehidratación siempre que **no sea más salada que las lágrimas.**

Necesitará agua potable, azúcar, sal, un recipiente para medir (como una botella de bebida gaseosa o cerveza), un recipiente para mezclar, un vaso o taza y una cucharita.

Lávese las manos. Lave todos los utensilios para que estén limpios. Utilizando el recipiente medidor (por ejemplo una botella), mida 1000 cc (1 litro) de agua pura. Viértala en el recipiente para mezclar.

Agregue 8 cucharaditas rasas de azúcar y 1 cucharadita rasa de sal a los 1000 cc de agua pura.

Mezcle bien. Pruebe la mezcla. **La solución de azúcar y sal nunca deberá ser más salada que las lágrimas.** Vierta la mezcla en un vaso y dé a beber a la mujer. Puede beber todo lo que quiera. Si no le agrada el sabor, añada jugo de fruta a la solución para mejorar su sabor.

Prepare una nueva solución todos los días en un recipiente limpio. Anote la cantidad de líquido ingerida.

Explique a la paciente y a su familia que bebiendo líquidos se evita la deshidratación. Muéstreles cómo preparar solución de azúcar y sal. Explíqueles que esta solución puede servir para reemplazar los líquidos que se pierden a causa de la diarrea.

Apoyo al Aprendizaje 4 – Atención para Salvar la Vida en caso de convulsiones

Las convulsiones son contracciones involuntarias y violentas de los músculos. Muchas veces hay pérdida de conciencia. Las convulsiones se deben a una irritación (problema) producida en el cerebro. Las convulsiones pueden ser producidas por el embarazo (eclampsia), envenenamiento, infección (meningitis), fiebre alta, deshidratación, etc. Una convulsión puede durar de unos pocos segundos a varios minutos. Muchas mujeres embarazadas que sufren de convulsiones mueren o pierden a sus bebés. Una convulsión constituye una emergencia. Trate a la paciente rápida y cuidadosamente.

Atención durante la convulsión

1. **Conserve la calma** y tranquilice a la familia.

2. DESPEJE LAS VÍAS AÉREAS: Mantenga una vía aérea abierta ayudando a la mujer a acostarse de lado sobre el suelo u otra superficie plana para que pueda salir lo que tenga en la boca.

3. PROTEJA CONTRA LESIONES: Trate de evitar que la mujer se haga daño a sí misma, retirando todos los objetos duros o afilados a su alrededor. Trate de proteger la lengua y los dientes con una paleta o baja lenguas o una toalla suave. No trate de detener las convulsiones; sólo asegure que no se haga daño. No dé nada por la boca porque no puede tragarlo.

4. TRATE LA CAUSA: Trate de encontrar la causa de la convulsión y si es posible, trátela. Consulte el Módulo 2: **Atención prenatal de calidad,** página 2.10 para la identificación y tratamiento de la hipertensión inducida por el embarazo.

   Después de la convulsión, la mujer puede estar confundida y somnolienta. Si no ha dado a luz, el parto podría comenzar muy pronto. Determine la evolución del trabajo de parto, vigilando las contracciones y el descenso del bebé. Confirme la dilatación del cuello uterino. Si está totalmente dilatado, prepárese para atender el parto **antes** de llevarla al hospital.

   Acompáñela al hospital lo más pronto posible después de la convulsión. Esté preparada para el parto y para más convulsiones en el trayecto al hospital. Explique a la mujer y a sus familiares lo que está haciendo. Dígales que está haciendo todo lo posible para ayudarla.

Preguntas de repaso

¿Qué he aprendido? Vea qué es lo que ha aprendido y comprendido de esta sección del módulo respondiendo a las siguientes preguntas. Cuando termina, busca la respuesta en el módulo en las páginas que están entre parentesis ( ).

1. Enumere los pasos para Salvar la Vida que tomará para ayudar a una mujer que está en shock. (páginas 8.4 – 8.5)

2. Enumere los tres peligros más comunes al administrar líquidos en la vena. (página 8.12)

3. Describa cómo instalará un suero IV. (páginas 8.7 – 8.11)

4. Describa cómo administrará líquidos al recto. (páginas 8.13 – 8.14)

5. Describa cómo administrará líquidos en la cavidad peritoneal. (páginas 8.15 – 8.16)

6. ¿Por qué es importante prevenir la deshidratación en la mujer durante el trabajo de parto? (páginas 8.1 – 8.2)

¿Cómo puede usted prevenir la deshidratación durante el trabajo de parto? (página 8.2)

Estudio de caso - El Método de Resolución de Problemas

El Método de Resolución de Problemas es una manera organizada de atender a las pacientes. Es también un modo de pensar acerca de la atención que usted les brinda. En este estudio de caso usted utilizará el Método de Resolución de Problemas para decidir cómo atender a una mujer en una emergencia. Lea el estudio de caso. Puede consultar los módulos 1, 5, 7 y 8 para información referente a este estudio de caso.

Los cuatro pasos del Método de Resolución de Problemas son los siguientes:

1.

2.

3.

4.

Verifique sus respuestas consultando el Módulo 1, página 1.22.

REGUNTE Y ESCUCHE

Usted recibe a la Sra. C.A. en su clínica de maternidad. Ella le dice que está sangrando y que tiene dolor abdominal. ¿Qué **PREGUNTA** a la Sra. C.A.?

Consulte el Módulo 5, página 5.3.

Usted se informa que la mujer tuvo su última menstruación hace 14 semanas. Siente dolor en el bajo vientre y comenzó a sangrar hace 3 días y ha perdido coágulos y tejido. Tiene frío y se siente nerviosa. No ha tomado ningún medicamento.

BSERVE Y PALPE

¿Qué examen le hará usted (**OBSERVAR y PALPAR**) a la Sra. C.A., basándose en la información obtenida al **PREGUNTAR y ESCUCHAR**?

Consulte al Módulo 5, páginas 5.5, 5.6, y 5.8.

Usted determina que su PA es de 80/40, pulso de 120 y débil y temperatura de 39°C (102°F). Tiene dolor en la región baja del abdomen y el útero está contraído y sensible. Ha expulsado coágulos y tejido y tiene una secreción vaginal sanguinolenta, purulenta (pus) y de mal olor, el cuello está cerrado, la piel caliente y las manos y pies fríos y húmedos. Está agitada.

IDENTIFIQUE EL PROBLEMA

Basándose en la información obtenida al **PREGUNTAR y ESCUCHAR** y al **OBSERVAR y PALPAR, IDENTIFIQUE EL PROBLEMA** que afecta a la Sra. C.A.

Consulte el Módulo 7, página 7.13.

Usted determina que la paciente tiene una infección posparto derivada de un aborto completo porque encontró expulsión de coágulos y tejido, el útero está contraído y sensible, secreción sanguinolenta, purulenta y de mal olor, temperatura de 102°F (39°C), PA 80/40, pulso de 120 débil. La mujer está nerviosa y débil, tiene las manos y pies fríos y húmedos. Está muy enferma. Usted se da cuenta que está próxima al shock. Usted le **PIDE** a alguien que consiga transporte inmediatamente.

TOME LA ACCIÓN APROPIADA

Mientras llega el transporte, ¿qué **ACCIÓN** tomará para ayudar a la Sra. C.A.?

Consulte el Módulo 7, página 7.13.

Usted le baja la fiebre con un baño de esponja con agua tibia a temperatura ambiente. Comienza un suero IV. La acomoda de modo que la pelvis esté un poco más abajo que el resto del cuerpo para facilitar el drenaje de las secreciones del útero y vagina. Explique a la mujer y a su familia que esta posición semisentada la ayudará para que las secreciones salgan.

¿Qué suero IV le administrará a la Sra. C.A. y en que cantidad?

Cónsulte el Modulo 8, página 8.17.

Le instala un Ringer Lactato porque la paciente está en shock o próxima al shock. Si no tiene Ringer Lactato, administre Dextrosa al 5% en agua o cualquier otro suero que tenga.

Administra 500 ml de suero lo más rápido posible y observa muy cuidadosamente que no haya hinchazón alrededor de la aguja. Permanezca a su lado mientras el suero esté pasando rápido.

Tome la presión arterial y el pulso cada 5 minutos. Cuando la presión empiece a subir y el pulso a disminuir, reduzca la velocidad del suero.

Controle el suero IV para que pasen 100 ml por hora. Marque en el matraz las horas en que cada 100 ml deben pasar. Mire el suero cuidadosamente para regularlo a 100 ml por hora.

Mientras pasa el suero, usted está muy pendiente de la aparición de una hinchazón alrededor de la aguja. Si se produce, deberá comprobar que la aguja esté en la vena. Usted observa a esta mujer muy atentamente.

Ha sido imposible instalar un suero IV a la Sra. C.A. Ahora su PA es de 50/30; su pulso difícil de contar; está muy débil y deshidratada. Usted sabe que no es aconsejable darle líquidos por la boca, aunque esté sedienta, porque puede vomitar y aspirar el vómito.

¿Qué **ACCIÓN** de emergencia tomará?

Consulte el Módulo 8, página 8.4.

Usted sabe que la Sra. C.A. está deshidratada y que deben administrarle líquidos para aumentar la presión arterial y bajar la temperatura. Usted prepara rápidamente 600 ml de agua potable y lo administra a la Sra. C.A. en el recto. Usted sabe que cuando una persona está deshidrata la absorción puede efectuarse desde el colon.

¿Qué hace usted después de administrarle 600 ml de agua en el recto?

Consulte el Módulo 8, página 8.4.

Cinco minutos después de haberle dado el líquido, la PA es de 70/34; el pulso de 118 pero un poco más fuerte. La Sra. C.A. mira a su alrededor y pide agua.

¿Qué hace usted?

Consulte el Módulo 7, página 7.9, y el Módulo 8, páginas 8.19 – 8.20.

A los 15 minutos de haberle dado líquido por vía rectal, la PA es 72/36, el pulso de 110 y aún un poco más fuerte. Usted le da un oxitócico para ayudar al útero a contraerse. Le administra también un antibiótico de amplio espectro. Le da de beber a la Sra. C.A. SRO si tiene o cualquier otra bebida disponible.

¿Qué hace usted durante el trayecto al hospital?

En el camino al hospital continúa dándole de beber líquidos a la Sra. C.A.. Le toma la presión arterial y el pulso, observa si hay hemorragia y mantiene el útero contraído. Le explica a ella y a su familia lo que está sucediendo.

Lista de verificación de destrezas – Instalación de una infusión intravenosa en una vena periférica

Esta lista de comprobación tiene dos objetivos:

1. La partera la usa como guía para comprobar sus propios conocimientos.
2. El supervisor la usa al evaluar el desempeño de la partera.

Después de la observación/desempeño, escriba una clasificación:
✓ = satisfactorio o bien **X** = necesita mejorar. Agregue cualquier otro comentario en la sección de comentarios más abajo.

Instalación de un suero IV en una vena periférica:.	Fecha	Fecha	Fecha	Fecha
1. Reúne el equipo.				
2. Se lava las manos con agua y jabón.				
3. Le dice a la mujer lo que va a hacer.				
4. La ayuda a ponerse en una posición cómoda.				
5. Conecta el tubo para suero al matraz y lo cuelga en un soporte o en un clavo.				
• Prepara la cinta adhesiva.				
6. Deja pasar líquido por el tubo y cierra la presilla.				
7. Busca una vena que esté entre la muñeca y el codo.				
• Evita las venas que atraviesen una articulación.				
8. Si es difícil encontrar una vena aprieta el torniquete.				
9. Una vez que encuentra la vena, desata el torniquete.				
10. Se lava las manos y se pone guantes para protegerse contra los gérmenes que pudiera haber en la sangre.				
11. Limpia la piel con jabón, agua o antiséptico.				
12. Aprieta el torniquete.				
13. Sostiene la aguja en la mano que usa para poner inyecciones.				
14. Usa la otra mano para estirar la piel con el pulgar, empuja la aguja a través de la piel y paralela (al lado) a la vena.				
15. Empuja la aguja suave y rápidamente dentro de la vena. La sangre fluirá a la aguja.				

	Fecha	Fecha	Fecha	Fecha
16. Al ver sangre en la aguja, conecta el tubo a la aguja y afloja el torniquete.				
17. Deja que el líquido entre a la vena. Si se hincha alrededor de la aguja, cierra la presilla del tubo; retira la aguja; presiona sobre el sitio de punción hasta que deje de sangrar. Reinstala el suero IV en otro lugar.				
18. Cuando el suero está entrando en la vena, fija la aguja a la piel con cinta adhesiva. Hace un asa con el tubo y lo fija al brazo con cinta adhesiva.				
19. Apoya el brazo a una tablilla con una cinta para evitar que doble el brazo y mueva la aguja.				
20. Regula la velocidad del goteo y revisa cada hora si hay infiltración para asegurar que el liquido no esté entrando en la piel.				
21. Registre el tipo, cantidad y tiempo de infusión.				

Comentarios:

Lista de verificación de destrezas – Administración de líquidos en el recto

Esta lista de verificación tiene dos objetivos:

1. La partera la usa como guía para comprobar sus propios conocimientos.
2. El supervisor la usa al evaluar el desempeño de la partera.

Después de la observación/desempeño, escriba una clasificación:
✓ = satisfactorio o bien **X** = necesita mejorar. Agregue cualquier otro comentario en la sección de comentarios más abajo.

Administrar líquidos en el recto:	Fecha	Fecha	Fecha	Fecha
1. Reúne el equipo.				
2. Le dice a la mujer lo que va a hacer.				
3. Se lava las manos.				
4. Le pide a la mujer que se acueste sobre el lado izquierdo. Coloca un paño debajo de las nalgas.				
5. Lubrica con agua el extremo del tubo.				
6. Se pone guantes limpios.				
7. Deja entrar el agua hasta el final del tubo y cierre la presilla.				
8. Pide a la mujer que respire hondo y exhale el aire lentamente.				
9. Inserta el tubo unos 10 cm (4 pulgadas) dentro del recto.				
10. Sostiene el recipiente para enemas a suficiente altura para que entre el agua. Deja pasar 600 ml de agua muy lentamente				
11. Retira el tubo rectal.				
12. Ayuda a la mujer a respirar y relajarse.				
13. Se quita los guantes.				
14. Limpia y seca a la mujer.				
15. Limpia el equipo.				
16. Se lava las manos.				
17. Registra el tipo, cantidad y tiempo de infusión.				

Comentarios:

Lista de verificación de destrezas – Administración de líquidos en la cavidad peritoneal

Esta lista de verificación tiene dos objetivos:

1. La partera la usa como guía para comprobar sus propios conocimientos.
2. El supervisor la usa al evaluar el desempeño de la partera.

Después de la observación/desempeño, escriba una clasificación:
✓ = satisfactorio o bien **X** = necesita mejorar. Agregue cualquier otro comentario en la sección de comentarios más abajo.

	Fecha	Fecha	Fecha	Fecha
Instalación de una infusión intraperitoneal:.				
1. Reúne el equipo.				
2. Le dice a la mujer paciente lo que va a hacer.				
3. Se lava las manos con agua y jabón y se pone guantes.				
4. Conecta el tubo, la aguja y el suero.				
5. Llena el tubo y la aguja con suero.				
6. Le pide a la mujer que se acueste de espaldas.				
7. Limpia el abdomen con antiséptico o con agua y jabón.				
8. Palpa el abdomen para asegurar que esté blando.				
9. Aprieta con dos dedos la piel justo debajo del ombligo.				
10. Inserta la aguja horizontalmente a través de la piel.				
11. Pide al asistente que abra la presilla del tubo.				
12. Empuja la aguja verticalmente en la cavidad peritoneal.				
13. Fija la aguja a la piel con cinta adhesiva para que no se mueva.				
14. Deja entrar 1000 ml de liquido en la cavidad peritoneal.				
15. Retira la aguja después de que ha entrado el liquido.				
16. Cubre el sitio de punción.				
17. Ayuda a la paciente a ponerse cómoda.				
18. Limpia el equipo.				

	Fecha	Fecha	Fecha	Fecha
19. Recuerde, administrar por esta vía sólo cuando una mujer **no está embarazada.**				
20. Usa una buena técnica aséptica.				
21. Repite el procedimiento 4 horas después si la mujer aún está en shock y no es posible instalar un suero o trasladarla.				
22. Traslada lo más pronto posible				
23. Registra el tipo, cantidad y tiempo de infusión.				

Comentarios:

Lista de verificación de destrezas – Preparación y Administración de soluciones orales

Esta lista de verificación tiene dos objetivos:

1. La partera la usa como guía para comprobar sus propios conocimientos.
2. El supervisor la usa al evaluar el desempeño de la partera.

Después de la observación/desempeño, escriba una clasificación:
✓ = satisfactorio o bien **X** = necesita mejorar. Agregue cualquier otro comentario en la sección de comentarios más abajo.

	Fecha	Fecha	Fecha	Fecha
Administración de líquidos por la boca:.				
1. Reúne el equipo.				
2. Le dice a la mujer lo que va a hacer.				
3. Se lava las manos.				
4. Lava los recipientes, el vaso o taza y la cuchara.				
5. Ayuda a la mujer a ponerse cómoda.				
6. Revisa la receta.				
7. Mide 1000 ml (un litro) de agua potable.				
8. Vierte el agua en un recipiente limpio para mezclar.				
9. Agrega el sobre de SRO o las 8 cucharaditas rasas de azúcar y 1 rasa de sal.				
10. Agrega jugo de frutas cítricas, si tiene, para mejorar el sabor. Mezcla bien con una cuchara.				
11. Prueba la mezcla. Recuerde, **la mezcla nunca debe ser más salada que las lágrimas.**				
12. Dé a beber a la mujer un mínimo de 2000 cc (2 litros) en el día.				
13. Ayuda a la mujer a beber beba toda la SRO u otros líquidos que desee, además de los 2 litros diarios.				
14. Si la mujer tiene sed, da a beber la SRO mientras está con el suero IV.				
15. Desecha la solución que le haya quedado del día anterior.				
16. Prepara una nueva solución todos los días.				
17. Limpia el equipo.				

	Fecha	Fecha	Fecha	Fecha
18. Le enseña a la mujer y a su familia cómo preparar la solución rehidratante.				
19. Le enseña a la mujer y a su familia a usar las bebidas que tengan disponibles para prevenir la deshidratación.				

Comentarios:

REFERENCIAS

El presente módulo se basa en la experiencia y en las siguientes referencias.

Adams, M. (1990). Bailliere's midwives' dictionary. 7th edition. Bailliere Tindall, London.

Gomez, G.E., and Hord, E.V. (1988). Fundamentals of clinical nursing skills. John Wiley & Sons, New York, 234.

Hayashi, R.H. (January 1992). What to do in a blood pressure emergency. Contemporary OB/GYN. 50-69.

King, M. (1966). Medical care in developing countries. Oxford University Press, London, 4 - 16.

Manual for Health Centres. (1986). Clinical reference. Ministry of Health, Maseru, 342.

Manual for Health Workers in CCCD. (1985). Target disease control of diarrhoeal disease. Ministry of Health, Maseru, 42

MEDEX Health Manpower Development Staff. Midlevel Health Workers Training Modules, (1983). Formulary, diagnostic and patient care. Honolulu, 74, 78.

MEDEX Health Manpower Development Staff. Midlevel Health Workers Training Modules, (1983). Patient care procedures. Honolulu, 59.

Myles, M.F. (1981). Textbook for midwives. Churchill Livingstone, Edinburgh, 431, 640.

Nurses Reference Library. (1983). Procedures. Intermed Communications, Inc., Springhouse, 249.

Zatuchni, G.I., and Slupik, R.I. (1996). Obstetrics and gynecology drug handbook. 2nd edition. Mosby-Yearbook, Inc., St. Louis.

ANOTACIONES

ANOTACIONES

ÍNDICE

Los números listados en este índice indican el número de módulo. Consulte los contenidos del módulo para obtener los números de página.

MANUAL DE DESTREZAS PARA SALVAR LA VIDA DIRIGIDO A PARTERAS

3era Edición

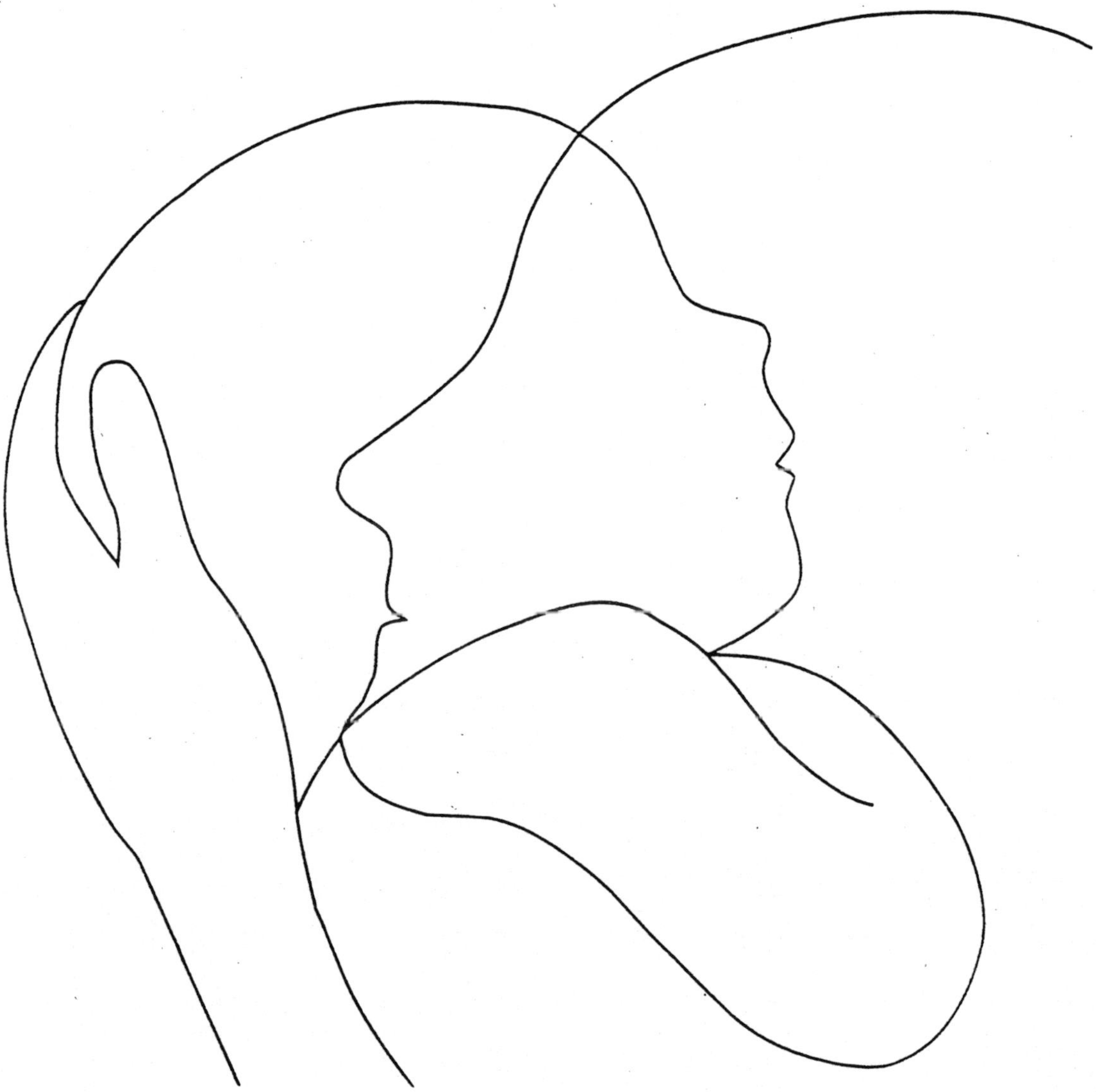

MÓDULO 9

EXTRACCIÓN POR VACÍO

MANUAL DE DESTREZAS PARA SALVAR LA VIDA DIRIGIDO A PARTERAS

Tercera Edición

Módulo 9: EXTRACCIÓN POR VACÍO

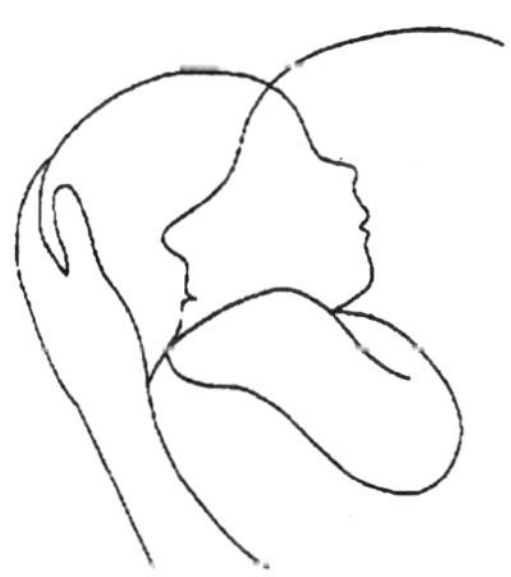

Margaret Ann Marshall, CNM, EdD, MPH
Sandra Tebben Buffington, CNM, PNP, MPH

Angeline Hale, Ilustraciones

MotherCare™ JSI John Snow, Inc. USAID

Manual de destrezas para Salvar la Vida dirigido a Parteras

TABLA DE CONTENIDOS

EXTRACCIÓN POR VACÍO
MÓDULO 9

Contenidos

Página

ANOTACIONES

EXTRACCIÓN POR VACÍO

Meta

La partera aprenderá cuándo y cómo utilizar el vacum extractor para ayudar a la madre en el parto.

Objetivos

La partera que atienda a una madre durante el parto será capaz de:

1. enumerar las indicaciones para el uso del vacum extractor.
2. preparar el vacum extractor para su uso.
3. explicar a la madre y a otros la necesidad de la extracción fetal por vacío.
4. enumerar las situaciones en las cuales no se debe utilizar un vacum extractor.
5. describir los peligros que puede presentar para la madre y el bebé el uso del vacum extractor.
6. explicar el procedimiento para realizar una extracción fetal por vacío.
7. utilizar un vacum extractor para ayudar a la madre en el parto.
8. demostrar el cuidado y limpieza adecuada del vacum extractor.

Introducción

En este módulo, usted aprenderá cuándo debe utilizar el vacum extractor para ayudar a la madre en el parto. Aprenderá a preparar el equipo y a utilizar un vacum extractor. Aprenderá a identificar los problemas que pueda solucionar con un vacum extractor. Los Apoyos al Aprendizaje proporcionan más información sobre el equipo, limpieza y cuidado del vacum extractor. La lista de verificación de destrezas le ayudará a evaluar sus destrezas para el uso del vacum extractor durante el parto.

La experiencia de una partera...

Una primigesta sin control prenatal y con trabajo de parto de 3 días vino a mi clínica a la 1:45 de la mañana. Mi pueblo está a 25 kilómetros del hospital de referencia y únicamente viajamos en canoa por el lago. La ingresamos. Los hallazgos fueron: temperatura 40 °C, presión arterial 110/70, pulso 86, reflejos +2, sin edema, no recuerda la fecha de su última regla. El útero correspondía a 38 semanas, hemoglobina 50% (7,5 g), presentación cefálica, descenso 1/5, dilatación de 8 cm, membranas rotas con mal olor. Las contracciones uterinas eran 4 en 10 minutos con una duración de 20 a 40 segundos. Tratamiento: baño de agua fría y enema; se administró de inmediato Paracetamol 2 tabletas, cloroquina 1000 mg y diazepam 5 mg. Las contracciones se hicieron más fuertes, en una hora y media la dilatación del cuello uterino fue de 10 cm. Hice una episiotomía y una extracción por vacío. La madre y el niño estuvieron bien. La madre permaneció en la clínica durante 5 días para completar sus antibióticos y comenzar el tratamiento para su anemia severa.

Partera capacitada en DSV, Ghana

Términos médicos de uso común

Caput succedaneum - una hinchazón en el cráneo del feto causada por suero y sangre infiltrados en el tejido del cuero cabelludo.

Cavidad pélvica - el canal curvo entre el reborde y la salida de la pelvis.

Cefálica - cabeza.

Cefalohematoma (hemorragia subperióstica) - una hinchazón del cráneo del feto, el periósteo se desprende del hueso causando el sangrado.

Encajamiento - la presentación del feto se encuentra en la pelvis verdadera; o bien cuando en una presentación de vértice, sólo se puede palpar 2/5 de la cabeza a través del abdomen.

Hemorragia subperióstica - vea cefalohematoma.

Periósteo - una membrana que cubre el hueso.

Posición transversa persistente - la cabeza del feto está trabada en la cavidad pélvica con la sutura sagital en posición horizontal.

Reborde pelviano (estrecho superior)- la abertura superior de la cavidad pélvica, la abertura redondeada donde se encaja la presentación del bebé en su trayecto para nacer. Cuando se mida el progreso del trabajo de parto y el descenso del bebé, la parte superior del hueso púbico en el reborde pelviano se utiliza como punto de referencia.

Salida pélvica (estrecho inferior)- la abertura inferior de la cavidad pélvica. Su abertura tiene la forma de un rombo y la medida más grande se extiende desde el vértice del arco púbico a la punta del coxis.

Sutura sagital - la unión de los huesos parietales.

Vacum- succión o aspiración por vacío

Vértice - la parte superior de la cabeza, la coronilla, el área de la cabeza entre la fontanela anterior y posterior.

El vacum extractor

En muchas partes del mundo se utiliza el vacum extractor para ayudar en el parto. Se lo considera un método mucho más seguro que el fórceps. En algunos casos, la madre necesita ayuda para poder dar a luz a su bebé. La partera puede utilizar el vacum extractor para ayudar a la madre en el parto vaginal de un bebé de término.

Un vacío (ventosa) dentro de la copa del vacum extractor tracciona la piel de la cabeza del bebé. La ventosa succiona la piel del cuero cabelludo en la copa de succión. La piel forma un caput succedaneum que llena el interior de la copa de succión. El caput succedaneum permite sujetar el cuero cabelludo sin lesionar el cráneo.

La succión que ejerce el vacum extractor puede provocar que el periósteo se desprenda levemente del cráneo, provocando a veces un pequeño sangrado (hemorragia subperióstica). La partera utiliza el vacum extractor para guiar la cabeza del bebé mientras la madre puja.

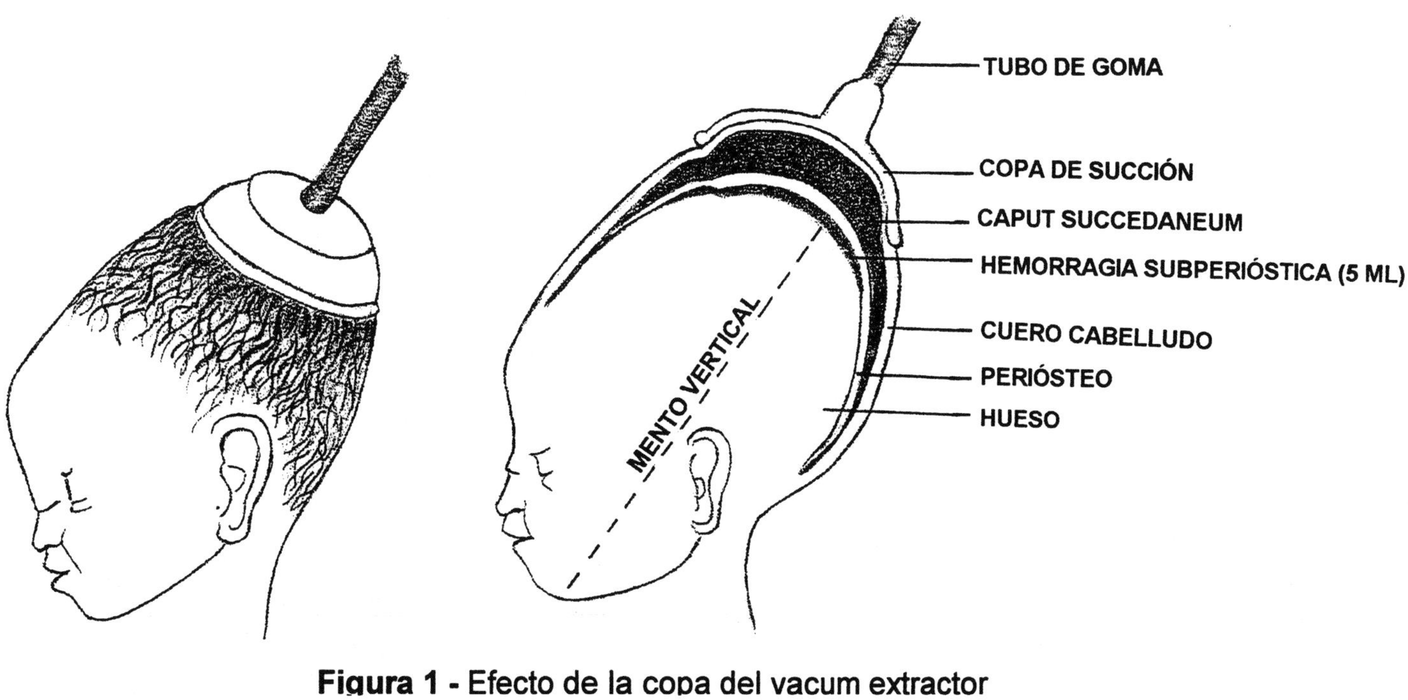

Figura 1 - Efecto de la copa del vacum extractor

Indicaciones para el uso del vacum extractor

La partera continúa con el control de la madre y del bebé durante la segunda etapa del parto. En algunos casos, la madre necesita ayuda para poder dar a luz a su bebé. El vacum extractor puede ayudar a la partera si hay :

- **Demora en la segunda etapa del parto.** Una madre que puja activamente durante 30 minutos si es primigesta o durante 20 minutos si es multigesta y no hay progreso.

- **Sufrimiento fetal en la segunda etapa del parto.** El bebé está vivo o recientemente muerto (el corazón del feto se detuvo durante el trabajo de parto).

- **Otras indicaciones** que *en lo posible, deben ser controladas por un médico* incluyen:
  - distrés materno, anemia severa, problemas del corazón, hipertensión (toxemia), diabetes, asma, malnutrición o tuberculosis.
  - estrecho superior de la pelvis pequeño o rígido.
  - posición fetal transversa persistente.
  - bebé grande.
  - desproporción por deflexión de la cabeza fetal.

Condiciones para el uso de un vacum extractor

La partera deberá **OBSERVAR y PALPAR** cuidadosamente para determinar si puede ayudar a la mujer con un vacum extractor. Los hallazgos del examen abdominal y vaginal siempre deben incluir:

1. Bebé de término (desarrollo completo).

2. Presentación de vértice.

3. Membranas rotas.

4. Sin desproporción cefalopélvica. Las condiciones necesarias incluyen (a) el cráneo del feto no se ha amoldado, (b) no hay caput y (c) 1/5 ó 0/5 en palpación abdominal. Consulte el Módulo 3: **Vigilancia del progreso del trabajo de parto**, páginas 3.18 y 3.69.

5. El bebé está vivo o el corazón del feto se detuvo durante el trabajo de parto.

6. Contracciones presentes.

7. Dilatación completa del cuello uterino.

Contraindicaciones

No intente hacer una extracción por vacío si una de las siguientes situaciones está presente:

- No hay contracciones.
- Desproporción cefalopélvica / desproporción pélvica fetal (niño grande).
- Amoldamiento del cráneo fetal de 2+ o más.
- Exceso de caput.
- La presentación no es de vértice (de todo tipo).
- Dilatación cervical incompleta.
- Edad gestacional menor de 37 semanas.
- Presentación no encajada.
- El vacum extractor se desconecta (la copa se desprende) 3 veces.
- Los intentos fallan después de 15 minutos ó 5 contracciones, cualquiera sea lo primero que suceda.

DESTREZA: Uso del vacum extractor

Para ganar experiencia, la partera debiera utilizar un vacum extractor en unos 5 a 8 partos normales. Seleccione primíparas al final de la primera etapa, cuando el cuello uterino esté dilatado por completo y la cabeza apenas sea visible en el perineo. Esto la ayudará a aprender correctamente la destreza de la extracción por vacío antes que tenga que usarlo en partos más difíciles.

Equipo

Equipo de parto
Vacum extractor

Procedimiento

1. Realice un examen abdominal y vaginal (**OBSERVE y PALPE**) para asegurar que las siguientes **condiciones para una extracción por vacío estén presentes.** Sus observaciones deben incluir:
   - Bebé a término (desarrollo completo)
   - Presentación de vértice.
   - Dilatación completa del cuello uterino (el labio anterior puede ser una excepción).
   - Membranas rotas.
   - El cráneo del feto no se ha amoldado, no hay caput y en palpación abdominal 1/5 ó 0/5, indicando que no hay desproporción cefalopélvica.
   - El bebé está vivo o el corazón del feto se detuvo durante el trabajo de parto. (Si el feto está macerado, el vacum no funcionará.)
   - Hay contracciones.

2. Explique a la madre y a su familia lo que va a hacer, por qué lo va a hacer y cómo va a ayudarla. Explique que va a utilizar el vacum extractor para ayudar a que su parto sea más fácil y/o rápido.

3. Prepare el equipo. A los insumos de rutina para partos, agregue el vacum extractor. Conecte la bomba, los tubos, la trampa para fluidos y la copa. Utilice la copa más grande que tenga. Pruebe la succión en la palma de su mano apretando la manilla de la bomba para empezar la succión. Sostenga la copa en su mano; tiene que sentir la succión en su mano. Suelte la presión.

4. Si la madre no puede orinar, cateterice para asegurar que una vejiga llena no sea la causa de la demora en la segunda etapa.

5. La madre debe acostarse de espalda con las rodillas flectadas. Si no cuenta con una cama separable para partos, ayude a la mujer a movilizarse y poner sus nalgas sobre el borde de la cama/mesa ginecológica. Los ayudantes deberán sostener los pies.

6. Haga un examen vaginal para determinar la posición y presentación del bebé. Localice la fontanela posterior. Coloque la copa sobre una cabeza bien flectada. Si la cabeza no está bien flectada, ponga la capa de todas maneras. Con una tracción correctamente dirigida, la cabeza se flectará.

7. Limpie el cuero cabelludo del bebé con una gasa seca.

8. Ponga la copa. (Vea Figura 2.)
   - Sostenga la copa del extractor con la mano que le sea más fácil de usar
   - Separe los labios con los dedos de la otra mano.
   - Empuje suavemente el perineo hacia abajo para hacer espacio a la copa.
   - Sostenga la copa del extractor con sus dedos.
   - Introduzca suavemente la copa en la vagina.
   - Recuerde la posición de la fontanela posterior; introduzca la copa hacia abajo y adentro de la vagina hasta que la copa toque el cuero cabelludo.
   - Presione la copa hacia arriba contra la parte del cuero cabelludo que le sea más fácil de alcanzar.
   - **Pase suavemente su dedo alrededor del borde de la copa para asegurar que ningún tejido materno haya quedado atrapado bajo la copa.**

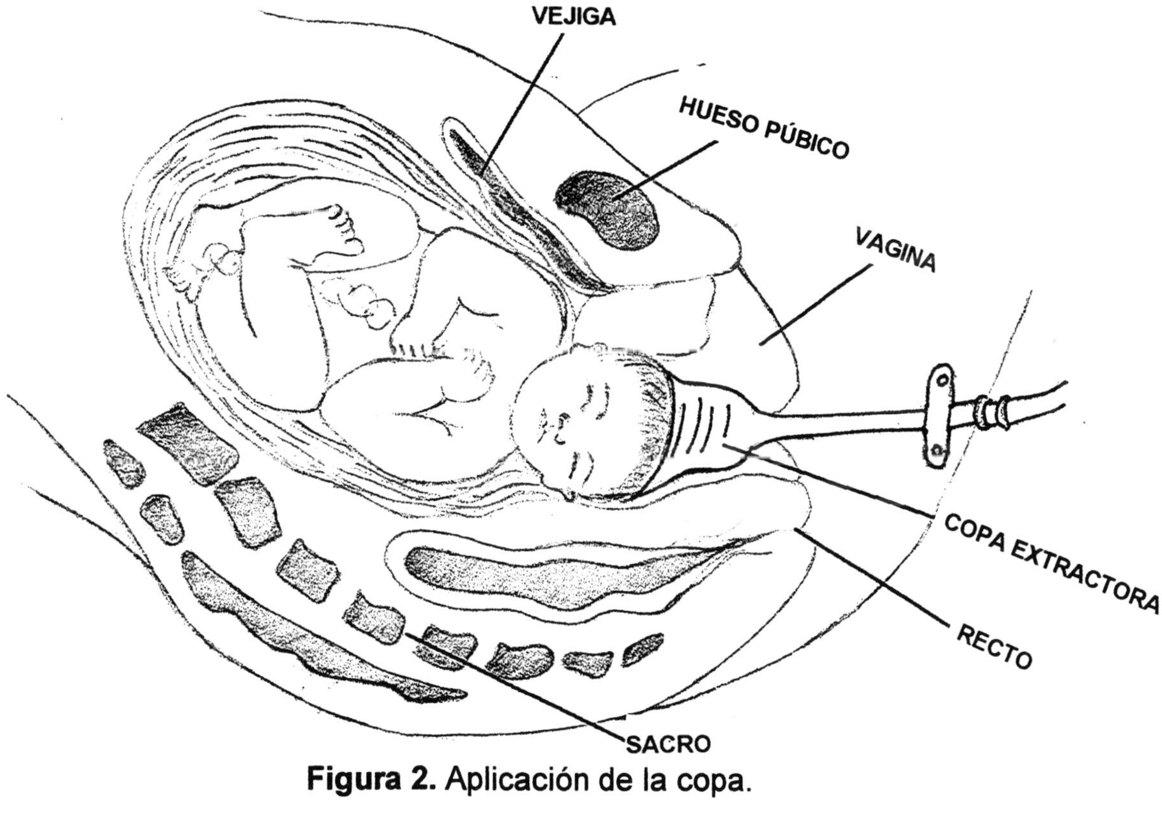

Figura 2. Aplicación de la copa.

9. Aplique presión[1].
   - Apriete el mango de la bomba para subir la presión a 100 mm Hg (milímetros de mercurio). Consulte la Tabla de conversión de vacío en el Apoyo al Aprendizaje 3, página 9.16.

[1] **Nota:** Si usa un vacum extractor con copa metálica (Malmstrom), consulte el Apoyo al Aprendizaje 2, página 9.15, para información sobre cómo aplicar y manejar la presión.

- Revise y asegure nuevamente que no haya quedado tejido materno atrapado bajo el borde de la copa, esto podría desprender la copa y dañar los tejidos de la madre.
- Espere la próxima contracción.
- Cuando comience la próxima contracción, suba la presión de vacío a 400 mm Hg (15 pulgadas Hg). **Nunca debe exceder la presión máxima de 600 mm Hg (22 pulgadas Hg).**

10. Traccione hacia abajo la cabeza fetal *con una contracción.*

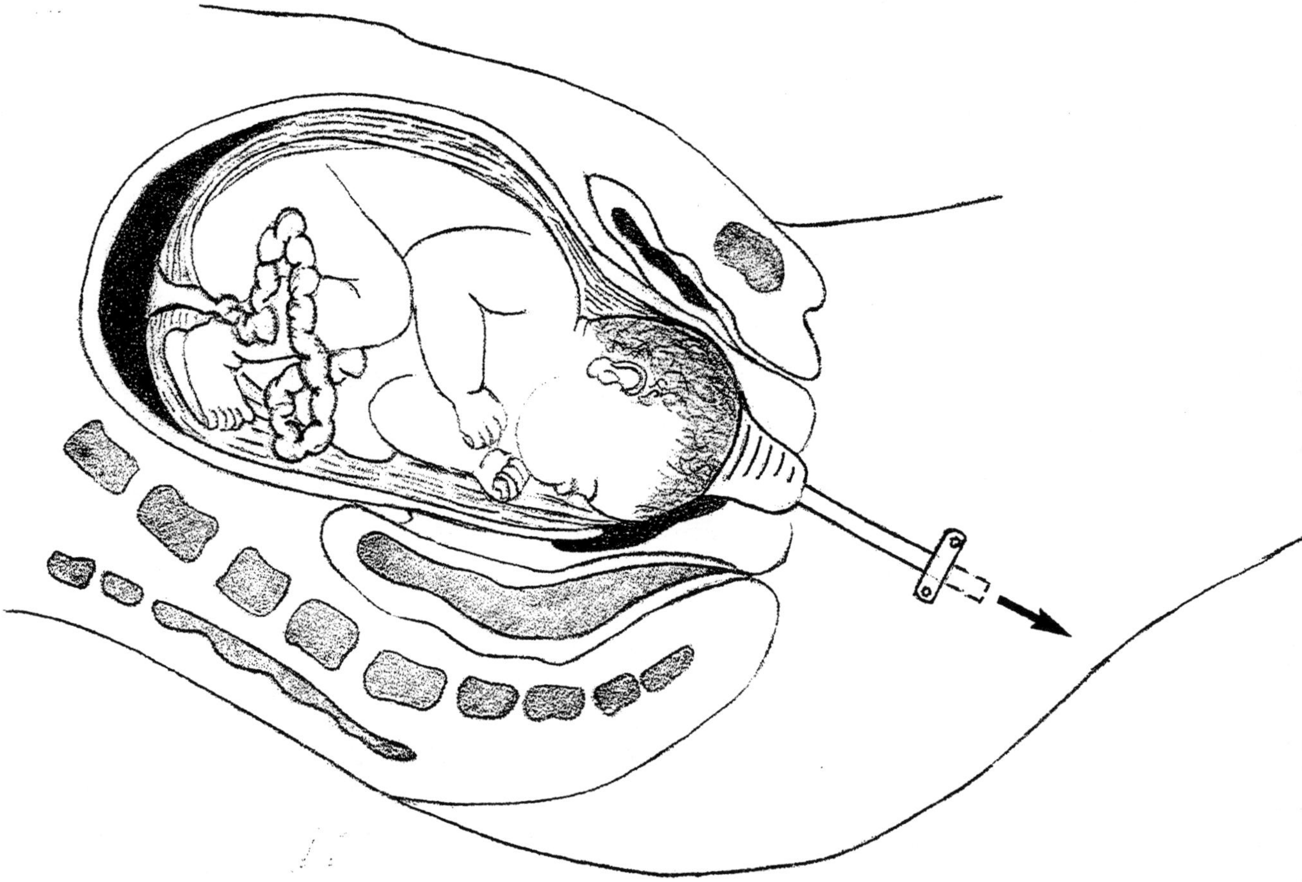

Figura 3. Dirección correcta de la tracción antes que el vértice sobrepase la sínfisis pubiana: **Traccione hacia abajo**

Traccione hacia abajo hacia sus rodillas hasta que el vértice sobrepase la sínfisis pubiana.

- Pídale a la madre que puje largo y mantenido con la contracción.
- Mientras la madre puja, traccione firmemente **hacia abajo** con el mango derecho. (Vea Figura 3.) La cabeza del bebé rotará con la misma velocidad y dirección que en un parto normal.
- No retuerza ni gire la copa o el mango; porque la copa se desprenderá. Al desprender la copa puede dañarse el cuero cabelludo del bebé (contusión, sangrado, hinchazón).

Cuando pasa la contracción:

- Reduzca la presión a 100 mm Hg
- **No traccione.**
- Pida a la madre que respire despacio y profundo para que se relaje.
- Pida a su asistente que controle la frecuencia cardíaca del feto.

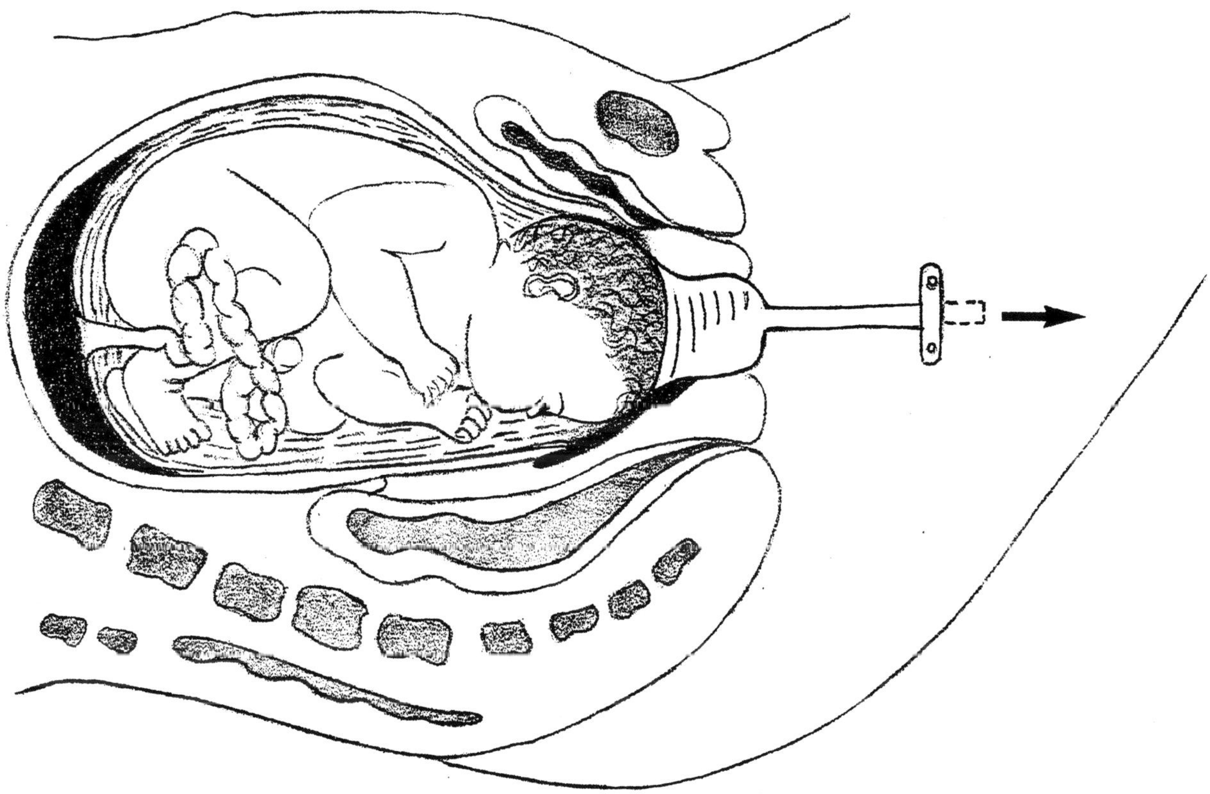

Figura 4. Dirección correcta de la tracción cuando el vértice sobrepasa la sínfisis pubiana: **traccione derecho y hacia afuera**

11. Repita el paso 10 hasta que la cabeza haya sobrepasado la sínfisis pubiana. Por lo general con 2 ó 3 veces es suficiente. Con cada contracción notará que está avanzando. Con cada una de las contracciones, guíe la cabeza **derecho y hacia afuera.** (Vea Figura 4.) La cabeza debe avanzar sobre el perineo. No permita que la presión se mantenga al nivel máximo (600 mm Hg) por más de 10 minutos. Demasiada presión puede causar el sangrado en el cráneo o lesionar seriamente el cuero cabelludo. (Consulte la ilustración de la hemorragia subperióstica en la Figura 1, página 9.3.)

12. Reciba al bebé
    - Una primípara puede necesitar una episiotomía para disminuir la resistencia del perineo antes que la cabeza corone. (Revise el Módulo 4: **Episiotomías y reparación de laceraciones,** página 4.4)
    - Durante la próxima contracción, cuando la cabeza empiece a coronar y con 600 mm Hg de presión **traccione hacia arriba** (Vea Figura 5.)
    - Una vez que ha salido la cabeza, suelte la presión y continúe con el parto.

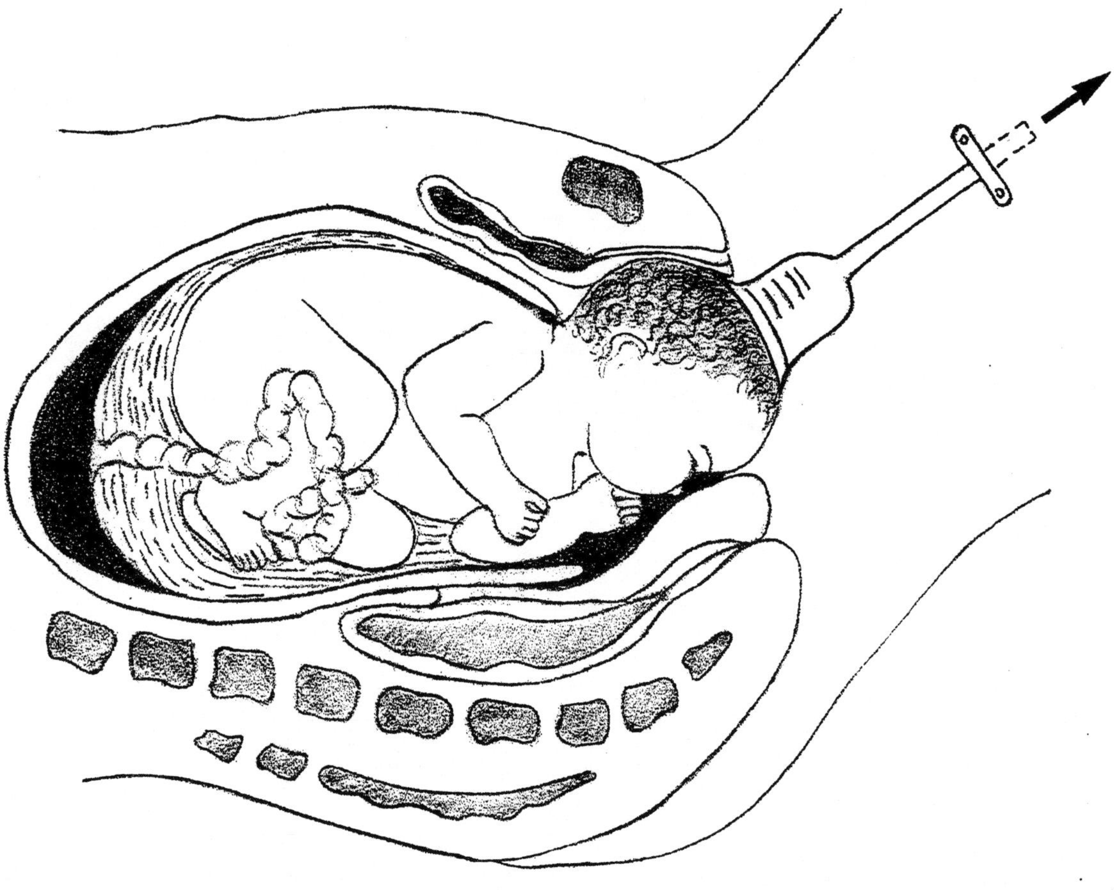

Figura 5. Traccione hacia arriba cuando la cabeza corone

Un vacum extractor en manos expertas es mucho más seguro, tanto para la madre como para el bebé, que un parto prolongado y/o un largo viaje al hospital.

13. Después del parto, encárguese de su equipo. Consulte el Apoyo al Aprendizaje 4, página 9.17. Consulte el Módulo 7: **Prevención y manejo de la infección,** página 7.25, para información sobre prevención de infecciones.

Apoyo al Aprendizaje 1 - Tipos de vacum extractores

Extractor con copa de metal (Malmstrom)

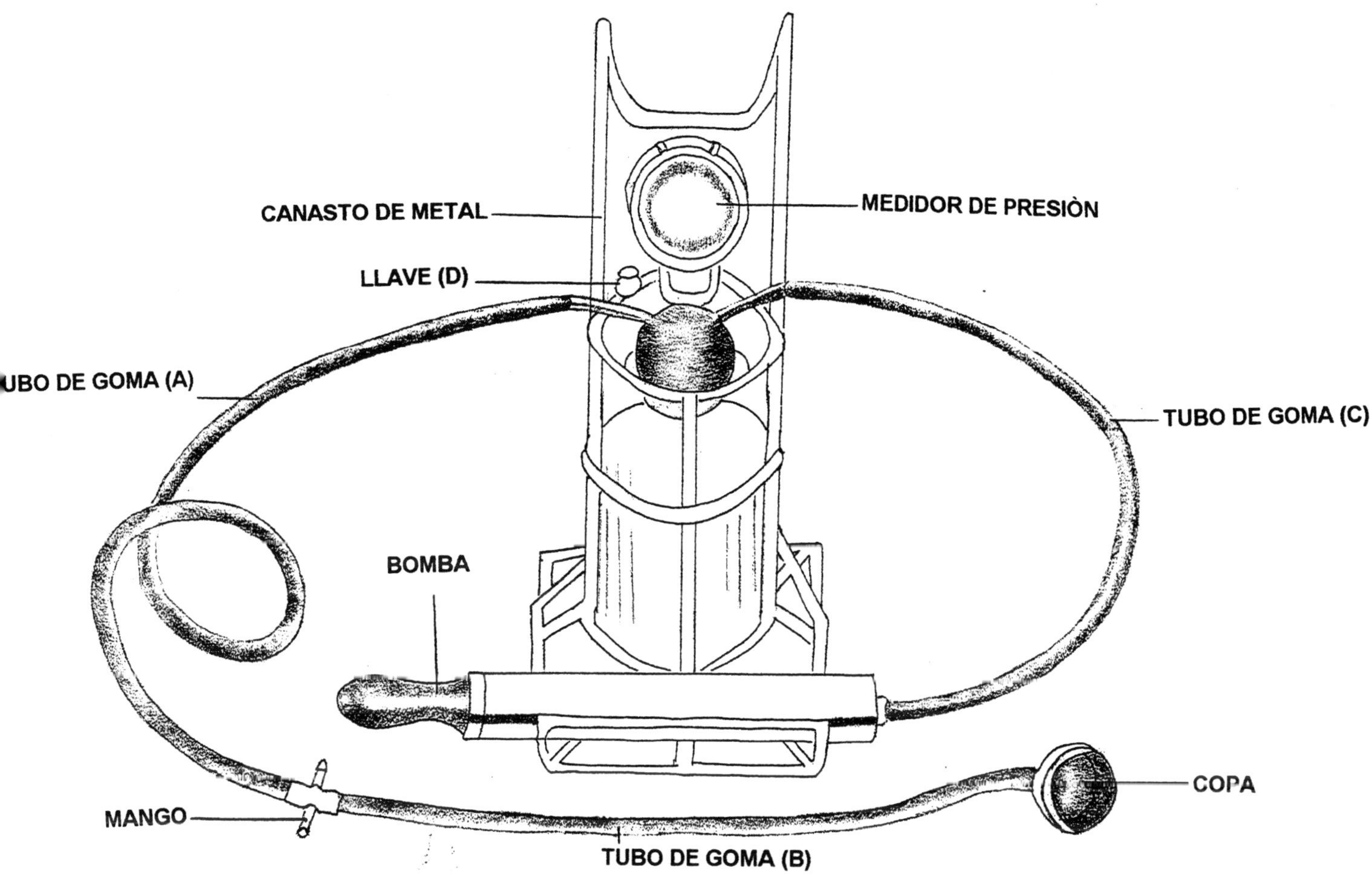

Figura 6. Vacum extractor de Malmstrom

El extractor con copa de metal incluye un tubo de goma (B) que tiene una cadena de metal que termina en un mango conectado a la copa. El tubo de goma (A) pasa por el mango y se introduce en un recipiente de vidrio con un medidor de presión. Una bomba manual (Figura 6) extrae el aire y produce el vacío. La bomba (manual, a pedal o eléctrica) está conectada a un tubo de goma corto (C) y al envase de vidrio. Un canasto de metal soporta y protege la botella de vacío. La bomba extrae el aire de la botella de vidrio y crea un vacío. Para reducir la presión del vacío se debe aflojar la llave (D). El mango se usa para traccionar con cada contracción. Consulte el Apoyo al Aprendizaje 2, página 9.15, para más información sobre el extractor con copa metálica.

Extractores con copa blanda (Mityvac, Silastic, CMI)

Los extractores con copa blanda, vea Figura 7, incluyen un tubo de plástico para el vacío (B) que conecta la copa con la trampa para secreciones. El tubo de goma para el vacío (A) conecta la trampa para la secreciones a la bomba. Para crear el vacío con la bomba manual, apriete ambas manijas de la bomba. (También existen bombas eléctricas.) Para reducir la presión del vacío, tire del gatillo (D) hacia usted para que escape la presión y sosténgalo hasta que consiga la presión que necesita. Utilice el mango de tracción para traccionar con la contracción (E).

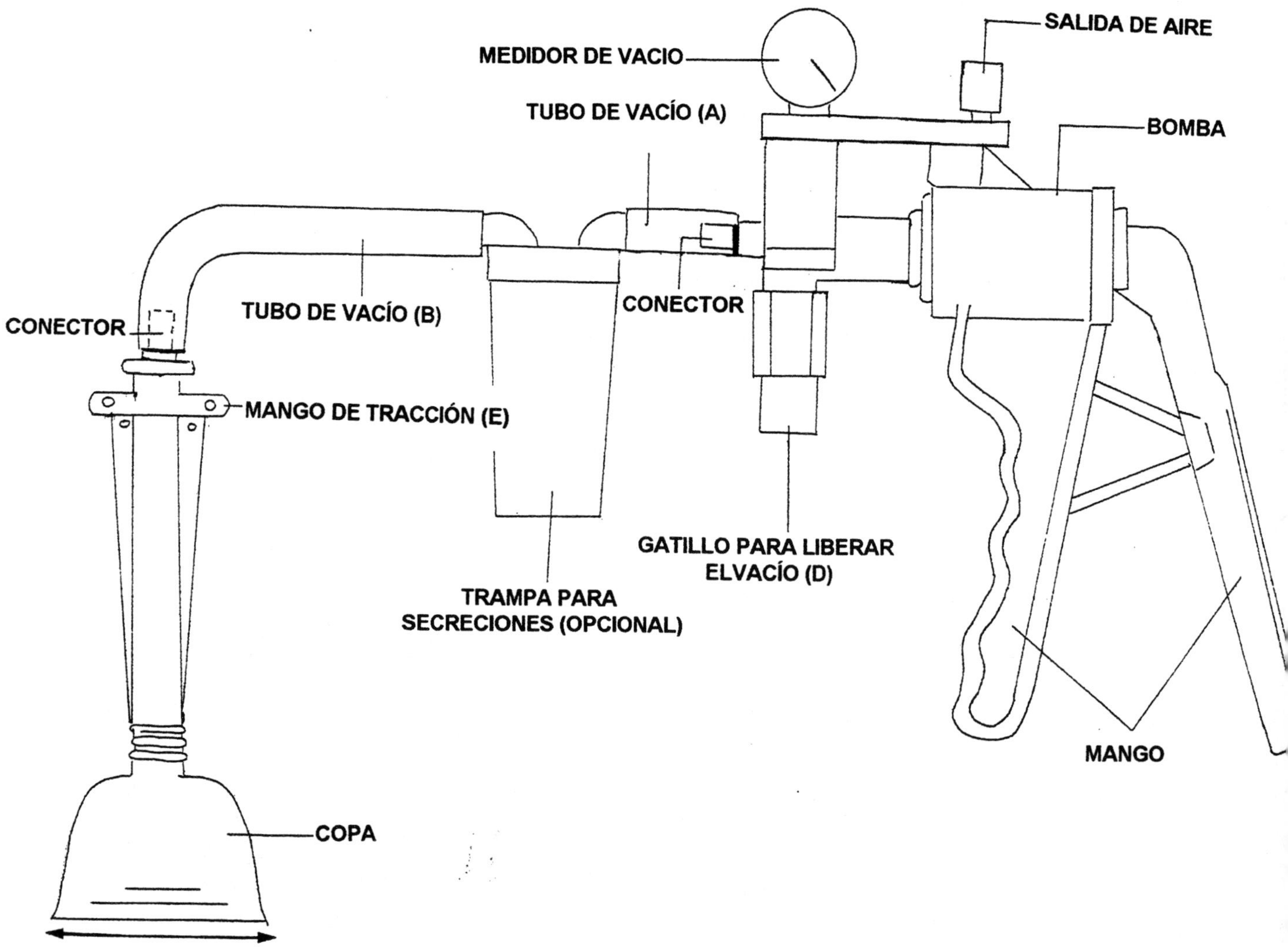

Figura 7. El vacum de Mityvac

La copa de Mityvac tiene forma de cúpula, es blanda y se puede volver a usar unas 5 veces. Se pueden conectar otras copas blandas en la bomba de vacío de Mityvac. Pruebe la copa cada vez antes de utilizarla como se describe en la página 9.6.

La copa Silastic puede ser conectada a diferentes bombas, tiene forma de trompeta, es blanda y es reutilizable hasta 5 veces. La copa debe ser probada cada vez antes de utilizarla, como se describe en la página 9.6. (Vea Figura 8.)

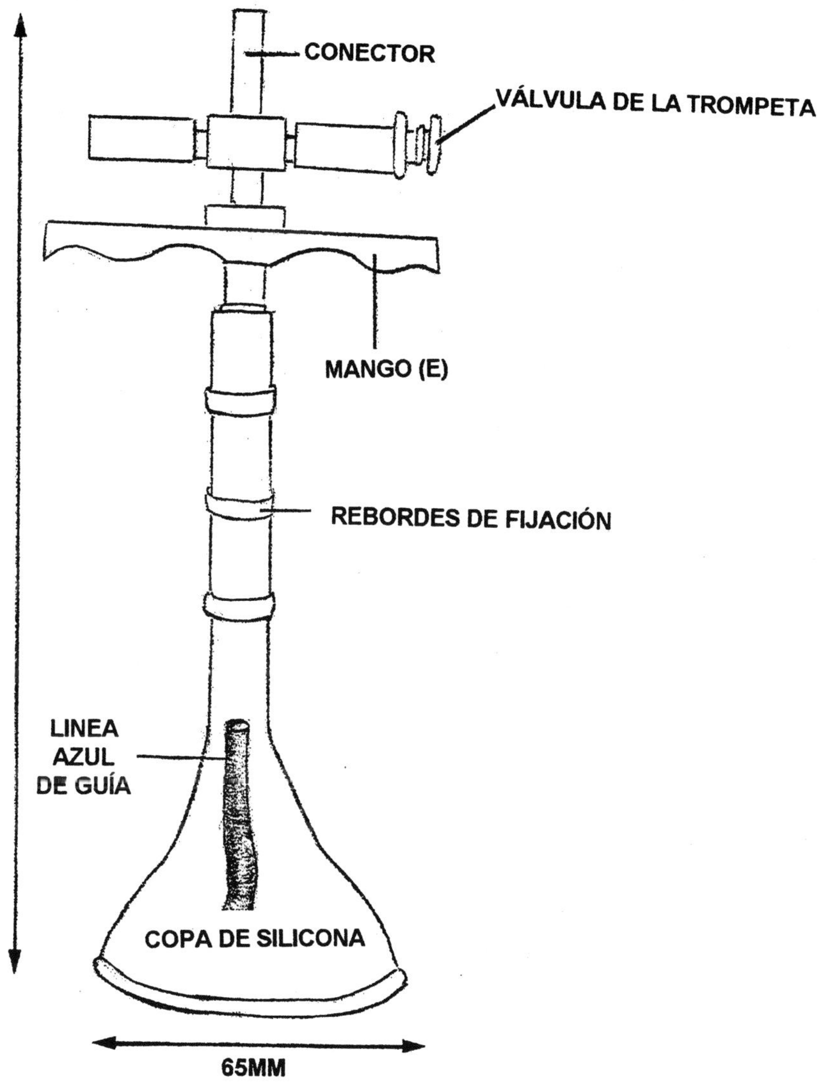

Figura 8. Copa de Silastic del vacum obstétrico

La bomba manual de vacío de Columbia Medical, Inc. (CMI) se puede esterilizar con autoclave a gas o por métodos de vapor. También existe un modelo eléctrico. La trampa de secreciones en el modelo manual es opcional. La copa que se muestra en este modelo (Figura 9) tiene forma de cúpula, es blanda, viene en un envase estéril y es desechable. Hay disponibles copas blandas en forma de trompeta. También está el modelo de copa de acero inoxidable o polivinílico rígido de forma similar a la copa de Malmstrom. Cualquier copa, nueva o usada, debe ser probada antes de usarla, como se describe en la página 9.6.

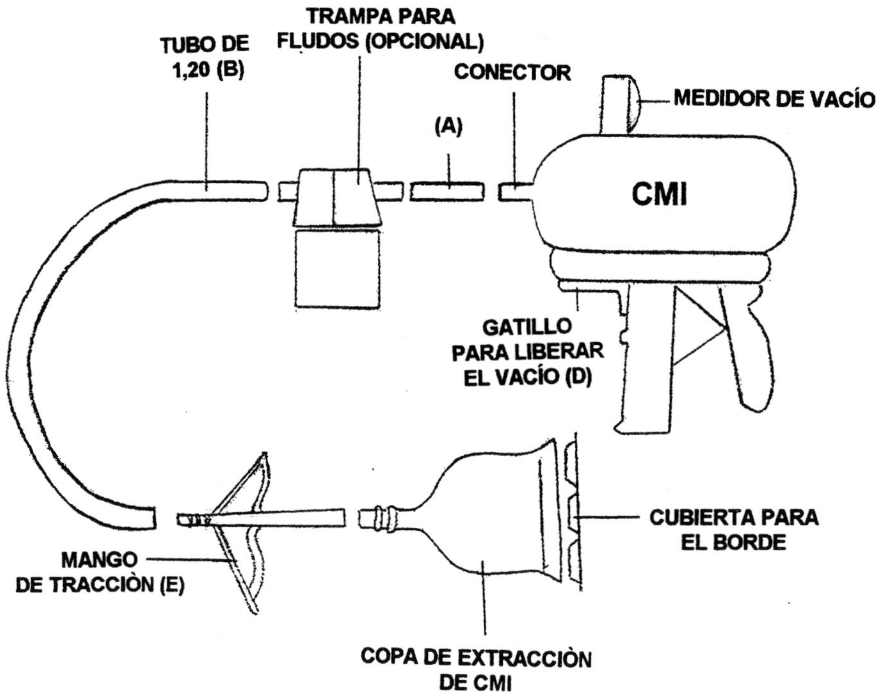

Figura 9. Bomba de vacío CMI

Apoyo al Aprendizaje 2 - Extractor con copa de metal (Malmstrom)

El extractor de vacío de Malmstrom utiliza una presión continua en la copa. (Las copas de plástico ejercen presión únicamente con la contracción). El procedimiento que se describe a continuación es **únicamente** para un extractor tipo Malmstrom.

Procedimiento

1. Cierre la válvula de salida de la presión.
2. Pida a su asistente que bombee la presión y mire cuidadosamente el medidor.
3. Suba la presión a 200 mm Hg.
4. Revise y asegure que no haya quedado tejido de la madre atrapado bajo la copa.
5. Después de 2 minutos, suba la presión 300 mm Hg, incremente la presión 100 mm Hg cada 2 minutos hasta que la presión alcance 600 mm HG. Revise y verifique que no hayan quedado tejidos de la madre bajo de la copa. En este momento la copa aspira el cuero cabelludo y se produce un caput succedaneum. Si la presión en la copa de metal se aumenta demasiado rápido, la presión será insuficiente y la copa se desprenderá.
6. **Nunca exceda la presión máxima de 600 mm Hg.**
7. Baje la cabeza del feto *con una contracción,* mientras la madre puja largo y mantenido. Traccione del mango firme y derecho. No retuerza o gire la copa o el mango, porque se desprenderá la copa. Vea Figuras 3, 4 y 5 en las páginas 9.8 y 9.10, donde se muestra la correcta dirección de tracción con la contracción.

TRACCIONE ÚNICAMENTE CON UNA CONTRACCIÓN Y CON LA MADRE PUJANDO...	
Primera tracción:	**hacia abajo** para mover la cabeza por flexión debajo de la sínfisis pubiana y alcanzar el perineo, como se ilustra en la Figura 3.
Segunda tracción:	**hacia abajo**, igual a la primera tracción; notará el avance.
Tercera tracción:	**derecho hacia afuera** para que la cabeza avance sobre el perineo, como se ilustra en la Figura 4.
Cuarta tracción:	**hacia arriba** para ayudar a la salida de la cabeza del bebé.

8. No traccione cuando la contracción ha pasado; no obstante, continúe con la presión a 600 mm Hg.
9. Pida a la madre que respire despacio y profundo entre contracciones para que se relaje.
10. Indique a su asistente que controle la frecuencia cardíaca del feto.
11. Traccione con las contracciones hasta que la cabeza comience a coronar. **No permita que la presión se mantenga al nivel máximo (600 mm Hg) durante más de 10 minutos.**
12. Reciba al bebé.

Apoyo al Aprendizaje 3 - Medidores y medidas de la bomba

Algunos medidores de bombas identifican las zonas seguras de presión con colores diferentes. Rojo significa que la presión es demasiada alta y peligrosa - **RIESGO.** En esta tabla, se ha marcado la **línea máxima de presión** para recordarle que ésta es la presión más alta que puede utilizar con un vacum extractor.

Estudie esta tabla y coloque un círculo alrededor de las medidas que tiene su vacum extractor.

TABLA DE CONVERSIÓN DE VACÍO

Mm Hg	pulgada Hg	libra/pulgada^2	kg/cm^2	
760	29,9	14,7	1,03	
700	27,6	13,5	0,95	
600	23,6	11,6	0,82	**LÍNEA DE PRESIÓN MÁXIMA**
500	19,7	9,7	0,68	
400	15,7	7,7	0,54	
300	11,8	5,8	0,41	
200	7,9	3,9	0,27	
100	3,9	1,9	0,13	

Apoyo al Aprendizaje 4 - Limpieza y cuidado del vacum extractor

- El vacum extractor es un instrumento muy delicado. Manéjelo con cuidado. Evite que se caiga sobre superficies duras. Guarde el vacum extractor en un lugar limpio, seco y cubierto.

- Descontamine y limpie el vacum cuando termine de usarlo, así estará listo para la próxima vez que lo necesite. Limpie la bomba, tubos y medidor con un trapo suave y limpio humedecido con una solución descontaminante.

- Bombee agua tibia para limpiar la bomba de los fluidos que hayan entrado durante el parto. Es importante hacerlo lo más pronto posible. La sangre seca o coagulada dañará la bomba.

- **No permita que los fluidos se sequen dentro de la bomba.** Esto puede estropear la bomba. Para secarla, bombee aire hasta que el interior del equipo esté completamente seco.

- Si está usando una copa o tubo reutilizable, descontamine, luego lave con agua y jabón. Enjuague bien, drene el tubo y seque completamente. Esterilice o desinfecte con alto nivel la copa y el tubo antes de utilizarlo en un parto. Consulte el Módulo 7: **Prevención y manejo de la infección,** para más información sobre Prevención, página 7.25.

Preguntas de repaso

¿Qué he aprendido? Vea qué es lo que ha aprendido y comprendido de esta sección del módulo respondiendo a las siguientes preguntas. Cuando termine, busque las respuestas en el módulo, en las páginas indicadas entre paréntesis ( ).

1. ¿Qué indica a la partera que debe utilizar un vacum extractor? ¿Qué observará? (página 9.4)

2. Enumere las siete condiciones necesarias para el uso del vacum extractor. (página 9.4)

3. Describa los peligros para la madre y el bebé con el uso del vacum extractor. (página 9.5)

4. Describa cómo debe preparar el vacum extractor para su uso. (página 9.6)

5. Explique el procedimiento para usar el vacum extractor en la asistencia a la madre durante el parto. (páginas 9.6 - 9.10.)

Lista de verificación de destrezas - Uso de un vacum extractor

Esta lista cumple dos propósitos:

1. La partera la utiliza como guía para verificar sus propios conocimientos.
2. El supervisor la utiliza para evaluar el desempeño de la partera.

Luego de la observación/desempeño, anote una calificación: ✓ = satisfactorio o bien X = necesita mejorar.

Agregue cualquier comentario en la sección para comentarios más adelante.

	Fecha	Fecha	Fecha	Fecha
Uso del vacum extractor:				
1. **OBSERVA y PALPA** para determinar las condiciones necesarias para utilizar un vacum extractor.				
• Bebé a término (desarrollo completo).				
• El bebé está vivo o el corazón se detuvo durante el trabajo de parto.				
• Dilatación completa.				
• Presentación de vértice.				
• Membranas rotas.				
• No hay desproporción cefalopélvica o amoldamiento o caput, descenso 1/5 ó 0/5.				
• Contracciones presentes.				
2. Le explica a la madre y a su familia lo que va a hacer, por qué lo está haciendo y cómo va a ayudarla.				
3. Prepara el equipo para el parto y el vacum extractor.				
• Prueba el vacum extractor en la palma de la mano.				
4. Asegura que la vejiga esté vacía (pide a la madre que orine o cateteriza).				
5. Indica a la madre que se acueste de espalda, su nalga al borde de la cama o mesa.				
6. Hace un examen vaginal para determinar la posición del bebé nuevamente.				
7. Seca el cuero cabelludo del bebé.				
8. Aplicación de la copa.				
• Separa los labios.				
• Presiona sobre el perineo.				
• Sostiene la copa.				

	Fecha	Fecha	Fecha	Fecha
• Introduce la copa hacia abajo.				
• Presiona la copa contra el cuero cabelludo del bebé.				
• Revisa si hay tejido materno bajo la copa.				
9. Aumenta la presión.				
• Revisa ausencia de tejido materno bajo la copa.				
• Nunca excede la presión máxima recomendada para el tipo de vacum extractor que está utilizando.				
10. Tracciona la cabeza del feto a través de la pelvis **con la contracción. Usa la dirección de tracción correcta de acuerdo al nivel de la cabeza:**				
• Antes que la cabeza sobrepase la sínfisis pubiana, **tracciona hacia abajo.**				
• Cuando la cabeza esté pasando la sínfisis pubiana, **tracciona derecho y hacia afuera.**				
• Cuando la cabeza corona, **tracciona hacia arriba.**				
11. Cuando la contracción ha pasado:				
• Reduce la presión (a menos que esté utilizando el vacum extractor de Malmstrom).				
• **No tracciona.**				
• Anima a la madre a respirar despacio y relajarse.				
• Revisa la frecuencia cardíaca.				
12. Repite los pasos 10 y 11 hasta que la cabeza corone.				
13. Recibe la cabeza del bebé.				
14. Suelta la presión.				
15. Completa el parto.				
16. Atiende a la madre y al bebé.				
17. Cuidado del vacum extractor:				
• Para limpiar el vacum extractor, usa un paño suave y limpio humedecido en un líquido descontaminante.				

	Fecha	Fecha	Fecha	Fecha
• Si hay fluidos en la bomba, limpia bombeando agua tibia a través de la bomba. Limpia la bomba poco después del parto para que la sangre no coagule en la bomba. Sigue los pasos para la prevención de infecciones.				
• Seca la bomba bombeando aire hasta que el interior del equipo esté seco.				
• Si la copa y los tubos son reutilizables, descontamina, lava con agua y jabón, enjuaga, seca y esteriliza.				
• Guarda el vacum extractor armado en un lugar limpio, seco y cubierto.				

Comentarios:

REFERENCIAS

El presente módulo se basa en la experiencia y en las siguientes referencias.

CMI vacuum delivery system instruction booklet. (1989, 1994). Columbia Medical and Surgical Inc., Bend, Ore.

Donald, I. (1989). Practical obstetric problems. Lloyd-Luke, Singapur, 667-679.

Epperly, T.D. and Breitinger, E.R. (1988, September). Vacuum extraction. American Family Physician. 38(3):205-210.

Hillier, C.E.M., and Johanson, R.B., (1994). Worldwide survey of assisted vaginal delivery. International Journal of Gynecology and Obstetrics. 47:109-114.

Malmstrom, T., and Jansson, I. (1965). Use of the vacuum extractor. Clinical OB/GYN. 8:895-913.

Myles, M.F. (1981). Textbook for midwives. Churchill Livingstone, Edinburgh, 644.

Nurse clinician training manual. (1984). MCH series. Ministry of Health, Maseru, 81.

Philpott, R.H., Sapire, K.E., and Axton, J.H.M. (1978). Obstetrics, family planning and paediatrics. University of Natal Press, Pietermaritzburg, 9, 104.

Ross, M.G. (June 1994). Vacuum delivery by soft cup extraction. Contemporary OB/GYN. 48-53.

Sennett, E.S., and Fallis, G.B. (1983). Vacuum extraction: use in small rural hospital. Canadian Medical Association Journal. 129:575-578.

Witer, F.R. (1986). Soft-cup vacuum extractors safely assist normal deliveries. Contemporary OB/GYN. Special Issue Technology, 109-117.

ANOTACIONES

ÍNDICE

Los números listados en este índice indican el número de módulo. Consulte los contenidos del módulo para obtener los números de página.

MANUAL DE DESTREZAS PARA SALVAR LA VIDA DIRIGIDO A PARTERAS

3[era] Edición

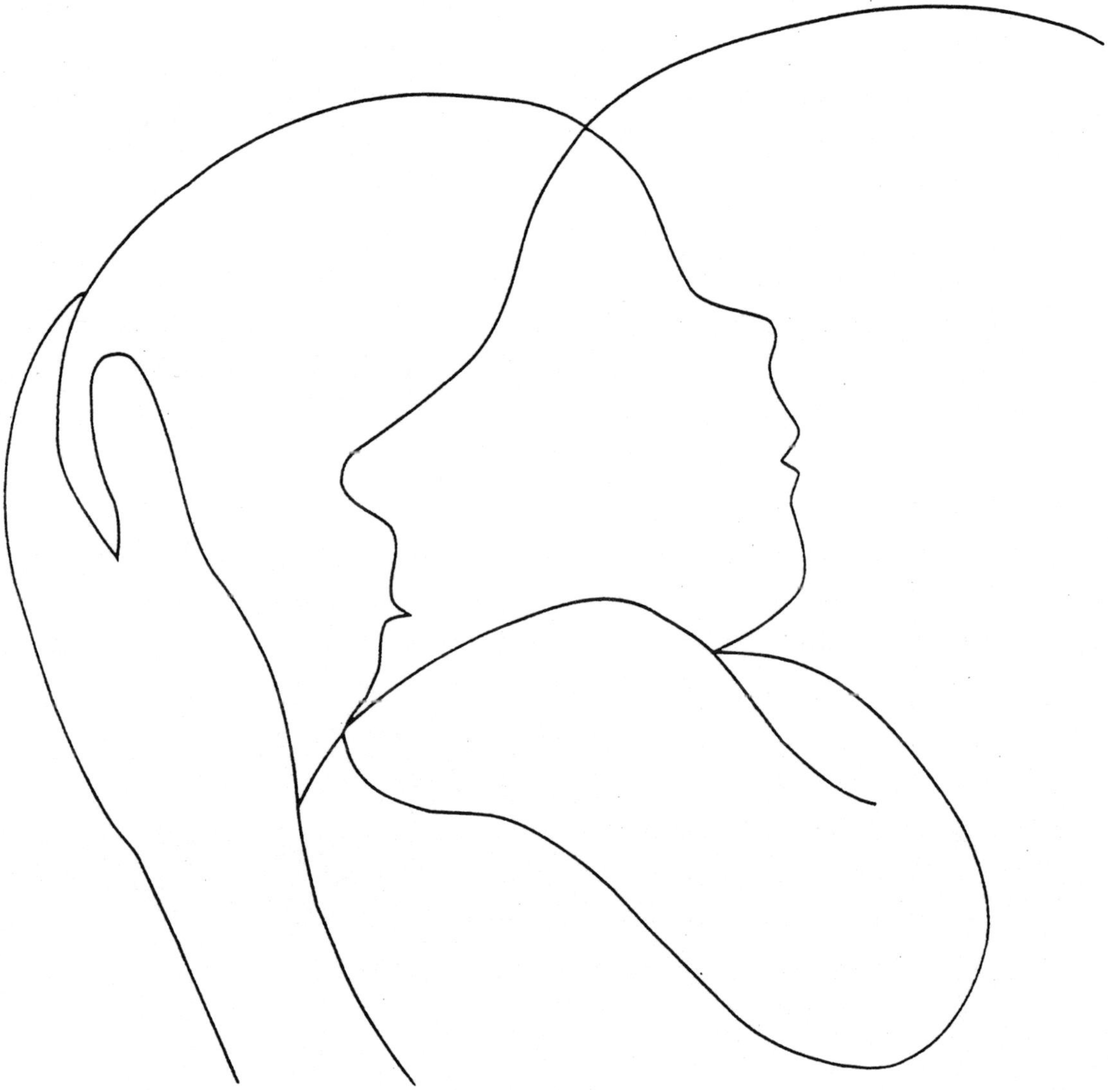

MÓDULO 10

OTRAS EMERGENCIAS

MANUAL DE DESTREZAS PARA SALVAR LA VIDA DIRIGIDO A PARTERAS

Tercera Edición

Módulo 10: OTRAS EMERGENCIAS

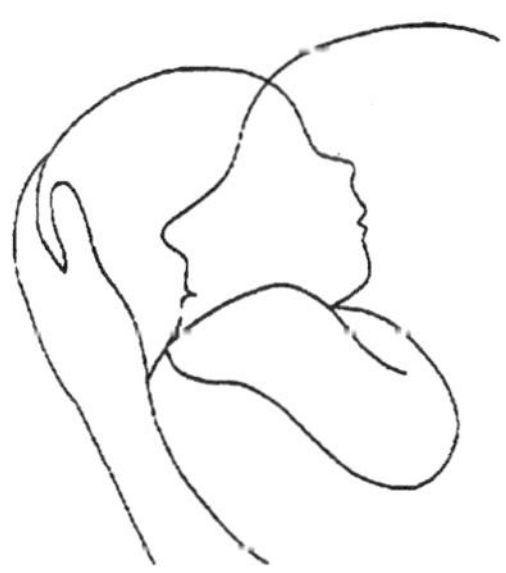

Margaret Ann Marshall, CNM, EdD, MPH
Sandra Tebben Buffington, CNM, PNP, MPH

Angeline Hale, Ilustraciones

MotherCare™ JSI John Snow, Inc. USAID

Manual de Destrezas para Salvar la Vida dirigido a Parteras

TABLA DE CONTENIDOS

OTRAS EMERGENCIAS
MÓDULO 10
Contenidios

Página

ANOTACIONES

OTRAS EMERGENCIAS

Descripción general

En el *Manual de Destrezas para Salvar la Vida dirigido a Parteras* , 2da. edición, este módulo se titulaba Sinfisiotomía. A medida que avanzamos en la enseñanza de las Destrezas para Salvar la Vida (DSV), reconocimos la necesidad de cambiar el nombre y agregar más contenidos al módulo. En la segunda edición no se trataron algunas destrezas que muchas parteras señalaron como problemas. Los capacitadores de DSV y las parteras capacitadas en DSV identificaron temas o destrezas que los ayudaría en su trabajo. Este módulo pretende proveer información para las parteras que trabajan en consultorios, centros de salud y hospitales. La información se presenta en módulos separados para que cada programa pueda seleccionar los temas que son apropiados para su situación.

Este módulo enfatiza métodos mediante los cuales las parteras de áreas rurales o urbanas pueden ayudar a salvar la vida a las madres usando el Método de Resolución de Problemas para **IDENTIFICAR EL PROBLEMA** y **TOMAR LA ACCIÓN APROPIADA**. Los problemas que se describen en este módulo no ocurren muy a menudo, por lo que no será posible lograr competencia en la destreza clínica en un curso de capacitación. Durante su capacitación, asegure que la llamen cada vez que uno de estos problemas ocurra, así puede ampliar su oportunidad de aprender observando, asistiendo y realizando la destreza. Para lograr competencia en la destreza puede necesitar dedicar un tiempo adicional a la práctica clínica. Las listas de verificación de destrezas y los Apoyos al Aprendizaje pueden servirle de guías no solamente durante la capacitación sino que también cuando regrese a su consultorio o unidad.

La sección sobre los problemas del trabajo de parto y del parto, describe el tratamiento de *la posición occipito-posterior persistente, prolapso del cordón umbilical, inercia uterina, distocia de hombros, presentación podálica y otras presentaciones anormales.* En este módulo se incluyen el manejo de estos problemas cuando la partera no puede referir a la madre a un médico. Estos procedimientos en manos de una partera capacitada y competente, pueden ayudar a salvar la vida de la madre y del bebé. También se incluye un procedimiento para la administración de una infusión de oxitocina.

La sección *Atención posaborto* se basa en los problemas que se presentan cuando se pierde un embarazo (aborto) identificados en el Módulo 5. **Prevención y tratamiento de hemorragias** y en el Módulo 7. **Prevención y manejo de la infección.** Esta sección incluye el Método de Resolución de Problemas para diagnosticar y atender un aborto incompleto, uso de la aspiración manual endouterina, seguimiento y consejería posaborto y planificación familiar. También encontrará Apoyos al Aprendizaje para el equipo y el tratamiento de problemas y complicaciones durante la aspiración manual endouterina (AMEU).

Las secciones que tratan sobre *Sinfisiotomía y otros Apoyos al Aprendizaje,* incluyendo *Asistencia en una transfusión de sangre de emergencia* y *Asistencia durante una cesárea,* describen destrezas que muy pocas veces se utilizan pero que son necesarios para salvar la vida. Hay momentos y lugares donde no se pueden hacer cesáreas. Hay veces en que la partera es la única asistente en una cesárea. La información en estas secciones se ha tomado de la experiencia de parteras y médicos que han trabajado en situaciones difíciles. Algunos de estas destrezas se utilizaron cuando se produjo una interrupción en los servicios normales de atención de salud (guerra, inundaciones, tormentas). Es de esperar que esta información sea útil a todos aquellos que necesiten salvar la vida de una madre o de su bebé.

Antes de comenzar a estudiar este módulo, repase el Módulo 3. **Vigilancia del progreso del trabajo de parto.**

PROBLEMAS DEL TRABAJO DE PARTO Y DEL PARTO

Meta

La partera aprenderá a identificar y manejar varios problemas especiales durante el trabajo de parto y el parto, para salvar la vida de madres y sus bebés.

Objetivos

La partera que atiende a una madre durante el trabajo de parto y el parto, será capáz de:

1. identificar posiciones o presentaciones anormales, incluyendo la posición occípito-posterior, presentación de cara, presentación podálica, presentación transversa, rotación incompleta de hombros y embarazo múltiple.

2. describir el manejo de cada posición o presentación anormal.

3. describir y explicar en líneas generales la acción que debe seguir en una inercia uterina (útero flácido) y prolapso del cordón umbilical.

Introducción

Durante la visita prenatal se pueden identificar algunos de los problemas del trabajo de parto y del parto. En tal caso, se puede referir a la madre a un hospital para su atención. Otros problemas del trabajo de parto y parto no son pesquisados o no pueden ser identificados hasta después que comienza el trabajo de parto. Estos problemas pueden hacer que el trabajo de parto se prolongue durante varios días. La madre puede estar agotada, deshidratada, desmoralizada y hasta puede morir. Aumenta el riesgo de sufrimiento fetal. El bebé también puede morir. Es más probable una hemorragia en la tercera etapa del parto. El manejo activo de los problemas del trabajo de parto pueden salvar la vida de la madre y de su bebé.

En esta sección utilizará el Método de Resolución de Problemas para **IDENTIFICAR LOS PROBLEMAS** durante el trabajo de parto y parto y a **TOMAR LA ACCIÓN APROPIADA.** Los Apoyo al Aprendizaje proveen información adicional para las presentaciones y pocisiones anormales y sobre la administración de una infusión de oxitocina con la supervisión de un médico. Las preguntas de repaso la ayudarán a determinar cuánto ha aprendido y comprendido y las listas de verificación de destrezas la guirán mientras realiza las destrezas.

Términos médicos de uso común

Distocia de hombros - después de la salida normal de la cabeza del feto, los hombros no rotan lo que dificulta la salida del resto del cuerpo del bebé.

Inercia - debilidad o agotamiento, como en la inercia uterina. En la inercia uterina, el útero está agotado, no se puede contraer efectivamente.

Occípito-posterior - el occipucio del bebé está hacia el sacro de la madre.

Occipucio - parte posterior de la cabeza.

Posición - la relación de una parte determinada del feto con alguna parte determinada de la pelvis de la madre. Por ejemplo, cuando la parte posterior de la cabeza del feto está hacia la sínfisis pubiana, la posición es occipito- anterior (OA). Cuando la presentación del feto es podálica y el sacro está hacia la sínfisis pubiana, la posición es sacro-anterior (SA).

Presentación - la parte del bebé que entra primero en la pelvis, normalmente es la cabeza, a veces las nalgas, ocasionalmente la frente u hombros.

Presentación de cara - el bebé se encuentra con la cara contra el cuello uterino, es una causa posible de trabajo de parto obstruído.

Presentación de frente - la frente del bebé se encuentra contra el cuello uterino, es una causa posible de trabajo de parto obstruído.

Presentación de hombros - En la presentación de hombros, el hombro fetal es empujado dentro de la pelvis de la madre; esta es una causa de trabajo de parto obstruído. Esto puede suceder durante el parto del segundo gemelo o cuando la situación fetal es oblicua al comenzar el trabajo de parto.

Presentación podálica - presentación de nalgas, puede ser con piernas flectadas (variedad completa) o extendidas (variedad incompleta).

Presentación podálica completa - presentación de un pie o de ambos.

Situación transversa - el eje longitudinal del feto se encuentra atravesado en el útero de la madre. Puede causar la presentación de hombros y trabajo de parto obstruído.

Posición occípito-posterior

La mayoría de los bebés nacen de cabeza, mirando hacia la espalda de la madre (posición occípito-anterior). Uno de cada 10 bebés nace de cabeza mirando hacia el frente de la madre (posición occípito-posterior). La posición occípito-posterior puede prolongar el trabajo de parto.

Con la posición occípito-posterior, la cabeza se no flecta hacia adelante. Esto hace que el trabajo de parto se prolongue y sea más lento porque la cabeza del bebé no establece un buen contacto con el cuello uterino para ayudarlo a dilatarse. El cuello uterino se dilata más despacio; el trabajo de parto es más prolongado y existe el peligro de sufrimiento fetal y agotamineto materno.

La experiencia de una partera...

Un día atendí a una primigesta, 9 cm de dilatación con posición occípito-posterior persistente. Los signos vitales eran normales y tenía buenas contracciones. Tenía mucho dolor de espalda. El bebé no descendía. Recordé mi capacitación en DSV y entonces hice que la madre se colocara sobre sus manos y rodillas y le pedí que, entre contracciones, descansara la cabeza sobre un paño. Después de 2 contracciones, la madre estaba totalmente dilatada y nació un bebé que lloraba. Me asusté un poco de asistir un parto con la madre en esta posición, pero no había tiempo.

Partera capacitada en DSV Uganda

PREGUNTE y ESCUCHE

La madre puede quejarse de dolor de espalda y puede estar inquieta mientras trata de encontrar una posición cómoda. Querrá caminar, sentarse, acostarse o darse vuelta, a veces todo esto al mismo tiempo.

OBSERVE y PALPE

Observe el abdomen. Cuando hay una posición occÍpito-posterior podrá ver a menudo una depresión en o bajo el ombligo. A veces, la vejiga dará la impresión de estar llena. La cabeza alta con la depresión arriba parecerá una vejiga llena.

PALPE la cabeza. La causa más común de una cabeza alta en una primigesta durante las últimas semanas del embarazo y trabajo de parto es una posición posterior. La cabeza parece muy grande porque la cabeza deflectada presenta una circunferencia mayor. La espalda es muy difícil de **PALPAR**. Las extremidades se sienten a ambos lados del abdomen. **PALPE** la posición cuando haga el examen vaginal. Podrá **PALPAR** la forma romboídea de la fontanela anterior hacia el pubis con la sutura sagital oblicua o antero-posterior.

La primera etapa del parto puede ser lenta aún con buenas contracciones uterinas. Las buenas contracciones ayudan a que la cabeza se flecte y descienda. Entonces la cabeza rota y el occipucio sale en posición anterior. Algunas veces, la flexión no se produce. La frente del bebé alcanza primero el piso de la pelvis y rota hacia adelante. El bebé nace con la cara hacia el pubis.

IDENTIFIQUE EL PROBLEMA Y TOME LA ACCIÓN APROPIADA

El **peligro** de la posición occípito-posterior es que la **cabeza no se flecta y a veces detiene su descenso.**

Si no puede llevar a la mujer a un médico que cuente con instalaciones para hacer una cesárea, trate de ayudar a que el bebé rote *antes* que llegue el momento del parto.

1. Explique a la madre y a la familia cuáles son los problemas y qué es lo que está haciendo para ayudarla.

2. Pida a la madre que trate de orinar una vez por hora y que tome liquido frecuentemente.

3. Ayude a la madre que se coloque en una posición rodilla-pecho (rodilla-brazo).

4. Hable con la madre para ayudarle a relajarse entre contracciones y de masaje en su espalda o cualquier otro apoyo que la ayude a estar cómoda.

5. Ayúdela a cambiar de posición por lo menos una vez cada media hora; por ejemplo, en su lado izquierdo, parada, sentada o caminando.

6. Vigile de acuerdo al Módulo 3: **Vigilancia del progreso del trabajo de parto,** páginas 3.10 y 3.74.

7. Esté preparada para un bebé deprimido. Tenga listo el equipo de reanimación. Consulte el Módulo 6: **Reanimación,** página 6.7.

Si no puede llevar a la mujer a un médico que disponga de infraestructura para hacer una cesárea *o bien* si el cuello uterino está totalmente dilatado y la madre está lista para pujar, *trate de aumentar la flexión.*

1. Asegure que la vejiga esté vacía.

2. Explique a la madre y a la familia todo lo que está haciendo.

3. Ayude a la madre a colocarse en una posición rodilla-pecho (rodilla –brazo) Si esto es difícil para la madre, ayúdela a acostarse en su lado izquierdo. Coloque una almohada o una sábana doblada debajo de la cadera y pida a su asistente que sostenga la pierna derecha de la madre.

4. Introduzca los dedos en la vagina bajo la sínfisis pubiana.

5. Presione sobre la frente del bebé antes de la próxima contracción.

6. Mantenga esta posición durante la contracción para ayudar a que la cabeza del bebé se flecte.

7. La cabeza del bebé debiera flectarse y salir en 2 ó 3 contracciones.

8. Si la cabeza del bebé no se flecta ni sale, **entre contracciones** empuje la cabeza del bebé arriba de las espinas ciáticas con la mano y trate de rotar la cabeza. Si esto da resultado, prepárese para un parto **muy rápido.** Trate de evitar que la cabeza salga demasiado rápido.

9. Si el bebé no nace y todavía no puede llegar al hospital, ayude a la madre a colocarse en cuclillas y trate de flectar la cabeza entre contracciones. Anime a la madre a pujar bien con cada contracción. Si esto no resulta, administre un sedante, Pethidina 100 miligramos (mg) para frenar las contracciones. Hidrate y y tranquilice a la madre. El bebé quizá no sobreviva después de esta punto, pero usted no puede darse por vencida. Ayude a la madre y a la familia. Trate de conseguir un transporte lo antes posible.

10. Esté preparada para un bebé deprimido. Consulte el Módulo 6. **Reanimación,** página 6.7.

11. Esté preparada para sangrado de laceraciones de la madre. Consulte el Módulo 4: **Episiotomías y reparación de laceraciones**, página 4.10.

12. Cuando termine con el parto, atienda a la madre y al bebé. Prepárese para una hemorragia posparto. Consulte el Módulo 5: **Prevención y tratamiento de hemorragias,** página 5.8.

13. Registra sus acciones y el resultado.

Prolapso del cordón umbilical

Cuando las membranas (bolsa de aguas) se rompen, algunas veces el cordón umbilical puede salir por el canal de parto **antes o al lado del bebé.** Cualquier problema que evite el encajamiento correcto de la presentación en el canal del parto puede dar lugar a que el cordón umbilical descienda antes que el bebé. Esto es más probable que ocurra en una multípara cuando la presentación puede no estar encajada al momento de la rotura espontánea (REM) o artificial (RAM) de las membranas. Otros problemas que pueden producir un prolapso de cordón son polihidramnios (exceso de líquido), un cordón umbilical largo o un bebé muy grande o muy pequeño, una podálica o una mala presentación. Si el cordón umbilical está fuera de la vulva, la temperatura más fría causará un espasmo de los vasos sanguíneos del cordón umbilical. Este espasmo disminuye o detiene el flujo de sangre y por tanto, el flujo de oxígeno al bebé. El prolapso del cordón se presenta alrededor de una vez en 400 nacimientos. El prolapso del cordón umbilical es una **emergencia.**

Una compresión del cordón umbilical también es una **emergencia.** A menudo no sabemos que el cordón umbilical está comprimido. El cordón puede estar comprimido (pellizcado o apretado) cuando está alrededor del cuello o del cuerpo del bebé, tiene un nudo o ha quedado adelante o al costado del bebé. En cualquiera de estas situaciones es difícil que la sangre circule por el cordón umbilical y que el oxígeno llegue al bebé. El bebé puede morir si la sangre no circula por el cordón umbilical.

PREGUNTE y ESCUCHE

ESCUCHE frecuentemente el latido del corazón del feto durante el trabajo de parto. Cualquier cambio en la frecuencia cardíaca durante el trabajo de parto, especialmente la disminución de la frecuencia cardíaca durante la primera etapa, puede ser un signo de **sufrimiento fetal.**

OBSERVE y PALPE

OBSERVE durante el examen vaginal si el cordón umbilical está en la vulva, después de la rotura espontánea de membranas o cuando hay signos de sufrimiento fetal. Cada vez que haga un examen vaginal, **PALPE** si hay cordón umbilical , evalúe la presentación del bebé y la dilatación cervical.

IDENTIFIQUE EL PROBLEMA y TOME LA ACCIÓN APROPIADA

La identificación oportuna del problema y la acción rápida pueden salvar la vida del bebé. La partera siempre debe **ESCUCHAR** y **PALPAR** para verificar si hay problemas cada vez que vigila a una mujer en trabajo de parto. Consulte el Módulo 3: **Vigilancia del progreso del trabajo de parto**, página 3.29

Si la partera **COMPRUEBA** que el cordón umbilical está en la vagina o saliendo por la vulva, debe actuar inmediatamente. Si los latidos del corazón se detienen de repente, especialmente justo después que se rompe la bolsa de aguas y no vuelven a la normalidad, debe **ACTUAR DE INMEDIATO.** Si los latidos del corazón del bebé disminuyen con cada contracción, debe **ACTUAR DE INMEDIATO.**

Si **puede ver el cordón umbilical:**

1. Con los guantes puestos, **PALPE** la dilatación cervical y toque suavemente el cordón umbilical para **PALPAR** el pulso (latido). Si el *cuello **está** totalmente dilatado, asista el parto lo más pronto posible* con la madre en posición rodilla-pecho. Haga una episiotomía y si tiene disponible, use un vacum extractor. Consulte el Módulo 9: **Extracción por vacío.**

2. Si el *cordón umbilical tiene latido y el cuello **no está** totalmente dilatado,* ayude a trasladar a la madre a un hospital. Es necesario hacer una cesárea para salvar al bebé.

3. Mientras espera un transporte, explique a la madre y a la familia lo que está haciendo.

4. Con mucho cuidado, envuelva el cordón umbilical en una tela limpia para evitar que se enfríe. **Trate de no manipular el cordón,** porque el estímulo puede causar un espasmo de los vasos sanguíneos del cordón. Un espasmo disminuye el suministro de oxígeno al bebé. El intento de volver a colocar el cordón umbilical en el útero generalmente falla. Para reponerlo debe manipularlo, lo que fácilmente puede prolapsar el cordon nuevamente, perdiendo un tiempo valioso.

5. Ayude a la madre a colocarse en una posición con las caderas más altas que el pecho. Una posición de rodilla-pecho es conveniente pero puede ser difícil durante el viaje.

6. Con guantes estériles o desinfectados a alto nivel, haga un examen vaginal y trate de rechazar la presentación del bebé hacia arriba, alejándola del cordón umbilical para aliviar la presión sobre éste. Continúe con esta posición durante el viaje al hospital.

7. Pida a su asistente que prepare el equipo para el parto y reanimación del recién nacido. Consulte el Módulo 6: **Reanimación,** página 6.7. Lleve el equipo de parto y reanimación con usted al hospital.

Si **no alcanza a ver el cordón umbilical y el bebé está con sufrimiento:**

1. Si no puede ver el cordón umbilical, haga un examen vaginal con guantes estériles o desinfectados con alto nivel.

2. **PALPE** el interior de la vagina para verificar dilatación cervical y determinar si puede palpar el cordón delante del bebé. Si *el cuello está totalmente dilatado, asista el parto lo más pronto posible* con la madre en posición rodilla-pecho. Haga una episiotomía y si tiene disponible use un vacum extractor.

3. Si **PALPA el cordón y el cuello no está totalmente dilatado,** coloque la mano en la presentación y trate suavemente de empujarla hacia arriba, alejándola del cordón. **Trate de no mover el cordón para evitar espasmos.**

4. Mientras viaja con la madre y la familia, mantenga a la madre con las caderas más altas que el pecho. Mantenga su mano enguantada en la vagina rechazando la presentación del bebé.

Si **no es posible llevar a la madre al hospital.**

1. Coloque a la madre con las caderas más altas que el pecho, cambiando frecuentemente la posición (lateral izquierda con almohadas bajo las nalgas, manos y rodilla, rodilla-brazo o rodilla-pecho) y vigile el trabajo de parto. Siga tratando de conseguir transporte, no se dé por vencida. Algunas parteras han tenido casos en los que han evitado la presión sobre el cordón umbilical por más de 3 horas y han nacido bebés vivos por cesárea.

2. Proteja el cordón umbilical del aire frío. No manipule el cordón umbilical.

3. Continúe empujando la presentación hacia arriba con su mano enguantada, especialmente durante las contracciones.

4. Asista el parto lo más rápido posible, haga una episiotomía o use vacum extactor si tiene disponible. **Esté preparada para una reanimación neonatal.** Consulte el Módulo 6: **Reanimación,** página 6.7. Desgraciadamente, existe la posibilidad que el bebé muera.

5. Prepárese para ayudar a la madre y a la familia lo mejor que pueda.

6. Cuando termine con el parto, registre sus acciones y el resultado.

Si el **cordón no tiene pulso *y* el bebé está en transversa.**

1. Explique a la madre y a la familia.

2. REFIERA a un médico que disponga de infraestructura para una cesárea.

3. Ofrezca su atención y apoyo a la madre y a la familia.

4. Registre todas las acciones efectuadas.

Si el **cordón no tiene pulso *y* el bebé está de vértice o podálica**

1. Explique a la madre y a la familia.

2. Continúe con la vigilancia de la madre y apóyela durante el trabajo de parto.

3. Prepare a la madre para el parto de un bebé que está muerto.

4. Ofrezca su atención y apoyo a la madre y a la familia.

5. Registre todas las acciones efectuadas.

Inercia uterina (útero cansado)

La inercia uterina se refiere al tono bajo o insuficiente de las fibras del músculo uterino. Esto produce contracciones uterinas débiles, infrecuentes y sin dolor. Las contracciones no son efectivas. La dilatación cervical es lenta y el trabajo de parto se prolonga. Si el trabajo de parto se prolonga durante varias horas sin progreso, la madre estará demasiado cansada para la fase activa del trabajo de parto y el parto. La inercia uterina es más común en mujeres que han tenido varios hijos. El trabajo de parto prolongado aumenta el riesgo de agotamiento materno, hemorragia e infección si las membranas están rotas. La inercia uterina puede ocurrir al principio del trabajo de parto o una vez que éste se ha establecido.

PREGUNTE y ESCUCHE

La mujer le contará que las contracciones **no** son dolorosas. Al principio, la mujer se siente bien porque puede descansar. Más tarde, comienza a sentirse cansada y angustiada porque el trabajo de parto no avanza.

OBSERVE y PALPE

Las contracciones no son frecuentes. Duran poco tiempo y son leves. El útero puede estar depresible durante el máximo (acmé) de la contracción. Consulte el Módulo 3: **Vigilancia del progreso del trabajo de parto,** páginas 3.12 y 3.74. El examen abdominal muestra un descenso fetal lento o sin descenso. El examen vaginal confirma la falta de progreso en la dilatación cervical y descenso fetal. Las contracciones no son efectivas.

IDENTIFIQUE EL PROBLEMA

El trabajo de parto no está progresando. Los hallazgos incluyen:

- Frecuencia cardíaca fetal normal, presentación de vértice encajada que no desciende. Si es occipito-posterior, vea las acciones en este módulo.
- Si las membranas están rotas el líquido amniótico está claro.
- Presión arterial, pulso y temperatura materna normal.
- No hay signos de infección.
- Las contracciones no son frecuentes, duran poco tiempo y son leves.
- El cuello está algo dilatado, pero no hay progreso con el borramiento o dilatación.
- La evaluación de la pelvis es adecuada, consulte el Módulo 3. **Vigilancia del progreso del trabajo de parto,** Apoyo al Aprendizaje 3 - Medición de la pelvis, página 3.69.

TOME LA ACCIÓN APROPIADA

1. Evite el agotamiento de la madre, administre líquidos (rehidratación) y alimentos. Ayúdela para que se sienta cómoda, quizá desee lavarse o caminar. Masajee la espalda para ayudarla a relajarse y a descansar. Tranquilice a la mujer y a la familia. A veces, sentimientos como temor o no desear otro bebé pueden hacer más lento el trabajo de parto. Hable con la madre, apóyela y anímela.

2. Ponga un enema. Si el enema es efectivo, las contracciones del útero debieran mejorar en más o menos una hora.

3. Enseñe a la madre cómo debe estimular sus pezones y explique que esto puede ayudar a que se produzcan contracciones. El pezón se puede estimular frotándolo entre el pulgar y el índice traccionándolo suavemente .

4. Si una presentación de vértice esta *encajada* y la mujer está en la *fase activa del trabajo de parto, haga una rotura artificial de* membranas (RAM). Continúe vigilando el trabajo de parto como se describe en el Módulo 3. **Vigilancia del progreso del trabajo de parto.**

5. Si el trabajo de parto progresa y se produce el parto, **recuerde** que debe hacer un manejo activo de la tercera etapa y estar preparada para una hemorragia posparto. El útero puede no contraerse adecuadamente después del parto. Consulte el Módulo 5: **Prevención y tratamiento de hemorragias.**

6. Si encuentra sufrimiento fetal o materno, líquido amniótico turbio o de mal olor, signos de infección o si en el partograma se cruza la línea de alerta en el trabajo de parto, REFIERA donde dispongan de infraestructura para hacer una cesárea.

7. Explique a la mujer y a la familia que en el hospital, el médico puede ayudar a estimular su trabajo de parto con un medicamento (infusión oxitócica) que hará que el útero se contraiga.

8. Registre todas sus acciones.

Distocia de hombros (los hombros están atascados)

La distocia de hombros es la dificultad en la salida de los hombros en un nacimiento de vértice. Los hombros están atascados. ¡El bebé está en **peligro!** El bebé puede dañarse e incluso morir. ¡La madre está en **peligro!** Puede tener laceraciones en el perineo o en la vagina. El parto es traumático y doloroso. Es muy importante que usted sea capaz de manejar una distocia de hombros, porque este problema solamente *se identifica después que nace la cabeza del bebé.* La cabeza parece retraerse contra la madre, dando la impresión de que quiere volver adentro de la madre.

PREGUNTE y ESCUCHE

La mejor manera de estar prepararada para manejar una distocia de hombros es pensar en la posibilidad que ocurra y planificar que hacer. Es más probable que ocurra si alguna de las siguientes condiciones están presentes:

- Diabetes materna.
- Antecedentes de partos de bebés grandes.
- Antecedentes familiares de bebés grandes.
- Obesidad materna.
- Antecedentes de distocia de hombros.
- Feto grande, con un peso de 0,5 kg (kilogramos) o más que el bebé más grande que ha tenido la mujer. Este parto puede presentar una distocia de hombros más difícil, especialmente si el último bebé pesó entre 2,2 kg a 2.7 kg.[1] Si la madre le dice que siente que este bebé es mucho más grande que sus otros bebés, esté preparada para una distocia de hombros.

OBSERVE y PALPE

OBSERVE. A veces es posible determinar que los hombros podrían quedar atascados por la manera en que la cabeza sale. La cabeza puede salir solamente después de muchos pujos, en vez de salir fácilmente. La retracción de la cabeza del bebé contra el perineo, da la impresión que quiere entrar nuevamente en la vagina. Esto se conoce como el signo de la tortuga.

PALPE si hay alguna anormalidad en el bebé (abdomen grande, tumor o edema), si son gemelos atascados o unidos, si hay anillo de retracción de Bandl o si el cordón es corto o está alrededor del cuello. Si el *cordón umbilical está tirante,* píncelo y córtelo. Asegure que la *vejiga esté vacía* ***al principio de la segunda etapa*** en todos los partos, para facilitar todo el espacio posible al bebé. El parto será más cómodo para la mujer. Como esta es una emergencia, no tiene que tratar de cateterizarla.

IDENTIFIQUE EL PROBLEMA

Los hombros están atascados. El hueso del hombro del bebé se encuentra atascado detrás del hueso de la pelvis de la madre (sínfisis pubiana). El mentón del bebé no quiere salir. El bebé no puede rotar y enfrentarse con el muslo de la madre. A pesar de intensos pujos de la madre, los hombros no salen. **¡El bebé está en peligro!**

---

[1] Factor predictivo de Varney (1997) p. 495.

TOME LA ACCIÓN APROPIADA

1. **Prepárese rápidamente**. Debe trabajar con calma pero con rapidez y dirigir a sus ayudantes. Puede necesitar toda la auyda que pueda conseguir.

   Explique a la madre y a la familia que los hombros del bebé están atascados. Dígales que va a hacer. Explique que va a pedir a la madre que puje muy fuerte, quizás más fuerte que nunca antes. El esfuerzo de la madre es muy importante mientras usted ayuda al bebé a nacer. Todos deben concentrarse en lo que está pasando y escuchar muy atentamente.

   Coloque a la madre en una *posición* en que las nalgas estén más altas que en un parto normal cuando usted esté lista para que puje nuevamente. Mientras la madre está esperando que se completen las preparaciones, pídale que se acueste de espaldas, que apoye sus pies firmemente sobre la cama y eleve (levante) las nalgas. Esto puede ayudar a hacer más espacio y permitir que los hombros se muevan.

   Refiera si corresponde. Pida a alguien que llame al médico o consiga un transporte. Si en este momento es realmente imposible trasladar a la madre, quizá necesite hacerlo después del parto. Si hay un médico disponible, debe venir lo más pronto posible. Puede necesitar ayuda con la reanimación del bebé y con la atención a la madre. Puede tener una hemorragia posparto y/o laceraciones que reparar.

   Prepárese para la reanimación. Pida a un asistente que prepare el equipo de reanimación como se indica en el Módulo 6: **Reanimación**, página 6.7.

   Prepárese para una hemorragia. Pida a un asistente que prepare el oxitócico. Un útero demasiado distendido a causa de un bebé grande o un útero cansado después de una primera y segunda etapa prolongada aumenta la posibilidad de sangrado profuso en la madre después del nacimiento. Consulte el Módulo 5: **Prevención y manejo de hemorragias,** página 5.12.

2. **Corte o agrande la episiotomía..** Si todavía no ha hecho la episiotomía, este es el momento de hacerlo. Es una emergencia, necesita tanto espacio como sea posible. Esto le da más espacio para ayudar a que el bebé nazca. Consulte el Módulo 4: **Episiotomías y reparación de laceraciones,** página 4.4.

Intente el nacimiento del bebé con las piernas de la madre flectadas.

3. **Ayude a la madre a cambiar de posición.** Acomode la cadera de la madre en el borde de la cama. Si se trata de un parto domiciliario y la madre se encuentra en el piso, coloque algo debajo de la cadera para levantarla. Esto le dará más espacio a la cabeza del bebé.

4. **Explique y muestre** a la madre como abrirse de piernas y empujar las rodillas lo más atrás posible hacia las orejas. Explíquele que esto hará más espacio para el bebé.

5. **Presione con fuerza arriba del hueso púbico.** Pida a su asistente u otra persona que presione con fuerza justo arriba del hueso púbico de la madre para soltar el hombro anterior del bebé. PRECAUCIÓN: NO EMPUJE EN EL CENTRO DEL ABDOMEN DE LA MADRE (SOBRE EL BEBÉ); esto sólo empeora la situación.

6. **La madre puja con fuerza.** Al mismo tiempo, pida a la madre que abra sus piernas lo más que pueda y que puje con todas sus fuerzas.

7. **La partera tracciona con las manos ahuecadas.** Coloque sus manos ahuecadas alrededor de la cabeza del bebé (no sujete el cuello del bebé) y saque los hombros con una presión hacia abajo y hacia afuera mientras cuenta hasta 15. Traccione fuerte y firmemente; **tenga cuidado** de no traccionar, tironear, sacudir o retorcer el cuello del bebé. La presión debe ser firme sin ser exagerada. Si el bebé no nace, cambie la dirección y saque los hombros con una presión hacia arriba y hacia afuera mientras cuenta hasta 15. Si el bebé no nace, pídale a la madre que respire despacio y profundamente. Explíquele que va a tener que cambiar de posición para que el bebé pueda nacer.

Intente el nacimiento del bebé con la madre apoyada sobre las manos y rodillas.

8. **Ayude a la madre a cambiar de posición.** Pida a su asistente que ayude a la madre a colocarse sobre sus manos y rodillas con la cabeza más alta que las caderas.

9. **La madre puja con fuerza.** Pida a la madre que puje con todas sus fuerzas.

10. **La partera tracciona con sus manos ahuecadas.** Coloque las manos ahuecadas alrededor de la cabeza del bebé (no sujete el cuello del bebé) y saque los hombros con una presión hacia abajo y hacia afuera mientras cuenta hasta 15 Traccione fuerte y firmemente; **tenga cuidado** de no traccionar, tironear, sacudir o retorcer el cuello del bebé. La presión debe ser firme sin ser exagerada. Si el bebé no nace, cambie la dirección y saque los hombros con una presión hacia arriba y hacia afuera mientras cuenta hasta 15.

    Si el bebé no nace, pídale a la madre que respire profundamente y despacio. Indíquele que debe permanecer en la misma posición sobre sus manos y rodillas

Intente sacar el brazo posterior del bebé.

11. **Explique** a la madre que necesita mantener la misma posición, sobre sus manos y rodillas y que va a introducir la mano para ayudar al bebé. Tratará de ser cuidadosa, pero quizá le duela.

12. **Nacimiento del brazo posterior.** Introduzca su mano enguantada *dentro* de la vagina y a lo largo de la parte inferior de la espalda del bebé para poder sacar el brazo posterior. Mueva la mano alrededor del bebé. Sujete el brazo del bebé. Fléctelo. Saque el brazo fuera de la vagina *traccionando la mano del bebé.* Si tracciona el brazo del bebé lo puede fracturar. Esto puede ser un poco difícil.

13. **Pida a la madre que puje** mientras coloca sus manos ahuecadas alrededor de la cabeza del bebé y saca los hombros con una presión hacia abajo y hacia afuera mientras cuenta hasta 15. Si el bebé no nace, cambie la dirección y saque los hombros con una presión hacia arriba y hacia afuera mientras cuenta hasta 15.

    Si el bebé no nace, la madre puede permanecer apoyada sobre sus manos y rodillas, acostada de lado o de espalda. Anime a la madre y explíquele que va a tener que probar otro procedimiento para que el bebé nazca.

Ayude en el nacimiento con el método del sacacorchos.

14. Intente rotar al bebé. Con las manos en la vagina, rote al bebé en un medio círculo para que el hombro posterior se coloque donde estaba el hombro anterior. *Siempre haga rotar al bebé de manera que la espalda esté en la posición anterior.* Intente sacar al bebé como se indica en el paso 13.

    Si el bebé no nace, *haga rotar nuevamente al bebé a la posición original y al mismo tiempo traccione suavemente hacia abajo.*

    Si el bebé no nace, la madre puede permanecer apoyada sobre sus manos y rodillas, acostada de lado o de espalda. Anime a la madre y explíquele que va a tener que probar otro procedimiento para que el bebé nazca.

Intente el nacimiento del bebé fracturando la clavícula.

15. **Fracture la clavícula del bebé.** Con los dedos de ambas manos encuentre la clavícula anterior. Empuje *hacia arriba* (para no puncionar el pulmón del bebé) en la mitad de la clavícula entre sus dos pulgares y fractúrela. Se necesitará mucha presión. Esto permitirá que el hombro anterior se libere desde detrás de la sínfisis pubiana.

16. **Pida a la madre que puje** al mismo tiempo que coloca sus manos ahuecadas alrededor de la cabeza del bebé y ayuda a la salida de los hombros con una presión hacia abajo y hacia afuera mientras cuenta hasta 15. Si el bebé no nace, cambie la dirección y saque los hombros con una presión hacia arriba y hacia afuera mientras cuenta hasta 15.

17. Continúe con la atención del neonato y reanimación si es necesario. Prepárese para la atención de la madre en su tercera etapa.

18. Cuando haya terminado con la atención a la madre y al bebé, registre la acciones efectuadas.

Presentación podálica

En la presentación podálica, el bebé nace de nalgas o de pié (modalidad incompleta y completa respectivamente). La presentación de nalgas ocurre en un 3 por ciento de los embarazos. Una presentación podálica tiene 2 grandes peligros. El primer peligro es que la cabeza pueda atascarse (no pueda salir). Esto puede suceder cuando el cuello uterino se dilata lo suficiente para que salga únicamente el cuerpo de un bebé pequeño, pero no lo suficiente para que salga la cabeza. También la pelvis de la mujer puede ser lo suficientemente ancha para admitir el cuerpo del bebé, pero no la cabeza.

El segundo peligro es el prolapso del cordón umbilical. El cordón umbilical saliendo antes que los hombros y la cabeza del bebé puede estar comprimido y suspender el suministro de oxígeno al bebé. Ambos peligros pueden causar la muerte del bebé. Por estas razones, lo mejor para una mujer con una presentación podálica es tener su parto donde sea posible hacer una cirugía en caso de ser necesaria.

La experiencia de una partera...

Trajeron a mi consultorio a una mujer en su tercer embarazo, en podálica completa en el perineo. La madre pujaba constantemente. Le pedí a mis asistentes que me ayudaran a acostar a la madre de espaldas con sus nalgas en el borde de la mesa. Rápidamente me lavé las manos, me puse los guantes, limpié el área del perineo y le pedí a la madre que pujara largo y fuerte con cada contracción. Junté mis manos, "como si estuviese rezando" y, a decir verdad, ¡estaba rezando! Sabía que no debía tocar al bebé hasta no ver la linea del pelo en la parte posterior del cuello. Miré cómo salían las nalgas, después el estómago y por fin los pies. Palpé el cordón umbical para asegurar que no estuviera tirante. La madre pujó, el bebé rotó y nació el brazo anterior y después el posterior. (Todo parecía un sueño.) Quise tomar al bebé en mis manos, pero fui paciente hasta que apareció la línea del pelo. Después, sostuve ambos pies, extendí las piernas y el cuerpo y despacito salió la cabeza. Me sentí segura usando este nueva manera de asistir partos.

Partera capacitada en DSV, Indonesia

PREGUNTE y ESCUCHE

Cuando se identifica una podálica durante un examen prenatal entre las 34 y 37 y la versión cefálica modificada no tiene éxito, se debe recomendar a la mujer que vaya a un hospital para el parto. Si la mujer no ha tenido atención prenatal no podrá detectar la presentación podálica hasta que esté en trabajo de parto.

La familia puede llamarla cuando el trabajo de parto ya ha comenzado o ha tenido recién el parto en casa. Quizás la llamen o traigan a la mujer cuando el cuerpo ha salido y la cabeza está atascada. Este bebé no sobrevivirá.

OBSERVE y PALPE

OBSERVE el abdomen. Puede *parecer* una presentación de cabeza normal.

PALPE el abdomen. En el reborde pelviano (parte inferior del útero) podrá palpar una masa blanda y grande. En el fondo (parte superior del útero) en uno u otro lado, podrá palpar una masa dura redonda (cabeza) que puede pelotear (mover), independiente de la espalda. Los latidos del corazón del bebé por lo general se pueden auscultar alrededor del ombligo de la madre hasta que el descenso ha progresado.

PALPE la dilatación del cuello uterino y la presentación. Después de la rotura de membranas, haga un examen vaginal para **PALPAR** si hay prolapso del cordón, dilatación cervical, presentación, posición y descenso de las nalgas. Consulte el Módulo 3: **Vigilancia del progreso del trabajo de parto**, páginas 3.11 y 3.18.

IDENTIFIQUE EL PROBLEMA y TOME LA ACCIÓN APROPIADA

HALLAZGO: ACCIÓN:	Prolapso del cordón umbilical Esta es una **emergencia.** Consulte la sección sobre el prolapso del cordón, página 10.7.
HALLAZGO: ACCIÓN:	Podálica completa (muslos y piernas flectadas) o podálica incompleta (franca / con piernas extendidas). La presentación de pies no es común y la presentación de rodillas es menos común aún. 34 a 37 semanas de embarazo, sin trabajo de parto, membranas intactas: intente una versión cefálica modificada. Pida a la madre que descanse, acostada con los pies un poco más altos que el resto del cuerpo y las caderas sobre una almohada o una tela enrollada, durante una hora 3 veces al día comenzando en la semana 34 del embarazo. Si después de 2 semanas, la presentación continúa podálica, pídale que se coloque en la posición rodilla-pecho o rodilla-brazo por lo menos 2 veces por día. Explique tanto a ella como a su familia la importancia de un parto en el hospital.
HALLAZGO: ACCIÓN:	**Embarazo de término, podálica y sin trabajo de parto** Refiera al hospital *si es posible.*
HALLAZGO: ACCIÓN:	**Embarazo de término, podálica y en trabajo de parto** Refiera al hospital *si es posible*; de lo contrario continúe con el procedimiento para el parto en podálica.

Procedimiento para la presentación podálica

1. Determine el progreso del trabajo de parto. Decida si puede referir a la madre a un hospital para el parto. Si no puede, entonces debe continuar. Explique a la madre y a la familia todo lo que está haciendo y lo que va a hacer. Tranquilícelos lo mejor que pueda.

2. Reúna los insumos y el equipo necesario para un parto normal con episiotomía. Debe tener una cama de parto o una mesa para la segunda etapa. Esté preparada para la reanimación neonatal (consulte el Módulo 6. **Reanimación,** página 6.7) y hemorragia posparto (consulte el Módulo 5: **Prevención y tratamiento de hemorragias,** página 5.8.)

3. Confirme que la dilatación esté completa antes de empiezar a pujar. (Consulte el Módulo 3: **Vigilancia del progreso del trabajo de parto,** páginas 3.18 y 3.65.) Anime a la mujer a pujar en cualquier posición que le resulte cómoda. *Asegure que la vejiga esté vacía.*

4. Cuando vea que las nalgas del bebé están distendiendo el perineo, ayúdela para que se coloque en la posición de litotomía (de espalda con las piernas flectadas). Debe estar en el borde de la mesa o cama. Al pujar, sus pies deben estar apoyados o puede preferir abrir las piernas y flectarlas hacia atrás.

5. Lávese las manos y póngase los guantes. Lave la zona genital.

6. Haga una episiotomía, las nalgas del bebé distienden y adelgazan el perineo. Consulte el Módulo 4: **Episiotomías y reparación de laceraciones,** página 4.5. La episiotomía hace más espacio para el parto en podálica.

7. Las nalgas empezarán a salir. **Este es un momento de autocontrol.** Mantenga sus manos fuera del bebé hasta que vea el ombligo.

8. Cuando pueda ver el ombligo, puede tocar al bebé por **primera vez.** Use un dedo para flectar las rodillas del bebé y traccionar suavemente el cordón para hacer una asa de cordón. Esto ayudará a que salgan las piernas y los pies.

9. Cuando salen las nalgas y las piernas, el cuerpo por lo general cuelga hacia abajo y la espalda cambia de oblicua a directa hacia arriba (anterior). La cara está mirando hacia abajo, hacia la espalda de la madre. **No empuje el útero ni el bebé.** Anime a la madre a pujar con cada contracción.

10. El cuerpo rota lentamente (gira) cuando sale primero uno y luego el otro hombro. Aparecen los brazos. Generalmente están cruzados sobre el pecho. Si los brazos no salen con la próxima contracción, libere primero el brazo posterior.

    Introduzca dos dedos en la vagina, **PALPE** el húmero del bebé y siga hasta el codo. Afirme y sostenga el brazo entre sus dedos y tráigalo hacia abajo. El brazo anterior por lo general, le seguirá.

11. A medida que la madre puja, el bebé va saliendo hasta el cuello. Deje que el bebé cuelgue por su propio peso, lo que bajará la cabeza flectada al piso pelviano. El occipucio y la espalda rotan hacia adelante (anterior).

12. El bebé puede colgar durante 1 ó 2 minutos. Gradualmente, el cuello sale y puede ver el la linea del pelo y sentir la región suboccipital. Ahora puede intentar la salida de la cabeza.

13. Si usted **no es zurda,** párese de espaldas a la pierna izquierda de la mujer y tome las piernas del bebé con la mano derecha. (Si usted **es zurda,** párese de espalda a la pierna derecha de la mujer y tome las piernas del bebé con la mano izquierda).

    Traccione firmemente (extienda) las piernas del bebé para evitar que su cuello se doble hacia atrás y se fracture. La región suboccipital y no el cuello, debe girar bajo el arco púbico.

14. Use una mano para proteger el perineo y al mismo tiempo evitar que la cabeza salga demasiado rápido.

15. Con la otra mano sostenga los pies. Mantenga el cuerpo derecho traccionando un poco y levante en un movimiento circular (un arco de 180 grados) hasta que el mentón, la boca y la nariz hayan salido de la vulva.

    Si las vías aéreas están despejadas, el bebé respirará. Limpie cualquier secreción o líquido amniótico de la boca y nariz. El bebé ahora puede respirar.

16. Despacio y con cuidado ayude a la salida del resto de la cabeza.

    Deje pasar 2 ó 3 minutos para la salida de la cabeza. Pida a la madre que respire profundo varias veces; explíquele que es mejor no pujar sino dejar que la cabeza salga lentamente. Un poco de paciencia protejerá la cabeza de daños y evitará desgarro de la episiotomía. A veces puede ser necesaria la presión suprapúbica para que la cabeza salga.

17. Cuando el bebé ha nacido, registre la hora y proceda como lo haría en un parto normal. Consulte el Módulo 3: **Vigilancia del progreso del trabajo de parto,** página 3.66, para la rutina del parto. Consulte el Módulo 6: **Reanimación,** página 6.3 para la atención inmediata del recién nacido.

18. La tercera etapa generalmente es muy rápida en el parto podálico. Esté preparada para una hemorragia. Consulte el Módulo 5: **Prevención y tratamiento de hemorragias,** página 5.8.

19. Cuando la madre y el bebé estén cómodos, registre sus acciones y resultados.

Apoyo al Aprendizaje 1 - Presentaciones y posiciones anormales

Presentación de cara - por lo general ocurre con mayor frecuencia durante el trabajo de parto que antes del trabajo de parto. Cuando hace el examen vaginal, la presentación está alta, blanda e irregular. El mentón se convierte en la parte principal de la presentación.

El trabajo de parto puede ser prolongado. El cordón umbilical puede salir primero. Por lo general el bebé nace espontáneamente cuando el mentón es anterior. Haga una episiotomía para hacer más espacio para el parto.

Si el mentón es posterior, la mujer debe ir al hospital para el parto. No puede tener un parto espontáneo con el bebé en esta posición. Administre un sedante a la mujer para tratar de detener las contracciones y pida a un asistente que consiga un transporte lo antes posible.

Presentación de frente - casi nunca se puede diagnosticar antes que comience el trabajo de parto. La presentación va a estar alta. La fontanela anterior se puede palpar en un lado de la presentación y las órbitas de los ojos en el otro. Administre un sedante a la mujer para tratar de detener las contracciones y ayúdela para que vaya al hospital lo antes posible.

Presentación de hombros - ocurre en una situación transversa. La presentación no encaja bien en la pelvis. Las membranas por lo general se rompen prematuramente. El cordón puede prolapsarse. Si la mujer está en trabajo de parto, administre un sedante. Ayúdela a trasladarse a un hospital lo antes posible.

Embarazo múltiple - el diagnóstico no es siempre fácil. Después de 20 semanas el útero es más grande de lo común. Se diagnostica cuando al palpar se distingue más de una cabeza. Por esta razón, siempre palpe todo el útero de una mujer embarazada aunque encuentre inmediatamente una cabeza en uno u otro extremo del útero. La cabeza puede parecer pequeña en relación al tamaño del útero. Puede sentir varias partes del bebé. A veces no se conoce la presencia de más de un bebé hasta que el útero continua grande y alto después del nacimiento del primer bebé.

El trabajo de parto a menudo es prematuro en embarazos múltiples. Los bebés pueden ser prematuros o inmaduros. Al ser pequeños, las presentaciones anormales son comunes. Por estas razones, los embarazos múltiples deben referirse al médico.

Recuerde que las presentaciones o posiciones anormales en el trabajo de parto a menudo ocurren cuando hay una desproporción céfalo-pélvica. Si trata de asistir un parto o demorar la referencia al hospital, la madre o el bebé pueden dañarse y hasta morir.

Apoyo al Aprendizaje 2 - Infusión de oxitocina (Syntocinón)
SUPERVISIÓN MÉDICA

La partera debe utilizar la infusión de oxitocina únicamente durante una emergencia. La partera nunca debe decidir **por sí misma** la administración de una infusión de oxitocina para aumentar (acelerar) o inducir (comenzar) el trabajo de parto. El médico debe decidir cuando se usa la oxitocina durante el trabajo de parto. El médico puede determinar el uso de una infusión de oxitocina durante el trabajo de parto cuando hay hipertensión inducida por el embarazo, embarazo prolongado, diabetes materna, rotura prematura o prolongada de membranas. La partera es responsable del manejo de la infusión oxitócica y de la vigilancia de la madre y del bebé.

El médico que supervisa a la partera es responsable de entregar las pautas para el uso de una infusión de oxitocina durante una emergencia. Si es posible, la infusión de oxitocina debe ser administrada únicamente durante el trabajo de parto *donde se disponga de infraestructura y personal para una cesárea.* **Durante la infusión de oxitocina siempre existe el peligro de la rotura del útero. Por esta razón, las parteras y los médicos deben ser muy cautelosos cuando toman la decisión de usar una infusión de oxitocina.**

La hormona oxitocina estimula la contracción del músculo liso uterino y produce la dilatación cervical. La oxitocina **siempre se debe administrar por vía intravenosa (IV) para inducir o fortalecer las contracciones del trabajo de parto.** Repase el Módulo 8: **Hidratación y rehidratación,** página 8.7, Instalación de una infusión intravenosa en una vena periférica.

La oxitocina debe ser administrada de manera que la dosis pueda ser regulada (controlada) cuidadosamente. La dosis depende de la respuesta del útero a la oxitocina Se debe prevenir la hiper estimulación (contracciones demasiado fuertes) del útero durante el trabajo de parto pues puede causar sufrimiento fetal o rotura del útero con la muerte de la madre y del bebé. La oxitocina no debe ser administrada en el músculo o debajo de la lengua porque no le permite controlar cuidadosamente la velocidad con que el cuerpo la absorbe. Fácilmente podría causar la rotura del útero.

Consulte el Módulo 3: **Vigilancia del progreso del trabajo de parto,** página 3.54 para revisar el progreso anormal del trabajo de parto. Use el partograma para identificar las complicaciones del trabajo de parto. **Una oportuna identificación de las complicaciones permitirán a la partera llevar a la mujer al médico del hospital.**

La infusión de oxitocina está contraindicada cuando hay placenta previa, sufrimiento fetal o desproporción céfalo-pélvica moderada o grave. La infusión de oxitocina debe administrarse únicamente con la supervisión del médico en una mujer con un útero sobredistendido (demasiado grande), gran multípara o con antecedentes de cirugía cervical o uterina.

Discuta las pautas que se ofrecen en las páginas siguientes con su médico supervisor y efectúe los cambios necesarios.

Equipo

Para una infusión de oxitocina se utilizan dos botellas de suero intravenoso. Use una botella para empezar la infusión intravenosa. Prepare la oxitocina en la segunda botella. Además del equipo para empezar con la infusión intravenosa, necesitará un segundo tubo intravenoso estéril (equipo de fleboclisis), pinza, aguja y suero intravenoso. También necesita la oxitocina (como Syntocinón).

Preparación del equipo

Comience la infusión intravenosa (primera botella). Tenga la solución de oxitocina lista (segunda botella). Coloque *2,5 unidades de oxitocina en un litro* de dextrosa en agua al 5%. *Si tiene envases de sueros de 500 mililitros (ml), coloque una unidad de oxitocina.* Pegue un trozo de cinta adhesiva en esta botella. Escriba en esta cinta la fecha, hora, nombre y cantidad de oxitocina. Anote la cantidad de oxitocina en el formulario del trabajo de parto. Conecte el tubo y aguja a la botella. Conecte la aguja al primer tubo intravenoso (tandem). (Vea Figura 1.)

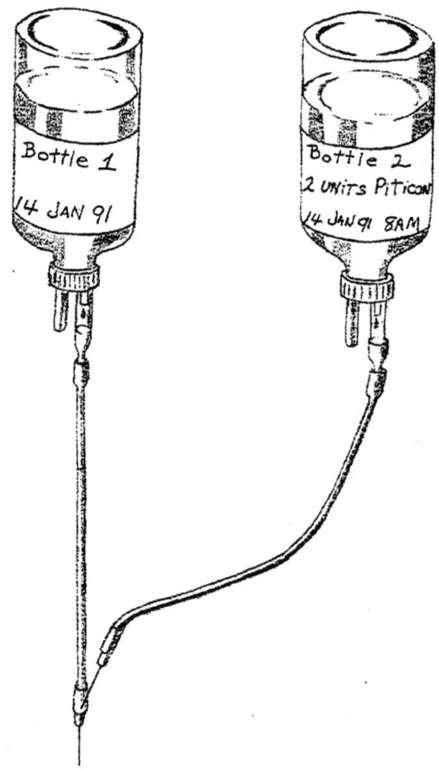

Figura 1. Método de dos botellas para la infusión de oxitocina

Procedimiento

1. Explique a la madre y a la familia todo lo que va a hacer. Lávese las manos. Ayude a la madre a ponerse cómoda. No permita que se acueste de espaldas (posición supina). La presión del útero embarazado puede causar baja presión (hipotensión) en la madre y disminuir la circulación de sangre al útero.

2. Durante 20 minutos **ESCUCHE** y anote la frecuencia cardíaca del feto cada 5 minutos. PALPE, tome el tiempo y anote las contracciones uterinas regulares durante 20 minutos. Esto le dará una información base sobre lo que está pasando antes de comenzar. Consulte el Módulo 3: **Vigilancia del progreso del trabajo de parto,** página 3.31. **Recuerde continuar con toda la vigilancia de rutina del progreso del trabajo de parto además de la vigilancia de la frecuencia cardíaca fetal y las contracciones uterinas por lo menos cada 10 minutos.**

3. Cuando esté lista para comenzar con la administración de la oxitocina, pince el tubo de la primera botella (la que no contiene oxitocina). Abra el paso del tubo de la botella con oxitocina para regular el goteo a 15 gotas por minuto. **ESCUCHE** y anote la frecuencia cardíaca fetal cada 10 minutos. Palpe, tome el tiempo y anote las contracciones uterinas cada 10 minutos.

La meta es establecer lentamente un patrón de trabajo de parto de 3 ó 4 contracciones de 40 a 50 segundos de duración cada 10 minutos, manteniendo la frecuencia cardíaca fetal dentro del rango normal de 120 a 160 latidos por minuto. El cuello se dilatará por completo y la madre tendrá un bebé sano.

- Si después de 30 minutos no hay cambio en las contracciones y la frecuencia cardíaca del feto se mantiene dentro del rango normal, aumente el goteo a 30 gotas por minuto.
- Si después de otros 30 minutos no hay cambio en las contracciones y la frecuencia cardíaca del feto se mantiene dentro del rango normal, aumente el goteo a 60 gotas por minuto.
- Si después de otros 30 minutos no hay cambio en las contracciones y la frecuencia cardíaca del feto se mantiene dentro del rango normal, *agregue el resto de la oxitocina (2,5 unidades) a la infusión de oxitocina hasta un total de 5 unidades si está usando un envase de 1000 ml* y **reajuste el goteo a 15 gotas por minuto.** Recuerde que debe anotar en la botella la hora y la cantidad de oxitocina que agregó y en el formulario del trabajo de parto. **Nota:** *si está utilizando un envase de 500 ml, agregue una unidad a la infusión de oxitocina hasta un total de 2 unidades.*

Cada 10 minutos vigile cuidadosamente y anote en el partograma la frecuencia cardíaca del feto y las contracciones uterinas mientras está administrando la infusión de oxitocina.

- Si las contracciones ocurren con menos de 2 minutos de frecuencia y duran 50 segundos o más o si el útero no se relaja entre las contracciones, suspenda la oxitocina pinzando la botella en tandem. Abra el paso del tubo de la primera botella y regule el goteo a 30 gotas por minuto. Cambie a la madre de posición y déjela con la primera infusión intravenosa pasando hasta que el útero se relaje entre contracciones.
- Si la condición de la madre y el bebé son normales, pruebe nuevamente con la infusión de oxitocina que ha estado administrando, comenzando con 15 gotas por minuto y continúe con la vigilancia hasta haber logrado su meta.

Recuerde que las infusiones de oxitocina pueden causar contracciones casi continuas o hacer que el útero no se relaje entre contracciones. Esta sobre estimulación puede causar contracciones tetánicas (fuertes y continuas). La sobre estimulación puede causar sufrimiento fetal, desprendimiento prematuro de placenta o rotura del útero.

Preguntas de repaso

¿Qué he aprendido? Vea qué es lo que ha aprendido y comprendido de esta sección del módulo respondiendo a las siguientes preguntas. Cuando termine, busque las respuestas en el módulo en las páginas entre paréntesis ( ).

1. En la mayoría de los casos de posición occípito-posterior, el bebé rota a la posición occípito-anterior y el parto es normal. No obstante, si la rotación no se realiza y el trabajo de parto se prolonga, ¿qué puede hacer para ayudar? (página 10.4)

2. Cuando la presentación no está encajada en el momento de la rotura de membranas, existe un mayor riesgo (probabilidad) de prolapso de cordón. ¿Por qué sucede esto y cuál es la acción de emergencia que puede efectuar para salvar la vida del bebé cuando ve el cordón umbilical? (página 10.7)

3. ¿Cómo se llama el tipo de presentación cuando el feto está de costado en el útero con la cabeza en un lado del abdomen y las nalgas del otro lado? (página 10.20)

   ¿Qué tipo de atención le brindará a una madre con un embarazo de término cuando identifica esta presentación ? (página 10.20)

4. La inercia uterina puede presentarse al principio del trabajo de parto o una vez que se ha establecido. Las contracciones uterinas no son frecuentes, duran poco tiempo y son leves. El cuello uterino se ha dilatado un poco, unos 6 centímetros (cm) o más, pero la progresión no continúa con el adelgazamiento (borramiento) y abertura (dilatación). ¿Qué puede hacer y porqué realiza cada acción? (página 10.10)

5. La distocia de hombros es la dificultad en la salida de los hombros en un parto de vértice. ¿Cuáles son los posibles peligros para el bebé y la madre? (página 10.12)

6. La presentación podálica ocurre en 3 de cada 100 embarazos. ¿Cuáles son los 2 peligros mayores? (página 10.16)

7. Cuando una madre tiene un embarazo múltiple, ¿ante que problemas deberá estar alerta? (página 10.20)

8. La infusión de oxitocina se debe utilizar con la supervisión de un médico que disponga de facilidades para hacer una cesárea. ¿En qué situaciones no se debe utilizar la infusión de oxitocina? (página 10.21)

9. La presentación de cara por lo general es más frecutente durante el trabajo de parto que antes de éste. Si el mentón es anterior y la mujer desea pujar, ¿qué puede hacer la partera? (página 10.20)

   Si el mentón es posterior y la mujer desea pujar, ¿qué puede hacer la partera? (página 10.20)

10. Describa las siguientes posiciones y demuestre cada una de ellas en un modelo, si lo tiene:

    a. Occípito-posterior (página 10.3)

    b. Occípito-anterior (página 10.3)

    c. Sacro-anterior (página 10.18)

Lista de verificación de destrezas - Posición occípito-posterior persistente

Esta lista cumple dos propósitos:

1. La partera la utiliza como guía para verificar sus propios conocimientos.
2. El supervisor la utiliza para evaluar el desempeño de la partera.

Luego de la observación/desempeño, anote una calificación: ✓ = satisfactorio o bien **X** = necesita mejorar. Agregue cualquier comentario en la sección para comentarios más adelante.

	Fecha	Fecha	Fecha	Fecha
Cuando la mujer está en trabajo de parto y el bebé está en **posición occípito-posterior:**				
1. **OBSERVA, PALPA** para confirmar la posición del bebé. • Examen abdominal. - La cabeza parece alta, o grande. - Es difícil palpar la espalda, las extremidades se sienten a ambos lados.				
• Examen vaginal. - La fontanela anterior con forma de rombo mira hacia el frente (pubis).				
• Contracciones, mujer en trabajo de parto.				
2. **IDENTIFICA EL PROBLEMA** y **ACTÚA**. • Hay peligro si la flexión no ocurre, el descenso se detiene. • Determina si es posible REFERIR.				
3. Si **no puede REFERIR,** *intenta rotar al bebé antes* del parto. • Explica a la madre y a la familia. • Pide a la madre: - Orinar cada hora y beber con frecuencia. - Relajarse entre las contracciones y cambiar de posición. - Ponerse a menudo en la posición rodilla-pecho o rodilla-brazo. • Vigila el trabajo de parto (Consulte el Módulo 3: **Vigilancia del progreso del trabajo de parto,** página 3.66.) • Se prepara para un bebé deprimido.				
Si no PUEDE REFERIR y EL CUELLO ESTÁ COMPLETAMENTE DILATADO y LA MUJER ESTÁ LISTA PARA PUJAR, trata de aumentar la flexión de la cabeza.				
1. Asegura que la vejiga está vacía.				
2. Explica a la madre y a la familia lo que hace.				

	Fecha	Fecha	Fecha	Fecha
3. Ayuda a la madre a levantar las caderas, usando la posición rodilla-pecho o rodilla-brazo mientras el asistente sostiene la pierna derecha.				
4. Introduce sus dedos en la vagina bajo la sinfisis pubiana.				
5. Presiona la frente del bebé antes de la contracción.				
6. *Mantiene esta posición durante la contracción* para ayudar a la flexión y salida de la cabeza del bebé.				
7. Si la cabeza no se flecta después de 2 ó 3 contracciones; • *Entre contracciones,* empuja con su mano la Cabeza del bebé arriba de las espinas ciáticas para tratar de que la cabeza rote. • Si esto da resultado, se prepara para un **Nacimiento muy rápido.** Trate de evitar que la cabeza salga demasiado rápido.				
8. Si la cabeza del bebé no se flecta y todavía no llega al hospital, ayuda a la madre a colocarse en cuclillas, trata de flectar la cabeza, anima la madre a pujar con cada contracción.				
9 Si después de 5 contracciones esto no resulta **O** hay signos de sufrimiento en la madre o el bebé: • Dé un sedante a la madre, 100 mg de Pethidina. • Hidrata a la madre y la calma. Ayuda a la madre y a la familia. • Intenta conseguir transporte lo antes posible.				
10. Se prepara para un bebé deprimido. Consulte El Módulo 6: **Reanimación,** página 6.7.				
11. Se prepara para el sangrado de las laceraciones de la madre. Consulte el Módulo 4: **Episiotomías y reparación de laceraciones**.				
12. Brinda atención a la madre y al bebé.				
13. Se prepara para una hemorragia posparto. Consulte el Módulo 5: **Prevención y Tratamiento de hemorragias**.				
14. Registra sus acciones y resultados.				

Comentarios:

Lista de verificación de destrezas - Prolapso del cordón umbilical

Esta lista cumple dos propósitos:

1. La partera la utiliza como guía para verificar sus propios conocimientos.
2. El supervisor la utiliza para evaluar el desempeño de la partera.

Luego de la observación/desempeño, anote una calificación: ✓ = satisfactorio o bien **X** = necesita mejorar. Agregue cualquier comentario en la sección para comentarios más adelante.

	Fecha	Fecha	Fecha	Fecha
Durante la atención de una mujer en trabajo de parto:				
1. **AUSCULTA** regularmente la frecuencia cardíaca del bebé durante el trabajo de parto; si hay algún cambio, **OBSERVA** la causa.				
2. Cuando hace el examen vaginal, **OBSERVA y PALPA.** • Si el cordón umbilical está en la vulva. - después de la rotura de membranas, o - cuando hay signos de sufrimiento fetal. • Determina la presentación del bebé. • Determina la dilatación cervical.				
3. IDENTIFICA EL PROBLEMA y **ACTÚA**				
Si puede ver el cordón umbilical:				
1. Con guantes, **PALPA** la dilatación cervical y toca el cordón para **PALPAR** el pulso (latidos).				
2. Si el cordón umbilical tiene latido y el cuello está completamente dilatado, hace una episiotomía y extrae el bebé con un vacum si tiene disponible.				
3. Si el *cordón umbilical tiene latido y el cuello* ***no está*** *totalmente dilatado,* ayuda a la madre a ir a un hospital.				
4. Mientras espera el transporte, explica a la madre y a la familia.				
5. Evita el enfriamiento y manipulación del Cordón: • Envuelve el cordón cuidadosamente en una tela. • **No intenta recolocar el cordón umbilical.**				
6. Coloca a la madre con las caderas más altas que el pecho.				

	Fecha	Fecha	Fecha	Fecha
7. Mantiene la presentación fuera del cordón umbilical. • Usa la mano enguantada en la vagina de la madre para empujar al bebé hacia arriba. • Continúa con la misma posición y rechazando la cabeza durante el trayecto al hospital.				
8. Lleva consigo el equipo de parto y de reanimación al hospital. Está preparada para el parto.				
Si no ve el cordón y el bebé está con sufrimiento:				
1. Hace un examen vaginal; si el cuello esté totalmente dilatado, asiste el parto lo más pronto posible con la madre en posición rodilla-pecho; hace una episiotomía y usa un vacum extractor si tiene diponible.				
2. **PALPA** si hay cordón antes del bebé.				
3. Si puede **PALPAR** *el cordón y el cuello no está completamente dilatado:* • Coloca la madre con las caderas más altas que el pecho. • Empuja la presentación alejándola del cordón umbilical. • Trata de no tocar el cordón umbilical.				
4. REFIERE. • Mantiene la presentación alejada del cordón Umbilical durente el trayecto al hospital. • Está preparada para el parto y la reanimación del bebé.				

Comentarios:

Si no es posible trasladar a la madre al hospital:	Fecha	Fecha	Fecha	Fecha
1. Vigila el trabajo de parto de acuerdo con la rutina y cambia frecuentemente la posición de la madre; **siempre** con las caderas más altas que el pecho y en su lado izquierdo lo más posible. • continúa tratando de conseguir un transporte. • explica a la madre y a la familia.				
2. Proteje el cordón del frío y la manipulación para evitar el espasmo del cordón.				
3. Con la mano enguantada, sigue empujando hacia arriba la presentación y evitar la compresión del cordón hasta que está lista para el parto.				
4. Asiste el parto lo más pronto posible: • Coloca a la madre en su lado izquierdo con las caderas sobre una almohada o cojín y pida a la asistente que sostenga su pierna derecha o la coloca en posición rodilla-pecho. • Pide a la madre que puje con cada contracción. • Hace una episiotomía. • Usa el vacum extractor, si tiene disponible. • Se prepara para la reanimación del bebé, pero el bebé puede morir.				
5. Ayuda a la madre y a la familia lo mejor que puede.				
6. Registra las acciones y los resultados.				

Comentarios:

	Fecha	Fecha	Fecha	Fecha
Si el cordón umbilical no tiene pulso *y* el bebé está en transversa.				
1. Explica a la madre y a la familia.				
2. Refiere a un médico que disponga de facilidades para una cesárea.				
3. Ofrece su atención y apoyo a la madre y su familia.				
4. Registra las acciones realizadas.				
Si el cordón umbilical no tiene pulso *y* el bebé está de vértice o podálica.				
1. Explica sus hallazgos a la madre y a la familia.				
2. Continúa vigilando el trabajo de parto y apoyando a la madre.				
3. Prepara a la madre para el parto de un bebé muerto.				
4. Ofrece su atención y apoyo a la madre y a la familia.				
5. Registra las acciones realizadas.				

Comentarios:

Lista de verificación de destrezas - Inercia uterina (útero cansado)

Esta lista cumple dos propósitos:

1. La partera la utiliza como guía para verificar sus propios conocimientos.
2. El supervisor la utiliza para evaluar el desempeño de la partera.

Luego de la observación/desempeño, anote una calificación: ✓ = satisfactorio o bien **X** = necesita mejorar. Agregue cualquier comentario en la sección para comentarios más adelante.

	Fecha	Fecha	Fecha	Fecha
Durante la atención de una mujer con **inercia uterina:**				
1. Determina el progreso; **PREGUNTA y ESCUCHA:** • Las contracciones al **inicio del trabajo de parto no son** dolorosas, la madre se siente bien y puede descansar. • **Más tarde en el trabajo de parto,** la madre está angustiada y cansada y no hay progreso.				
2. **OBSERVA y PALPA** • Contracciones - frecuencia, duración e intensidad. • Examen abdominal - descenso fetal lento o no hay descenso. • Examen vaginal - la dilatación no progresa. - a evaluación de la pelvis es adecuada.				
3. **IDENTIFICA EL PROBLEMA y ACTÚA**				
4. Evita el agotamiento de la madre y del bebé: • Administre líquidos por vía oral, alimentos, la ayuda a estar cómoda, a lavarse, a descansar. • Tranquiliza, apoya y anima a la madre.				
5. Administra un enema. Se prepara para el parto.				
6. Si la enema no resulta, la ayuda a estimular sus pezones, le explica que esto puede estimilar las contracciones.				
7. **Si la presentación de vértice esta *encajada*** y la mujer está en la ***fase activa del trabajo de parto***, *hace una rotura artificial de* membranas (RAM).				
8. Si esto es efectivo, **recuerda** que debe hacer un manejo activo de la tercera etapa y estar preparada para una hemorragia posparto.				

	Fecha	Fecha	Fecha	Fecha
9. REFIERE en cualquier momento si: • Hay sufrimiento fetal o materno. • El líquido amniótico es turbio o de mal olor. • La primera etapa del trabajo de parte cruza la línea de alerta.				
10. Explica a la mujer y a la familia que el médico del hospital puede ayudar a estimular el trabajo de parto rompiendo membranas, acelerando el trabajo de parto y otros. La anima y apoya; está preparada para un parto durante el trayecto al hospital.				
11. Registra todas sus acciones.				

Comentarios:

Lista de verificación de destrezas - Distocia de hombros

Esta lista cumple dos propósitos:

1. La partera la utiliza como guía para verificar sus propios conocimientos.
2. El supervisor la utiliza para evaluar el desempeño de la partera.

Luego de la observación/desempeño, anote una calificación: ✓ = satisfactorio o bien **X** = necesita mejorar. Agregue cualquier comentario en la sección para comentarios más adelante.

	Fecha	Fecha	Fecha	Fecha
Durante la atención de una mujer en trabajo de parto:				
1. **Previene** la distocia de hombros pesquisando y refiriendo • Madres con diabetes. • Antecedentes de partos con bebés grandes. • Antecedentes familiares de bebés grandes. • Obesidad. • Feto grande. • Antecedentes de distocia de hombros. • Peso estimado del feto de 0,5 kg (1 libra) o más o mucho más grande que el bebé del embarazo anterior.				
2. **OBSERVA:**				
• La cabeza puede tardar en salir a pesar del esfuerzo y pujos de la madre.				
• Sale la cabeza y pareciera que quiere volver a entrar en la vagina (signo de la tortuga).				
• La cabeza está muy apretada contra el perineo.				
3. **PALPA:**				
• Si los hombros no rotan o mueven cuando la madre puja con fuerza, **PALPA** si el bebé tiene alguna anormalidad como tumores, si son gemelos unidos o atascados, si hay anillo de retracción de Bandl: administra un sedante y REFIERE.				
• Si el cordón está tirante (puede ser corto o estar alrededor del cuello). Si el cordón está tirante, lo pinza y corta.				
• Vejiga. Si está llena, le pide a la madre que orine. **Nota:** Es muy importante que la vejiga esté vacía al inicio de la segunda etapa en todos los partos.				

IDENTIFICA EL PROBLEMA y TOMA LA ACCIÓN APROPIADA	Fecha	Fecha	Fecha	Fecha
1. Se prepara rápidamente.				
• Explica a la madre y a la familia lo que va a hacer.				
• Coloca a la madre para tener las nalgas más altas que en un parto normal. Le pide que apoye firmemente los pies en la cama y que levante las nalgas. *Está preparada para el parto* ya que esta posición puede ayudar a que los hombros se muevan.				
• *Refiera si corresponde*. Pida a alguien que llame al médico/consiga un transporte. Se prepara para reanimar al bebé, para una hemorragia posparto y reparar laceraciones/ episiotomía.				
2. Hace o agranda la episiotomía.				
Intenta el nacimiento del bebé con las piernas de la madre flectadas.				
3. Ayuda a la madre a moverse. Acomoda la cadera de la madre en el borde de la cama. Esto le dará más espacio a la cabeza del bebé.				
4. **Explica y muestra** a la madre como abrir las piernas y empujar sus rodillas lo más atrás posible hacia las orejas.				
5. Presiona firme arriba el hueso púbico. Le pide a alguien que presione con fuerza justo arriba del hueso púbico de la madre para soltar el hombro anterior del bebé.				
6. La madre puja con fuerza. Al mismo tiempo, pide a la madre que abra bien las piernas y que puje lo que más fuerte que pueda.				
7. La partera tracciona con sus manos ahuecadas. Coloca sus manos ahuecadas alrededor de la cabeza del bebé (no sujete del cuello del bebé) y saca los hombros con una presión hacia abajo y hacia afuera mientras cuenta hasta 15.				
Si el bebé no sale, cambia la dirección y saca los hombros con una presión hacia arriba y hacia afuera mientras cuenta hasta 15.				

	Fecha	Fecha	Fecha	Fecha
Si el bebé no sale, pide a la madre que respire despacio y profundo. Le explica que va a tener que cambiar de posición para que el bebé pueda nacer.				
Intenta el nacimiento del bebé con la madre apoyada sobre sus manos y rodillas.				
8. Cambia de posición. Ayuda a la madre a ponerse apoyada en las manos y rodillas con la cabeza más alta que las caderas.				
9. Pide a la madre que puje lo más fuerte que pueda.				
10. La partera tracciona con las manos ahuecadas; Consulte el paso 7 anterior.				
Intenta el nacimiento del brazo posterior del bebé:				
11. Explica a la madre que necesita mantener la misma posición, sobre sus manos y rodillas, y que va a introducir la mano para ayudar al bebé. Tratará de ser cuidadosa, pero quizá le duela.				
12. Nacimiento del brazo posterior.				
• Coloca la mano enguantada *dentro* de la vagina y a lo largo de la parte inferior de la espalda para sacar el brazo posterior.				
• Mueve su mano alrededor del bebé.				
• Coge el brazo del bebé. Lo flecta.				
• Saca el brazo de la vagina traccionando la mano del bebé.				
13. Pide a la madre que puje mientras usted coloca sus manos ahuecadas alrededor de la cabeza del bebé y saca los hombros con una presión hacia abajo y hacia afuera mientras cuenta hasta 15.				
Si el bebé no nace, cambia la dirección y saca los hombros con una presión hacia arriba y hacia afuera mientras cuenta hasta 15.				
Si el bebé no nace, la madre puede permanecer sobre sus manos y rodillas, acostada de lado o espaldas. Habla con la madre y le explica que va a tener que probar una vez más para que el bebé nazca.				

	Fecha	Fecha	Fecha	Fecha
Intenta hacer nacer al bebé con el método del sacacorchos:				
14. Intenta rotar al bebé.				
• Con las manos en la vagina, rota al bebé en un medio circulo para que el hombro posterior se coloque donde estaba el hombro anterior.				
• Rota al bebé de manera que su espalda esté en anterior.				
• Intenta recibir al bebé como se indica en el paso 13.				
• Si el bebé no nace, rota nuevamente al bebé a la posición original y al mismo tiempo tracciona suavemente hacia abajo.				
• Si el bebé no nace, la madre puede permanecer en cualquier posición que quiera estar. La anima y le explica que necesitará intentar una vez más que su bebé nazca.				
15. **Fractura la clavícula del bebé.**				
• Con los dedos de ambas manos encuentra la clavícula anterior.				
• Tracciona hacia arriba (para no puncionar el pulmón del bebé) en la mitad de la clavícula entre los dos pulgares y la fractura. Esto permitirá que el hombro anterior se libera de detrás de la sínfisis pubiana.				
16. Pide a la madre que puje:				
• Al mismo tiempo, coloca sus manos ahuecadas alrededor de la cabeza del bebé y saca los hombros con una presión hacia abajo y hacia afuera mientras cuenta hasta 15.				
• Si el bebé no nace, cambia la dirección y saca los hombros con una presión hacia arriba y hacia afuera mientras cuenta hasta 15.				
17. Continúa con la atención del neonato y con la reanimación si es necesario.				
• Se prepara para atender a la madre en la tercera etapa.				

	Fecha	Fecha	Fecha	Fecha
18. Cuando ha terminado con la atención de la madre y del recién nacido, registra las acciones efectuadas.				

Comentarios:

Lista de verificación de destrezas – Manejo de un parto en podálica

Esta lista cumple dos propósitos:

1. La partera la utiliza como guía para verificar sus propios conocimientos.
2. El supervisor la utiliza para evaluar el desempeño de la partera.

Luego de la observación/desempeño, anote una calificación: ✓ = satisfactorio o bien **X** = necesita mejorar. Agregue cualquier comentario en la sección para comentarios más adelante.

	Fecha	Fecha	Fecha	Fecha
Durante la atención de una madre con parto en **presentación podálica:**				
1. Evalúa el progreso el trabajo de parto para determinar si hay tiempo para REFERIR. Si no tiene tiempo para referir:				
• Explica a la madre y a la familia todo lo que está haciendo.				
• Los tranquiliza de la mejor manera posible.				
2. Reúne los insumos y el equipo necesario para un parto con episiotomía.				
• Tiene una cama de parto o una mesa para la segunda etapa.				
• Está preparada para la reanimación neonatal y una hemorragia posparto.				
3. Confirma la segunda etapa (dilatación cervical completa) **antes** que empiece a pujar.				
• Le explica que puede pujar en la posición que le resulte más cómoda.				
• Asegura que la vejiga está vacía.				
4. Cuando ve que las nalgas del bebé están distendiendo el perineo:				
• Ayuda a la mujer a colocarse en la posición de litotomía (acostada de espaldas con las piernas flectadas), en el borde de la cama o mesa.				
• Cuando puja, los pies están apoyados o puede desear abrir las piernas y flectarlas.				
5. Se lava sus manos y se coloca guantes. • Lava la zona genital.				

	Fecha	Fecha	Fecha	Fecha
6. Hace una episiotomía (para hacer más espacio para la presentación de nalgas) porque las nalgas del bebé distienden y adelgazan el perineo.				
7. **Mantiene sus manos fuera del bebé hasta que ve el ombligo,** mientras las nalgas van saliendo.				
8. Cuando ve el ombligo: • Utiliza un dedo para flectar las rodillas del bebé, tracciona suavemente el cordón y hace una asa de cordón. Esto ayudará a que salgan las piernas y los pies.				
9. Cuando salen las nalgas y piernas, el cuerpo generalmente cuelga hacia abajo. Observa mientras:				
• La espalda rota de oblicua a anterior (hacia arriba).				
• La cara mira hacia abajo.				
• **No presiona el útero ni tracciona al bebé.**				
• Pide a la madre que puje con cada contracción.				
10. Con cada contracción, observa como:				
• El cuerpo rota despacio mientras salen los hombros.				
• Se empiezan a ver los brazos.				
Si los brazos no nacen con la próxima contracción, libera el brazo posterior.				
• Introduce dos dedos en la vagina.				
• Deslice los dedos por el húmero hasta el codo.				
• Afirma y apoya con los dedos el brazo.				
• Baja el brazo para hacerlo salir.				
• Por lo general, le sigue el brazo anterior.				
11. A medida que la madre puja, el bebé va saliendo hasta el cuello.				
• Deja que el bebé cuelgue por su propio peso hasta 1 ó 2 minutos.				
- Observa como la cabeza flectada se mueve hacia el piso pelviano.				
- Observa como el occipucio y la espalda rotan hacia adelante/anterior				

	Fecha	Fecha	Fecha	Fecha
12. Observa como el cuello sale gradualmente:				
• Ve la línea del pelo				
• Siente la región occipital (nacimiento del pelo).				
13. Ahora intenta la salida de la cabeza:				
• Si es **diestra** se para de espalda a la pierna izquierda de la mujer.				
• Sujeta las piernas del bebé con la mano derecha.				
- Tracciona firmemente hacia afuera (extiende) de las piernas del bebé para evitar que el cuello se doble hacia atrás.				
- La región suboccipital (nacimiento del pelo) y no el cuello, gira bajo el arco púbico.				
14. Usa una mano para proteger el perineo y evitar que la cabeza salga demasiado rápido.				
15. Con la otra mano, sostiene los pies y mantiene el cuerpo derecho traccionando un poco.				
• Levanta los pies con un movimiento circular (un arco de 180 grados) hasta que el mentón, la boca y la nariz hayan salido de la vulva.				
• Limpia la boca y nariz de cualquier secreción o liquido. El bebé ahora puede respirar.				
16. En 2 ó 3 minutos, saca la cabeza despacio y con cuidado.				
• Pide a la madre que respire profundo.				
• Explica a la madre que la cabeza del bebé tiene que nacer despacio.				
• Proteje la cabeza de daños y evita el desgarro de la episiotomía.				
• Puede ser necesario hacer una presión suprapúbica.				

	Fecha	Fecha	Fecha	Fecha
17. Cuando el nace el bebé, registra la hora: procede como en un parto normal. Se prepara para un bebé deprimido.				
18. La tercera etapa es generalmente muy rápida, se prepara para una hemorragia posparto.				
19. Cuando ha terminado de atender a la madre y a bebé, registra las acciones y los resultados.				

Comentarios:

Atención postaborto [2]

Meta

La partera aprenderá como atender a una mujer con un aborto incompleto.

Objetivos

La partera que atiende a una mujer con un aborto incompleto será capaz de:

1. identificar los posibles problemas de un aborto incompleto y hemorragia desde la historia clínica (**PREGUNTAR y ESCUCHAR**) y con el examen vaginal (**OBSERVAR y PALPAR**).
2. **IDENTIFICAR LOS PROBLEMAS / NECESIDADES** de una mujer con un aborto incompleto y **TOMAR LA ACCIÓN APROPIADA,** incluyendo la referencia adecuada.
3. explicar a la madre y a la familia la necesidad de usar la Aspiración Manual Endouterina (AMEU) para la atención del aborto incompleto y los peligros de hemorragia e infección.
4. realizar paso a paso el procedimiento y usar sin peligro la AMEU de IPAS (International Projects Assistance Services/Servicios Internacionales de Asistencia a Proyectos) en un aborto incompleto.
5. registrar la evolución de los signos vitales durante la AMEU, tipo y cantidad de líquidos administrados, estimación de pérdida de sangre, restos ovulares y medicamentos administrados.
6. describir como realizará el seguimiento del posaborto y la consejería en planificación familiar.
7. demostrar las prácticas para la prevención de infecciones que reducen la transmisión de enfermedades a los pacientes, familia, parteras y demás proveedores de salud, incluyendo personal de limpieza de acuerdo con el Módulo 7: **Prevención y manejo de la infección,** Prevención de infecciones, empezando en la página 7.25.

Nota: Antes de comenzar con este tema, revise la anatomía y fisiología del sistema reproductivo de la mujer. También revise el Módulo 5: **Prevención y tratamiento de hemorragias**, Encontrar la causa del sangrado, página 5.3, Evacuación digital, página 5.56, Apoyo al Aprendizaje 1 - Sangrado intra-abdominal, página 5.62. En el Módulo 7: **Prevención y manejo de la infección,** revise Infección asociada al aborto, página 7.9, y Prevención de infecciones, página 7.25.

---

2 Esta sección de atención posaborto es una adaptación original de Winkler, et al. (1995).

Introducción

Estudios recientes estiman que por lo menos el 15% de todos los embarazos terminan en un aborto espontáneo. La Organización Mundial de la Salud (OMS) estima que una de cada ocho muertes relacionadas con el embarazo son a causa de un aborto en condiciones riesgosas. Toda partera y proveedor de salud debe brindar una **atención de emergencia de calidad** a toda mujer que ha perdido su embarazo (aborto completo) o en proceso de perderlo (aborto incompleto). La atención de emergencia variará de acuerdo con la situación. Esta atención crítica de emergencia es para salvar la vida en una aborto espontáneo o provocado. Como partera, es muy importante brindar la atención para salvar la vida de la mujer y tratar sus necesidades de una manera respetuosa y sin emitir juicios.

En esta sección utilizará el Método de Resolución de Problemas para determinar cual es el problema. Aprenderá como hacer una aspiración manual endouterina y atender a la mujer con un aborto incompleto.

La OMS ofrece las pautas para la entrega de atención por niveles de complejidad (instalación y personal) de los centros de salud (consulte el Apoyo el Aprendizaje 3 - Atención posaborto, página 10.59). Las pautas se deberán establecer de acuerdo con las condiciones locales, disponibilidad de medicamentos, instrumental, capacitación y estándares y regulaciones del país.

La experiencia de una partera...

Me llamaron los amigos de una mujer joven y asustada. Se llamaba Estela. Fui con ellos al otro lado del camino hasta una granja. La encontramos tirada sobre la tierra y rodeada por un gran charco de sangre oscura. Había moscas por todos lados. Estela estaba despierta, con mucho calor y no se podía parar.

La llevamos hasta mi consultorio. Comencé un suero intravenos y antibióticos, tratamos de limpiarla al mismo tiempo que intentaba averiguar qué había pasado. Estaba embarazada de alrededor 3 meses y muy avergonzada. Sus padres la habían echado de su casa. Su novio no quiso creer que estaba embarazada. Todo lo que ella quería hacer era deshacerse del embarazo. Había probado con medicinas caseras, duchas vaginales, baños hirviendo y finalmente con una percha para ropa. Estela se murió.

Coautora del Manual de DSV

Términos médicos de uso común

Aborto - pérdida del embarazo: el feto no es viable (no puede sobrevivir fuera del útero).

Aborto completo - todos los productos de la gestación han salido del útero.

Aborto espontáneo - (aborto no provocado) pérdida del embarazo, el feto no es viable, todos los productos de la gestación han salido del útero sin ningún tipo de asistencia.

Aborto en condiciones riesgosas – pérdida del embarazo causada por medicamentos o instrumentos peligrosos utilizados para interrumpir un embarazo en condiciones no higiénicas.

Aborto incompleto - algunos o todos los productos de la gestación permanecen en el útero.

Aborto inevitable - período del embarazo cuando ya no es posible que el embarazo continúe.

Amenaza de aborto - los signos y síntomas son leves por lo que es posible que el embarazo llegue a término.

Concordancia con fechas - cuando el *tamaño del útero* estimado en el examen bimanual es concordante con las *semanas de amenorrea o gestación* (embarazo) de los antecedentes.

Pérdida: vea aborto espontáneo.

Etapas del aborto

Diagnóstico	Sangrado	Cuello	Tamaño uterino	Otros signos
Amenaza de aborto	Leve a moderado	Sin dilatación	Concordante con la fecha de la última menstruación normal (FUM)	Prueba de embarazo positiva Calambres Útero blando
Aborto inevitable	Moderado a profuso	Dilatado	Menor o concordante con FUM	Calambres Útero sensible
Aborto incompleto	Leve a profuso	Dilatado (blando)	Menor o concordante con FUM	Calambres Expulsión parcial de los productos de la gestación Útero sensible
Aborto completo	Poco o nada	Blando (dilatado o cerrado)	Menor que las fechas de FUM	Menos calambres o sin Expulsión de los productos de la concepción Útero firme

Fuente: Adaptado de Manejo Clínico. OMS, 1994

Uso del Método de Resolución de Problemas

PREGUNTE y ESCUCHE

Una mujer nunca olvidará la pérdida de un embarazo. La mujer puede tener miedo a contestar preguntas. El embarazo puede ser producto de una violación, falla del método anticonceptivo o falta de anticonceptivo. Puede tener miedo que usted la denuncie a la policía, que le cuente a su familia o a sus amigos. Puede temer ser expulsada por la familia, el marido o de la escuela. Puede tener miedo a ser golpeada. Ayúdela a comprender que usted desea ayudarla y que está dispuesta a escucharla. Su gentileza y generosidad antes, durante y después de atenderla ayudarán a que la mujer se sienta mejor. Consulte el Módulo 5: **Prevención y tratamiento de hemorragias,** página 5.3.

Averigue la siguiente información; **PREGUNTE:**

- ¿Está embarazada? ¿Cuando comenzó el sangrado? ¿Cuánto ha sangrado? ¿Ha tenido coágulos? *Si la condición* de la mujer es *grave* (ejemplo: shock, sangra profusamente), **actúe inmediatamente**.
- ¿Cuándo tuvo su última menstruación? ¿Fue normal? (duración, frecuencia, cantidad de sangrado). Consulte el Módulo 2: **Atención prenatal de calidad**, Antecedentes de menstruación, página 2.16. Determine las semanas de gestación (embarazo) utilizando el primer día de la última menstruación (FUM) normal. Compare la información de las semanas de gestación con la medida de la altura del fondo uterino cuando haga el examen.
- ¿Utiliza algún método anticonceptivo? ¿Qué tipo?
- ¿Tiene algún dolor o calambres? ¿Dónde le duele?
- ¿Tiene fiebre, escalofríos, secreción vaginal con mal olor?

PIENSE SIEMPRE EN UN ABORTO INCOMPLETO cuando una mujer en edad fértil no ha menstruado y tiene sangrado vaginal **O** con dolores en el bajo vientre (calambres) **O** ha perdido coágulos o tejido. También es posible que una mujer no recuerde que le ha faltado la menstruación.

OBSERVE y PALPE

Cuando examine a la mujer, trate de hacerlo en un lugar tranquilo y privado, donde otros no puedan escuchar o ver lo que está haciendo. Si sólo tiene una habitación para consultas, pida a los otros que esperen afuera. Use un paño o sábana para cubrir a la mujer durante el examen y procedimiento. Explique todo lo que va a hacer antes de hacerlo.

Consulte el Módulo 5: **Prevención y tratamiento de hemorragias**, página 5.5. Los pasos principales del examen son:

- Tome presión arterial, pulso y temperatura.
- **OBSERVE** signos de shock.
- **PALPE** si hay sensibilidad en el bajo vientre, sensibilidad de rebote.
- **PALPE** el útero para determinar sensibilidad, tamaño, posición y forma. Compare el tamaño actual del útero con la fecha de la última menstruación normal.
- **OBSERVE** si hay sangrado vaginal, coágulos o secreción de mal olor.
- **OBSERVE** con un espéculo vaginal. Extraiga todos los restos ovulares o coágulos del canal vaginal o del cuello uterino.
- **OBSERVE** si hay laceraciones o secreción.
- **PALPE** el útero (examen bimanual) para confirmar el tamaño y comparar con la información sobre las semanas de gestación de la historia clínica.
  - Introduzca los dedos índice y mayor, lubricados, en la vagina hasta que pueda palpar el cuello uterino.
  - Ponga la otra mano en el abdomen; encuentre el útero entre los dedos dentro de la vagina y la mano en el abdomen.
  - Mueva suavemente el útero para determinar su sensibilidad, tamaño, posición y forma.

IDENTIFIQUE EL PROBLEMA y TOME LA ACCIÓN APROPIADA

Consulte el Módulo 5: **Prevención y tratamiento de hemorragias**, página 5.5.

HALLAZGOS:	Shock:
ACCIÓN:	Consulte el Módulo 8: **Hidratación y rehidratación,** página 8.5.
HALLAZGOS:	Hinchazón abdominal que está dura y sensible; puede tener signos de shock : piense en embarazo ectópico o lesión en los órganos internos.
ACCIÓN:	Trate como se recomienda en el Módulo 5: **Prevención y tratamiento de hemorragias,** Apoyo al Aprendizaje 1 - Sangrado en el abdomen (Sangrado intra-abdominal), página 5.62.
HALLAZGOS:	Dolor abdominal agudo *con* útero sensible o fiebre o secreción vaginal de mal olor: piense en embarazo ectópico o aborto séptico.
ACCIÓN:	REFIERA. Trate como se recomienda en el Módulo 7: **Prevención y manejo de la infección,** página 7.9. Consulte el Módulo 5: **Prevención y tratamiento de hemorragias,** páginas 5.5 y 5.55.
HALLAZGOS:	Sangrado vaginal sin fiebre *con* coágulos o contracciones dolorosas o pérdida de tejidos: piense en aborto incompleto.
ACCIÓN:	Trate como se recomienda en la aspiración manual endouterina, página 10.48. Consulte el Módulo 5: **Prevención y tratamiento de hemorragias,** página 5.55 .
HALLAZGOS:	El sangrado vaginal se ha detenido: piense en amenaza de aborto.
ACCIÓN:	Recomiende descanso en cama durante 24 a 48 horas. REFIERA si el sangrado se repite o tiene fiebre o secreción de mal olor o dolores abdominales intensos.

DESTREZA: Aspiración Manual Endouterina (por vacío)[3]

El aborto incompleto o inevitable es tratado mediante la remoción de los restos de la gestación desde el útero. El método que se utilice para vaciar el útero depende de la duración del embarazo, la disponibilidad de equipo, insumos y de la destreza de la partera y/o médico. Las pautas de la OMS se encuentran en el Apoyo al Aprendizaje 3 – Atención posaborto, página 10.59.

La aspiración manual endouterina (AMEU) es un método eficaz en el tratamiento de un aborto incompleto de hasta 12 semanas de altura uterina. La aspiración manual endouterina utiliza succión para remover el contenido del útero. Tan pronto como se extraen los restos de la gestación, el útero se contrae y el sangrado disminuye. Esto puede salvar la vida de la mujer con un aborto incompleto que está sangrando profusamente.

Equipo

El juego de instrumentos para la AMEU (Consulte el Apoyo al Aprencizaje 4 - Equipo AMEU e insumos, página 10.60)

Precauciones

Mientras **PREGUNTA y ESCUCHA, OBSERVA y PALPA**, puede **IDENTIFICAR** un **PROBLEMA** que requiera **ACCIÓN** antes de comenzar con la AMEU o la necesidad de usar un método diferente para vaciar el útero. Es necesario un especial cuidado para asegurar que el tamaño del útero, según la medición del fondo uterino y el examen bimanual, no sea mayor de 12 semanas. A las 12 semanas de gestación, el útero se puede palpar a nivel de la sínfisis pubiana. *Si el tamaño del útero es más grande que 12 semanas, trate como un embarazo de segundo trimestre y **REFIERA.***

Procedimiento

Este procedimiento describe el instrumento para una AMEU. Si utiliza otro instrumento, compruebe que sabe prepararlo para la aspiración por vacío, ya que puede no ser el mismo procedimiento que se muestra aquí.

Preparación

1. **Disminuya el riesgo de infección** a mujeres y proveedores de salud, incluyendo el personal de limpieza, capacitándolos en la prevención de infecciones. Consulte el Módulo 7: **Prevención y manejo de la infección,** página 7.25.

[3] Las ilustraciones mostradas desde la Figura 2 a la Figura 128 pertenecen a IPAS, 1993, y se usan con la autorización de la Asociación de Atención en el Posaborto.

Las formas de reducir el riesgo infección incluyen:

- Lavado de las manos con agua y jabón **antes** y **después** de cada procedimiento de AMEU.
- Uso de instrumental **estéril** o **desinfectados con alto nivel** y guantes en ambas manos.
- Limpieza del cuello uterino y vagina **antes** de introducir cualquier instrumento a través del cuello o en el útero.
- Uso de la técnica de no contacto para el procedimiento de AMEU.

2. **Tenga los instrumentos de AMEU disponibles y listos.**

- Asegure que hay otra jeringa de AMEU disponible en caso de necesitarla.

- Prepare la jeringa de AMEU para producir un vacío y asegurar que la jeringa mantiene el vacío. Conecte un adaptador si es necesario, en el extremo de la jeringa o cánula.

- Cierre el paso de la válvula de la jeringa de AMEU. (Vea Figura 2.)

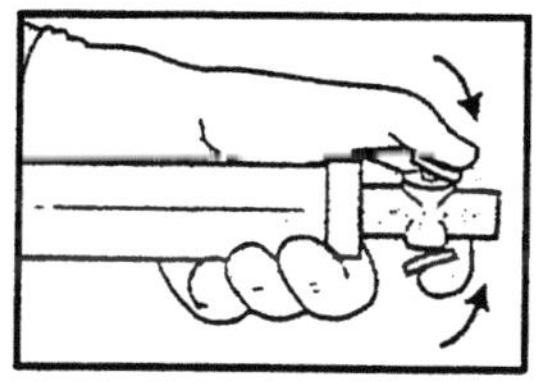

Figura 2. Cierre de la válvula de compresión

- Tire del émbolo hasta que las alet as del émbolo queden aseguradas en su lugar con las aletas del émbolo asentadas correctamente en el reborde del cuerpo de la jeringa. (Vea Figura 3.) Esta posición mantiene al émbolo en su lugar de manera que no se puede retraer nuevamente dentro del cuerpo de la jeringa; consulte el Apoyo al Aprendizaje 4 – Equipo, página 10.60.

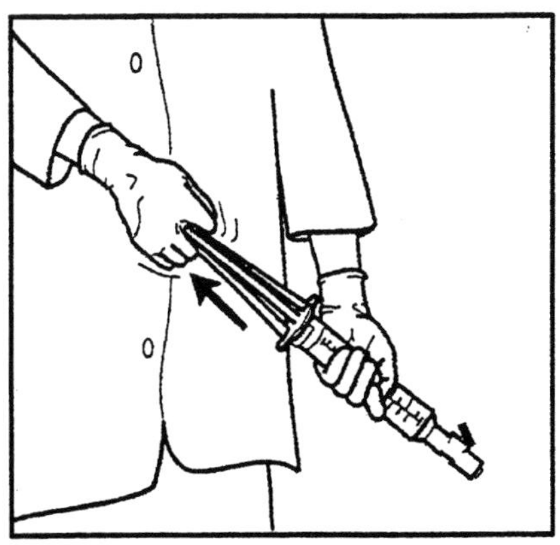

Figura 3 - Produciendo el vacío

3. **El manejo del dolor** depende del estado emocional de la mujer, la dilatación cervical, el tiempo que toma terminar la AMEU y la destreza de la partera y/o del médico.

    - **Estado emocional de la mujer:** preocúpese por los sentimientos de la mujer apenas la vea. Una mujer nunca olvidará la pérdida de un embarazo. La mujer que acude a usted puede estar asustada, ansiosa, deprimida, triste y/o enferma. La mujer puede tener miedo a contestar preguntas. Ayúdela a comprender que usted desea ayudarla y que está dispuesta a escucharla. Hágale ver que usted la respeta y que quiere ayudarla con su problema. Brinde su atención sin juzgarla. Ayudándola a que esté tranquila y cómoda hace que el procedimiento de la AMEU sea menos doloroso.

      Recuerde que muchas veces los gestos dicen más que las palabras. Explíquele lo que necesita hacer y por qué lo va a hacer. Asegure que comprende que usted está ahí para ayudarla a que se mejore.

    - **Dilatación del cuello uterino:** en un aborto incompleto el cuello uterino está casi siempre abierto. Como está abierto y blando, puede introducir la cánula sin causar dolor. La selección del tamaño correcto de cánula disminuirá la estimulación de los nervios alrededor del cuello uterino y se evitará el dolor. Explique cada uno de los pasos de este procedimiento antes de hacerlo para que la mujer esté preparada.

    - **El procedimiento de AMEU** sólo toma unos pocos minutos cuando lo realiza una partera o médico adiestrada, competente y segura. Maneje los instrumentos con suavidad y converse con la mujer durante todo el procedimiento, Después de cada uno de los pasos, como colocar la pinza de cuello (anillo) o introducir la cánula, espere unos segundos para que la mujer se pueda preparar par el próximo paso. Muévase despacio y use los instrumento con seguridad.

    - Nunca se puede enfatizar lo suficiente la importancia en la **destreza de la partera o del médico.** Es muy importante recordar que la mujer tendrá dolores en el bajo vientre con calambres y contracciones uterinas mientras se vacía el útero. Incluso ni la partera con mayor destreza ni su personal pueden evitar el dolor, pero pueden preparar y animar a la mujer durante el procedimiento. La partera debe continuar vigilando a su personal y ayudándolos a revisar los procedimientos para que estén listos y puedan ayudarla. La partera debe continuar actualizando y mejorando sus destrezas para ser competente en el manejo de una AMEU sin complicaciones e identificar cualquier complicación.

    - **Una atención gentil y de apoyo** a la mujer y el **uso de un analgésico no narcótico** (ibuprofeno o acetaminofeno) generalmente son suficientes antes, durante y después del procedimiento de AMEU sin complicaciones.

- Si necesita dilatar más el cuello, la mejor opción para manejar el dolor es el uso de anestesia local como un bloqueo paracervical. Consulte el Apoyo al Aprendizaje 6 - Como hacer un bloqueo paracervical, página 10.68, o si es una práctica local, pida a su médico de referencia que le enseñe.

4. **Examen vaginal -** es importante que la partera que realiza el procedimiento de AMEU esté segura de lo siguiente:

   - **Tamaño del útero,** al **PALPAR** el tamaño del útero no debe ser mayor de 12 semanas. Si tiene cualquier duda, REFIERA.

   - **Posición;** La partera debe ser muy cuidadosa al insertar la cánula de acuerdo con la posición del útero para evitar perforarlo. Es el mismo cuidado que con los dispositivos intrauterinos (DIU).

   - **Condición de la vagina y del cuello uterino;** si encuentra desgarros (laceraciones), perforaciones o pus, REFIERA y administre un antibiótico de amplio espectro; consulte el Módulo 7. **Prevención y manejo de la infección.**

   - **Contenido (restos ovulares) de la vagina;** se deben extraer los tejidos o coágulos de la vagina antes de comenzar con la AMEU.

5. **Prepare a la mujer.** Explique una vez más lo que va a hacer. Pídale que orine. Pida a su asistente que lave el abdomen inferior y los genitales con agua y jabón.

   - Lávese las manos y póngase guantes **estériles** o **desinfectados con alto nivel** en ambas manos.

   - Antes de seleccionar un antiséptico, pregunte a la mujer si es alérgica, como por ejemplo al yodo.

PASOS PARA REALIZAR UNA ASPIRACIÓN MANUAL ENDOUTERINA (AMEU)

1. **Introduzca suavemente el espéculo** y **OBSERVE** si hay desgarros, tejido o coágulos en cuello. Extraiga con una pinza el tejido, membranas o coágulos del cuello o vagina. También, si visualiza en el cuello el hilo del dispositivo intrauterino (DIU), extráigalo después de limpiar el cuello. Traccione lento y suavemente hasta que el DIU salga del cuello uterino.

2. **Limpie el cuello uterino, el orificio cervical y la vagina.** Use una pinza y gasa o algodón para limpiar el orificio cervical, el cuello uterino y la vagina con una solución antiséptica. Limpie la el orificio cervical cuidadosamente. Si se usa un yodóforo como antiséptico, deje pasar unos 2 minutos antes de continuar con el procedimiento para que libere el yodo libre.

3. **Sujete el cuello uterino con una pinza de anillo.** Consulte el Módulo 4: **Episiotomías y reparación de laceraciones**, para información sobre cómo realizar este procedimiento correctamente. Administre un medicamento analgésico y/o un bloqueo paracervical si es necesario; consulte el Apoyo al Aprendizaje 6 - Cómo hacer un bloqueo paracervical.

4. Por la general, no es necesaria la **dilatación cervical** en un aborto incompleto. Cuando sea necesario, dilate suavemente el cuello uterino usando cánulas de tamaño progresivo, teniendo mucho cuidado de no usar fuerza, ya que podría desgarrar el cuello uterino y perforar el útero. La dilatación cervical debe ser hecha por personal experimientado y capacitado. REFIERA si es necesario. Tenga preparadas cánulas de varios tamaños de acuerdo al tamaño del útero y a la siguiente guía:

   Útero de 5 a 7 semanas, intente con una cánula de 4, 5, 6 milímetros (mm)
   Útero de 7 a 9 semanas, intente con una cánula de 5, 6, 7 mm
   Útero de 9 a 12 semanas, intente con una cánula de 7 a 12 mm

5. **Sostenga el cuello uterino** para que no se mueva e **introduzca suavemente la cánula** a través del cuello uterino en la cavidad uterina justo pasado el orificio cervical interno. (Vea Figura 4.) Puede que tenga que rotar la cánula mientras ejerce una presión suave para lograr que el extremo de la cánula pase a través del canal cervical.

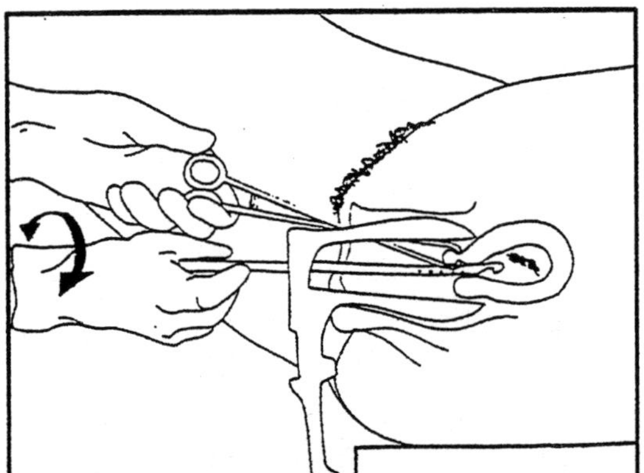

Figura 4: Introducción de la cánula

6. **Empuje despacio y *muy suavemente* la cánula en la cavidad uterina** hasta que toque el fondo uterino. (Vea Figura 5). Recuerde que el útero está muy blando, *no ejerza fuerza.* Determine la profundidad del útero por medio de los puntos marcados en la cánula. El punto más cercano al extremo de la cánula es 6 cm, los otros están marcados cada 1 cm. Después de medir el tamaño del útero, retire un poco la cánula.

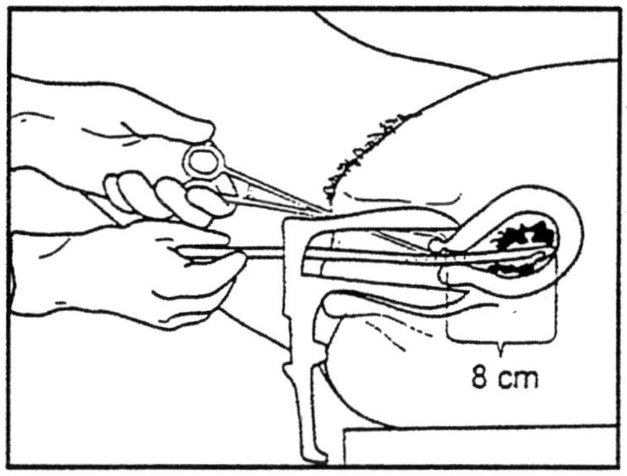

Figura 5. Medición de la profundidad del útero

Nota: Mientras realiza la AMEU, para evitar lacerar a la mujer, introduzca la cánula no más que la medida que identificó anteriormente.

7. **Conecte la jeringa preparada a la cánula** mientras mantiene la pinza y el extremo de la cánula en una mano y la jeringa en la otra. (Vea Figura 6.)

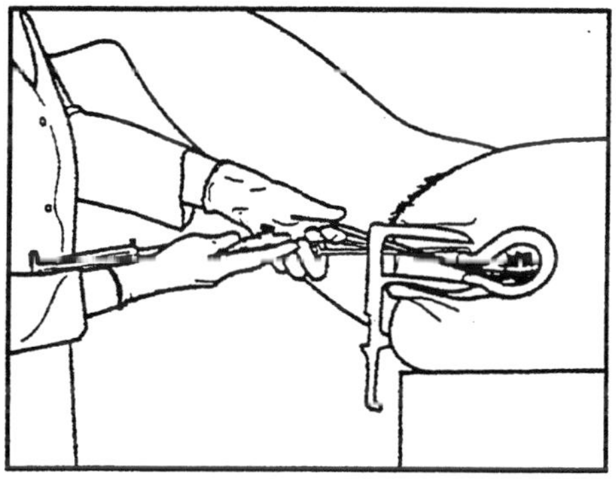

Figura 6. Conexión de la jeringa

Nota: Mientras conecta la jeringa, observe la medida marcada en la cánula para asegurar que la cánula **no se introduzca más de lo necesario** en el útero.

8. **Suelte la válvula de compresión** de la jeringa (Vea Figura 7) para transferir el vacío de la cánula a la cavidad uterina. El tejido hemático y burbujas debierían empezar a pasar de la cánula a la jeringa.

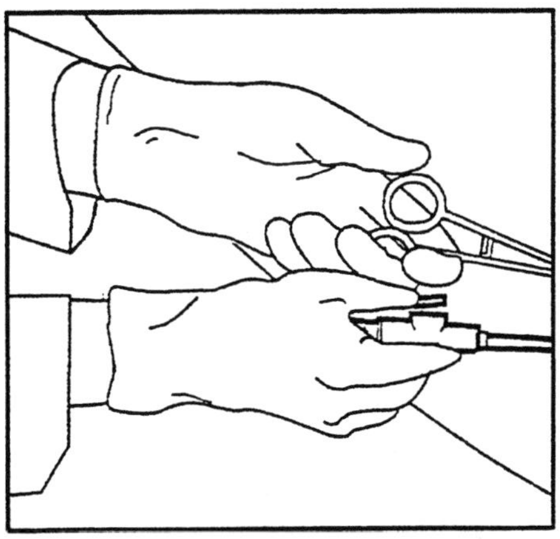

Figura 7. Suelte la válvula de pinzado

9. **Evacúe todo el contenido retenido** de la cavidad uterina rotando suavemente la jeringa y luego moviendo la cánula despacio y cuidadosamente hacia adelante y hacia atrás dentro de la cavidad uterina (Vea Figura 8). No rote la cánula más de 180 grados (medio giro).

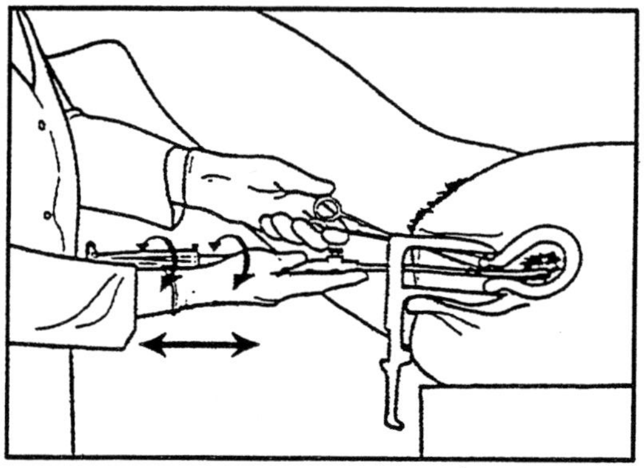

Figura 8. Evacuación del contenido uterino

Es importante **no** retirar la(s) abertura(s) de la cánula fuera del orificio cervical. Esto causará pérdida del vacío. Si esto ocurre o si la jeringa está llena, mantenga la cánula en el útero y restablezca el vacío. La cánula se contamina si la retira y toca la vagina o cualquier otra superficie no estéril. No vuelva a introducirla. Use otra cánula estéril o con desinfección de alto nivel. Consulte Preparación para el procedimiento en la página 10.48.

Nota: Mientras se establece el vacío y la cánula se encuentra dentro del útero, sujete siempre la jeringa por el cuerpo; **nunca sujete la jeringa por las aletas del émbolo.** Esto puede hacer que las aletas del émbolo se traben y accidentalmente el émbolo se retraiga en la jeringa, empujando el material nuevamente dentro del útero.

10. **Revisión de los signos de término.** El procedimiento de AMEU ha terminado cuando:

- No se observa espuma roja o rosada o tejidos en la cánula.
- Se siente una sensación arenosa (áspera) cuando la cánula pasa sobre la superficie del útero evacuado.
- El útero se contrae (sujeta) alrededor de la cánula.

11. **Desconecte la jeringa, retire la cánula** y coloque la cánula en solución descontaminante. (Vea Figura 9.) Con la válvula abierta, vacíe el contenido de la jeringa de AMEU en un cedazo (gasa o tela colocada arriba de un recipiente) presionando el émbolo.

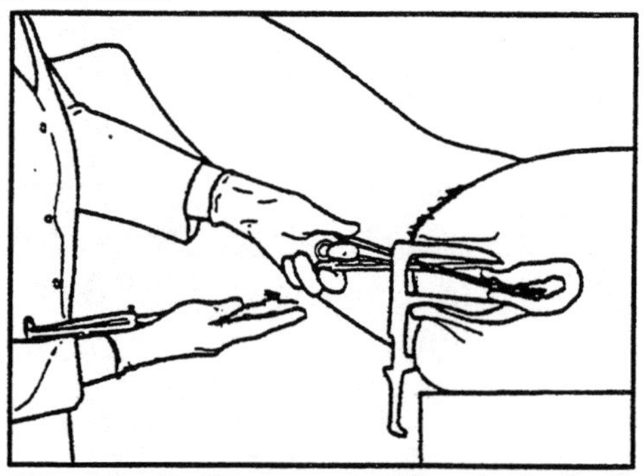

Figura 9. Desconexión de la jeringa

Nota: No coloque la jeringa vacía en la solución descontaminante hasta estar segura que el procedimiento ha terminado completamente. Si encuentra que el útero no esté completamente vacío, mantenga la jeringa en la bandeja hasta que haya terminado de revisar el tejido. Puede necesitar usar los instrumentos de la AMEU para extraer más tejido.

12. **Revise inmediatamente el tejido** extraído del útero (Vea Figura 10).
    - para determinar la cantidad y presencia de restos ovulares.
    - para asegurar que ha terminado con la evacuación.
    - para verificar si es un embarazo molar (poco común).

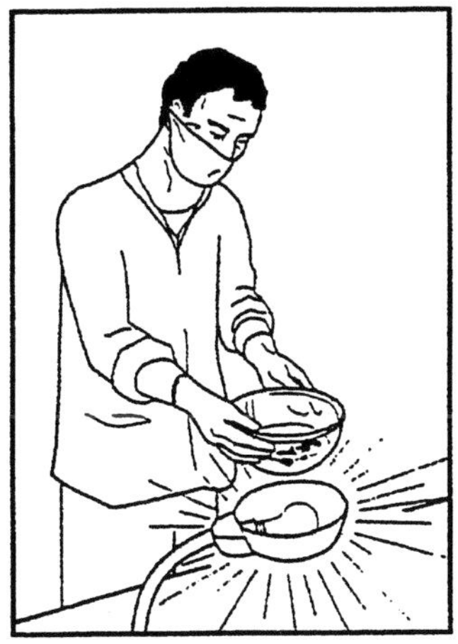

Figura 10. Revisión del tejido

Si es necesario, cuele y enjuague el tejido para quitar el exceso de coágulos de sangre. El tejido que se puede observar en el tratamiento del aborto incompleto incluye, vellosidad, membranas fetales, tejido endometrial (decidua) y, después de 9 semanas a partir de la última menstruación, partes fetales. Coloque el tejido en un recipiente con agua limpia, solución salina o ácido acético liviano (vinagre) para examinarlo nuevamente. Envíe al laboratorio muestras de tejido si sospecha de un embarazo molar u otro problema.

Siga las prácticas recomendadas para prevención de infecciones en el manejo de muestras, consulte el Módulo 7. **Prevención y manejo de la infección,** Métodos para la prevención de infecciones, página 7.32.

Si no ve restos ovulares, entonces:

- Todos los restos ovulares se expulsaron antes de la AMEU (aborto completo), *no requiere ningún otro procedimiento.*

- La cavidad uterina puede parecer vacía pero puede no haber sido vaciada completamente debido a la inexperiencia de la partera **o** porque ha utilizado una cánula demasiado pequeña **o** finalizó la aspiración demasiado pronto y ha quedado tejido en el útero, *si este es el caso, repita la aspiración para extraer el resto de tejido.*

- El sangrado vaginal puede deberse a otra causa y no a un aborto incompleto, como *un sangrado disfuncional por el uso de anticonceptivos, un fibroma uterino o un embarazo ectópico* (una **emergencia que pone en peligro la vida de la paciente,** REFIERA). Consulte el Módulo 5: **Prevención y tratamiento de hemorragias,** página 5.5.

- El útero puede ser anormal. Por ejemplo, la cánula puede haber estado en el lado no embarazado de un útero doble, REFIERA.

- En la ausencia de restos ovulares en una mujer con síntomas de embarazo, *piense en un embarazo ectópico, esta es una emergencia* REFIERA.

13. **Una vez que esté segura que ha terminado con el procedimiento, retire el equipo.** Ayude a la mujer para que se ponga cómoda y explique lo que ha encontrado a ella y a su familia.

14. **Descontamine todos los instrumentos.** Consulte el Módulo 7: **Prevención y manejo de la infección,** Métodos para la prevención de infecciones, página 7.25.

15. **Elimine los desechos.** Mientras todavía tiene los guantes puestos, coloque la gasa contaminada, algodones y otros desperdicios en un recipiente marcado correctamente, a prueba de fugas o en una bolsa de plástico. Coloque los instrumentos punzantes como agujas o jeringas en un envase a prueba de punciones o envuélvalos bien para que nadie se pinche. Los desechos se deben quemar o enterrar. El tejido y los coágulos se pueden vaciar en el sistema de alcantarillado, si hay.

16. **Quítese los guantes y descontamínelos.** Coloque ambas manos en la solución descontaminante y enjuague la sangre. Quítese los guantes tirando del puño hacia abajo para que queden al revés. Si los guantes se van a usar nuevamente, colóquelos en la solución por 10 minutos. Si son guantes desechables, puede quemarlos o enterrarlos después de haberlos remojado 10 minutos.

17. **Lávese** bien las manos con agua y jabón.

18. Registre sus hallazgos, incluyendo signos vitales, líquidos administrados, aspecto de los restos ovulares, estimación de sangre perdida y hora, tipo y dosis de los medicamentos administrados.

19. **Reconforte a la mujer y su familia.** Hable con la mujer y su familia, tranquilícelos y apóyelos.

Vigilancia de la recuperación de la mujer

1. Tome y registre los signos vitales tan pronto como el procedimiento de AMEU haya terminado.

2. Deje que la mujer descanse cómodamente en un lugar donde pueda observar y vigilar su recuperación.

3. Revise si tiene anemia y administre tabletas de hierro de acuerdo con los hallazgos. Consulte el Módulo 2: **Atención prenatal de calidad,** página 2.6, protocolo para la anemia. Si la mujer es Rh negativo, administre globulina inmune Rh(D) antes del alta, si tiene disponible.

4. Si empezó un tratamiento para complicaciones, continúe con el tratamiento y vigile o REFIERA si es necesario.

5. **En una AMEU sin complicaciones,** vigile el sangrado por lo menos una vez antes del alta. Vigile nuevamente los signos vitales. Revise si los calambres han disminuido. Los calambres prolongados no son normales. La mujer puede regresar a su casa tan pronto como se estabilice, pueda caminar sin ayuda y haya recibido la información de seguimiento.

6. Información de seguimiento para la mujer y su familia.

   Los **signos de una recuperación normal** son:
   - Algunos calambres uterinos durante los próximos días, que se pueden aliviar con un analgésico liviano como ibuprofeno o Panadol.
   - Algo de manchado o sangrado que no debiera ser más que una menstruación normal.
   - Debiera tener una menstruación normal en las próximas 4 a 8 semanas.

   Información sobre medicamentos, seguimiento y fertilidad. Debe entregar las indicaciones para la ingesta de los medicamentos recetados, darle la fecha de la visita de seguimiento y deberá informarle que:
   - No debe tener relaciones sexuales ni ponerse nada en la vagina (no hacer ducha vaginal, no debe usar tampones) hasta que el sangrado no cese, alrededor de 5 a 7 días y que
   - Será fértil nuevamente en menos de 2 semanas después del procedimiento de AMEU, por lo que necesita consejería en anticoncepción y comenzar inmediatamente a usar un método de planificación familiar si **no** desea otro embarazo.

Signos y síntomas de peligro: La mujer debe conocer los signos y síntomas de peligro, qué hacer y dónde acudir para una atención de emergencia en caso de:

- Calambres prolongados, más de unos pocos días.
- Sangrado prolongado, más de 2 semanas.
- Sangrado mayor a una menstruación normal.
- Dolor agudo o aumento del dolor.
- Fiebre, escalofríos o cansancio constante.
- Desmayos o debilidad.

Planificación familiar después del aborto

Una mujer **vuelve a ser fértil** casi inmediatamente después de un aborto incompleto, tan pronto como **11 días después**, si el embarazo fue de menos de 12 semanas. Debe decidir si desea o no embarazarse pronto. En caso de un aborto espontáneo, puede desear embarazarse de nuevo rápidamente y a menos que haya complicaciones médicas, no hay razón para hacerla cambiar de opinión.

Para algunas mujeres, el aborto les muestra claramente que no desean embarazarse en ese momento. La mujer y su pareja (si la tiene) necesitan recibir consejería sobre la recuperación de su fertilidad y los métodos anticonceptivos disponibles. Este puede no ser el mejor momento para tomar decisiones permanentes o a largo plazo. La consejería debe ser adecuada al estado emocional y físico de la mujer. Una elección completa e informada es fundamental en la selección de cualquier método, especialmente para los dispositivos intrauterinos (DIU), inyecciones, implantes o esterilización voluntaria.

A menos que haya complicaciones posaborto importantes, la mujer puede comenzar inmediatamente con casi cualquier método anticonceptivo que desee usar. No se recomienda la planificación natural de la familia hasta que la menstruación no se regularice. Para más información, consulte las normas y estándares locales y el *Manual de atención para Recién nacidos salubles y Madres saludables,* la sección sobre consejería y elección de métodos de planificación familiar. Asegure que cada mujer después de un aborto sepa lo siguiente:

- Puede embarazarse casi inmediatamente y debe decidir si desea embarazarse pronto.

- Hay métodos seguros y modernos de planificación familiar que pueden ayudarla a evitar un nuevo embarazo; y

- Dónde y cómo puede obtener estos métodos si la partera no puede ayudarla con el método de su elección.

Apoyo al Aprendizaje 3 –Tipo de Atención posaborto por nivel de complejidad (instalación y personal)

Tipo de atención posaborto según nivel de complejidad (instalación y personal)			
Nivel	**El personal puede incluir**	**Atención posaborto de emergencia**	**Planificación familiar después del aborto**
Comunidad	• Residentes de la comunidad con capacitación básica en salud • Parteras tradicionales • Curanderos	Reconocimiento de signos y síntomas del aborto y sus complicaciones graves Referencia al nivel que disponga del tratamiento.	Suministro de píldoras, condones, diafragmas y espermicidas Referencia y seguimiento para éstos y otros métodos
Primario (Consultorios de atención primaria, Consultorios de planificación familiar o centros de salud o policlínicos)	• Parteras profesionales • Proveedores de salud • Enfermeras • Médicos generales	**Todas las instalaciones de atención primaria. Las actividades que se describen arriba más:** Diagnóstico basado en la historia clínica y en el examen físico y de la pelvis Reanimación / preparación del tratamiento o transferencia Pruebas de hematocrito / hemoglobina Referencia si es necesario Si dispone de personal capacitado y equipo apropiado, las actividades que se describan arriba más: Iniciación de tratamientos de emergencia • terapia de antibióticos • reemplazo de líquidos intravenosos • oxitócico Evacuación uterina durante el primer trimestre de aborto incompleto no complicado Control del dolor: • analgesia y sedación simple anestesia local (bloqueo paracervical)	Provisión de los métodos arriba mencionados más DIUs, inyectables e implantes Norplant® Referir para la esterilización voluntaria
Primer nivel de referencia (hospital del distrito)	• Partera profesionales • Enfermeras • Médicos generales • Médicos gínecobstetras.	**Las actividades que se describan arriba más:** Evacuación uterina de emergencia en el segundo trimestre Tratamiento de la mayoría de las compliaciones posaborto Anestesia local y general Diagnóstico y referencia de complicaciones graves (septicemia, peritonitis, falla renal.) Laparotomía y cirugía indicada (incluyendo embarazo ectópico). Pruebas de compatibilidad de sangre y transfusión	Provisión de los métodos arriba mencionados más esterilización voluntaria Seguimiento, incluyendo anemia
Nivel secundario y terciario (hospital regional o de referencia)	• Parteras profesionales • Enfermeras • Médicos generales • Médicos gínecobstetras.	**Las actividades que se describan arriba más:** Evacuación uterina indicada en todos los abortos incompletos Tratamiento de complicaciones graves (incluyendo lesión intestinal, sepsis grave, falla renal) Tratamientos de problemas de sangrado/coagulación	Todas las actividades arriba mencionadas

Fuente: Adaptado de Complicaciones del aborto. OMS, 1994

Apoyo al Aprendizaje 4 - Equipo para AMEU, insumos y cuidado del equipo de AMEU

El aborto incompleto se trata removiendo los restos ovulares desde el útero. En el prime trimestre, se puede utilizar AMEU si hay disponibilidad de equipo, insumos y personal entrenado. Este Apoyo al Aprendizaje describe el equipo básico, los insumos y el cuidado del equipo necesario para la AMEU.

1. **Equipo y suministros necesarios para la AMEU**

Equipo de AMEU, vea más adelante
Espéculo vaginal
Pinzas de cuello
Pinzas de anillo(2)
Recipiente transparente

Luz
hisopo/ gasa
Solución antiséptica
Guantes
Cedazo

Lente de aumento simple
No necesario pero disponible:
Equipo de bloqueo paracervical
Anestesia local
Cureta filosa
Dilatador graduado

Contenido del equipo de AMEU de IPAS

El equipo básico de instrumentos para la AMEU en el tratamiento de
de un aborto incompleto (Vea Figura 11), contiene una jeringa estéril de 60 cc con válvula simple o doble con:

- Una válvula de cierre
- Émbolo
- Reborde
- Silicona para la lubricación de la jeringa
- Anillo en O
- Cánula flexible con dos aberturas
  - **jeringa de una válvula** use una cánula de 4, 5, 6 mm
  - **jeringa de dos válvulas** use una cánula de 6, 7, 8, 9, 10, 12 mm

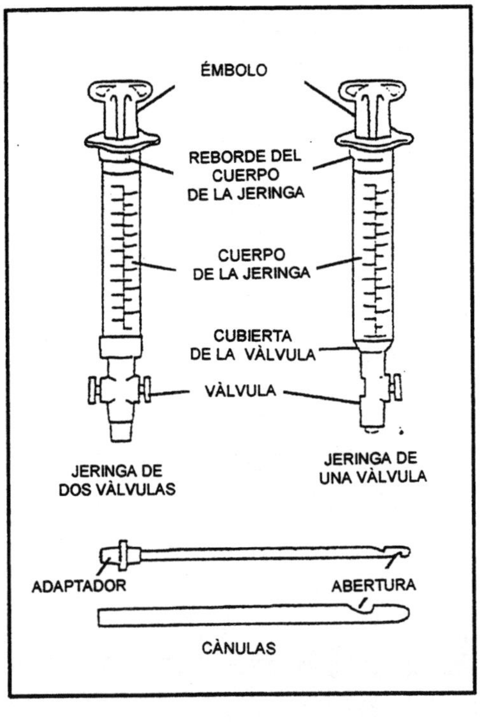

Figura 11. Instrumentos para AMEU de IPAS

Infraestructura de la sala de tratamiento

Antes de comenzar con el procedimiento de AMEU, asegure tener lo siguiente en buenas condiciones:

- Mesa con estribos para la paciente
- Baldes de plástico para la descontaminación
- Recipiente a prueba de punciones para el desecho de agujas
- Recipiente a prueba de fugas para el desecho de residuos
- Luz potente
- Asiento o piso

2. **Antisépticos**

Los antisépticos no destruyen con seguridad las bacterias ni virus. No destruyen las endosporas bacterianas. Los antisépticos sirven para la limpieza de la piel antes de una inyección o de un procedimiento quirúrgico. No se utilizan para desinfectar el instrumental quirúrgico ni los guantes.
Los antisépticos que no se deben utilizar como desinfectantes son:

- Derivados de la acridina (violeta de genciana o violeta cristal)
- Cetrimida (Cetavlon)
- Lima clorinada y ácido bórico (Eusol)
- Gluconato de clorhexidina (Hibiscrub, Hibitane)
- Gluconato de clorhexidina y Cetrimide, diferentes concentraciones (Savlon)
- Cloroxilenol (Dettol)
- Hexaclorofeno (pHisoHex)
- Compuestos de mercurio (tóxico y no recomendado como antiséptico o desinfectante)

Antisépticos de bajo nivel que se utilizan únicamente en las superficies ambientales (como paredes, pisos, camas) cuando no se dispone de soluciones de cloro.

- Fenol al 1 ó 2 por ciento (Phenol)
- Ácido carbólico al 5 por ciento (Lysol)
- Cloruro de benzalconio
- Amonio cuaternario (Zephiran)

3. **Desinfectantes**

Los desinfectantes destruyen las bacterias, virus y algunas endosporas <u>si son usados correctamente y diluidos como corresponde</u>. Las tablas a continuación describen los desinfectantes apropiados para la desinfección de alto nivel (DAN) de los instrumentos para la AMEU. También se presentan las tablas para preparar solución de cloro para descontaminación. Consulte el Módulo 7: **Prevención y manejo de la infección,** página 7.25, para información adicional sobre prevención de infecciones.

Desinfección de alto nivel del instrumental

Equipo	Agente desinfectante	Ventajas	Desventajas	Concentración de la solución	Tiempo mínimo requerido para la desinfección	Pasos	Precauciones
Instrumentos de metal y cánulas	Agua hirviendo	Fácilmente disponible; provee desinfección de alto nivel (DAN) hasta 5.500 metros (18.000 pies)		No corresponde	20 minutos de hervor	Llene con agua (¾ de su capacidad) un recipiente grande (por lo menos de 25 cm / 10 pulgadas de diámetro), deposite los instrumentos y haga hervir tapada durante 20 minutos; retire los instrumentos con cuidado con una pinza DAN; seque al aire sobre una bandeja DAN o en un recipiente DAN.	Sujete la cánula con cuidado cuando la retire del agua. La cánula caliente se puede achatar si la sujeta con demasiada fuerza con la pinza. No deje la cánula en el agua hervida.
Instrumentos, cánulas	Glutaraldehído (2-4%)	No se inactiva fácilmente con materiales orgánicos.	Irritante a la piel, ojos, vías respiratorias	Use concentrado; nunca diluir. Para mezclarlo, siga las instrucciones del fabricante	20 minutos	Sumerja el instrumental completamente, asegure que el interior de la cánula se llene; deje en remojo; retire con una pinza DAN; enjuague con agua hirviendo; seque al aire sobre una bandeja DAN o en un recipiente DAN.	Deseche la solución (7 a 28 días) después de haberla mezclado o antes si se enturbia (siga las instrucciones del fabricante)
	Cloro (0,1%)	Acción rápida, muy eficaz contra el virus de la hepatitis B y la infección del VIH	Corrosivo para los metales	Diluir al 0,1% para limpiar el equipo con agua hervida, 0,5% si usa agua del grifo.	20 minutos	Sumerja el instrumental completamente en un recipiente no metálico, asegure que el interior de la cánula se llene; deje en remojo; retire con una pinza DAN; enjuague con agua hirviendo; seque al aire sobre una bandeja DAN o en un recipiente DAN.	Cambie la solución diariamente o más seguido si se enturbia
	Peróxido de hidrógeno (Agua oxigenada) (6%)	No se inactiva fácilmente con materiales orgánicos	Corrosiva para el cobre, aluminio, zinc y bronce, se inactiva con la exposición prolongada al calor (más de 30 ºC) o a la luz	Mezcle 1 parte 30% de peróxido de hidrógeno con 4 partes de agua hervida para obtener una solución al 6%.	30 minutos	Sumerja el instrumental completamente en un recipiente no metálico, asegure que el interior de la cánula se llene; deje en remojo; retire con una pinza DAN; enjuague con agua hirviendo; seque al aire sobre una bandeja DAN o en un recipiente DAN.	Almacene el peróxido de hidrógeno en un envase opaco, fuera del calor y de la luz Cambie la solución diariamente o más seguido si se enturbia
	Formaldehído (8%)	No se inactiva fácilmente con materiales orgánicos.	Vapores tóxicos, Irritante a la piel, ojos, vías respiratorias	Diluya 1 parte de formaldehído comercial (35% - 40%) con 4 partes de agua hervida para obtener una solución al 8%.	20 minutos	Sumerja el instrumental completamente, asegure que la cánula se llene por dentro; retire con una pinza DAN; enjuague con agua hirviendo; seque al aire sobre una bandeja DAN o en un recipiente DAN.	Utilice únicamente en un lugar bien ventilado. No diluya en agua con cloro — produce un gas tóxico. Deseche la solución después de 14 días o antes si se enturbia

Fuente: Tietjen et al., (1995).

Preparación de la dilución de soluciones cloradas con un blanqueador líquido (hipoclorito de sodio) para descontaminación y DAN

Tipo o marca de blanqueador (País)	Porcentaje de Cloro disponible	Proporción de blanqueador en agua[†]	
		0.5%	0.1%[††]
JIK (Kenia), Robin Bleach (Nepal)	3.5%	1 : 6	1 : 34
Household bleach (EE.UU., Indonesia), ACE (Turquía), Eau de Javal (Francia) (15 % cloro)	5%	1 : 9	1 : 49
Blanquedor, Cloro (México)	6%	1 : 11	1 : 59
Lavandina (Bolivia)	8%	1 : 15	1 : 79
Chloros (Reino Unido), Lejía (Perú)	10%	1 : 19	1 : 99
Chloros (Reino Unido), Extrait de Javel (Francia) (48 % cloro)	15%	1 : 29	1 : 149

[†] Para la proporción de blanqueador en agua, lea como 1 parte de blanqueador concentrado en x partes de agua (por ejemplo, JIK – 1 parte de blanqueador en 6 partes de agua para obtener un total de 7 partes).

Fuente: Tietjen et al., (1995).

[††] Use agua hervida cuando prepare una solución clorada al 0,1% para DAN porque el agua del grifo tiene materia orgánica microscópica que inactiva el cloro.

Productos químicos para esterilizar el instrumental de AMEU

Agente esterilizante	Ventajas	Desventajas	Solución	Tiempo mínimo requerido para la esterilización	Pasos	Precauciones
Glutaraldehído 2 - 4% (Cidex)	No se inactiva fácilmente con materiales orgánicos.	Esterilización más lenta a menos de 25 °C (77 °F), irritante a la piel, ojos, vías respiratorias	Concentrado, nunca diluir. Para mezclarlo, siga las instrucciones del fabricante	10 horas	Sumerja el instrumental completamente, asegure que la cánula se llena por dentro; remoje; retire con una pinza estéril; enjuague con agua estéril; seque al aire.	Use únicamente en un lugar bien ventilado, deseche de acuerdo con las instrucciones del fabricante o antes si la solución se enturbia.
Formaldehído (8%)	No se inactiva fácilmente con materiales orgánicos.	Vapores tóxicos; irritante a la piel, ojos, vías respiratorias	Diluya 1 parte de formaldehído comercial (35% - 40%) con 4 partes de agua embotellada para obtener una solución al 8%.	24 horas	Sumerja el instrumental completamente, asegure que la cánula se llena por dentro; retire con una pinza estéril.	Use únicamente en un lugar bien ventilado, no diluya con agua clorada – produce un gas tóxico; descarte después de 14 días de mezclado o antes si la solución se enturbia.

Fuente: Leonard and Yordy, (1994).

4. **Cuidado del equipo de AMEU:** consulte el Módulo 7: **Prevención y manejo de la infección** para información adicional.

   El procesamiento del equipo de AMEU sigue los pasos de **descontaminación, limpieza, esterilización o desinfección de alto nivel.** El equipo de AMEU se arma nuevamente y se guarda listo para usar.

   - La **descontaminación** de todos los artículos, incluso los guantes, se debe realizar inmediatamente después de usarlos para hacerlos seguros de manipular y limpiar. Ponga en remojo en una solución de cloro al 0,5% durante 10 minutos, antes de la limpieza, todos los instrumentos usados, incluyendo cánulas, jeringa de AMEU y el dilatador del cuello uterino. Las superficies de las mesas de examen o de procedimientos se deben limpiar con una solución descontaminante, después de cada cliente.

   - La **limpieza** con agua fría y jabón es el método más efectivo para reducir la cantidad de gérmenes del instrumental sucio. El jabón líquido o en polvo es lo mejor, ya que el jabón de tocador deja un residuo (película) que algunas veces es difícil quitar. Use guantes (guantes de goma) y utilice un cepillo blando para los instrumentos. Desarme todo el instrumental, incluyendo el de AMEU y las jeringas para inyecciones. Después de la limpieza, enjuague con agua limpia por dentro y por fuera las jeringas, guantes e instrumental.

     La **jeringa de AMEU** sirve únicamente como origen del vacío y recipiente para la sangre y tejido. La jeringa no entra en contacto con el flujo de sangre de la clienta por lo que la descontaminación y limpieza son suficientes. Si sus protocolos indican que se deben desinfectar y esterilizar, utilice únicamente agentes químicos. La jeringa se quebrará e inutilizará si se hierve, somete al calor o a esterilización con autoclave.

   - **Esterilización o desinfección de alto nivel de los instrumentos -** La esterilización es el método más seguro y efectivo para procesar el instrumental (como pinzas de anillo, espéculos, dilatadores; **note que las cánulas no se pueden esterilizar**) que estuvo en contacto con sangre, tejido bajo la piel o tejidos que normalmente son estériles. Cuando no se dispone de esterilización, la desinfección de alto nivel es el único método aceptable. Consulte la tabla sobre desinfección de alto nivel, página 10.62 y al Módulo 7: **Prevención y manejo de la infección,** página 7.25, para información.

Almacenamiento y armado - Los paquetes o contenedores estériles deben tener una etiqueta con la fecha de vencimiento y deben utilizarse dentro de la semana. Si no son usados en la semana, se deben reesterilizar. Guarde los paquetes y contenedores en un área cubierta alejada del piso para protegerlos del polvo. Si los paquetes o los contenedores se mojan, los artículos no están estériles y deben ser reprocesados.

Guarde los instrumentos que se han desinfectados con alto nivel en un lugar seco, cubierto, en contenedores con tapas herméticas desinfectados con alto nivel. **No** guarde la cánula o los instrumentos en soluciones químicas porque se pueden contaminar. Retire el instrumental de los contenedores con pinzas estériles o desinfectadas con alto nivel, sujetando el extremo de la cánula que conecta a la jeringa. Es mejor guardar pocas cánulas en cada contenedor.

Armado de las jeringas para la AMEU. Reemplace el anillo en O en el émbolo. Lubrique el anillo en O con una gota de silicona o jabón líquido, esparza la silicona o el jabón líquido alrededor del anillo con la punta del dedo enguantado.

Arme la jeringa juntando las aletas del émbolo e introduzca el émbolo en el cuerpo de la jeringa . Coloque el reborde del cuerpo de la jeringa. Empuje el émbolo en el cuerpo de la jeringa hacia adentro y hacia afuera varias veces para que el lubricante se distribuya por el cuerpo.

Revise si la jeringa produce vacío. Esto se debe hacer después de la limpieza y de nuevo justo antes de usar. Cierre la válvula de compresión y extraiga el émbolo hasta que las aletas queden sujetas. Mantenga la jeringa en esta posición durante 2 ó 3 minutos y luego afloje la válvula de compresión. Escuchará un flujo de aire que penetra en la jeringa, esto significa que la jeringa mantiene el vacío.

Si no escucha el flujo de aire, retire el émbolo. Revise si el anillo en O tiene alguna rotura. Si las partes de la jeringa no parecen dañadas, arme la jeringa nuevamente. Repita la prueba. Si la jeringa sigue perdiendo el vacio, reemplace el anillo y repita la prueba. Si la jeringa aún pierde el vacio, deberá desecharla.

Almacenamiento de las jeringas de AMEU. Guarde las jeringas en contenedores cubiertos o en bolsas de plástico para protegerlas del polvo. Si no se usan en una semana, repita el proceso de limpieza y secado.

Apoyo al Aprendizaje 5 - Manejo de problemas y complicaciones de la AMEU

Hay ciertos problemas que pueden ocurrir durante y después de terminar el procedimiento de AMEU. La mayoría no son serios y si se identifican y corrigen inmediatamente, no afectará la recuperación de la clienta.

Problemas técnicos - En la mayoría de los procedimientos de AMEU, el vacío de la jeringa se mantiene constante hasta que se llena alrededor de un 90%. Sin embargo, el vacío puede disminuir antes de completar el procedimiento si la cánula se bloquea o se retira prematuramente.

- **Jeringa llena -** Si la jeringa está llena:

  1. Cierre la válvula de compresión de la jeringa.
  2. Desconecte la jeringa de la cánula, dejando la punta de la cánula en el interior del útero. **No empuje el émbolo cuando desconecte la jeringa.**
  3. Abra la válvula de compresión y empuje el émbolo en el cuerpo de la jeringa para vaciar el contenido en un recipiente donde pueda inspeccionarlo. Tenga cuidado que el contenido de la jeringa no salpique a sus ojos.
  4. Restablezca el vacío en la jeringa, conéctela nuevamente a la cánula y continúe con la aspiración. Puede tener una segunda jeringa preparada en caso que la primera se llene.

- **Retiro prematuro de la cánula al canal vaginal** - Para corregir este problema:

  1. Retire la jeringa y la cánula, teniendo mucho cuidado de no contaminar la cánula.
  2. Cierre la válvula de compresión de la jeringa.
  3. Separe la jeringa de la cánula, abra la válvula y vacíe la jeringa. Restablezca el vacío.
  4. Introduzca nuevamente la cánula si **no** se ha contaminado. Utilice otra cánula si se ha contaminado. No reinserte la misma cánula si se ha contaminado.
  5. Reconecte la jeringa, abra la válvula y continúe con la aspiración.

- **Cánula tapada -** Si el tejido o las burbujas no fluyen dentro de la jeringa, la cánula puede estar tapada.

  1. Cierre la válvula de compresión de la jeringa.

  2. Retire la jeringa y la cánula, teniendo mucho cuidado de no contaminar la cánula.

  3. Retire el material de la abertura de la cánula, utilizando una pinza o hisopo estéril o desinfectados con alto nivel. **Nota:** Nunca trate de destapar la cánula poniendo presión en el émbolo hacia el cuerpo de la jeringa mientras el extremo de la cánula está todavía en el útero.

  4. Introduzca la cánula nuevamente; conecte una jeringa preparada y abra la válvula.

- **La jeringa no mantiene el vacío**

Si la jeringa no mantiene el vacío, trate de lubricar el émbolo y el cuerpo de la jeringa con una gota de silicona. Si esto no funciona, reemplace el anillo en O. Si esto no funciona, deseche y utilice otra jeringa. Consulte la página 10.65 para más información.

Apoyo al Aprendizaje 6 - Cómo hacer un bloqueo paracervical

La anestesia local más comúnmente utilizada para aliviar el dolor cuando es necesario *dilatar el cuello,* es el *bloqueo paracervical* con lidocaína sin epinefrina. Reduce el dolor cervical producido por la tracción, dilatación o movimiento de la cánula en el cuello uterino. El bloqueo **no** llega hasta los nervios del útero.

Para poder usar anestesia local, deberá tener disponible medicamentos de emergencia y equipo de aspiración y reanimación. En la mayoría de los casos, 10 ml de lidocaína al 1% sin epinefrina es suficiente. En ningún caso se deberá exceder la dosis total de 20 ml. Recuerde evitar inyectar directamente en la vena, *aspirando* (traccionando el émbolo de la jeringa) antes de inyectar el medicamento.

Procedimiento

En cada uno de los lugares donde inyecte, introduzca la aguja, después *aspire* para asegurar que la aguja **no** esté en la vena. Si aparece sangre en la jeringa, **no** inyecte. Retire la aguja y coloque en otro lugar.

1. Después de averiguar que no es alérgica a los anestésicos, llene una jeringa con 10 a 20 ml de lidocaína al 1% sin epinefrina.

2. Use una aguja de 3,5 cm (1 ½ pulgadas), número 22 ó 25 para inyectar la anestesia local. Si usa una pinza de anillo para sostener el cuello, inyecte primero 1 ml de anestesia local en el labio anterior o posterior del cuello uterino que ha sido expuesto por el espéculo. Consulte el Módulo 4: **Episiotomías y reparación de laceraciones**, páginas 4.11 – 4.12, para información sobre observación y fijación del cuello uterino.

3. Con la pinza en el cuello uterino, mueva y traccione suavemente para identificar el área entre el cuello uterino liso y el tejido vaginal. Este es el sitio para insertar la aguja alrededor del cuello. (Vea Figura 12.)

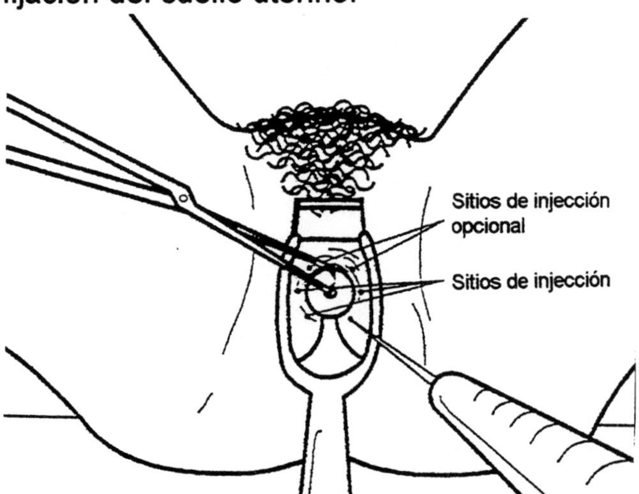

Figura 12. Sitios de inyección para el bloqueo paracervical.

4. Inserte la aguja justo abajo del cuello y *aspire* un poco para asegurar que la aguja **no** esté en un vaso sanguíneo.

5. Inyecte alrededor de 2 ml de anestesia local justo debajo del cuello uterino y con una profundidad de no más de 2 ó 3 milímetros (ml) en las posiciones del reloj 3, 5, 7 y 9; vea Figura 12. Cuando el anestésico se coloca correctamente, se puede observar la inflamación y palidez del tejido.

6. Cuando termine con las inyecciones espere, por lo menos 2 a 4 minutos para que el anestésico haga efecto.

Preguntas de repaso

¿Qué he aprendido? Vea qué es lo que ha aprendido y comprendido de esta sección del módulo respondiendo a las siguientes preguntas. Cuando termine, busque las respuestas en el módulo, en las páginas indicadas entre paréntesis ().

1. Una mujer nunca olvidará la pérdida de un embarazo. Describa qué le preguntará (**PREGUNTAR Y ESCUCHAR**) a una mujer que acude a usted sangrando. Su última menstruación fue hace 8 semanas. (página 10.45)

2. Una mujer acude a usted con sangrado vaginal. Tiene 2 paños y algunos coágulos / tejido envueltos en una tela. Su última menstruación fue hace 10 semanas. Tiene contracciones dolorosas. ¿Qué deberá **OBSERVAR** y **PALPAR**? (página 10.46)

3. Acaba de determinar que la mujer tiene una amenaza de aborto. ¿Qué hará? (página 10.47)

4. ¿Por qué hace la aspiración manual endouterina (por vacío)? (página 10.48)

5. Para hacer una aspiración manual endouterina hay 5 pasos de preparación. Enumere los pasos y explique por qué cada uno de ellos es necesario. (páginas 10.48 – 10.51)

6. ¿Por qué se debe medir el tamaño del útero antes de hacer una aspiración manual endouterina? (página 10.48)

7. Una vez que se termina con la aspiración manual endouterina, el contenido extraído del útero se debe revisar. ¿Por qué se debe hacer esto? (página 10.55)

8. Enumere y explique los pasos para la prevención de infecciones. (páginas 10.61 y 7.25)

9. ¿Por qué es importante la prevención de infecciones para la mujer que necesita una aspiración manual endouterina? (página 7.25)

10. ¿Por qué es importante la prevención de infecciones para la partera cuando realiza una aspiración manual endouterina? (página 7.25)

11. Durante el período de recuperación del procedimiento de aspiración manual endouterina, ¿cuáles son los signos y síntomas de peligro que la mujer y su familia deben conocer? (página 10.57)

12. La mujer comienza a ser fértil casi inmediatamente después de un aborto incompleto. Debe determinar si desea embarazarse. ¿Qué información le dará sobre la planificación familiar? (página 10.58)

Lista de verificación de destrezas - Aspiración manual endouterina

Esta lista cumple dos propósitos:

1. La partera la usa como guía para verificar sus propios conocimientos.
2. El supervisor la usa para evaluar el desempeño de la partera.

Luego de la observación/desempeño, anote una calificación: ✓ = satisfactorio o bien **X** = necesita mejorar. Agregue cualquier comentario en la sección para comentarios más adelante.

	Fecha	Fecha	Fecha	Fecha
Durante el procedimiento de **aspiración manual endouterina.**				
1. Establece una relación, trata de conocer a la mujer, hace que se sienta cómoda.				
2. Explica el procedimiento y tranquiliza a la mujer y a la familia.				
3. Prepara la sala, el equipo y los medicamentos.				
4. Tiene los instrumentos para la AMEU listos, incluyendo: • Dos equipos de AMEU estériles/desinfectados con alto nivel, pinza de anillo, espéculo. • Prepara la jeringa de AMEU: usa el adaptador si es necesario, cierra la válvula de compresión, produce el vacío.				
5. Manejo del dolor:				
• Cuida el estado emocional de la mujer; explica lo que está haciendo durante cada paso del procedimiento.				
• Determina la dilatación cervical y administra un analgésico de acuerdo a sus hallazgos. Consulta el Apoyo al Aprendizaje 6, Bloqueo paracervical, si es necesario.				
• Hace la AMEU con competencia y confianza.				
6. **PREGUNTA y ESCUCHA:** antecedentes clínicos, calambres, dolor, sangrado, FUM, estado emocional.				
7. **OBSERVA y PALPA:** investiga si hay shock, anemia, infección, estado del cuello, posición uterina y, que ***el tamaño del útero no sea mayor que 12 semanas.***				
• Examen abdominal - el útero no está más alto que el nivel de la sínfisis pubiana.				
• Examen vaginal – ***confirma un útero no mayor que 12 semanas por palpación bimanual.***				

	Fecha	Fecha	Fecha	Fecha
• Maneja el shock, la anemia, la infección.				
• REFIERE si tiene laceraciones, trauma, secreción con pus o el tamaño del útero excede las 12 semanas.				
8. Explica a la madre y a la familia lo que está haciendo.				
• Le pide que vacíe la vejiga.				
• Lave el abdomen inferior y genitales con agua y jabón.				
Pasos para la aspiración manual endouterina:				
• Explica que va a hacer.				
• Hace prevención de infecciones: lavado de manos, guantes.				
1. Introduce el espéculo con cuidado.				
2. Hace prevención de infecciones: limpia el orificio cervical con solución antiséptica.				
3. Sujeta el cuello uterino con una pinza de anillo. Hace un bloqueo paracervical y/o administra otros medicamentos si es necesario. Espera que haga efecto.				
4. Revisa nuevamente la cánula y la jeringa para asegurar que estén en buenas condiciones y sean las correctas de acuerdo con el tamaño del útero y la dilatación del cuello.				
5. Sostiene el cuello uterino para que no se mueva y con cuidado introduce la cánula. La rota con una presión suave si es necesario.				
6. Empuja la cánula despacio en la cavidad uterina. Mide la profundidad del útero por medio de los puntos marcados en la cánula.				
7. Conecta la jeringa preparada a la cánula sin contaminarla. Asegura que la cánula no se sigue introduciendo al útero mientras está acoplando la jeringa.				
8. Abre la válvula de compresión para transferir el vacío de la cánula a la cavidad uterina.				
9. Mueve la cánula efectivamente para vaciar el útero.				

	Fecha	Fecha	Fecha	Fecha
10. Revisa si hay signos de finalización del procedimiento: • No observa en la cánula espuma roja o rosada ni tejidos. • Siente una sensación arenosa cuando la cánula pasa sobre la superficie del útero evacuado. • El útero se contrae alrededor de la cánula.				
11. Retira la cánula; desconecta la jeringa; coloca la cánula en solución descontaminante. Con la válvula abierta, empuja el émbolo y vacía el contenido de la jeringa de AMEU en el cedazo. **No coloca la jeringa vacía en solución descontaminante** hasta que está segura que el procedimiento ha finalizado completamente.				
12. Revisa el tejido extraído. Puede necesitar colar y enjuagar el tejido para: • ver mejor la cantidad y presencia de restos ovulares. • asegurar que ha finalizado la evacuación. • verificar si es un embarazo molar (no común).				
Resuelve el problema si no visualiza restos ovulares de acuerdo a los hallazgos: • No se necesita ningún otro procedimiento. • Repite la aspiración. • Determina la causa del sangrado vaginal y actúa.				
13. Una vez que está segura que ha finalizado el procedimiento, retira el equipo. Ayuda a la mujer a estar cómoda y explica sus hallazgos a ella y a su familia.				
14. Después del procedimiento, descontamina todos los instrumentos.				
15. Elimina los desechos.				
16. Se quita los guantes y los descontamina.				
17. Se lava bien las manos con agua y jabón.				
18. Registra los hallazgos incluyendo: signos vitales, líquidos administrados, aspecto y cantidad de restos ovulares, estimación de sangre perdida y medicamentos administrados (tipo, dosis y hora).				
19. Reconforta a la mujer y a su familia.				
Vigilancia de la recuperación de la mujer:				
1. Toma y registra los signos vitales.				
2. Observa y vigila el sangrado y la condición mientras la mujer descansa.				

	Fecha	Fecha	Fecha	Fecha
3. Determina si tiene anemia y administra tabletas de hierro de acuerdo a los hallazgos. Si la mujer es Rh negativo, administra globulina inmune Rh(D) antes del alta, si tiene disponible.				
4. Si empezó un tratamiento para complicaciones, lo continúa y vigila o REFIERE si es necesario.				
5. En una AMEU sin complicaciones, vigila el sangrado por lo menos una vez antes del alta. vigila nuevamente signos vitales, calambres y estado general.				
Explica a la mujer lo que puede suceder: • Algunos calambres uterinos en los próximos días, puede tomar un analgésico. • Manchado o sangrado, no más de una menstruación normal. • La menstruación normal debiera presentarse en las próximas 4 a 8 semanas.				
Cita para la visita de seguimiento y • Le explica que no debe tener relaciones sexuales o ponerse nada en la vagina hasta después de 5 ó 7 días sin sangrado. • Que **puede ser fértil nuevamente en menos de 2 semanas** después de la AMEU. Debe elegir un método de planificación familiar inmediatamente si no desea otro embarazo.				
Explica los siguientes SIGNOS Y SÍNTOMAS DE PELIGRO. La mujer debe volver a verla si tiene: • Calambres más de 5 días. • Sangrado más de 2 semanas. • Sangrado mayor que una menstruación normal. • Dolores agudos o en aumento. • Fiebre, escalofríos o cansancio constante. • Fatiga o debilidad.				
Explica sobre planificación familiar posaborto: • Puede embarazarse tan pronto como 11 días después de la AMEU. • Hay métodos seguros y modernos de planificación familiar que pueden ayudarla a evitar un nuevo embarazo • Dónde ir y cómo puede obtener estos métodos si la partera no puede ayudarla con el método de su elección.				

Comentarios:

SINFISIOTOMÍA

Meta

La partera aprenderá sobre las indicaciones y contraindicaciones de la sinfisiotomía. Aprenderá la destreza para salvar la vida, de efectuar la división (separación) de la sínfisis pubiana para ampliar el canal del parto.

Objetivos

La partera que atienda a una madre durante el parto será capaz de:

1. enumerar y reconocer las indicaciones para hacer una sinfisiotomía.
2. demostrar la posición que debe adoptar la madre para la sinfisiotomía.
3. explicar a la madre y a otros la necesidad de la sinfisiotomía.
4. enumerar las contraindicaciones de una sinfisiotomía.
5. explicar los peligros para la madre cuando se hace una sinfisiotomía.
6. describir el procedimiento para una sinfisiotomía.
7. hacer una sinfisiotomía para ayudar a la madre en el parto de su bebé.
8. brindar la atención posparto a la mujer después de una sinfisiotomía.

Nota: Revise el Módulo 3: **Vigilancia del progreso del trabajo de parto,** antes de estudiar este módulo.

Introducción

Una sinfisiotomía es una operación importante en la práctica de la partería y obstétrica en lugares donde la desproporción cefalopélvica (DCP) es común y *no hay posibilidad de hacer una cesárea.*

Si se hace una sinfisiotomía en la paciente que no corresponde, en el momento que no corresponde y con una técnica inadecuada, los resultados pueden dañar gravemente a la madre y al bebé. **Una sinfisiotomía se debe hacer únicamente cuando la partera o el médico conocen las indicaciones y contraindicaciones y tienen la destreza en esta operación.** Los efectos secundarios y las complicaciones están en directa proporción con la falta de destrezas e inexperiencia de la partera o médico que hace la operación (R.H. Philpott).

Generalmente la partera identifica en la consulta prenatal, la posibilidad de problemas con el tamaño de la pelvis y ayuda a la mujer para que vea a un médico. A veces la partera identifica el problema cuando la mujer está en el trabajo de parto y la ayuda a acudir a un médico. **Es muy importante que la partera identifique los problemas oportunamente y que consiga lo más pronto posible la ayuda de un médico que disponga de las facilidades para una cesárea.** Nunca se podrá recalcar lo suficiente la importancia que tiene esto. Si nos demoramos en identificar o referir un problema, el resultado es un bebé o una madre dañada o aún, la muerte de la madre y/o el bebé.

Otras veces ocurrirá que una madre en trabajo de parto con DCP acude a la partera. El bebé o la madre pueden estar con sufrimiento y la partera debe hacer una sinfisiotomía para salvar la vida de la madre o del bebé. Estos casos de mujeres con trabajo de parto en casa mal manejados o negligentes pueden dañar a la madre o al bebé. **La partera debe tratar de evitar esta difícil situación tratando que todas las mujeres acudan a la consulta prenatal.** La partera debe enseñar a las mujeres la importancia de acudir a la maternidad cuando tienen problemas durante el embarazo, el parto y el nacimiento del bebé.

La experiencia de una partera...

Trajeron a mi clínica una mujer de 19 años. La mujer parecía cansada, preocupada y todavía seguía tratando de pujar. Había estado pujando desde la puesta del sol (alrededor de 3 horas). La frecuencia cardíaca del feto era de 100 pero firme. El bebé se "palpaba" como de alrededor de 3 kilos, la cabeza estaba solo 2/5 arriba del reborde pelviano; las contracciones eran fuertes (duración de más de 40 segundos) y tenía 4 en 10 minutos. La cabeza del bebé se veía en la vulva y el caput succedaneum de alrededor de 4 cm estaba cubierto con sangre y deposición. En el examen vaginal la vulva estaba un poco edematosa, la vagina estaba caliente y seca. No se podía palpar el cuello uterino y el amoldamiento era ++ (suturas cabalgadas que pueden separarse). Pedí a la mujer que pujara con la contracción pero la cabeza no se movió

Le pedí a los familiares que trajeran enseguida al chofer del camión. Empecé un suero intravenoso, le administré un antibiótico y la limpié. Sabía que nos iba a tomar más de una hora por camión llegar a la maternidad que tuviera un médico. La familia no se ponía de acuerdo. Los familiares no querían ir a ningún lado. Me pidieron que la ayudara **ahora.** La madre tenía mucho dolor y temí por la vida de la madre (rotura del útero) y de su bebé. Hablé con la madre y con su familia y les expliqué el problema.

Hice una sinfisiotomía mientras la abuelita y la tía sujetaban las piernas de la mujer. La mujer era muy fuerte. Ella pudo dar a luz un niño sin problemas y su familia estaba muy contenta.

Coautora del Manual de DSV

Términos médicos de uso común

Abducción - movimiento de un brazo o una pierna alejándolo del cuerpo.

Aducción - movimiento de un brazo o una pierna acercándolo al cuerpo.

Conjugada diagonal - la medida interior de la pelvis desde el borde inferior de la sínfisis pubiana al promontorio en el sacro. La medida normal es 12 a 13 cm (4 ¾ - 5 pulgadas). Consulte el Módulo 3: **Vigilancia del progreso del trabajo de parto,** Apoyo al Aprendizaje 3 - Medición pélvica, página 3.69, Figura 13.

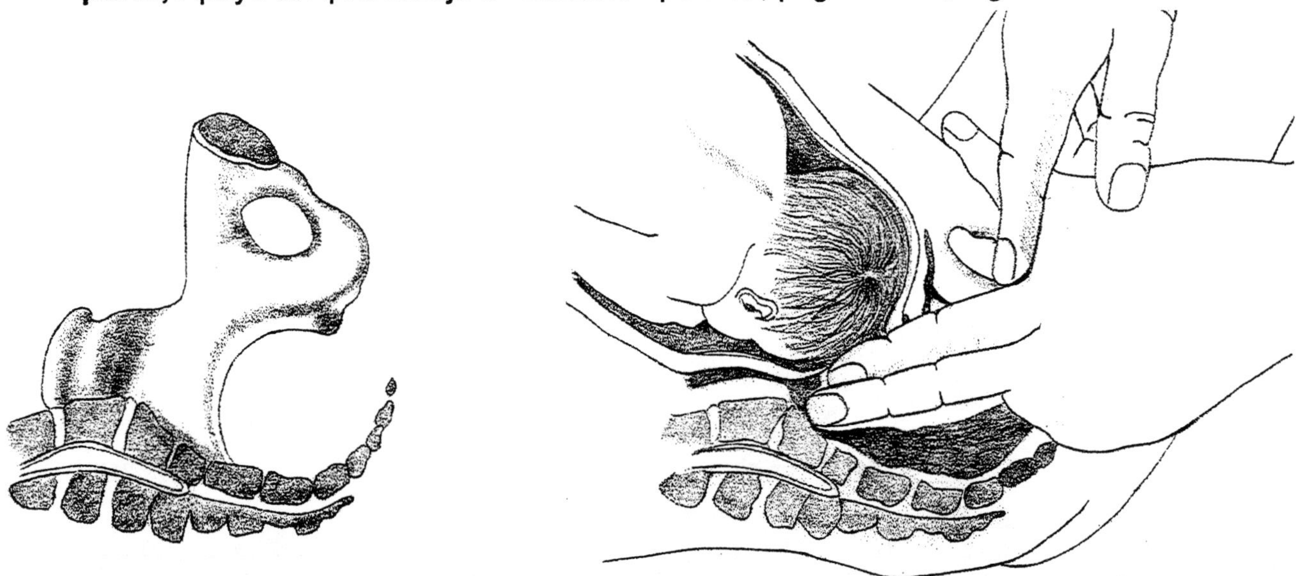

Figura 13. Vista lateral para la medición de la conjugada diagonal

Desproporción cefalopélvica (DCP) - la cabeza del bebé es demasiado grande o el canal del parto (abertura pélvica) demasiado pequeño para permitir el paso del bebé. Compare esta definición con la proporción cefalopélvica normal.

Oxitócico - uno de los fármacos que estimula la contracción del músculo liso del útero.

Proporción cefalopélvica normal - la cabeza del bebé pasa por el canal del parto (abertura pélvica) y el bebé nace sin problemas. Compare esta definición con la desproporción cefalopélvica. Vea Figura 14.

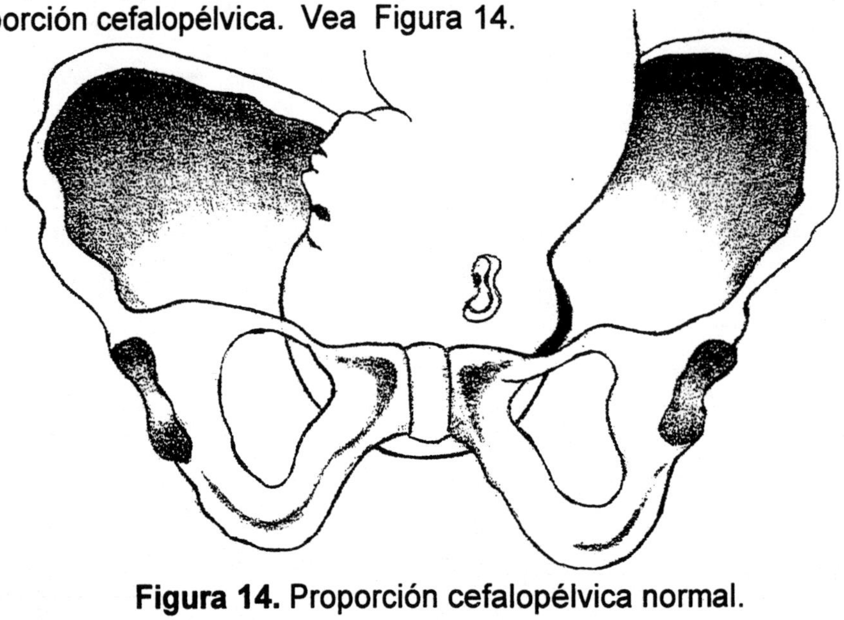

Figura 14. Proporción cefalopélvica normal.

Pelvis femenina normal - los costados y frente de la pelvis están formados por los dos huesos de la cadera (huesos innominados), y la parte posterior por el sacro y el cóccix (hueso de la cola o final de la columna vertebral). En el examen vaginal, el sacro debe palparse curvo. El arco subpúbico permite la entrada de dos 2 dedos y las espinas ciáticas se pueden palpar pero no son prominentes, filosas o puntiagudas. Vea Figura 15 para encontrar la posición y las diferentes partes de estos huesos.

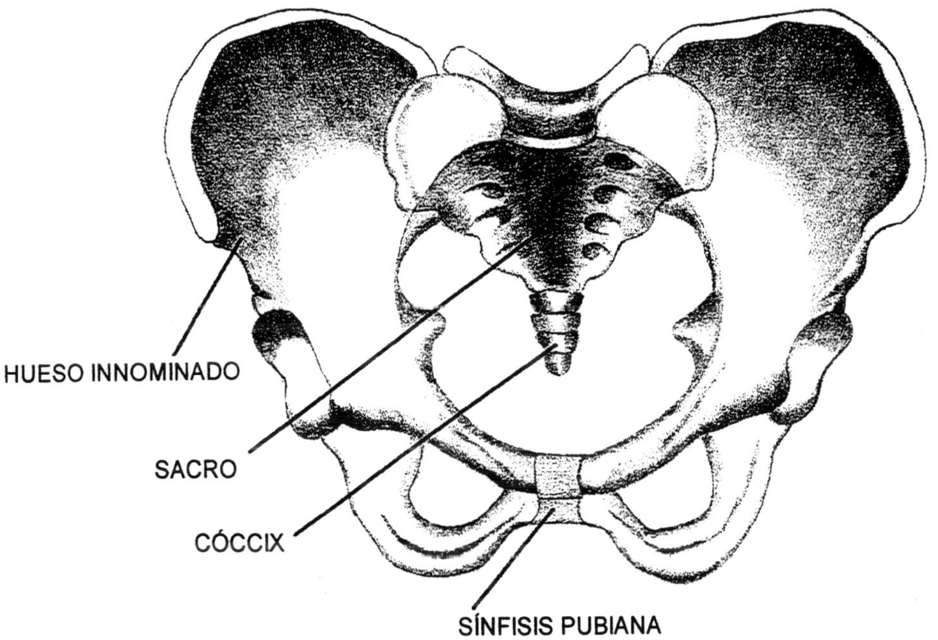

Figura 15 Los huesos de la pelvis y los puntos importantes.

Sinfisiotomía - la separación (división) del cartílago de la sínfisis pubiana con un bisturí, para agrandar el canal del parto.

Sínfisis pubiana - la articulación poco movible de la pelvis, constituida por la unión cartilaginosa de los dos huesos del pubis. Esta articulación se ablanda y tiene más movimiento durante los últimos meses del embarazo.

Identificación precoz de la desproporción cefalopélvica

En algunas mujeres, la desproporción cefalopélvica (DCP) es un problema debido a la estrechez de la pelvis. Es importante **examinar a las mujeres antes del trabajo de parto** y referir a aquellas con posible DCP. *El examen previo no es 100% confiable; la mayoría de las DCP recién se identifican durante el trabajo de parto.* (Philpott). Una maternidad pequeña o centro de salud no es un lugar seguro para realizar una prueba de trabajo de parto porque la madre puede necesitar cirugía.

Durante las visitas a la consulta prenatal o cuando ve a una embarazada por primera vez, **PREGUNTE y ESCUCHE, OBSERVE y PALPE** lo siguiente. Si identifica alguno de los siguientes problemas, ayúdela a que vaya al médico.

Primigesta:

- Estatura bajo lo normal para su grupo étnico
- Conjugado diagonal menor de 12 cm (4 ¾ pulgadas)

Multípara:

- Antecedentes de nacidos muertos o muerte neonatal
- Antecedentes de cesárea, extracción por vacío, sinfisiotomía

¿Qué sucede cuando hace una sinfisiotomía?

Cuando hace una sinfisiotomía, la pelvis se agranda. El aumento es mayor en la salida, pero también el reborde y el centro de la cavidad se agrandan. Hay mucho más lugar para el bebé. El bebé puede nacer muy rápidamente después que hace una sinfisiotomía.

El aumento del tamaño de la pelvis es permanente. El tejido fibroso cicatriza en la articulación. El tejido se relaja (se ablanda y estira) para permitir el nacimiento del bebé en partos siguientes. Los resultados de 229 partos en mujeres con sinfisiotomía previa fueron: 167 (73%) tuvieron un parto de vértice espontáneo, 32 (14%) episiotomía, 25 (11%) cesárea, 5 (2%) debieron repetir la sinfisiotomía (Van Roosmalen).

Indicaciones

La sinfisiotomía se hace principalmente para superar la **desproporción cefalopélvica (DCP) límite** en una primigesta en trabajo de parto, presentación de vértice y feto vivo. El mayor problema es evaluar (decidir) la desproporción cefalopélvica límite correctamente.

Para que el trabajo de parto progrese bien, la dilatación de la pelvis debe estar acompañada por el descenso de la cabeza. La medición del descenso de la cabeza del bebé ayuda a la partera a seguir el progreso del trabajo de parto. Para medir el descenso de la cabeza se debe palpar la cabeza a través del abdomen y registrar los hallazgos, cada hora. Como se menciona en **OBSERVAR Y PALPAR,** el descenso se mide en "quintos" de cabeza palpable por sobre el reborde pelviano. Consulte el Módulo 3: **Vigilancia del progreso del trabajo de parto**, página 3.13 para el descenso de la cabeza fetal.

La DCP límite generalmente se presenta como una demora al final de la primera etapa o durante la segunda etapa del parto. Es muy importante que las parteras tengan las destrezas para identificar una DCP. El mejor manejo de todas las mujeres con DCP es referirlas a un médico que disponga de las facilidades para hacer una cesárea y así evitar la rotura uterina y la muerte de la madre o del feto.

Mientras vigila el progreso del trabajo de parto, el grado de DCP se notará en el descenso (nivel) de la cabeza del feto y en el grado (cantidad) de amoldamiento y dilatación cervical.

- **PALPE** y determine el progreso del cráneo (no caput succedaneum) del bebé en la pelvis. Compare este hallazgo con su palpación abdominal del descenso de la cabeza del bebé. **Recuerde:** La cabeza del bebé con caput puede estar en la vulva, mientras 4/5 de la cabeza se pueden palpar abdominalmente.

- ·**PALPE** las fontanelas para determinar la posición del bebé. La fontanela anterior es la unión en forma de rombo de cuatro suturas. La fontanela posterior es la unión triangular de tres suturas. En una presentación de vértice bien flectada sólo se palpa la fontanela posterior. Si la cabeza no está bien flectada (deflectada) se palpan ambas fontanelas.

- Palpe el caput y el amoldamiento. Palpe si las líneas de las suturas están separadas, la superposición severa (+++) de los huesos es un signo que la cabeza no podrá pasar por la pelvis (desproporción cefalopélvica).

> Recuerde que el **aumento del amoldamiento, un cambio en la frecuencia cardíaca fetal, o la presencia de meconio es un signo grave de sufrimiento fetal.** La partera adiestrada reconoce que una sinfisiotomía no es una respuesta para la demora del trabajo de parto debida a la acción uterina (contracciones) ineficiente sin DCP, ni tampoco que puede usarse para superar una DCP severa.

Mientras vigila el progreso del trabajo de parto, los siguientes signos le indicarán si hay una DCP que **puede** ser superada con una sinfisiotomía.

1. La cabeza del feto está encajada. Dos quintos o menos de la cabeza del fetal, se puede palpar abdominalmente.

2. El grado de superposición (amoldamiento) de la cabeza del feto será leve (+) a moderado (++). **El amoldamiento grave (+++) es un signo de sufrimiento fetal agudo.** Refiera al médico **inmediatamente** para evitar la rotura del útero y la muerte materna o fetal.

3. El cuello está blando sobre la cabeza (7cm o más) pero la cabeza no puede descender para dilatar totalmente al cuello.

4. Las contracciones uterinas deben ser regulares con la mujer en fase activa del trabajo de parto.

La sinfisiotomía se hace únicamente para superar la DCP límite, cuando la cabeza del feto está a 2/5 o menos según palpación abdominal. Consulte el Módulo 3: **Vigilancia del progreso del trabajo de parto**, página 3.13.

	DCP límite	**DCP**
Descenso	2/5 o menos en abdomen 3/5 o más en la pelvis	no encajado 4/5 ó 5/5 en abdomen
Amoldamiento	leve (+) a moderado (++)	severo (+++)
Dilatación cervical	7 cm o más	generalmente menos de 7 cm
Contracciones	por lo menos 3 en 10 minutos con una duración de 20 a 40 segundos o más	variable, podría ser muy irregular o casi constante

Contraindicaciones

No debe hace una sinfisiotomía:

1. En mujeres obesas. El peso de los muslos podría separar demasiado la sínfisis pubiana.

2. En mujeres con cesárea previa. La liberación de la sínfisis pubiana podría causar mucha presión en la cicatriz uterina.

3. Para superar la demora del trabajo de parto debida a contracciones uterinas ineficientes ya que no aumentará las contracciones y no resolvería el problema.

4. Cuando el peso estimado del bebé es menos de 2,7 kg (6 libras) o más de 3,6 kg (8 libras). El bebé pequeño debe tener otro problema, porque es tan pequeño que la DCP no puede ser el problema. El bebé grande puede separar demasiado la sínfisis pubiana y no se cicatrizará.

5. Cuando la presentación no es de vértice y el bebé ha muerto.

DESTREZA: Sinfisiotomía

Una sinfisiotomía es un procedimiento de emergencia, quirúrgico, para salvar la vida cuando lo realiza una partera o médico adiestrado y competente.

La sinfisiotomía se hace siempre antes del parto. Prepárese para un bebé deprimido. Se hace una episiotomía grande para reducir la presión sobre la sínfisis pubiana y proteger la vejiga y la uretra. Consulte el Módulo 4: **Episiotomías y reparación de laceraciones**. Se puede hacer una extracción por vacío para ayudar a la madre en el parto de su bebé. Consulte el Módulo 9: Extracción por vacío La infusión intravenosa es necesaria en caso de sangrado y hemorragia. Consulte el Módulo 8: **Hidratación y rehidratación**.

Debe tener **dos asistentes** para que la ayuden y también **dos personas adicionales y confiables** para sostener las piernas de la mujer. La sinfisiotomía es un **procedimiento estéril.** Consulte el Módulo 7: **Prevención y manejo de la infección**, página 7.25, y Apoyo al Aprendizaje 4 - Técnica e insumos estériles, página 7.42.

Equipo

Bisturí estéril: Hoja de bisturí sólida o mango con bisturí número 20
Sonda estéril: Jacques No.6 si tiene disponible o cualquier catéter
Guantes estériles
Equipo estéril para episiotomías
Equipo estéril para anestesia local
Equipo para parto y vacum extractor.
Equipo de reanimación
Fuente de luz apropiada
Agua y jabón

Procedimiento

1. Junte el equipo y explique a sus asistentes qué espera de ellas. Una de los asistentes debe controlar el goteo intravenoso y vigilar a la mujer y al bebé. La segunda asistente debe estar enguantada y ayudar con la sinfisiotomía. Las dos personas en las que puede confiar tendrán la gran responsabilidad de sostener las piernas de la mujer. Consulte el Apoyo al Aprendizaje 7, página 10.88, la posición de la sinfisiotomía.

2. Explique a la madre y a la familia todo lo que va a hacer. Asegure que la mujer comprenda la importancia de su cooperación. Cualquier movimiento descontrolado que realice durante o después de la incisión puede hacer que la sínfisis pubiana se separe demasiado. Esto puede causar dolor severo y una larga recuperación.

3. Pida a su asistente que lave el abdomen inferior y los genitales con agua y jabón. Comience con el goteo intravenoso si aún no lo ha hecho.

4. Pida a dos personas que ayuden a la mujer a acostarse de espaldas.

5. Lávese las manos. Póngase guantes estériles.

6. **PALPE** el centro (fibrocartílago) de la sínfisis pubiana. Vea Figura 16.

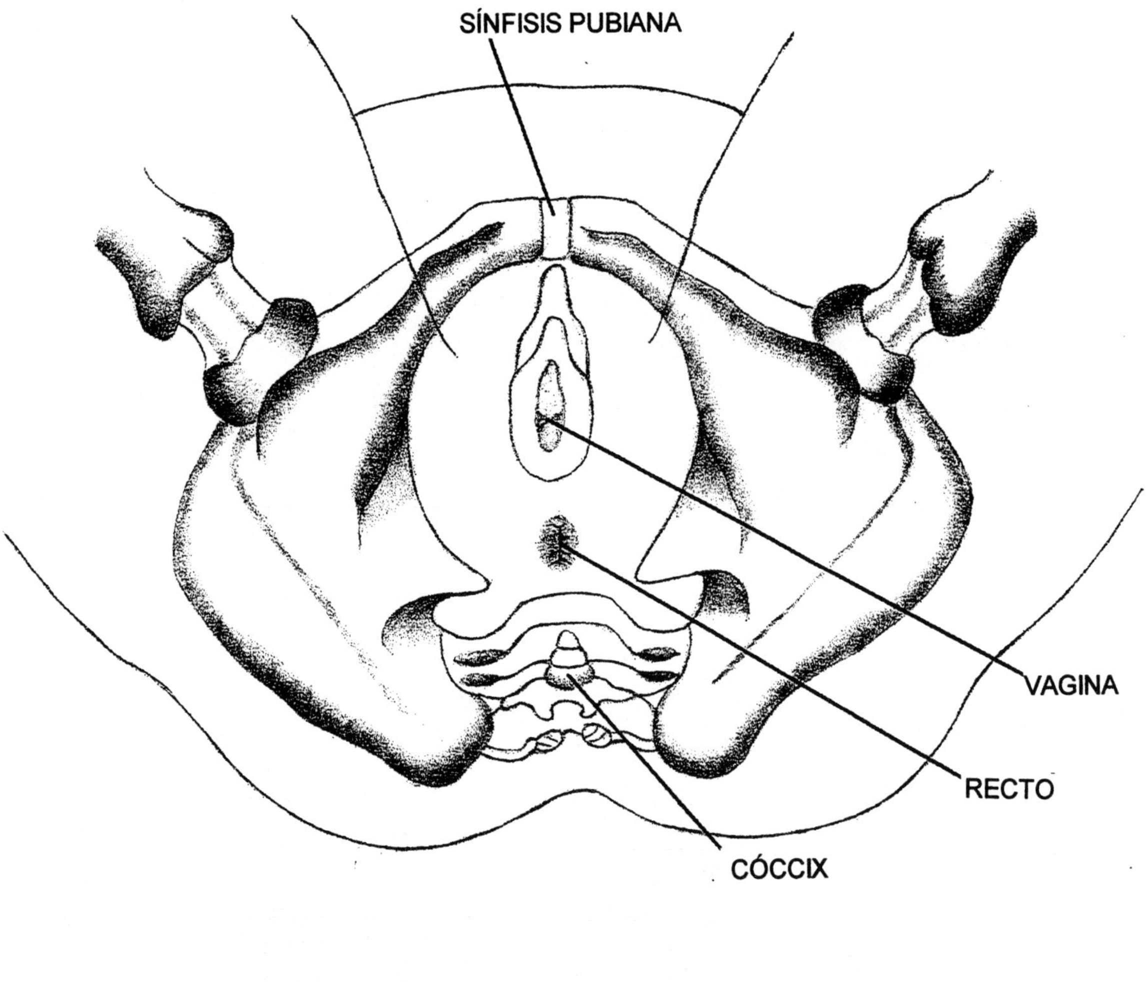

Figura 16 - Sínfisis pubiana y anatomía relacionada

7. Infiltre 10 ml de clorhidrato de lidocaína al 1.0% sobre y alrededor de la sínfisis pubiana utilizando la misma técnica para infiltrar el perineo. Consulte el Módulo 4: **Episiotomías y reparación de laceraciones**, página 4.5.

8. Infiltre el perineo con 10 ml de clorhidrato de lidocaína al 1.0%.

9. Instale una sonda en la uretra y vejiga. Fije la sonda con tela adhesiva a la pierna de la mujer para evitar que se salga.

10. Pida dos personas confiables que sostengan las piernas de la mujer contra su pecho para que la abducción (separación) de las piernas no sea más de 80 a 90 grados. Vea la ilustración, Figura 18 en la página 10.88.

11. Revise que la anestesia no haya dejado de surtir efecto. Toque la zona con la punta de una aguja. La mujer sentirá un peso (pero sin dolor) al contacto.

12. Introduzca dos dedos en la vagina. Encuentre el catéter y empújelo hacia un costado con los dedos vaginales. Use estos dedos para estar segura de no cortar la uretra o el útero. **Palpe siempre la hoja del bisturí con sus dedos vaginales.**

13. Encuentre la sínfisis pubiana con los dedos vaginales.

14. Con la otra mano, palpe el cartílago de la sínfisis pubiana justo debajo del monte de Venus –(almohadilla de tejido adiposo sobre el pubis). Inserte (empuje) el bisturí en el monte sobre la sínfisis pubiana. Haga una incisión de 2 cm (3/4 pulgada).

15. Mantenga la sonda en uno de los costados con uno de los dedos vaginales. Coloque el otro dedo debajo de la articulación de la sínfisis pubiana para palpar el bisturí mientras hace la incisión. Asegure que el cuchillo no corte su dedo.

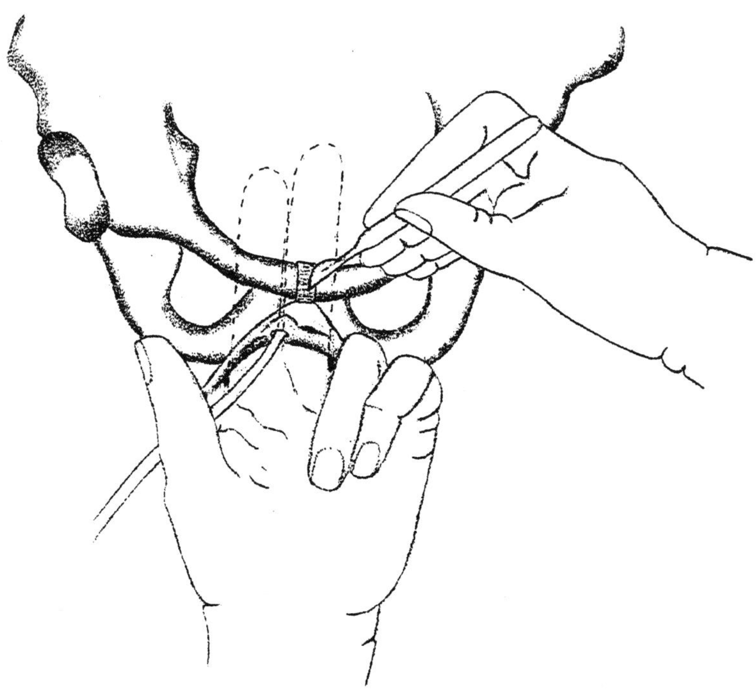

Figura 17 - Inserte el bisturí en el monte de Venus

16. Mantenga el escalpelo en ángulo recto con respecto a la piel y a la sínfisis pubiana con el filo de la cuchilla apuntando hacia usted. Empuje el cuchillo con firmeza y suavidad. Vea Figura 17. El fibrocartílago se corta por completo, de arriba hacia abajo. Podrá sentir el bisturí más fácilmente con los dedos vaginales mientras va cortando el cartílago. Preste atención a lo que siente o palpa con los dedos puestos en la vagina. Siempre debe palpar tejido entre los dedos y el bisturí.

17. Los dedos podrán palpar cuando se produzca la separación de la articulación. La separación de los huesos del pubis será de alrededor de 2,5 cm (el ancho de un pulgar).

18. Si comienza a sangrar, detenga el sangrado con presión sobre la incisión.

19. La cabeza del feto determinará la amplitud de la separación de la sínfisis. Una vez que ha hecho la incisión, las personas confiables que sostienen las piernas deberán **juntarlas** (aducción) al mismo tiempo. Pida a una de estas personas que observe si hay sangrado y presione sobre la incisión.

20. A veces las contracciones se hacen más lentas durante esta parte del procedimiento y otras en cambio, el bebé sale rápidamente. Prepárese para el parto. Haga una episiotomía amplia (grande) para que la cabeza pueda salir con la menor presión posible en la vejiga y uretra.

21. Una vez que haya incindido la sínfisis, se necesitan contracciones uterinas efectivas que empujen al bebé y pueda salir. Ayude a la madre a pujar con fuerza. Esta es la manera menos traumática para el parto. Use el vacum extractor para ayudar a la madre en el parto de su bebé si es necesario. Consulte el Módulo 9: **Extracción por vacío**

22. Si no hay contracciones uterinas o son ineficientes, deberá instalar un goteo oxitócico intravenoso para lograr contracciones eficientes. Consulte el Apoyo al Aprendizaje 2 - Infusión de oxitocina con supervisión del médico, página 10.21. **Recuerde: las contracciones uterinas ineficientes son una contraindicación para una sinfisiotomía.**

23. Administre oxitocina después del parto y haga manejo activo de la tercera etapa. Si está con un goteo de oxitocina, aumente la velocidad de goteo hasta terminarlo.

24. Revise la vagina y el cuello uterino para detectar si hay algún daño. Consulte el Módulo 4: **Episiotomías y reparación de laceraciones**, página 4.10.
25. Repare la episiotomía. Mantenga las piernas lo más juntas posible.
26. Ponga un punto en la piel sobre la sínfisis.
27. Cambie el catéter a una sonda Foley, si tiene disponible.
28. Limpie a la mujer como sea necesario y ayúdela a sentirse cómoda.

29. Ayude a las 2 personas confiables a colocar un paño o apósito suave entre las piernas, recordando mantenerlas siempre juntas (en aducción). Envuelva las piernas sin apretar con un vendaje ancho o con una tela.

30. Explique a la mujer y a la familia lo que hizo y que las piernas deben permanecer envueltas para que el corte pueda cicatrizar. Pida a la familia que le prepare a la mujer comida y bebida de su agrado. Explíqueles que ha trabajo mucho y que necesita comer y beber para recuperar sus energías y fuerzas.

31. Ayude a la mujer a acostarse de lado y haga los arreglos para trasladarla hasta un médico.

Cuidados de la mujer después de la sinfisiotomía.

La mujer deberá permanecer en el hospital entre 10 y 15 días, dependiendo de su condición y recuperación. Debe mantener sus rodillas envueltas durante dos días. Necesitará cuidado del perineo, darse vuelta frecuentemente y acostarse de lado. El catéter debe drenar constantemente durante 5 días. Administre un antibiótico de amplio espectro como ampicilina por 10 a 14 días. Tendrá que ingerir alimentos nutritivos y líquidos para sanar su cuerpo y tener una buena lactancia para su bebé.

Durante el tercer, cuarto y quinto días necesitará ayuda para poder caminar. Es probable que necesite muletas o bastones de apoyo cuando empiece a caminar sola. Al décimo día, por lo general, es capaz de caminar sin ayuda.

Complicaciones

Las complicaciones son generalmente mínimas en los casos bien manejados por personal adiestrado y con experiencia. El sangrado se controla con la presión.

El dolor después de la sinfisiotomía puede ser manejado con analgésicos. La dificultad al caminar y el dolor generalmente desaparecen alrededor del alta. Puede tener algún dolor en la incisión y en la espalda. Estos irán disminuyendo a medida que la mujer se vaya recuperando de la operación. El dolor puede surgir nuevamente con otro embarazo en el momento que la sínfisis y la articulación sacro- ilíaco se relajan.

La infección del tracto urinario y la incontinencia debida al estrés por lo general se evitan con una episiotomía adecuada (amplia) para evitar que la cabeza oprima la pared anterior de la vagina. Las infecciones se deberán tratar con antibióticos.

Seguimiento posparto.

Indique a la mujer que debe regresar a verla cada 2 semanas durante 2 meses para asegurar que no tenga problemas o complicaciones. Aconséjela con respecto a un próximo embarazo y lugar del parto. Explíquele lo que sucedió para que lo pueda informar a la partera la próxima vez.

Preguntas de repaso

¿Qué he aprendido? Vea qué es lo que ha aprendido y comprendido de esta sección del módulo respondiendo a las siguientes preguntas. Cuando termine, busque las respuestas en el módulo, en las páginas indicadas entre paréntesis ().

1. Describa las indicaciones en una desproporción cefalopélvica y explique cómo una partera decide que debe hacer una sinfisiotomía. (páginas 10.81 – 10.82)

2. Describa y demuestre la posición de la madre para la sinfisiotomía. (página 10.88)

3. Describa los peligros (complicaciones) de una sinfisiotomía para la madre. ¿Cómo puede evitar estos peligros? (página 10.82)

4. Describa los cuidados posparto de la mujer después de una sinfisiotomía. (página 10.87)

5. Enumere los pasos de una sinfisiotomía. (páginas 10.83 – 10.87)

   Posiblemente tenga que revisar la lista de verificación de destrezas y a veces modificar, agregar o borrar de su lista. Es muy importante aprender estos pasos y ayudar al médico a hacer una sinfisiotomía y así adquirir la confianza necesaria para hacer este procedimiento con seguridad en una emergencia.

Lista de verificación de destrezas - Sinfisiotomía

Esta lista cumple dos propósitos:

1. La partera la usa como guía para verificar sus propios conocimientos.
2. El supervisor la usa para evaluar el desempeño de la partera.

Luego de la observación/desempeño, anote una calificación: ✓ = satisfactorio o bien
X = necesita mejorar. Agregue cualquier comentario en la sección para comentarios más adelante.

	Fecha	Fecha	Fecha	Fecha
Cuando hace una sinfisiotomía:				
1. **OBSERVA y PALPE** si hay signos de DCP.				
• Descenso de la cabeza fetal. - Encajamiento. - 2/5 o menos por palpación abdominal, - Amoldamiento + o ++.				
• Dilatación cervical 7 cm o más.				
2. Reúne todo su equipo.				
3. Explica y muestra a las asistentes lo que va a hacer.				
• La primera asistente observa el goteo IV, vigila a la madre y al bebé.				
• La segunda asistente está con guantes y lista para ayudar.				
• Dos personas confiables sujetan las piernas de la madre.				
4. Explica a la madre y a la familia lo que está haciendo.				
5. Pide a su primer asistente que lave el abdomen inferior y los genitales con agua y jabón.				
6. Comienza el goteo de la infusión intravenosa, si aún no lo ha hecho.				
7. Pide a las dos personas confiables que ayuden a la mujer a acostarse de espaldas.				
8. Se lave las manos.				
9. Infiltra 10 ml de clorhidrato de lidocaína al 1.0% sobre y alrededor de la sínfisis pubiana.				
10. Infiltra el perineo con 10 ml de clorhidrato de lidocaína al 1.0 %.				
11. Instala un catéter.				

	Fecha	Fecha	Fecha	Fecha
12. Pide a las dos personas confiables que sostengan las piernas de la mujer contra sus pechos para que la abducción (separación) de las piernas no sea más de 80 a 90 grados.				
13. Toca con la punta de una aguja la zona para asegura que la anestesia está funcionando.				
14. Está lista para hacer la incisión:				
• Introduce dos dedos en la vagina.				
• Palpa el catéter/uretra con los dedos vaginales.				
• Empuje el catéter hacia un lado.				
• Encuentra la sínfisis pubiana con los dedos vaginales.				
15. Comienza la incisión:				
• Palpa el fibrocartílago de la sínfisis pubiana.				
• Inserta (empuja) el bisturí en el monte de venus sobre la sínfisis pubiana.				
• Hace una incisión de 2 cm (1/4 de pulgada).				
• Mantiene el catéter hacia un costado con uno de los dedos vaginales para proteger la uretra.				
• Coloca el otro dedo vaginal detrás de la articulación de la sínfisis pubiana para sentir la hoja del bisturí.				
16. Termina la incisión:				
• Mantiene el bisturí en ángulo recto con respecto a la piel y a la sínfisis pubiana.				
• Mantiene el filo hacia usted.				
• Mantiene el filo hacia usted.				
• Empuja el bisturí con firmeza y suavidad a través del fibrocartílago.				
• Puede palpar el bisturí más fácilmente con los dedos vaginales mientras corta el cartílago.				
• Palpa siempre tejido entre sus dedos y el bisturí.				
• Palpa con los dedos vaginales, una separación de los huesos del pubis de alrededor de 2,5 cm (el ancho de un pulgar).				
17. Si comienza a sangrar, detiene el sangrado presionando sobre la incisión.				

	Fecha	Fecha	Fecha	Fecha
18. Permite que la cabeza del feto determine la amplitud de la separación de la sínfisis pubiana.				
• Pide a sus ayudantes que junten (en aducción) las piernas de la mujer después de la incisión.				
• Les pide que observen si hay sangrado y que avisen inmediatamente.				
19. Se prepara para el parto.				
• Hace una episiotomía amplia (grande).				
• Usa el vacum extractor si la mujer no puede pujar.				
20. Recibe al bebé				
• Se prepara para un bebé deprimido.				
21. Administra oxitocina y hace manejo activo de la tercera etapa.				
22. Revisa vagina y cuello para detectar alguna lesión.				
23. Repara la episiotomía y sinfisiotomía:				
• Mantiene las piernas lo más juntas posible.				
24. Cambia el catéter a una sonda Foley, si tiene disponible.				
25. Lava a la mujer, junta y envuelve sus piernas y la ayuda a ponerse cómoda.				
• Pone un apósito o tela suave entre sus piernas.				
• Envuelve las piernas sin apretar para que no olvide que debe mantenerlas juntas.				
• Brinda los cuidados de rutina después del parto.				
• Revisa el catéter.				
26. Hace los arreglos para trasladarla al hospital.				
• Acompaña a la mujer y a su familia.				

Comentarios:

Apoyo al Aprendizaje 7 - Posición para la sinfisiotomía

La posición y cooperación de la mujer son muy importantes para el buen resultado de una sinfisiotomía. Pida a dos personas confiables que cada una sostenga una pierna de la mujer. Deben usar ambas manos, sujetando el tobillo con una de ellas

Deben pararse cerca de las piernas de la mujer. Deben sujetar firmemente las piernas contra sus propios cuerpos. Esto las ayudará a no mover las piernas. Cada pierna no deberá separarse del cuerpo más de 80 a 90 grados desde el centro del cuerpo de la mujer. (Vea Figura 18.)

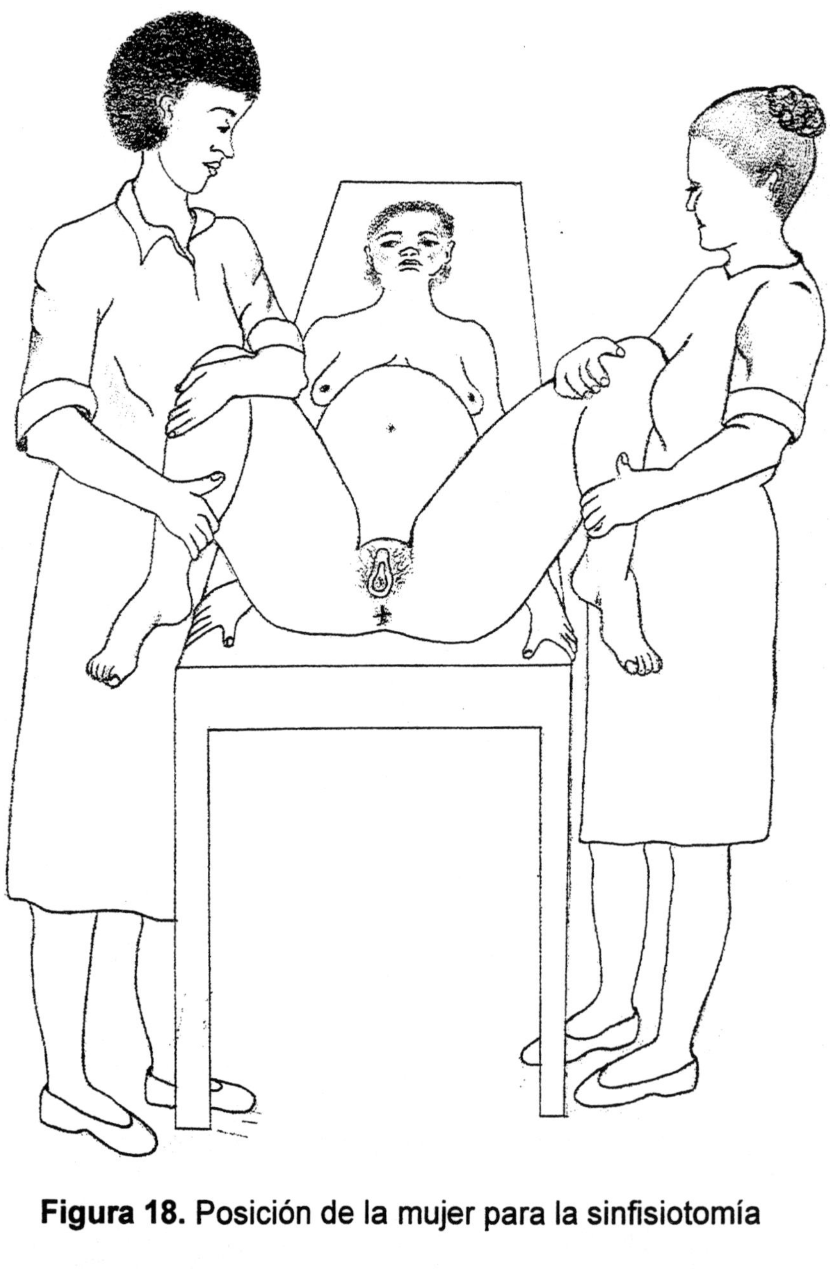

Figura 18. Posición de la mujer para la sinfisiotomía

OTROS APOYOS AL APRENDIZAJE

Apoyo al Aprendizaje 8 - Transfusión de sangre de emergencia

En casos de pérdida extrema de sangre, una transfusión de sangre puede salvar la vida. "La decisión de realizar una transfusión de sangre o de productos de la sangre se debe basar en una evaluación cuidadosa que indique que son necesarios para salvar la vida o evitar una enfermedad mayor. La sangre que no sido obtenida de donantes seleccionados apropiadamente y/o que no haya sido analizada adecuadamente para agentes infecciosos, no se debe utilizar en transfusiones excepto en una muy excepcional situación que amenace la vida". [4]

La experiencia de un obstetra...

> Durante años he usado esta técnica (transfusión de reposición) en mujeres con rotura reciente del embarazo ectópico y he logrado muy buenos resultados. Quiero recalcar lo de rotura **reciente** – es decir en un plazo de 6 a 12 horas. No uso anticoagulante ya que la sangre no se coagula en la rotura de un embarazo ectópico. Si se coagula, entonces debe provenir de otra fuente (vasos sanguíneos de la pelvis o del útero).
>
> Obstetra, Región sur de África

NOTA: La transfusión de reposición o reciclaje de la propia sangre tal como se describe acá se indica únicamente para casos extremos donde se deba hacer una *cirugía abdominal y no exista otra posibilidad.*

¿Por qué?

Para reponer la sangre y no dejar que la mujer se muera. La mujer ha perdido tanta sangre que ya no tiene suficientes glóbulos que lleven el oxígeno por todo el cuerpo. El volumen se puede reemplazar con líquidos intravenosos; la sangre es la única que puede reemplazar los glóbulos que transportan el oxígeno. Recuerde que cualquier cantidad de sangre perdida puede ser muy importante para una mujer. Recuerde que si una mujer tiene una hemoglobina de 5 g y pierde 500 cc de sangre, la pérdida de sangre es más significativa para ella que para otra mujer con una hemoglobina de 12 g con la misma pérdida de 500 cc. La transfusión de sangre es necesaria cuando la pérdida *es significativa para la mujer.*

NOTA: Se debe hacer todo lo posible para prevenir o detener la pérdida de sangre. Consulte el Módulo 5: **Prevención y tratamiento de hemorragias.**

¿Cuándo?

Durante la cirugía abdominal, como por ejemplo una cesárea o rotura del útero, la pérdida de sangre es mucha y la condición es tan grave que la mujer morirá sin ayuda inmediata. .

---

4 WHO / OMS (1989). Iniciativa Global para seguridad de la sangre: Pautas para el uso adecuado de sangre

¿De dónde recolecta la sangre?

La sangre se puede recolectar de la cavidad peritoneal del abdomen durante la cirugía de una **reciente** (en las últimas 6 a 12 horas) rotura ectópica o rotura uterina. Una persona debe manejar la recolección usando todas las técnicas estériles disponibles, pero recuerde que es un procedimiento PARA SALVAR LA VIDA. La contaminación y cualquier infección resultante deberá manejarse una vez que la mujer esté fuera de peligro. Si la sangre se cae al piso o se embebe en telas y gasas, la mujer no tendrá la opción de usar su propia sangre para sobrevivir.

¿Cómo?

1. Recolecte la sangre de la mujer en un recipiente estéril o en un recipiente que esté lo más limpio posible. *Se debe tener sumo cuidado en manipular esta sangre,* los glóbulos no pueden transportar oxígeno si se rompen y el oxígeno es la necesidad más importante en este caso.

2. Vierta y filtre suavemente la sangre en un embudo con algunas gasas estériles compresa abdominal para filtrar los coágulos. NOTA: No traumatice o rompa los glóbulos ya que los glóbulos se necesitan para transportar el oxígeno.

3. Vierta la sangre filtrada en una botella para infusión intravenosa o en una botella para la recolección de sangre o una bolsa que contenga un anticoagulante, si tiene disponible.

4. Conecte un equipo de infusión intravenosa. Si es posible, utilice un equipo de transfusión porque el filtro evita que los coágulos más pequeños entren en la circulación.

   El volumen de líquidos perdidos durante una hemorragia severa se puede reemplazar con líquidos intravenosos, pero éstos no pueden transportar oxígeno. Cuando la pérdida de sangre es severa, la mujer debe recibir los glóbulos para distribuir el oxígeno a través de su cuerpo.

5. Conecte el tubo de transfusión a una aguja IV grande ya conectada a una infusión.

6. Deje que la sangre fluya bastante rápido. Vigile la presión arterial y el pulso. NOTA: No hay necesidad de efectuar pruebas de compatibilidad.

7. Todas las personas que ayudan en este procedimiento deben estar protegidas contra la exposición a las enfermedades trasmitidas por la sangre, usando vestimenta protectora, incluyendo batas y guantes.

La experiencia de una partera...

En la sala de operaciones he utilizado una jarra de acero inoxidable estéril para retirar la sangre de la cavidad peritoneal y con mucho cuidado la reinstalé en una botella de transfusión y la reinfundí a la mujer. La mujer sobrevivió y no tuvo infección.

Co-autora del Manual de DSV

Apoyo al Aprendizaje 9 – Asistencia durante una cesárea

Introducción

La cesárea es una operación en la cual el bebé, la placenta y las membranas son extraídas desde el cuerpo del útero cuando el parto vaginal no es posible. Las incisiones se realizan en las paredes abdominal y uterina. La incisión es hecha a través del segmento inferior del útero.

Razones para una cesárea

- Pelvis estrecha
- Desproporción cefalopélvica
- Placenta previa
- Diabetes mellitus
- Inducción fallida
- Distrés de la madre
- Disfunción uterina
- Pre-eclampsia grave
- Desprendimiento prematuro de placenta
- Prolapso del cordón umbilical
- Sufrimiento fetal
- Rotura del útero

Preparación

1. Explique a la madre y a la familia cuál es el problema y que esperar. No deberá comer o beber 6 horas antes de la operación. Obtenga el consentimiento de la mujer para la operación. Consiga donantes de sangre si es necesario. Asegure que se haya quitado la prótesis dental y las alhajas antes de la operación.

2. Si dispone del tiempo y las facilidades, revise la hemoglobina y realice las pruebas de compatibilidad de sangre, en caso de que pueda necesitar una transfusión.

3. Si no ha comenzado una infusión intravenosa, hágalo ahora. Consulte el Módulo 8: **Hidratación y rehidratación**, página 8.7.

4. Realice un rasurado quirúrgico y limpieza del abdomen.

5. Instale un catéter en la vejiga y fíjelo con tela adhesiva al muslo de la mujer. Lo mejor es una sonda Foley, si tiene disponible.

6. Puede pedir que se administre 0,6 mg de atropina intramuscular. A veces se indica un antiácido en 30 minutos de anestesia general. Por lo general no se administran narcóticos porque afectan al bebé. Puede utilizarse anestesia epidural.

Preparación del equipo en la sala de operaciones (Quirófano)[5]

1. Revise la succión y el oxígeno.

2. Revise la disponibilidad de fármacos e insumos que puedan ser necesarios, incluyendo oxitócicos, digoxina, niketamida, hidrocortisona, soluciones intravenosas, sondas, agujas y jeringas. Deben estar disponibles cepillos y ropa quirúrgica incluyendo botas y anteojos.

3. Revise el equipo de reanimación para la madre y el bebé. Consulte el Módulo 6: **Reanimación**, página 6.7.

4. Prepare la mesa de instrumentos. Un ejemplo del instrumental es:

Pinzas romas (4)	Pinzas de campo (4)
Bisturí con hojas No. 4, No. 23	Tijeras Mayo rectas (1)
Tijeras Mayo curvas (1)	Pinzas hemostáticas (12)
Pinzas romas (6)	Pinzas Allis para tejido (4)
Pinza hemostáticas pequeñas (2)	Pinzas Kocher (12)
Valva abdominal (1)	Pinza obstétrica (1)
Manguera y sonda de aspiración (1)	Pinzas para compresas (1)
Pinzas dentadas de disección (1)	Pinzas lisas de disección (1)
Porta agujas Mayo (2)	Pinzas para inserción de ganchos (1)
Agujas quirúrgicas, vea Figura 19	Suturas, vea Figura 19

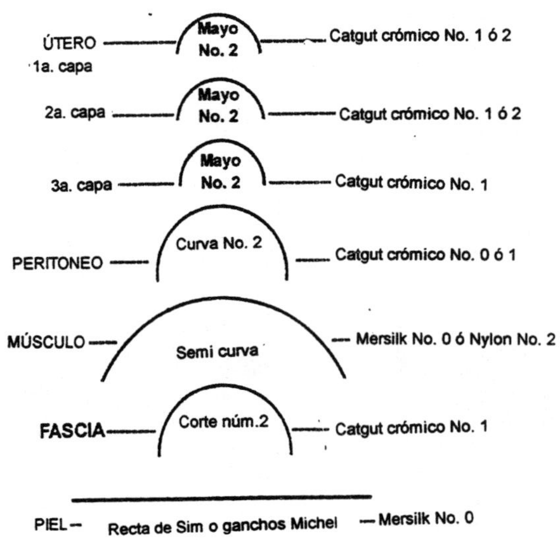

Figura 19 - Ejemplo de agujas y suturas para cesáreas

[5] Esta sección, incluyendo la Figura 19, es una adaptación original del _Textbook for Midwives._ (Texto para Parteras) 8va. edición (1975) de Margaret Myles, páginas 575-580.

5. Ejemplos de los paquetes estériles que se utilizan:

- **Paquete de sábanas y cubiertas:** una sábana para laparotomía, 2 sábanas para cubrir, 2 sabanillas , 5 paquetes de 5 compresas abdominales (compresas para cirugía identificadas con cinta y/o metal cada una), un apósito para el perineo, 2 recipientes pequeños para la solución antiséptica, un riñón para el bisturí sucio, una bandeja para suturas, un paño doblado para suturas, un recipiente para desechos.
- **Paquete para bebé** :2 mantas para bebé, una toalla, 5 compresas, una perilla de goma, un extractor de secreciones DeLee, hilo para ligar el cordón umbilical, una pinza hemostática, una jeringa de 10 ml y una sonda nasogástrica No. 14 (muy pequeña).
- **Paquete de batas:** 4 juegos de batas para cirugía (ó delantales), gorros, mascarillas, toallas de mano.
- **Paquetes de recipientes:** 2 recipientes grandes y un recipiente para la solución antiséptica.
- **Paquetes extra:** Jeringas, agujas, catéteres y guantes.

Procedimiento - Asistente en una cesárea

La partera que se "lava las manos" para asistir una cesárea es la responsable de contar la cantidad de compresas con una asistente que no esté lavada para la operación. La partera "lavada" prepara todo el equipo en el orden que se va a utilizar y al alcance de la mano. Los instrumentos utilizados se dejan al lado en un recipiente y los instrumentos adicionales se agregan a la mesa instrumental, previendo cada paso de la operación. La partera "lavada" debe conocer el procedimiento de la cesárea paso por paso para estar preparada.

La asistente ayuda a recibir a la mujer para la cesárea, ausculta el corazón del bebé, hace que la mujer esté cómoda, revisa la sonda y explica a la mujer lo que está sucediendo. La mujer puede estar en su lado izquierdo, apoyada en una almohada, para evitar que esté acostada de espaldas.

La partera "lavada":

1. Entrega al médico la pinza con una compresa empapada en antiséptico.

2. Coloca una sábana quirúrgica sobre los muslos de la mujer; entrega 4 pinzas de campo y sabanillas para colocar alrededor del área de incisión; ayuda a colocar la sábana para laparotomía.

3. Para la **incisión de la piel,** coloca sobre la mesa instrumental en el orden en que serán utilizados: bisturí, compresas abdominales, riñón, pinzas de disección, tijeras, pinzas hemostáticas y paño con catgut 2/0 cortados; coloca la mesa instrumental sobre los muslos de la mujer; entrega el bisturí, la compresa abdominal; tiene listo el riñón para recibir el bisturí; pasa el catgut para ligar los vasos cuando no se utiliza diatermo caogulación.

4. Para la **incisión del peritoneo**, entrega la pinza hemostática, la pinza para tejidos, un bisturí limpio y tijeras; entrega las compresas abdominales secas (a veces se utilizan para mantener los intestinos a un costado); entrega la valva abdominal.

5. Para la **incisión uterina** coloca un bisturí limpio, pinzas de disección y tijeras curvas en la mesa; seca la herida con una compresa abdominal seca; tiene la pinza obstétrica lista; sostiene la sonda de aspiración mientras rompen las membranas amnióticas.

6. Para el **nacimiento del bebé** retira los instrumentos del área donde se colocará al bebé. Sostiene al bebé con la cabeza un poco más baja que el cuerpo; limpia la boca y nariz, seca, cubre y pinza el cordón umbilical con la pinza Mayo y corta el cordón umbilical; entrega el bebé a la asistente. Consulte el Módulo 6: **Reanimación,** páginas 6.3 y 6.6 para información sobre el cuidado inmediato del bebé y reanimación.

   El anestesista o asistente administra ergometrina por vía intravenosa mientras se extrae el cuerpo del bebé. Si la mujer es pre-eclámptica se administra Syntocinón por vía intramuscular (IM). Se anota la hora del nacimiento.

7. Entrega el recipiente para la placenta y la pinzas Mayo para extraer (desprender) las membranas. Entrega seis pinzas para tomar los bordes de la herida.

8. La sutura de la incisión de la cesárea depende de la técnica especial de cada médico. La información a continuación tiene por objeto que la partera comprenda la complejidad y la necesidad de la reparación. Pida al médico que le explique el tipo de sutura y agujas que prefiere. Vea Figura 19 para agujas y suturas sugeridas.

   Para la **sutura del útero** coloca un paño limpio en la mesa instrumental con los portaagujas y la pinza de disección (tejido); entrega la sutura y la aguja en el portaaguja; entrega la compresa abdominal para secar la herida del útero; junto con la asistente de la partera "no lavada", cuenta y vigila la cantidad de compresas abdominales. El conteo debe estar correcto antes de cerrar la incisión uterina.

   Para la **sutura del peritoneo** entrega cuatro pinzas de Allis, sutura y aguja en el portaagujas; seca la incisión nuevamente.

   Para la **sutura de la fascia** entrega la sutura y aguja en el portaagujas.

   Para la **sutura del tejido adiposo (subcutáneo)** entrega la sutura y aguja en el portaagujas.

   Para **cerrar la piel** entrega 4 pinzas de Allis y ganchos; sujetador y pinza para insertarlos, **o** sutura y aguja en el portaagujas, de acuerdo con la preferencia del médico; limpia la herida después de suturada; coloca un apósito abdominal, retira las sabanillas.

9. Exprime los coágulos del útero; asegura que el útero se está contrayendo, retira la sonda, limpia el área genital y coloca un apósito.

10. Coloca a la mujer de costado, con una almohada en la espalda hasta que esté totalmente despierta.

11. Continúa con la observación del posparto quirúrgico cada 15 minutos durante 3 horas, observa signos de sangrado de la herida abdominal o vaginal, toma el pulso y la presión arterial.

12. Manipula los instrumentos, ropa y equipos de acuerdo con la rutina de descontaminación, limpieza y esterilización para la prevención de infecciones. Consulte el Módulo 7: **Prevención y tratamiento de la infección**, página 7.25 para más detalles.

Cuidado postoperatorio de la unidad de posparto

1. Tome la temperatura, pulso y presión arterial 2 veces cada 2 horas. Vigile el sangrado de la herida abdominal o el sangrado vaginal. Si todos los signos se encuentran dentro de los límites normales, entonces tómelos cada 4 horas durante 24 horas.

   Si la mujer está recibiendo una transfusión de sangre o tiene signos de shock u otros hallazgos que no son normales, tome los signos vitales cada 30 minutos hasta que haya mejorado y luego continúe como se detalla arriba.

2. Seis a 8 horas después que los signos vitales están en los límites normales, dé un baño de esponja en cama a la mujer. Haga una limpieza genital y cambie la toalla higiénica cada 2 horas durante las primeras 24 horas. Una vez que la mujer despierte, dele de comer alimentos livianos y líquidos. Ofrézcale la posibilidad de orinar. Si no puede hacerlo 24 horas después de la cirugía, debe cateterizarla. Los medicamentos para el dolor son importantes para que la mujer pueda descansar cómodamente. Anime y ayúdela a cambiar de posición por lo menos cada 2 horas.

3. Tan pronto como la madre lo desee debe permitir que el bebé reciba el calor y cariño de la madre. Ayude a que el bebé mame. Ayude a la madre a encontrar una posición cómoda.

4. El primer día después de la cirugía, la madre puede levantarse tan pronto como sienta que lo puede hacer. Necesitará que la ayuden a bañarse, a evacuar, con la limpieza genital y probablemente a caminar. Los medicamentos para el dolor se administran por lo general cada 6 horas. Tome los signos vitales cada 6 horas. Anímela con el amamantamiento y ayúdela.

5. El segundo día después de la cirugía, ayude a la madre según lo necesite. Quizá pueda tomar un baño de ducha. Los medicamentos para el dolor no se necesitan tan seguido; el bebé muestra más interés por mamar. Si la madre no ha tenido deposición, quizás debe administrarle un laxante. Tome los signos vitales dos veces por día y vigile la dureza del útero. La partera o el médico debe cambiar el apósito, según la rutina.

6. Los ganchos o las suturas de la piel se deben retirar entre el sexto y octavo día; esto puede variar. Cuando la mujer se sienta con fuerzas, puede volver a su casa, dependiendo de dónde vive y de la situación en su hogar. Haga el seguimiento de acuerdo a la condición de la mujer, pero por lo general se sigue el mismo esquema del parto normal.

REFERENCIAS

Problemas del trabajo de parto y parto

El presente módulo se basa en la experiencia clínica y en las siguientes referencias.

Benedetti, T.J. (1995, March). Shoulder dystocia. Contemporary OB/GYN. 39-43.

Donald, I. (1989). Practical obstetric problems. Lloyd Luke (Medical Books) Ltd, London, 386-403.

Eller, D.P. and VanDorsten, J.P. (1995, March). External cephalic version. Contemporary OB/GYN. 34-39.

Goodnough, L.T. (1993, April). Autologous donation -- a safe transfusion alternative. Contemporary OB/GYN. 27-37.

Gupta, U. and Chitra R. (1993). Destructive operations still have a place in developing countries. International Journal of Gynecology and Obstetrics. 44:15-19.

Hoverd, C. and Brown, R. (1986). Obstetrics, tropical health concise notes. Macmillan Publishers, London, 66, 94,147, 156-159, 171.

Lassey, A.T. and Ghosh, A.T. (1995). Perinatal and maternal mortality associated with retained second twins. International Journal of Gynecology and Obstetrics. 48:277-281.

Malhotra, D., et al. (1994). Preterm breech delivery in a developing country. International Journal of Gynecology and Obstetrics. 45:27-34.

Myles, M.F. (1975). Textbook for midwives. The English Language Book Society and Churchill Livingstone, London, 307-390.

Obed, J.Y. and Adewole, I.F. (1995). The unfavorable cervix: Improving the Bishop score using the Foley catheter. International Journal of Gynecology and Obstetrics. 48:211-212.

Ojo, O.A., and Briggs, E.B. (1982). A textbook for midwives in the tropics. Edward Arnold Publishing, London, 269-277.

Schachter, S., et al. (1995). External cephalic version after previous cesarean section -- a clinical dilemma. International Journal of Gynecology and Obstetrics. 45:17-20.

Soyanno, O.A. (1994). Ectopic pregnancy and anesthesia in Gambia. International Journal of Gynecology and Obstetrics. 46:331-332.

Varney, H. (1987). Nurse-midwifery. Blackwell Scientific Publications, Boston, 344, 761, 771.

Varney, H. (1997). Varney's midwifery. 3ra edición. Jones and Bartlett Publishers, Boston.

Atención posaborto

Esta sección, Cuidados posaborto, se escribió con el estímulo y apoyo del *Postabortion Care Consortium* cuando nos permitieron adaptar, adoptar y usar su Manual para proveer cuidados que salvan la vida en la atención de abortos en este Manual de Destrezas para Salvar la Vida dirigido a Parteras, 3era. edición. Agradecemos su colaboración.

Greenslade, F.C., et al. (1993). Manual vacuum aspiration: A summary of clinical and programmatic experience worldwide. IPAS, Carrboro, N.C.

Leonard, A.H. and Yordy, L. (1994). Protocol for revising IPAS manual vacuum aspiration instruments. Advances in Abortion Care. 2:1.

Tietjen, L., et al. (1995). Infection prevention for family planning service programs. 2da. edición. JHPIEGO, Baltimore, Md.

Winkler, J., Oliveras, E., and McIntosh, N. (1995). Postabortion care: A reference manual for improving quality of care. Postabortion Care Consortium (AVSC International, IPAS, IPPF, JHU/CCP, JHPIEGO, Pathfinder International), Carrboro, NC.

World Health Organization. (1994). Clinical management of abortion complications: A practical guide. WHO, Geneva.

World Health Organization. (1994). Complications of abortion: Technical and management guidelines for prevention and treatment. WHO, Geneva.

Yordy L., Leonard A.H., and Winkler J. (1993). Manual vacuum aspiration: Guide for clinicians. IPAS, Carrboro, N.C.

Sinfisiotomía

El presente módulo se basa en experiencias clínicas recientes y en las siguientes referencias.

Crichton, D., and Seedat E.K. (1963). The technique of symphysiotomy. South African Medical Journal. 37:227.

Donald, I. (1979). Practical obstetric problems. 5ta. edición. Lloyd-Luke, London, 662-667.

Duale S., et al. 1990, March). A follow-up study of pregnancy outcome in women with symphysiotomy versus cesarean section in Zaire. International Center for Research on Women, Washington, D.C.

Gebbie, D.A.M. (1974). Symphysiotomy. Tropical Doctor. 4:69.

Hartfield, V.J. (1973 June). A comparison of the early and late effects of subcutaneous symphysiotomy and of lower segment cesarean section. Journal of Obstetrics and Gynaecology of the British Commonwealth. 80: 508-514.

McMahon, M.J., et al. (1996). Comparison of a trial of labor with an elective second cesarean section. New England Journal of Medicine. 335 (10):689-695.

Menticoglou, S.M. (1990, February). Symphysiotomy for the trapped aftercoming parts of the breech: A review of the literature and a plea for its use. Australian New Zealand Journal of Obstetrics and Gynaecology. 30(1):1-9.

Myles, M.F. (1981, 1989). Textbook for midwives. Churchill Livingstone, Edinburgh. 658 and 434.

Norman, R.J. (1978). Six years of experience of symphysiotomies in a teaching hospital. South African Medical Journal. 54:1121.

Nurse Clinician Training Modules. (1984). Maternal and child health series. Ministry of Health, Maseru. 5:72.

Paul, R.H. (1996). Toward fewer cesarean sections -- the role of trial of labor. New England Journal of Medicine. 335 (10):735-736.

Philpott, R.H., et al. (1978). Obstetrics, family planning and pediatrics. University of Natal Press, Pietermaritzburg. 107.

Van Roosmalen, J. (1987). Symphysiotomy as an alternate to cesarean section. International Journal of Gynaecology and Obstetrics. 25:451-458.

Transfusión de sangre de emergencia

El presente módulo se basa en experiencias clínicas recientes, entrevistas con proveedores de salud durante emergencias en extremas condiciones y en las siguientes referencias.

Berkow, R., Fletcher, A.J., et al. (1987). The Merck manual of diagnosis and therapy. Merck Sharp and Dohme Research Laboratories, Rahway, 1124-1155.

Dobson. (1988). Anaesthesia at the district hospital. World Health Organization.

Donald, I. (1989). Practical obstetric problems. Lloyd-Luke, London, 776-780.

Hoverd, C., and Brown, R. (1986). Obstetrics, tropical health concise notes. Macmillan Publishers, 190-191.

World Health Organization. (1989). Global blood safety initiative: Guidelines for the appropriate use of blood. Geneva.

World Health Organization. (1991). Essential elements of obstetric care at first referral level.

Asistente en una cesárea

El presente módulo se basa en experiencias clínicas recientes, entrevistas con quienes asisten o trabajan en situaciones difíciles y en las siguientes referencias.

Adams, M. (1990). Bailliere's midwives' dictionary. 7th edition. Bailiere Tindall, London, 240-252.

Berkow, R., Fletcher, A.J., et al. (1987). The Merck manual of diagnosis and therapy. Merck Sharp and Dohme Research Laboratories, Rahway, 1787.

Hoverd, C., and Brown, R. (1986). Obstetrics, tropical health concise notes. Macmillan Publishers, London, 172-181.

Myles, M.F. (1975). Textbook for midwives. The English Language Book Society and Churchill Livingstone, London, 575-582.

FORMULARIO DSV

Este es una referencia de los medicamentos sugeridos en el Manual de Destrezas para Salvar la Vida dirigido a Parteras. Utilícelo como su referencia y adáptelo de acuerdo a lo que está permitido, disponible y es apropiado a sus circunstancias. Si usted tiene un nombre diferente para cualquiera de estos medicamentos, escríbalo entre paréntesis junto al nombre.

Entregar medicamentos es una importante parte de su trabajo como partera. Usted usa medicamentos para prevenir o tratar enfermedades . El Formulario contiene la información que necesitará para usar y dispensar los medicamentos en forma segura y eficiente.

En este Formulario también se incluye un breve comentario sobre shock anafiláctico, reacciones alérgicas y prueba cutánea de penicilina. Los medicamentos están listados de acuerdo a categorías de uso, por ejemplo, oxitócicos o vacunas. Cada uno de los medicamentos incluye una descripción en el siguiente orden:

Uso Una descripción de los problemas para los cuales se indica el medicamento en este manual. La dosis se discute en el módulo que trata cada problema específico.

Dosis La dosis indicada es para **Adultos,** a menos que se especifique de otra manera.

Efectos secundarios Información sobre los efectos secundarios más comunes que causa este medicamento.

Advertencia Información para que la partera conozca las precauciones que debe tener en cuenta cuando usa o entrega este medicamento.

Instrucciones al paciente Sugerencias sobre información para entregar a la mujer o a su familia en relación al medicamento.

Lista del Formulario

La *lista de formulario* de medicamentos, utiliza los nombres genéricos (científicos). Puede buscar el nombre del medicamento que quiere usar para encontrar el número de página en el formulario y consultar la información.

MEDICAMENTOS ANTIALÉRGICOS

Clorhidrato de difenhidramina (Benadryl)

Uso	Este medicamento es eficaz para el control de reacciones alérgicas y lesiones en la piel con picazón.
Dosis	Administre 25 a 50 mg IM. La dosis se puede repetir en 2 a 4 horas más tarde o administrar cápsulas de 25 a 50 mg por boca.
Efectos secundarios	Puede causar somnolencia, boca seca o vista borrosa.
Advertencia	No opere maquinarias o conduzca vehículos motorizados durante el tratamiento.
Instrucciones al cliente	Este medicamento le ayudará a disminuir los síntomas de alergia y de picazón en la piel. Mantenga los medicamentos fuera del alcance de los niños.

Hidrocloruro de prometazina (Fenergan)

Uso	Prevención y control de náuseas y vómitos, sedante durante el trabajo de parto, control de reacciones alérgicas. Administre a mujeres embarazadas durante el trabajo de parto o en situaciones de emergencia contra vómitos o reacciones alérgicas.
Dosis	Administre 25 a 50 mg IM
Efectos secundarios	Puede causar somnolencia.
Advertencia	No opere maquinarias o conduzca vehículos motorizados durante el tratamiento.
Instrucciones al cliente	Este medicamento le ayudará a descansar, relajarse o a detener la sensación de náuseas o vómitos. Mantenga los medicamentos fuera del alcance de los niños.

MEDICAMENTOS ANTIINFECCIONES

Ampicilina (Amoxil)

Uso	Este medicamento es eficaz para el tratamiento de una amplia gama de bacterias, incluyendo infecciones del sistema reproductivo, garganta, tórax, piel y sistema genitourinario.
Dosis	Administre IM o por boca, una primera dosis de 1 g (1000 mg), luego 500 mg cada 6 horas por 7 a 10 días.
Efectos secundarios	La reacción más frecuente es una erupción generalizada en la piel con picazón. En caso de una reacción alérgica, suspenda el medicamento.
Advertencia	No administre ampicilina a pacientes con antecedentes de reacciones alérgicas a la penicilina o ampicilina.
Instrucciones al cliente	Si observa una erupción o siente picazón en la piel, suspenda el medicamento y avise a la partera inmediatamente. Mantenga los medicamentos fuera del alcance de los niños.

Ceftriaxona (Roceptin)

Uso	Este medicamento es eficaz para el tratamiento de una amplia gama de bacterias incluyendo infecciones gonocócicas. No presenta riesgos para mujeres embarazadas ni amamantando.
Dosis	Adulto: Administre 250 mg IM una única vez. Recién nacidos para *oftalmía neonatal a causa de gonorrea:* Administre 125 mg IM una única vez.
Efectos secundarios	Costoso.
Advertencia	Ninguna.
Instrucciones al cliente	Ninguna.

Cloroquina (Aralen)

Uso	Este medicamento es eficaz para el tratamiento y supresión de malaria resistente a la nocloroquina.
Dosis	Administre por boca la primera dosis de 1g., 500 mg en 6 horas y 500 mg. diarios durante los próximos 2 días.
Efectos secundarios	Alteraciones visuales e irritación a la piel.
Advertencia	Una sobredosis o inyección intravenosa puede causar dolor de cabeza, somnolencia, disminución de la frecuencia respiratoria y cardíaca, shock seguido por muerte.
Instrucciones al cliente	La cloroquina tiene un sabor amargo; es peligrosa cuando se inglere en grandes cantidades de una sola vez; puede causar alteraciones visuales y picazón a la piel, pero se debe continuar con el medicamento. Mantenga los medicamentos fuera del alcance de los niños.

Co-trimoxasol (Septrin, Bactrim, Septra)

Uso	Este medicamento es eficaz para el tratamiento de una amplia gama de bacterias, incluyendo infecciones del sistema reproductivo, garganta, tórax, piel y sistema genitourinario.
Dosis	Tabletas orales de 400 mg de sulfametoxasol con 80 mg de trimetoprim administre 2 tabletas 2 veces al día por 7 días. ESTE MEDICAMENTO SE EXPENDE EN DOSIS DE MENOR O MAYOR POTENCIA, lea el prospecto y administre la dosis correcta.
Efectos secundarios	Náuseas, malestar abdominal y picazón a la piel.
Advertencia	Contiene medicación con sulfa, no se debe administrar durante los últimos días de embarazo, a madres amamantando o a lactantes menores de 6 semanas.
Instrucciones al cliente	Tome este medicamento dos veces al día hasta que lo haya terminado, aunque se sienta mejor antes de terminar el medicamento. Su cuerpo elimina este medicamento por la orina. Puede bloquear los riñones a menos que beba una cantidad extra de agua todos los días. Beba por lo menos 6 vasos de agua más de lo que acostumbra diariamente, mientras esté tomando este medicamento.

Ungüento, antibiótico para los ojos, (eritromicina, penicilina G, tetraciclina)

Uso Tratamiento local de la conjuntivitis en el recién nacido.

Dosis Use cada 2 horas hasta que la conjuntivitis haya desaparecido. *Recién nacido dentro de las 4 horas de nacido,* coloque una pequeña cantidad en el ángulo interno de cada ojo, no limpie o enjuague.

Efectos secundarios Ninguno.

Advertencia El ungüento se puede confundir con la secreción de los ojos.

Instrucciones al cliente Después de limpiar los ojos, coloque el ungüento en ambos ojos, cada 2 horas hasta que haya desaparecido.

Solución para los ojos, nitrato de plata

Uso Este medicamento es eficaz para recién nacidos para prevenir la conjuntivitis gonocócica.

Dosis Coloque una gota de nitrato de plata al 1 por ciento en cada ojo.

Efectos secundarios Ojos enrojecidos o irritados, pasará en 2 ó 3 días.

Advertencia Ninguna.

Instrucciones al cliente Este medicamento previene la infección de los ojos que a veces ocurre al nacer, el medicamento puede causar enrojecimiento de los ojos que se pasa en uno o dos días.

Eritromicina

Uso Para clientes alérgicos a la penicilina. Es efectivo para infecciones de la piel, oídos, garganta, tejidos blandos, pulmones y cuando no hay antibióticos de amplio espectro. No presenta riesgos a mujeres embarazadas ni amamantando.

Dosis Adulto: Administre 500 mg por boca 4 veces al día por 7 a 10 días. *Recién nacidos:* Administre por boca 50 mg/kg/día dividido en 4 dosis por 14 días.

Efectos secundarios Puede producir náusea, vómitos y diarrea pero puede continuar tomando el medicamento.

Advertencia Ninguna.

Instrucciones al cliente Tome el medicamento antes de las comidas, con el estómago vacío, con un vaso de agua. Tome el medicamento hasta terminarlo, aunque comience a sentirse mejor. Mantenga los medicamentos fuera del alcance de los niños.

Gentamicina (Garamycin)

Uso	Efectivo en el tratamiento de infecciones graves como septicemia en el recién nacido, especialmente cuando se usa con penicilina o ampicilina.
Dosis	Adulto: Administre 80 mg IM 2 veces al día por 7 a 10 días. *Septicemia en el recién nacido:* Administre 5 mg /kg/día IM dividido en 2 dosis (por ejemplo, para un bebé de 3 kg, administre 5 mg por kg que equivale a 15 mg, dividido por 2 resulta 7,5 mg IM 2 veces al día).
Efectos secundarios	Puede causar sordera o daño a los riñones.
Advertencia	No administre a embarazadas; este medicamento puede dañar al feto en crecimiento.
Instrucciones al cliente	Este medicamento la ayudará a sentirse mucho mejor muy pronto.

Mefloquina (Lariam, Mephaquin)

Uso	Para la prevención de la infección de malaria P. falciparum y P. vivax. No hay suficiente información clínica para documentar su efecto en P. ovale o P. malariae.
Dosis	Administre por boca una tableta de 250 mg cada semana.
Efectos secundarios	Es común los mareos y las náuseas. Si hay ansiedad, depresión o inquietud, suspenda el medicamento.
Advertencia	Use con precaución en mujeres embarazadas y mujeres amamantando. La administración de mefloquina y quinina o cloroquina puede incrementar el riesgo de convulsiones.
Instrucciones al cliente	Este medicamento puede causar mareos y náuseas, pero no lo interrumpa. Si se siente ansiosa, deprimida o inquieta, suspenda el medicamento e infórmele a la partera.

Metronidasol (Flagyl)

Uso	Efectivo en tratamiento para infecciones anaeróbicas, amebiasis, giardiasis y tricomoniasis vaginal.
Dosis	Administre por boca 500 mg 2 veces al día; para infecciones posparto y posaborto combine con antibióticos de amplio espectro y administre 1 gramo 2 veces al día por 10 días.
Efectos secundarios	Puede producir náusea, vómitos, dolor abdominal, sabor desagradable en la boca, dolor de cabeza y erupciones en la piel.
Advertencia	No administre a embarazadas durante los 3 primeros meses de embarazo.
Instrucciones al cliente	Tome el medicamento hasta terminarlo. No beba bebidas alcohólicas mientras está tomando este medicamento. Puede sentir un sabor desagradable en la boca. Mantenga los medicamentos fuera del alcance de los niños.

Penicilina (Bencilpenicilina, cristalina o acuosa)

Uso	Efectivo contra muchas bacterias en infecciones de los recién nacidos y cuando el antibiótico de amplio espectro indicado no está disponible. Una inyección intramuscular provee altos niveles sanguíneos rápidamente. (Consulte la prueba cutánea al final de este formulario.)
Dosis	Adulto: administre 2 millones IM cada 4 ó 6 horas. *Recién nacidos:* Administre 50.000 UI por kg cada 12 horas por 7 días.
Efectos secundarios	Son comunes las reacciones alérgicas. Las reacciones moderadas incluyen erupciones generalizadas en la piel con mucha picazón, fiebre, dolores en las articulaciones e hinchazón de la cara. Las reacciones graves de hipersensibilidad (shock anfiláctico) se deben tratar inmediatamente. La vía intramuscular es muy dolorosa.
Advertencia	No administre ninguna penicilina a una persona con antecedentes de reacciones alérgicas a la penicilina. Las reacciones leves se pueden tratar con medicamentos antialérgicos.
Instrucciones al cliente	Este medicamento puede causar una erupción de la piel con picazón, fiebre, inflamación y dolor en las articulaciones. Es una inyección dolorosa.

Fenoxi-metil-penicilina (Penicilina V)

Uso	Efectiva para ciertas infecciones en los oídos, sinus, garganta, mama y tejidos blandos. Los intestinos la absorben rápidamente. A veces se utiliza para continuar el tratamiento después de las inyecciones.
Dosis	Administre 1 g (1000 mg) por boca 4 veces al día por 10 días.
Efectos secundarios	Las reacciones alérgicas no muy raras. Puede llegar a desarrollar una erupción en la piel, fiebre, dolores en las articulaciones y edema generalizado.
Advertencia	No administre a pacientes con antecedentes de reacciones alérgicas a la penicilina.
Instrucciones al cliente	Ingerir por lo menos 30 minutos antes de las comidas o 2 horas después de comer. Vuelva a consultar a la partera si aparece alguna reacción en la piel o si tiene fiebre. Mantenga los medicamentos fuera del alcance de los niños.

Penicilina, procaína

Uso Efectiva para infecciones graves en la piel, oídos, garganta y pulmones. Use cuando no es probable que el cliente tome regularmente la penicilina por boca. Este tipo de penicilina mantiene niveles sanguíneos por 24 horas.

Dosis Administre 800.000 - 1.200.000 UI IM 2 veces al día por 5 a 10 días.

Efectos secundarios Puede causar el mismo tipo de reacciones alérgicas que las otras penicilinas, incluyendo erupciones en la piel, dolor en las articulaciones y edema generalizado.

Advertencia No administre a recién nacidos o a clientes con antecedentes de alergia a la penicilina. No lo administre nunca por vía intravenosa.

Instrucciones al cliente Este medicamento a veces produce severas reacciones. Puede desarrollar una erupción en la piel con picazón, edema generalizado del cuerpo, dolor en las articulaciones y fiebre. Si esto sucede, consulte a su partera lo más pronto posible. Este medicamento ayudará a detener la infección en su cuerpo. No obstante, debe recibir todas las inyecciones para que el medicamento sea efectivo.

Probenecid (Benemid)

Uso Efectivo para el tratamiento de gonorrea, enfermedades inflamatorias de la pelvis y otras infecciones, disminuyendo la eliminación de la penicilina por los riñones. De esta manera, ayuda a incrementar el nivel sanguíneo de penicilina después de una dosis oral o intramuscular de penicilina.

Dosis Administre 1 g por boca.

Efectos secundarios Ninguno.

Advertencia Ninguna.

Instrucciones al paciente Este medicamento ayuda a que la inyección de penicilina sea más efectiva.

Estreptomicina

Uso	Efectiva cuando se utiliza con uno o 2 antibióticos adicionales, para el tratamiento del aborto séptico, infecciones en el abdomen y tuberculosis.
Dosis	Administre ½ a 1 g IM cada 24 horas durante el mismo tiempo que se administran los antibióticos.
Efectos secundarios	Dolor e irritación en el lugar donde se aplicó la inyección. Cambie el lugar donde aplica cada inyección.
Advertencia	No administre a embarazadas; la estreptomicina puede causar daños permanentes a los oídos del feto y como consecuencia un recién nacido sordo. El zumbido en los oídos y la dificultad para mantener el equilibrio son síntomas de irritación de los nervios del oído. Deje de administrar este medicamento si cualquiera de estos síntomas aparecen.
Instrucciones al cliente	Esta inyección puede causar dolor en el sitio de aplicación. Se debe aplicar en un lugar diferente cada vez para evitar el dolor. Este medicamento puede causar zumbido en los oídos o dificultades para mantener el equilibrio. Si nota algunos de estos síntomas, avise a la partera inmediatamente.

Sulfadoxina-pirimetamina (Fansidar)

Uso	Efectivo para la profilaxis donde la malaria P. falciparum resistente a la cloroquina es endémica. No obstante, ciertas cepas del P. falciparum pueden haber desarrollado resistencia al medicamento.
Dosis	Una tableta contiene 500 mg de sulfadoxina y 25 mg de primetamina. Administre por boca una tableta cada semana.
Efectos secundarios	Puede causar erupción en la piel (suspenda inmediatamente), faringitis, picazón, diarrea o náuseas.
Advertencia	No administre si es alérgica a los medicamentos con sulfa. No administre a mujeres embarazadas ni a mujeres amamantando.
Instrucciones al cliente	No tome más de la cantidad que se le ha recetado. Mantenga los medicamentos fuera del alcance de los niños. En caso de una erupción en la piel, suspenda el tratamiento inmediatamente y consulte a su partera o médico.

Tetraciclina

Uso Efectivo para ciertos tipos de infecciones donde la penicilina no es efectiva. Estas incluyen las infecciones de las vías urinarias, bronquitis crónica, tifus, gastroenteritis bacteriana y tracoma.

Dosis Administre 500 mg por boca 4 veces al día por 10 a 14 días.

Efectos secundarios Puede causar vómitos, náuseas y diarrea. También puede causar aftas. Otros efectos secundarios tóxicos no son comunes.

Advertencia Los dientes en crecimiento absorben rápidamente la tetraciclina y dañará los dientes causando decoloración permanente. No administre a niños menores de 8 años. No administre a mujeres embarazadas o amamantando, a menos que esté tratamiento una enfermedad con riesgo de muerte y que sea el único antibiótico disponible.

Instrucciones al cliente Beba un vaso (taza) lleno de agua con cada dosis para evitar malestares al estómago. Tome el medicamento por lo menos una hora antes de las comidas; la comida interfiere con su absorción. La leche y productos de la leche también interfieren con la absorción. Mientras toma tetraciclina, no tome píldoras de hierro, laxantes, antiácidos o bicarbonato de sodio. No suspenda el medicamento aunque tenga náuseas, vómitos o diarrea. Mantenga los medicamentos fuera del alcance de los niños y protéjalos de la luz.

OXITÓCICO

Maleato de ergonovina (Maleato de ergometrina)

Uso Efectivo para controlar el sangrado después del parto haciendo que el útero se contraiga. Por vía intravenosa actúa en 45 segundos, por vía intramuscular actúa en 7 minutos y produce contracciones sostenidas del útero.

Dosis Administre 0,2 mg a 0,25 mg IV o IM . Si es necesario, la dosis intramuscular se puede repetir hasta 5 veces en un período de 24 horas.

Efectos secundarios Ocasionalmente, náuseas y vómitos.

Advertencia NO ADMINISTRE SI LA PRESIÓN ARTERIAL ESTÁ ALTA. No use para aumento (inducción) del trabajo de parto.

Instrucciones al paciente Este medicamento es muy eficaz para el control del sangrado. Hace que el útero se contraiga y evita una pérdida de sangre mayor.

Maleato de metilergonovina (Methergin)

Uso	Efectivo para controlar el sangrado después del parto haciendo que el útero se contraiga. Actúa en 20 minutos por vía intramuscular u oral; la respuesta por vía intravenosa es en 5 minutos; cualquiera de los modos de administración tienen una acción sostenida.
Dosis	Administre 0,2 mg IV ó IM. Está disponible en tabletas de 0,2 mg.
Efectos secundarios	Náuseas, dolor de cabeza.
Advertencia	NO ADMINISTRE SI LA PRESIÓN ARTERIAL ESTÁ ALTA, no use para inducción del trabajo de parto.
Instrucciones al cliente	Este medicamento ayuda a controlar el sangrado haciendo que el útero se contraiga y evitar una pérdida de sangre mayor.

Oxitocina sintética (Oxitocina, Pitocina, Syntocinón)

Uso	Efectivo para controlar del sangrado *después del parto y durante el posaborto* haciendo que el útero se contraiga. Use en lugar de la ergometrina en el manejo de la tercera etapa del parto cuando la ergometrina está contraindicada o no tenga disponible. Por vía intramuscular actúa en 3 a 7 minutos, la infusión intravenosa actúa en 1 minuto.
Dosis	Administre 10 a 20 UI IM después del parto y durante el aborto espontáneo o incompleto.
Efectos secundarios	Ocasionalmente puede causar baja presión y palpitaciones.
Advertencia	No tiene ninguna conocida para controlar el sangrado.
Instrucciones al cliente	Este medicamento ayuda a controlar el sangrado. Hace que el útero se contraiga y evita pérdida de sangre.

Sintometrina (combinación de 5 UI de oxitocina sintética y 0,5 mg de maleato de ergometrina)

Uso	Efectiva en el manejo activo de la tercera etapa, prevención y tratamiento de la hemorragia posparto. Es de acción rápida y sostenida.
Dosis	Igual que para la oxitocina y ergometrina.
Efectos secundarios	Igual que para la oxitocina y ergometrina.
Advertencia	Igual que para la oxitocina y ergometrina.
Instrucciones al cliente	Este medicamento ayuda a controlar el sangrado. Hace que el útero se contraiga y evita pérdida de sangre.

VACUNAS

Toxoide tetánico (Vacuna antitetánica absorbida)

Uso Inmunización activa contra el tétano.

Dosis Administre 0,5 ml IM al primer contacto o tan pronto como sea posible durante el embarazo, administre una segunda inyección por lo menos 4 semanas más tarde, administre una tercera inyección 6 meses más tarde o durante el próximo embarazo, administre una cuarta dosis un año más tarde o durante el próximo embarazo y, una quinta inyección por lo menos un año después de la cuarta inyección o durante otro embarazo. Esta serie suministra protección contra el tétano a lo largo de la edad fértil de la mujer. (Consulte el Módulo 7: **Prevención y menejo de la infección,** donde encontrará las recomendaciones de la Organización Mundial de la Salud sobre inmunizaciones.)

Efectos secundarios Ocasionalmente, enrojecimiento localizado e hinchazón en el lugar donde se aplicó la inyección.

Advertencia Ninguna.

Instrucciones al cliente Este medicamento le ayudará a protegerse contra el tétano y también a proteger a su bebé. Asegure que recibe todas la inyecciones recomendadas. Puede sentir un poco de dolor e hinchazón en el lugar donde se aplica la inyección. Si el dolor y la hinchazón duran más de 2 días, consulte con la partera.

VITAMINAS y HEMATÍNICOS

Sulfato ferroso (hierro)

Uso Prevención y tratamiento de la anemia.

Dosis Administre 320 mg por boca 2 veces al día.

Efectos secundarios Puede causar malestar gástrico, náuseas, estreñimiento o diarrea y deposición negra.

Advertencia Mantenga los medicamentos fuera del alcance de los niños. Una sobredosis de sulfato ferroso es venenoso.

Instrucciones al cliente Este medicamento contiene hierro que su cuerpo necesita para la sangre. Muchos de los alimentos contienen hierro. Debe tratar de comer alimentos que contengan hierro para que su cuerpo reciba todo el hierro natural que necesita. El medicamento le dará a su cuerpo más cantidad de hierro y le ayudará mucho más si puede tomarlo con el estómago vacío. Si este medicamento le causa un malestar gástrico, tome el medicamento inmediatamente después de comer. No tome antiácidos porque los antiácidos no permiten que su cuerpo utilice el hierro. Mantenga los medicamentos fuera del alcance de los niños.

Ácido fólico (Vitamina B 9)

Uso	Efectivo para el tratamiento y prevención de la anemia.
Dosis	Administre entre 500 mcg y 1 mg por boca diariamente.
Efectos secundarios	Ninguno.
Advertencia	Ninguna.
Instrucciones al cliente	Tome el medicamento todos los días para evitar la anemia. Mantenga los medicamentos fuera del alcance de los niños.

Ácido ascórbico (Vitamina C)

Uso	Efectivo para el tratamiento y prevención del escorbuto y de la anemia. La vitamina C aumenta la absorción del hierro.
Dosis	Administre 500 mg oral diariamente.
Efectos secundarios	Ninguno.
Advertencia	Ninguna.
Instrucciones al cliente	Tome este medicamento todos los días para que su cuerpo pueda absorber y usar el hierro. Muchos alimentos contienen vitamina C. Debe comer alimentos que contienen Vitamina C para que su cuerpo pueda utilizar el hierro.

ANALGÉSICOS

Acetaminofeno (Tylenol)

Uso	Efectivo para reducir la fiebre y aliviar el dolor.
Dosis	Administre 1000 mg por boca 4 veces al día para los dolores o fiebre.
Efectos secundarios	Erupciones o picazón ocasional.
Advertencia	Grandes dosis puede causar daño al hígado.
Instrucciones al cliente	Mantenga los medicamentos fuera del alcance de los niños. Es venenoso cuando se ingiere en grandes dosis.

Ácido acetilsalicílico (aspirina)

Uso	Efectivo para reducir la fiebre, el dolor y la inflamación en artritis.
Dosis	Administre 600 mg (10 granos) por boca cada 3 ó 4 horas según sea necesario para el dolor o fiebre.
Efectos secundarios	Puede causar irritación y sangrado estomacal, náusea y vómitos. Los signos de sobredosis son: zumbido en los oídos, mareo, transpiración y confusión.
Advertencia	Aumenta el tiempo de sangrado. No administre a personas con úlceras. No administre a niños menores de 2 años.
Instrucciones al cliente	Para el dolor, molestias y fiebre, tome cada 4 horas. Tome aspirina con algún alimento o leche para reducir la irritación gástrica. Mantenga los medicamentos fuera del alcance de los niños. Es venenoso cuando se ingiere en grandes dosis.

Paracetamol (Panadol)

Uso	Efectivo para bajar la fiebre y las molestias asociadas con muchas enfermedades comunes.
Dosis	Administre 1000 mg por boca 4 veces al día para la fiebre o dolores.
Efectos secundarios	Ninguno.
Advertencia	No administre a personas con enfermedades al hígado o riñón.
Instrucciones al cliente	Para molestias o fiebre, tome cada 3 ó 4 horas. Mantenga los medicamentos fuera del alcance de los niños.

ANESTÉSICOS

Clorhidrato de lidocaína *sin epinefrina* (Xylocaine, Lignocaine)

Uso	Efectivo para evitar el dolor cuando se hace o repara una episiotomía y/o durante la reparación de una laceración del perineo.
Dosis	Administre por vía subcutánea alrededor de la episiotomía o laceración 5 a 20 ml. de una solución del 0,5% a 2% *sin epinefrina.*
Efectos secundarios	Una dosis normal, puede causar somnolencia (sueño). Una sobredosis de más de 30 ml puede causar convulsiones, baja presión y paro respiratorio.
Advertencia	No utilice si el paciente tiene antecedentes de convulsiones o enfermedades al hígado. Antes de inyectar, asegure siempre que la aguja **no** esté en vena. Inyectar este medicamento en una vena causará una sobredosis.
Instrucciones al cliente	Este medicamento causa adormecimiento (no hay sensación) en el lugar donde se lo inyecta. Esta sensación de adormecimiento reduce el dolor y la molestia a pesar de sentir la presión y el movimiento.

Cloruro de etilo, spray

Uso	Efectivo para prevenir el dolor causado por la incisión y drenaje de un absceso en la mama. (Consulte el Módulo 7, **Prevención y manejo de la infección.**)
Dosis	Para anestesia local, mantenga el envase a unos 30 cm (12 pulgadas) de la zona que desea adormecer y aplique un rocío fino. Rocíe durante 1 a 3 minutos.
Efectos secundarios	Una sobredosis puede incrementar la sensibilidad y el dolor.
Advertencia	No rocíe sobre la piel abierta o mucosas.
Instrucciones al cliente	Este medicamento adormece el lugar donde se rocía. Esta sensación de adormecimiento reduce el dolor y la molestia pero puede sentir la presión y el movimiento.

NARCÓTICOS

Sulfato de morfina

Uso	Calma el dolor severo en cualquier emergencia, como rotura del útero.
Dosis	Administre 10 mg (1/6 grano) IM cada 3 ó 4 horas para los dolores severos.
Efectos secundarios	Náuseas, pérdida del apetito, estreñimiento, confusión y transpiración.
Advertencia	Depresión de la respiración y de la presión arterial.
Instrucciones al cliente	Este es un medicamento muy fuerte para calmar el dolor. Le ayudará a sentirse mejor.

Petidina o petilorfán (Demerol)

Uso	Calmante de corta duración. El efecto de este medicamento dura de 2 a 4 horas a partir de la inyección intramuscular.
Dosis	Administre 25 a 100 mg IM cada 2 a 4 horas.
Efectos secundarios	Ocasionalmente causa mareo, transpiración, dolor de cabeza, debilidad y boca seca.
Advertencia	Puede causar depresión del centro respiratorio en el bebé. Trate de no administrar a la madre 2 horas antes del parto.
Instrucciones al cliente	Este medicamento le ayudará a disminuir el dolor y a relajarse. Le ayudará a sentirse mejor.

Cloridrato de pentazocina (Talwin, Fortral)

Uso	Alivia el dolor moderado y agudo, el alivio es variable.
Dosis	Administre 50 mg IM cada 3 ó 4 horas.
Efectos secundarios	Sedación, problemas visuales, náuseas, depresión respiratoria.
Advertencia	Ninguna.
Instrucciones al cliente	Este medicamento le ayudará a disminuir el dolor y a dormir. Le ayudará a sentirse mejor.

SEDANTES/ANTICONVULSIVANTES

Amobarbital sódico (Sodium Amytal)

Uso	Control de las convulsiones asociadas a la epilepsia, rabia y tétano.
Dosis	Administre 250 mg. IM
Efectos secundarios	La sobredosis causa depresión respiratoria, baja presión, shock, coma y muerte.
Advertencia	Ninguna.
Instrucciones al cliente	Este medicamento le ayudará a prevenir más convulsiones.

Diazepam (Valium)

Uso Efectivo para controlar las convulsiones asociadas con la epilepsia, eclampsia durante el embarazo y eclampsia durante el trabajo de parto. También es eficaz como relajante muscular en casos de tétano.

Dosis ***Convulsiones en adultos:*** Administre 10 mg IV, repita a los 30 minutos si las convulsiones continúan. Administre IM si no puede hacerlo por infusión.

Pre-eclampsia grave: Administre 20 mg IM, si es necesario repita a los 30 minutos.

Tétano en recién nacidos: Administre 0,5 mg por kg de peso IM cada 4 horas.

Efectos secundarios Una dosis elevada de diazepam causa somnolencia, mareos y dificultad para caminar o mantenerse de pie.

Advertencia Una sobredosis causa depresión respiratoria, baja presión, shock y coma.

Instrucciones al cliente Este medicamento le ayudará a que no tenga más convulsiones. A que sus músculos se relajen. Este medicamento puede causar somnolencia.

Sulfato de magnesio

Uso Efectivo para controlar las convulsiones y bajar la presión en mujeres que sufren de eclampsia.

Dosis Una ampolla de 10 g contiene 20 ml de una solución al 50%. Administre 10 ml IM en cada muslo para un total de 20 ml o 10 g.

Nota: hay también ampollas de soluciones de 10% al 25%, asegure que está administrando la dosis correcta.

Efectos secundarios Puede causar efectos tóxicos, incluyendo enrojecimiento de la cara, sed, disminución severa de la presión arterial y depresión respiratoria. *La sobredosis se puede tratar con gluconato de calcio.*

Advertencia No administre si la mujer no puede orinar o si sufre una depresión respiratoria (respira menos de 16 veces por minuto) o si está en un coma profundo.

Instrucciones al cliente Este medicamento le ayudará a bajar la presión cuando esté muy alta. Hará que respire más despacio, necesita esta inyección para detener las convulsiones. También le hará sentir calor.

Fenobarbitona (Fenobarbital)

Uso	Efectivo para el control de la epilepsia, se puede utilizar para frenar el trabajo de parto prematuro y en las convulsiones del tétano.
Dosis	Adultos: Administre 30 a 120 mg IM o por boca por una sola vez. *Recién nacidos con convulsiones de tétano:* Administre 2,5 mg por kilo IM.
Efectos secundarios	No se conocen. La sobredosis y envenenamiento causan disminución de las respiraciones.
Advertencia	Ninguna.
Instrucciones al cliente	Este medicamento puede ayudar a evitar o reducir las convulsiones a causa del tétano o la epilepsia. El exceso de este medicamento puede causar dificultades en la respiración.

SHOCK ANAFILÁCTICO O REACCIÓN ALÉRGICA

Epinefrina (Adrenalina) 1:1000

Dosis Administre una inyección de 1:1000 por vía subcutánea de la siguiente manera:

Adultos y niños de más de 40 kg	administre 0,5 cc
Niños de más 20 a 40 kg	administre 0,3 cc
Niños de 10 a 20 kg	administre 0,2 cc
Niños con menos de 10 kg	administre 0,1 cc

Manejo

1. Acueste a la persona de espaldas, piernas elevadas (posición de shock), asegure que las vías aéreas están abiertas y despejadas.
2. Administre la inyección de acuerdo con la dosis que corresponda al peso de la persona.
3. Tome y registre el pulso, la respiración y la presión arterial cada 5 minutos hasta que se normalicen.
4. Si los signos de shock o reacción continúan después de 10 minutos, repita la inyección con la dosis apropiada.
5. Si los signos de shock continúan después de 30 minutos, **REFIERA** lo más pronto posible. Acompáñela al hospital y continúe brindando su ayuda a la persona y a sus familiares.

PRUEBA CUTÁNEA A LA PENICILINA

Uso Para descartar una alergia a la penicilina procaína cuando se sospecha que la persona puede ser alérgica a la penicilina.

Dosis Prepare una solución de 0,1 ml de penicilina procaína y 0,9 ml de agua destilada (inyección).

Tratamiento

1. Inyecte 0,1 ml por vía subcutánea en el interior del brazo, en punto intermedio entre el codo y la muñeca formando una pequeña esfera (ampolla).
2. Si no nota enrojecimiento u otros signos de alergia a los 10 minutos, continúe con la dosis de penicilina procaína.
3. Si hay enrojecimiento u otros signos de alergia, aconseje a la persona que no tome penicilina procaína. Use otro antibiótico.

REFERENCIAS - Formulario

Adams, M. (1990). Bailliere's midwives' dictionary. Bailliere Tindall, 7ma edición, London.

Middleton, E.,t al. (1988). Allergy principles and practice. 3ra edición. The C.V. Mosby Company, St. Louis, 65:1528-1533.

Morgan, T.A., et al. (1996). MIMS Africa. A.E.Morgan Publications Ltd, 36:1, Epsom.

Physicians' desk reference. (1994). Medical Economics Data Production Company, 48va edición, Montvale.

Stites, D.P., and Terr, A.I. (1991). Basic and clinical immunology. 7ma edición. Appleton and Lange, East Norwalk. 427- 429.

Zatuchni, G.I., and Slupik, R.I. (1996). Obstetrics and gynecology drug handbook. Mosby-Yearbook, Inc., 2da edición, St. Louis.

ÍNDICE

Los números listados en este índice indican el número de módulo. Consulte los contenidos del módulo para obtener los números de página.

ANOTACIONES

ANOTACIONES